国家卫生计生委
第一、二、三批单病种质量监控指标
2011 版三级综合医院评审标准及实施细则
2012 版二级综合医院评审标准及实施细则

# 特定（单）病种质量管理手册

## （三级、二级综合医院分册）
## 4.0 版

张振伟　陈晓红　王吉善　主编



科学技术文献出版社
SCIENTIFIC AND TECHNICAL DOCUMENTATION PRESS
·北京·

**图书在版编目（CIP）数据**

特定（单）病种质量管理手册：4.0版. 三级、二级综合医院分册 / 张振伟，陈晓红，王吉善主编. —北京：科学技术文献出版社，2015. 4（2024.7重印）
ISBN 978-7-5023-9882-8

Ⅰ. ①特…　Ⅱ. ①张…　②陈…　③王…　Ⅲ. ①医院—质量管理—手册
Ⅳ. ① R197.32-62

中国版本图书馆 CIP 数据核字（2015）第 041267 号

**特定（单）病种质量管理手册（4.0版）**

策划编辑：巨娟梅　　责任编辑：巨娟梅　　责任校对：赵　瑷　　责任出版：张志平

出 版 者　科学技术文献出版社
地　　址　北京市复兴路15号　邮编　100038
编 务 部　（010）58882938，58882087（传真）
发 行 部　（010）58882868，58882870（传真）
邮 购 部　（010）58882873
官方网址　www.stdp.com.cn
发 行 者　科学技术文献出版社发行　全国各地新华书店经销
印 刷 者　北京虎彩文化传播有限公司
版　　次　2015 年 4 月第 4 版　2024 年 7 月第11次印刷
开　　本　787×1092　1/16
字　　数　883千
印　　张　40
书　　号　ISBN 978-7-5023-9882-8
定　　价　128.00元

# 编委会


**顾　问**　张宗久　梁铭会

**主　编**　张振伟　陈晓红　王吉善

**编　者**（以姓氏笔画为序）

马旭东　王向群　王拥军　尹　畅　刘　勇　孙　辉

李　岩　杨跃进　陈　虎　陈晓红　武　剑　赵颖波

胡盛寿　胡瑞荣　贺　良　贺　蓓　高占成　樊　静

# 序　言（4.0版）

医院在为患者服务中要牢固树立“以患者为中心”的服务理念，医院管理工作的核心和永恒主题就是“质量安全管理”，而医疗质量管理是一个不断完善和持续改进的过程，是以质量监测指标数据来指导与促进在这个快速发展的领域未来质量的发展目标。

特定（单）病种质量控制就是国际公认的有效提高医疗质量的工具之一。运用精细化管理和信息化平台，实现对特定（单）病种过程（环节）质量的控制，对于提高医疗服务监管水平，保障患者安全有重大意义。为加强医疗质量管理，规范临床诊疗行为，原卫生部在2009年5月7日印发了《卫生部办公厅关于印发第一批单病种质量控制指标的通知》（卫办医政函〔2009〕425号），公布了6个单病种（急性心肌梗死，心力衰竭，肺炎，脑梗死，髋、膝关节置换术，冠状动脉旁路移植术）的质量控制指标以来，分别于2010年发布了第二批2个单病种［手术期预防感染和肺炎（儿童、住院）］的质量控制指标、2012年发布了第三批3个单病种［剖宫产、慢性阻塞性肺疾病（急性加重期）住院、围手术期预防深静脉血栓］的质量控制指标，至此原卫生部共计发布了三批11个单病种的质量控制指标。

自2009年至2014年9月底，第一、第二批共八个病种，全国有719所三级医院通过网络共上报了190余万份病历数据信息；2013年度八个病种上报医院比2012年度每个病种平均增加35.1所医院，增幅为9.77%，充分反映了三级医院对临床质量安全管理日益重视。

各地卫生计生管理部门和医疗机构要按照国家卫生和计划生育委员会的相关要求，充分利用已有的11个病种质量控制指标，可把“特定（单）病种质量控制”与“临床路径”项目组合实施，作为医院规范临床诊疗行为与管理优质服务的重要手段之一，会对医疗机构规范临床诊疗行为，保障医疗质量和医疗安全，树立临床服务质量标杆，起到重要的指导作用。医院院长要用系统工程的路径，以制度与程序来保障，打好“特定（单）病种质量控制”与“临床路径”项目组合拳，并确保上报的数据正确、可靠。

我们要求全国医院在“以病人为中心”的服务理念的指导下，将医院实施“质量安全管理”持续改进与优质服务业绩的红利分享到每一位患者，这是患者的福祉。

国家卫生和计划生育委员会医政医管局　张宗久

# 前　言

为加强医疗质量管理，规范临床诊疗行为，原卫生部自2009年5月7日印发了《卫生部办公厅关于印发第一批单病种质量控制指标的通知》（卫办医政函〔2009〕425号），公布了6个单病种（急性心肌梗死，心力衰竭，肺炎，脑梗死，髋、膝关节置换术，冠状动脉旁路移植术）的质量控制指标以来，2010年发布了第二批2个单病种［手术期预防感染和肺炎（儿童、住院）］的质量控制指标、2012年发布了第三批3个单病种［剖宫产、慢性阻塞性肺疾病（急性加重期）住院、围手术期预防深静脉血栓］的质量控制指标，至此，国家卫生和计划生育委员会共计发布了三批11个单病种的质量控制指标，对于医疗机构规范临床诊疗行为，保障医疗质量和医疗安全，起到重要的指导作用。

同时，卫生和计划生育委员会在发布新版三级综合医院评审标准、二级综合医院评审标准与实施细则中，将单病种质量控制管理纳入了《三级综合医院评审标准》第四章第四节临床路径与单病种质量管理与持续改进，其控制指标纳入了第七章第三节单病种质量指标，作为医院评审的重要内容之一。

为了更好地支持医疗机构有序开展单病种质量管理控制工作，我们组织专家编写了《特定（单）病种质量管理手册》，继1.0版、2.0版、3.0版之后，根据国内外更新的权威指南/诊疗规范，我们同步更新编写了《特定（单）病种质量管理手册》4.0版。书中对每一个单病种、每一项质量控制指标的解释与计算公式、质量信息采集要素、分析公式都进行了系统阐述。

国家卫生和计划生育委员会医政医管局主办的《特定（单）病种质量报告系统》开通5年，实现网上直报，目前共上报病例190余万例。为了加深对特定（单）病种质量控制指标内涵的正确理解和应用，提高报送单病种质量控制指标数据的准确性，并用于临床科室的质量控制，为此在《特定（单）病种质量管理手册》4.0版中，对每个病种新增了“质量控制指标适用数据元素”这一节，用以支持医院建立本院单病种质量控制指标的电子病历自动采集系统，以提高指标数据的可信度。

在编写《特定（单）病种质量管理手册》与开通运行《特定（单）病种质量报告系统》的网络升级过程中得到了众多国家卫生和计划生育委员会领导与专家的支持与帮助。在此首先要对国家卫生和计划生育委员会医政医管局张宗久局长、周军副局长、赵明钢副局长、郭燕红副局长、樊静处长、刘勇处长、马旭东副处长、陈虎副处长的指导与全力帮助表示诚挚地感谢！同时要对中国医学科学院阜外心血管病医院杨跃进副院长、首都医科大学附属北京天坛医院王拥军副院长、北京大学第三医院贺蓓教授、北京积水潭医院贺良副院长、首都医科大学宣武医院王力红副院长、首都医科大学附属北京儿童医院申昆玲副院长等众多专家给予的全力支持和参与表示诚挚的感谢！

特定（单）病种质量管理工作仍是起步阶段，尽管我们做了很大努力，但由于水平和时间所限，仍然会有不少疏漏和不当之处，欢迎读者批评指正。

国家卫生和计划生育委员会 医院管理研究所 信息中心

梁铭会　张振伟　赵颖波　尹　畅　孙　辉

# 目 录

## 第二部分　第二批单病种质量控制指标

# 第三部分　第三批单病种质量控制指标

# 我国特定（单）病种质量管理与控制工作的概述

维克托·迈尔-舍恩伯格在《大数据时代》一书中指出“大数据时代最大的转变就是放弃对因果关系的渴求，而取而代之关注相关关系；其核心就是预测，并能创造前所未有的可量化的维度”。这一思路使我们尝试寻求一种基于大数据的、可以预测的、与医院质量和患者安全有关系的指标，达到在我们没有实施医院现场之前，就能对该医院的医疗质量和患者安全有一公正的、客观的了解和评价。

医疗质量管理是医院工作的核心和永恒主题，是一个不断完善和持续改进的过程。为了加强医院管理，提高医疗质量，保障医疗安全，原卫生部、中医药管理局在2008—2009年《“以病人为中心，以提高医疗服务质量为主题”的医院管理年活动方案》中连续两年将“六个单病种质量监控”作为活动重点项目，开展活动的目标是逐步建立和完善我国医院管理评价指标体系，探索建立医院管理评价制度和医院管理长效机制。

特定（单）病种质量控制就是国际公认的有效提高医疗质量的工具之一。运用精细化管理和信息化平台，实现单病种质量控制，对于提高医疗服务监管水平，保障患者安全有重大意义。为加强医疗质量管理，规范临床诊疗行为，根据全国开展“医院管理年活动”实践的基础，并结合学习国际上先进国家（如JCAHO）临床病种质量评价管理的经验，经临床专家与医院管理专家的充分讨论，原卫生部在2009年5月7日印发了《卫生部办公厅关于印发第一批单病种质量控制指标的通知》（卫办医政函〔2009〕425号），公布了6个单病种（急性心肌梗死，心力衰竭，肺炎，脑梗死，髋、膝关节置换术，冠状动脉旁路移植术）的质量控制指标以来，分别于2010年发布了第二批2个单病种［手术期预防感染和肺炎（儿童、住院）］的质量控制指标，2012年发布了第三批3个单病种［剖宫产、慢性阻塞性肺疾病（急性加重期）住院、围手术期预防深静脉血栓］的质量控制指标，至此原卫生部共计发布了三批11个单病种的质量控制指标。并可把“特定（单）病种质量控制”与“临床路径”项目组合实施，作为医院规范临床诊疗行为与管理优质服务的重要手段之一，会对医疗机构规范临床诊疗行为，保障医疗质量和医疗安全，树立临床服务质量标杆，起到了重要的指导作用。医院院长要用系统工程的路径，以制度与程序来保障，打好“特定（单）病种质量控制”与“临床路径”项目组合拳，并确保上报的数据准确、可靠。

2011年原卫生部在已发布的《三级综合医院评审标准》与实施细则第七章中专门设置“第三节单病种质量监控指标”，此后又在二级综合医院和三级专科医院（如心血管、精神、儿童、妇产、肿瘤等）的评审标准中设置，至此所列特定（单）病种已达五十二个，基本涵盖了主要临床学科。将单病种质量管理纳入了第四章医疗质量管理与持续改进的第1、2、3、4节，第五章护理质量管理与持续改进的第四节之中，并作为医院现场评审中实施个案与系统追踪检查的重要依据。

原卫生部自2009年启动“单病种质量控制指标”上报工作以来，通过“单病种质量管理系统”网络直报已积累200余万份病例资料及具有六年临床质控信息管理实践经验。

## 一、病种质量管理与控制工作目的与所起作用

医院医疗服务质量管理是医院管理的核心内容之一，包括结构质量、过程质量、结果质量，特定（单）病种质量是以医疗服务过程（核心）质量管理为主的管理手段，对医疗服务过程（核心）质量控制有明确的定义。

我国病种质量管理与控制工作早在上周期医院评审工作起步时，就在1992年2月原卫生部医政司发布的“综合医院分级管理标准”的附件八《病种质量控制标准》中入选常见病、多发病达102种，作为全国医院评审中对临床病种质量管理的评价范围，其设有ICD-9编码、诊断标准、入院指征、疗效标准、出院标准、临床评定指标（疗效、平均住院日、平均医疗费用）等内容，作为医院评审的重要指标。

（一）实施新的特定（单）病种质量管理与控制工作的目的

1.通过选择代表医院医疗核心质量管理和监控的特定（单）病种进行评价，促进医院从医疗质量管理体系中进行系统的持续改进。

2.深入学习国际上质量管理先进理念与方法，探索我国医疗质量管理评价的新模式。

3.树立医院优质服务的标杆，为全国提升医疗服务品质起到榜样与示范作用。

4.形成一套简单、清晰、客观，且有效反映医院临床实际医疗水平和质量的数据库系统。

（二）实施的特定（单）病种质量管理与控制期望所能起的作用

1.病种质量管理与控制是以病种为管理单元，是全过程的质量管理，可以进行纵向（医院内部）及横向（医院之间）比较，采用在诊断、治疗、转归方面具有共性和某些医疗质量指征的统计学特性的指标，进行质量管理评价。

2.将特定（单）病种质量管理与当前国家卫生计生委在全国推行的临床路径工作紧密结合，成为成效评价的主要抓手。

3.作为医院现场评审中个案与系统追踪检查的重要内容，在某种程度上反映出医疗质量的变化趋势，是反映全院医疗质量管理能力的一个重要的新途径。

4.是评价医师诊疗行为是否符合规范，及其合理性的重要方法。

5.起到质量榜样与示范的作用，是支持医院质量持续改进的活动。

6.逐步建立与完善“医疗质量标杆”单位第三方评价评估机制，树立我国“质量标杆”科室、医院。

（三）特定（单）病种选择的原则

根据我国医疗质量管理的具体国情，以规范临床诊疗行为为基点，以降低医疗服务成本、提高工作效率为目的，选择原则是：

1.根据我国人群发病和患病情况、危害程度，针对医疗资源消耗情况，选择名列前茅的病种。

2.选择那些具有代表性的常见与多发疾病的诊疗质量的病种。

3.质量优先的原则，可以用作考核医院总体质量管理水平，质量与安全管理绩效的状况，其特点具有特异性（不受政策及区域的影响，仅反映医疗质量）；普遍性（面向三级、二级综合与专科医院）；代表性（每个指标均可反映某一方面的主要运行情况）；可操作性（可通过医院管理系统获得支持）的病种。

经过长期观测和追踪，真正能够体现我国医疗机构质量管理和持续改进的综合水平。单病种选择和确立依靠不断提高的诊断技术、规范的临床治疗、明确的临床路径及循证医学、流行病学和管理学理论支持。

（四）特定（单）病种质量监测指标的选择原则

1.以国家卫生行政部门发布的文件和国内外权威的指南为依托。

2.选择具有循证医学结论——经多中心、大样本论证推荐的Ⅰ类A、B级指标为重点的核心质量为指标。

3.参考国际上目前在使用的临床过程质量指标。

4.经本专业权威专家结合中国国情进行讨论，并在医院实地临床试用与验证的指标。

## 二、在特定（单）病种质量监测指标中设置“核心（或）问责指标”

在回顾医院标准化质量监测的发展历史过程中，哪些指标能够成为国家的监测重点，可以用来指导医院质量管理持续改进的过程，一直是医院质量管理持续改进领域的研究重点。我们本着“简明、可靠、有效、可获得”的原则，根据近五年来在对北京地区十八所三甲医院实施“六个特定（单）病种质量”临床现场评价的经验积累与国情，并结合学习发达国家（如JCAHO）临床病种质量评价管理的经验，提出“核心（或）问责指标”概念框架，以质量监测指标指导与促进实施“医院质量目标”。

（一）强化核心质量控制的重要性

在2013年原卫生部已经发布的第一批六个特定（单）病种质量监测指标中，设置“核心（或）问责指标”，实施“医院质量目标”。

1.参照国际医院质量评价先进经验，对医院在取得“三级甲等”资格之后，实施以“特定（单）病种质量”为基点的“临床诊疗质量评价”，体现优质医院的内涵质量层次与服务能力。

2.建立以“六个特定（单）病种质量”为基点的“国家级医院质量标杆”单位、开设“医院质量奖”项目，做好前期基础工程。

3.医院为充分体现医院“以病人为中心”的服务理念，将优质服务于民（患者），医院通过“院长工程”方法，将落实“核心（或）问责指标”，作为“医院临床质量管理目标”。

（二）“六个特定（单）病种质量”核心（或）问责指标选择原则

1.关键点：符合国家卫生计生委发布规定的/国际临床医疗质量标准的关键指标。

2.循证依据：具有循证医学依据Ⅰ类A级或Ⅰ类B级的指标。

3.关联性：医护过程中的每项医疗措施得当与否可直接影响患者预后、转归及安全的指标。

4.精准度：执行的措施必须精确地评估医护过程是否有效进行。也就是说，执行的措施必须表明实施的医护治疗是否必将达到好的治疗水平。

5.低不良反应率：进行的治疗方式没有或极少带来意想不到的不良后果。

6.有对照的信息：为有利于进行数据比对，尽可能选择在国际上具有可比对信息的指标。

## 三、《特定（单）病种质量管理手册4.0版》的内容介绍

做好进一步的全力支持服务，2009年在原卫生部医政司、医管司指导下，组织相关临床专家和医院质量管理专家编写了《单病种质量管理手册1.0版》，2010年年底更新出版《单病种质量管理手册2.0版》之后，继卫生部第三批单病种质量指标发布，2012年12月出版《特定（单）病种质量管理手册3.0版》，2014年10月又根据国内外权威指南的最新更新进展情况，再次更新出版《特定（单）病种质量管理手册4.0版》。为全国各三级医院开展特定（单）病种质量自我管理与报告工作提供全力指导与支持服务，进一步解读特定（单）病种质量指标的内涵，对主要章节的内容介绍如下。

《特定（单）病种质量管理手册4.0版》除本章概述之外，按照原卫生部共计发布的三批11个单病种质量控制指标的顺序，共分为三部分逐个病种阐述内涵，其中为适应临床质量管理工作进展的需要，4.0版还增设了两项试用项目，即“短暂性脑缺血发作（TIA）首次住院”与“重症监护病房预防深静脉血栓”。同时为支持医院开展质量自我评价和质量持续改进活动，特增设第十五章“临床服务质量管理评价标准与追踪评价路径”，其中包含了临床服务质量管理评价标准（试用）、《特定（单）病种质量报告系统》网络报送路径，以及《特定（单）病种质量2013年度报告（摘要）》三项内容。

（一）第二章至第十四章内容介绍

第二章至第十四章阐述的格式基本一致，分述如下：

第一节　概述主要阐述了本病种主要特征，在原卫生部统计公报资料中所显示的发病率与排位，表明其是危害公众健康的常见病和多发病，在医院管理与临床质量监控管理中的重要性，以及国际、国内权威指南变化的进展，使读者对本病种有一基本了解。

第二节　质量监测指标：本病种的质量监测指标均是依据国家卫生和计划生育委员会办公厅在2009年5月7日印发的《卫生部办公厅关于印发第一批单病种质量控制指标的通知》（卫办医政函〔2009〕425号），公布了6个单病种（急性心肌梗死，心力衰竭，肺炎，脑梗死，髋、膝关节置换术，冠状动脉旁路移植术）的质量控制指标以来，2010

年发布了第二批2个单病种［手术期预防感染和肺炎（儿童、住院）］的质量控制指标，2012年发布了第三批3个单病种［剖宫产、慢性阻塞性肺疾病（急性加重期）住院、围手术期预防深静脉血栓］的质量控制指标，至此原卫生部共计发布了三批11个单病种的质量控制指标。

在本病种的各项指标中设置的“核心（或）问责指标”，采用在指标的末尾以设置“★”方式来表达。

第三节　质量控制指标适用数据元素：本节内容主要包含有评价病例适用的病种名称与ICD-10编码（第一诊断）和ICD-9-CM-3编码及手术名称（主要手术），是开展工作起始的基点，提取适用病种病历的依据。

对于以疾病名称命名的病种，其适用的病种名称与ICD-10编码是引自“卫生部办公厅关于印发《疾病分类与代码（修订版）》的通知，卫办综发〔2011〕166号，2012-02-02”，以及“卫生部办公厅印发《关于推广应用疾病诊断相关分组（DRGs）开展医院评价工作的通知》附件1-编码字典库，卫办医管函〔2011〕683号，2011-08-02”。鉴于目前全国ICD-10编码应用现状的复杂性，为保持一致性，故采用以“4位亚目（ICD-10）”为主体，已可满足提取适用病种病历的要求。同时也可辅以“6位扩展代码”，部分病种还列举了介入诊疗操作名称与ICD-9-CM-3编码和近期并发症的名称与ICD-10编码（其他诊断）。

对于以手术名称命名的病种，其适用ICD-9-CM-3编码与手术名称是引自刘爱民主编译《国际疾病分类：手术与操作ICD-9-CM-9》2011版，人民军医出版社。适用ICD-9-CM-3编码与手术名称（主要手术），这是开展工作起始的基点，提取以手术名称为主体的适用手术病历的依据。

监测指标适用基本数据元素，基本数据元素信息源自患者住院病历首页记录的信息，故对所填写内容应是符合“《卫生部关于修订住院病案首页的通知》卫医政发〔2011〕84号与附件1.住院病案首页、附件2.住院病案首页部分项目填写说明”；“《卫生部关于印发〈病历书写基本规范〉的通知》卫医政发〔2010〕11号”的相关要求。

这是住院病历中最基本的数据元素，若数据不正确或缺失这些基本的统计数据，如，住院病历编码（住院号）、入院与出院时间、急诊时间（部分病种）、ICD-10编码与病种名称（第一诊断）和ICD-9-CM-3编码与手术名称（主要手术）等，此住院病历是不能被采用的。

监测指标适用主要数据元素，主要数据元素与对应适用监测指标名称采用表格的模式，按照指标排列的顺序逐一列出，用于支持医院电子病历记录程序编制的需要，以便今后拟从医院住院电子病历记录中直接提取主要数据元素，实现网络直报。

主要数据元素信息源自急诊病历与住院病历中的记录，应符合“《卫生部关于印发〈病历书写基本规范〉的通知》卫医政发〔2010〕11号”的相关要求。

急诊病历内容应当包括就诊时间、科别、主诉、现病史、既往史，阳性体征、必要的阴性体征和辅助检查结果，诊断及治疗意见和医师签名等。

住院病历中的记录，包括体温单、医嘱单、入院记录、病程记录、术前讨论记录、手术同意书、麻醉同意书、麻醉术前访视记录、手术安全核查记录、手术清点记录、麻醉记录、手术记录、麻醉术后访视记录、术后病程记录、病重（病危）患者护理记录、出院记录、死亡记录、输血治疗知情同意书、特殊检查（特殊治疗）同意书、会诊记录、病危（重）通知书、病理资料、辅助检查报告单、医学影像检查资料和本医院确定的临床记录表单。

第四节　质量监测指标解读与计算公式：本节内容质量控制指标解释与分析、计算公式、信息分析流程，每一项指标均基本采用下列格式分述。

* 指标代码：采用本病种英文名称的缩写和顺序编号的方式。
* 指标名称：本病种指标的中文名称。
* 对象选择：本病种同期全部住院例数。
* 设置理由：对指标设置的理由进行阐述，并引用以国家卫生行政部门发布的文件和国内、外权威指南中的依据，大多选择具有循证医学结论——经多中心、大样本论证属于Ⅰ类A级、Ⅰ类B级的推荐规范。
* 指标类型：采用过程质量或结果（终末）质量，统计数据。
* 表达方式：比率（%）提高，或比率（%）降低，或实际数值（如元、天等）。
* 信息采集：追溯性调查门、急诊病历，住院病历记录，从记录中采集与本指标相关的信息要求，若为多项内容则按次序排列。
* 分子：分子的定义。
* 分母：分子的定义。
* 除外病例：应排除的病例逐一排列。
* 附件资料：为对部分指标进一步理解，附件列出必要参考资料。

第五节　适用的临床路径

本节为大部分病种配置了临床路径，临床路径均引自国家卫生和计划生育委员会公开发布的临床路径相关文件，目的为促进医院将“特定（单）病种质量控制”与“临床路径”项目组合实施，作为医院规范临床诊疗行为与管理优质服务的重要手段之一，会对医疗机构规范临床诊疗行为，保障医疗质量和医疗安全，树立临床服务质量标杆，起到重要的指导作用。

国家卫生和计划生育委员会在发布新版三级综合医院评审标准与二级综合医院评审标准中，已经将单病种质量管理纳入了第四章第四节临床路径与单病种质量管理与持续改进，其控制指标纳入了第七章第三节《单病种质量指标》，作为综合医院评审的重要内容。为支持医院质量管理自我评价，便于对临床质量管理开展“个案追踪”与“系统追踪”检查，还将“急性心肌梗死”“急性脑梗死”“急诊剖宫产”的质量控制评价流程与医院评审标准中直接关联的章、节，能够有机结合，采用图示方式从结构质量→过程质量→结果质量管理的追踪评价流程模式，进行讲解，供各医院开展自我评价之用。

（二）第十五章内容介绍

第十五章，临床服务质量管理评价标准与追踪评价路径共分为三节

第一节　临床服务质量管理评价标准——基于特定（单）病种质量控制（送审稿）。

在原卫生部卫医管评价便涵〔2013〕56号“关于征求《临床服务质量管理评价标准》（征求意见稿）”全国各省市卫生行政部门反馈的意见的基础上，再组织参加过同类评审活动的医院评审专家进一步完善修改后的送审稿，现推荐《临床服务质量管理评价标准》，以支持医院开展特定（单）病种质量控制活动，用PDCA持续改进的理念，促进医院临床服务质量的持续提升。包含有，(1) 领导与组织；(2) 医学伦理与知情同意；(3) 制定特定（单）病种诊疗管理方案/手册；(4) 实施临床诊疗服务；(5) 患者安全目标；(6) 临床诊疗信息管理；(7) 支持患者自我管理；(8) 质量监测与持续改进。共计八项评价标准。

第二节 《特定（单）病种质量报告系统》网络报送操作流程

为方便医院使用由国家卫生和计划生育委员会医政医管局主办，国家卫生和计划生育委员会医院管理研究所承办《特定（单）病种质量报告系统》网络，按规定报送特定（单）病种质量信息，特设置此节。在计算机地址栏输入网址：www.ncis.cn并回车进入国家医疗质量管理与控制信息网官方网站。需要注意的是，请使用系统推荐的谷歌浏览器，以达到最佳浏览效果。在网站右侧，找到“特定（单）病种质量监测系统”链接，单击链接，进入到“特定（单）病种质量监测系统”页面。上报员用自己的用户名及密码登录系统，即可进行单病种上报。

本系统设有公共信息功能，方便管理员及上报员了解相关信息及使用帮助。

1.系统公告和学习园地：查看相关信息及资料。我们会把最新的文件和相关资料发布到系统公告和学习园地中。

2.留言：如果您在使用过程中发现问题，可以在留言区写下自己的问题，请一定要留下联系方式，电话不方便请留下邮箱。我们工作人员会定期查看留言，回答您的问题。

3.系统帮助和介绍：系统帮助和介绍帮助您更好地使用系统。

第三节 特定（单）病种质量2013年度报告（摘要）

自2009年至2013年第一、第二批共八个病种，全国有600所三级医院通过网络共上报了167万份病历数据信息（截至2013年年底）；上报医院2013年度达600所，相比2009年度280所，增加320所，增加一倍多，已覆盖全国80%以上三甲综合医院。第一批从网上直报采集的六个特定（单）病种质控监测病种共设59项质量指标，其达标率均值百分数分别为2009年50.38%、2010年59.05%、2011年63.43%、2012年60.50%、2013年63.46%；2013年与2009年环比提升13.08个百分点，总体呈上升趋势，表达了各三级医院对临床质量安全管理的日益重视。

但是从与全国三甲医院所处地位与功能任务相比升幅不大，有着较大的持续改进空间。与国际先进水平数据结合相比，可以看出存在明显的差距，有着更大的持续改进空间。

对2009年至2013年第一、第二批共八个病种质量完成情况采用图示方式表达，对每一个病种的每一项质量监控指标，列出全国上报医院各年度完成情况的平均数值，供各医院在质量管理活动中对照使用。

医院院长要用系统工程的路径，以制度与程序来保障，实施“特定（单）病种质量控制”工作，作为监管医院规范临床诊疗行为与管理优质服务的重要抓手之一，对于医疗机构规范临床诊疗行为，保障医疗质量和医疗安全，树立服务质量标杆，起到了重要的指导作用。医院在“以病人为中心”的服务理念指导下，将医院“质量安全管理”业绩的红利，分享到每一位患者，这是患者的福祉。

我国的特定（单）病种质量管理工作仍在起步阶段，在编写《特定（单）病种质量管理手册》过程中，尽管我们做了很大努力，但由于获得信息、认识水平和时间所限，仍然会有不少疏漏和不当之处，欢迎读者批评指正。

张振伟　陈晓红　王吉善　李　岩　尹　畅

# 第一部分　第一批单病种质量控制指标

急性心肌梗死质量控制指标

心力衰竭质量控制指标

社区获得性肺炎（住院、成人）质量控制指标

脑梗死质量控制指标

髋、膝关节置换术质量控制指标

冠状动脉旁路移植术质量控制指标

## 一、卫生部办公厅关于印发《第一批单病种质量控制指标》的通知，卫办医政函〔2009〕425号

# 中华人民共和国卫生部

卫办医政函〔2009〕425号

## 卫生部办公厅关于印发第一批单病种质量控制指标的通知

各省、自治区、直辖市卫生厅局，新疆生产建设兵团卫生局：

单病种质量控制是规范临床诊疗行为，加强医疗质量管理，提高医疗服务水平的重要措施。部分地区卫生行政部门、医疗机构、学（协）会结合临床实际情况，以规范临床诊疗行为为基点，有针对性地开展了一些单病种质量控制的研究与探索。

在总结有关经验的基础上，我部委托中国医院协会制定了急性心肌梗死，心力衰竭，肺炎，脑梗死，髋、膝关节置换术，冠状动脉旁路移植术等6个单病种质量控制指标。现印发给你们，供卫生行政部门和医疗机构在医疗质量管理工作中参照执行。

卫生部办公厅

二〇〇九年五月七日

（信息公开形式：主动公开）

# 第一批单病种质量控制指标

国际疾病分类标准编码ICD－10采用《疾病和有关健康问题的国际统计分类》第十次修订本第二版（北京协和医院、世界卫生组织、国际分类家族合作中心编译）。

**一、急性心肌梗死**（ICD－10 I21.0－I21.3，I21.4，I21.9）

（一）到达医院后即刻使用阿司匹林（有禁忌证者应给予氯吡格雷）。

（二）实施左心室功能评价。

（三）再灌注治疗（仅适用于ST段抬高型心肌梗死）。

1. 到院30分钟内实施溶栓治疗；

2. 到院90分钟内实施PCI治疗；

3. 需要急诊PCI患者，但本院无条件实施时，须转院。

（四）到达医院后即刻使用β受体阻滞剂（有适应证，无禁忌证者）。

（五）有证据表明住院期间使用阿司匹林、β受体阻滞剂、血管紧张素转换酶抑制剂（ACEI）或血管紧张素Ⅱ受体阻滞剂（ARB）、他汀类药物，有明确适应证，无禁忌证。

（六）有证据表明出院时继续使用阿司匹林、β受体阻滞剂、

ACEI/ARB、他汀类药物，有明确适应证，无禁忌证。

（七）血脂评价与管理。

（八）为患者提供急性心肌梗死的健康教育。

（九）患者住院天数与住院费用。

**二、心力衰竭**（ICD－10 I50）

（一）实施左心室功能评价。

（二）到达医院后即刻使用利尿剂和钾剂（有适应证，无禁忌证者）。

（三）到达医院后即刻使用 ACEI 或 ARB。

（四）到达医院后使用 β 受体阻滞剂（有适应证，无禁忌证者）。

（五）重度心衰使用醛固酮受体阻滞剂（有适应证，无禁忌证者）。

（六）有证据表明住院期间维持使用利尿剂、钾剂、ACEI 或 ARB、β 受体阻滞剂和醛固酮拮抗剂，有明确适应证，无禁忌证。

（七）有证据表明出院时继续使用利尿剂、ACEI 或 ARB、β 受体阻滞剂和醛固酮受体阻滞剂，有明确适应证，无禁忌证。

（八）非药物治疗临床应用符合适应证。

（九）为患者提供心力衰竭的健康教育。

（十）患者住院天数与住院费用。

**三、肺炎**（ICD－10 J13－J15，J18）

（一）符合住院治疗标准，实施病情严重程度评估。

(二)氧合评估。

(三)病原学诊断。

1.在首次抗菌药物治疗前，采集血、痰培养；

2.住院24小时以内，采集血、痰培养。

(四)入院4小时内接受抗菌药物治疗。

(五)起始抗菌药物选择。

1.重症患者起始抗菌药物选择；

2.非重症患者起始抗菌药物选择；

3.目标抗感染药物的治疗选择。

(六)初始治疗后评价与处理。

(七)抗菌药物疗程(用药天数)。

(八)为患者提供戒烟咨询与肺炎的健康教育。

(九)符合出院标准及时出院。

(十)患者住院天数与住院费用。

**四、脑梗死**(ICD—10 I63)

(一)接诊流程。

1.按照脑卒中接诊流程；

2.神经功能缺损评估；

3.完成头颅影像学检查(CT/MRI)、实验室检查(血常规、急诊生化、凝血功能检查)、心电图(ECG)等项检查。

(二)静脉应用组织纤溶酶原激活剂(t—PA)或应用尿激酶的

评估。

1. 实施静脉 t—PA 或尿激酶应用评估；

2. 应用静脉 t—PA 或尿激酶治疗。

（三）到院 48 小时内抗血小板治疗。

（四）吞咽困难评价。

（五）血脂评价与管理。

（六）住院 1 周内接受血管功能评价。

（七）预防深静脉血栓。

（八）康复评价与实施。

（九）为患者提供戒烟咨询与脑梗死的健康教育。

（十）出院时使用阿司匹林或氯吡格雷。

（十一）出院时伴有房颤的脑梗死患者口服抗凝剂（如华法林）的治疗。

（十二）患者住院天数与住院费用。

## 五、髋关节置换术（ICD 9—CM—3 81.51—52）

## 膝关节置换术（ICD 9—CM—3 81.54）

（一）实施手术前的评估与术前准备。

（二）预防性抗菌药物选择与应用时机。

（三）预防手术后深静脉血栓形成。

（四）单侧手术输血量小于 400ml。

（五）术后康复治疗。

（六）内科原有疾病治疗。

（七）手术后并发症治疗。

（八）为患者提供髋、膝关节置换术的健康教育。

（九）切口Ⅰ/甲愈合。

（十）住院21天内出院。

（十一）患者住院天数与住院费用。

**六、冠状动脉旁路移植术**(ICD 9—CM—3 36.1)

（一）实施手术前的评估与术前准备。

（二）手术适应证与急诊手术指征。

（三）使用乳房内动脉（胸廓内动脉）。

（四）预防性抗菌药物选择与应用时机。

（五）术后活动性出血或血肿的再手术。

（六）手术后并发症治疗。

（七）为患者提供冠状动脉旁路移植术的健康教育。

（八）切口Ⅰ/甲愈合。

（九）住院21天内出院。

（十）患者住院天数与住院费用。

---

抄送：国家中医药局，总后卫生部，中华医学会，中国医院协会、中国医师协会、中华护理学会、中华口腔医学会。

---

卫生部办公厅　　2009年5月8日印发

---

校对：付文豪

## 二、卫生部办公厅关于开展单病种质量管理控制工作有关问题的通知，卫办医政函〔2009〕757号

# 中华人民共和国卫生部

卫办医政函〔2009〕757 号

## 卫生部办公厅关于开展单病种质量管理控制工作有关问题的通知

各省、自治区、直辖市卫生厅局，新疆生产建设兵团卫生局，部属(管)医院：

为加强医疗质量管理，规范临床诊疗行为，我部于 2009 年 5 月 7 日印发了《卫生部办公厅关于印发第一批单病种质量控制指标的通知》(卫办医政函〔2009〕425 号)，公布了 6 个单病种质量控制指标，指导各地开展单病种质控工作。为进一步加强医疗质量管理与控制，持续改进和提高医疗服务水平，更好地保障医疗质量和医疗安全，我部决定在全国开展单病种质量管理控制工作。现将有关问题通知如下：

一、首批纳入全国单病种质量管理控制工作的医疗机构为三级医院，病种范围为急性心肌梗死，心力衰竭，肺炎，脑梗死，髋、膝关节置换术，冠状动脉旁路移植术 6 个病种。自 2009 年 10 月 8 日起，各三级医院在完成上述病种每例诊疗后 10 日内，使用我部

统一分配的用户名和密码，登录“单病种质量管理控制系统”(http://www.cha.org.cn/quality)进行相关病例信息报送工作。2009年1月1日至10月7日开展的诊疗病例信息应于2009年12月1日前补报完毕。

二、我部医政司负责开展单病种质量管理控制有关工作，建立“单病种质量管理与控制系统”，并向全国发布单病种质量管理和控制信息。中国医院协会受我部委托对“单病种质量管理与控制系统”进行维护，并对上报信息进行整理、统计、分析和评估。各省级卫生行政部门可使用统一分配的用户名和密码，登录系统了解本辖区单病种质量管理与控制信息，开展相应的质控工作。

三、各省级卫生行政部门要加强对辖区内三级医院相应病例信息上报工作的指导和管理，确保信息上报和管理工作的质量和安全。各三级医院要建立信息报送工作制度，指定专人负责信息报告、录入等工作，并为信息上报提供必要的条件。

四、请各省级卫生行政部门于2009年9月15日前将辖区内三级医院名单报我部医政司。医政司将按照名单统一分配用户名和密码，并适时开展信息报送相关培训工作。

联系人：卫生部医政司医疗管理处　周奕清、马旭东

联系电话：010－68792963、68792825

传　　真:010－68792513

卫生部办公厅

二〇〇九年八月二十四日

(信息公开形式:主动公开)

## 三、2013年10月国家卫生计生委医政医管局关于委托建设国家医疗质量管理与控制信息系统的函

# 国家卫生计生委司(局)便函

## 国家卫生计生委医政医管局关于委托建设国家医疗质量管理与控制信息系统的函

卫生部医院管理研究所：

为加强国家医疗质量管理与控制体系建设，搭建统一的国家医疗质量管理与控制信息化工作平台，推动质控工作信息化进程，经研究，我局决定委托你所开展国家医疗质量管理与控制信息系统建设相关工作。具体包括：

（一）建设并维护国家医疗质量管理与控制网站；

（二）建设并维护单病种质量管理与控制信息系统；

（三）建设并维护医疗质量管理与控制数据全信息化收集系统。

请你所按照有关法律、法规、规章和规范性文件要求，制度具体工作方案，认真完成相关工作，并保障相关数据安全。数据信息所有权归我局所有。未经我局同意，不得擅自使用和发布相关数据信息。我局根据工作情况，提供相应经费支持。工作中有关问题请及时与我局沟通。

联 系 人：医疗质量处　李亚、马旭东

联系电话：010-68791875、68791876

国家卫生计生委医政医管局

2013年10月8日

# 第一章　急性心肌梗死（AMI）

## 第一节　概　述

急性心肌梗死（AMI）质量控制指标是以规范临床诊疗行为，促进临床服务质量管理的持续改进为目的。

急性心肌梗死是指由于冠状动脉急性狭窄或闭塞，供血持续减少或终止所产生的心肌严重缺血和坏死。急性心肌梗死在中、老年多发，男性多于女性，亦可见于青年人；而且起病急，发病凶险，死亡率高，预后差，是冠心病极其危重的表现类型。急性心肌梗死发病后6小时内若不能有效地使梗死相关冠脉再通，则大面积（>40%）梗死者多会并发泵衰竭，包括心源性休克和左心功能衰竭。

据原卫生部统计公报资料显示：在卫生部门城市医院住院患者前十位疾病（ICD-10）构成中，缺血性心脏病2006年为第10位，构成3.03%，2007年上升为第8位，构成4.06%；在2007年部分市县前十位疾病死亡专率及死因构成中，心脏病为第3位，死亡专率100.61/100 000，构成16.29%，是危害公众健康的常见病和多发病。

《医院管理评价指南2008版》及2008年医院管理年活动方案的重点工作中要求：建立急诊“绿色通道”，科间紧密协作。建立与医院功能任务相适应的重点病种（创伤、急性心肌梗死、心力衰竭、脑卒中等）急诊服务流程与规范，保障患者获得连贯医疗服务。

二〇〇九年五月七日原卫生部办公厅卫办医政函〔2009〕425号关于印发《第一批单病种质量控制指标》的通知中，将“急性心肌梗死”列在第一批单病种质量控制指标中。

二〇〇九年八月二十四日原卫生部办公厅卫办医政函〔2009〕757号关于开展单病种质量管理控制工作有关问题的通知中规定，首批纳入全国单病种质量管理控制工作的医疗机构为三级医院，病种范围为急性心肌梗死，心力衰竭，肺炎，脑梗死，髋、膝关节置换术，冠状动脉旁路移植术6个病种。

自2009年10月8日起，各三级医院在完成上述病种每例诊疗后10日内，使用我部统一分配的用户名和密码，登录“http：//qa.ncis.cn”进行相关病例信息报送工作。

“急性心肌梗死（AMI）质量控制指标”已纳入卫生部卫办医政函〔2009〕425号《第一批单病种质量控制指标》，并在《三级综合医院评审标准（2011版）》与《二级综合医院评审标准（2012版）》中，已将“急性心肌梗死”作为“特定（单）病种质量管理及其监控指标”，其重要内容纳入医院评审标准的第一章第三节、第二章第三节、第四章第二节、第四节、第七章第三节等章节中。

2009年，中华医学会心血管病学分会和中华心血管病杂志编辑委员会发表了经皮冠状动脉介入治疗（PCI）指南（2009）。近3年，在PCI及其相关领域临床研究中又有新的进展。为此，中华医学会心血管病学分会介入心脏病学组和中华心血管病杂志编辑委员会在近年循证医学证据的基础上，结合我国的临床实践，对这一领域的治疗决策、治疗方案、特殊患者处理、围术期药物治疗、二级预防等问题进行了全面讨论。在2009年中国PCI指南基础上，参考新近发布的2010年欧洲心肌血运重建指南、2011年ACCF/AHA/SCAI PCI指南和2011年ACCF/AHA/SCAI CABG指南，择其更新的重要学术内容，达成共识，编写了《2012年中国经皮冠状动脉介入治疗指南（简本）》。

新指南内容涵盖了心脏团队讨论治疗决策、稳定性冠心病的血运重建治疗、急性非ST段抬高心肌梗死的血运重建治疗、急性ST段抬高心肌梗死（STEMI）的血运重建治疗、特殊人群（糖尿病、慢性肾病、合并心力衰竭、再次血运重建）、药物洗脱支架的应用、择期PCI、非ST段抬高急性冠脉综合征（NSTE-ACS）PCI和STEMI PCI的抗栓药物应用以及血运重建后长期生活方式和危险因素的控制。

卫生计生委《三级综合医院评审标准（2011版）实施细则》与《二级综合医院评审标准（2011版）实施细则》中已经将“2.3.2.2建立急性创伤、急性心肌梗死、急性心力衰竭、急性脑卒中、急性颅脑损伤、急性呼吸衰竭等重点病种的急诊服务流程与规范”列为医院评审的核心/重点标准和临床路径与诊疗质量控制的必须病种，并要求开展PDCA质量管理持续改进活动。

## 第二节　质量控制指标

### 急性心肌梗死（AMI）质量控制指标

AMI-1到达医院后即刻使用阿司匹林（有禁忌者应给予氯吡格雷）。★

AMI-2实施左心室功能评价。

AMI-3再灌注治疗[仅适用于ST段抬高型心肌梗死（STEMI或LBBB）]。

AMI-3.1到院30分钟内实施溶栓治疗；★

AMI-3.1c对于STEMI或LBBB的溶栓治疗时间的中位数（试用）；

AMI-3.2到院90分钟内实施经皮冠状动脉介入（PCI）治疗；★

AMI-3.2c对于STEMI或LBBB的PCI治疗时间的中位数（试用）；

AMI-3.3需要急诊PCI患者，但本院无条件实施时，须转院。

AMI-4到达医院后即刻使用β-受体阻滞剂（无禁忌证者）。★

AMI-5住院期间使用阿司匹林、β-阻滞剂、血管紧张素转换酶抑制剂/血管紧张素Ⅱ

受体拮抗剂（ACEI/ARB）、他汀类药物有明示（无禁忌证者）。★

AMI-6出院时继续使用阿司匹林、β-受体阻滞剂、ACEI/ARB、他汀类药物有明示（无禁忌证者）。★

AMI-7血脂评价与管理。

AMI-8为患者提供急性心肌梗死健康教育。

AMI-9平均住院日/住院费用。

AMI-10患者对服务质量的评价（试用）。

引自：

1.卫生部卫办医政函〔2009〕425号《第一批单病种质量控制指标》。

2.卫生部卫医管发〔2011〕33号《三级综合医院评审标准（2011版）》。

3.卫生部卫医管发〔2012〕2号《二级综合医院评审标准（2012版）》。

“★”为核心（问责）质量监控指标（试行）项目，是从原卫生部发布指标中分出，单独设列的项目。

## 第三节　质量控制指标适用的数据元素

### 一、急性ST段抬高心肌梗死（STEMI）质量控制指标的实施目标（重点对象是胸痛发病12小时内伴持续ST段抬高或发生的左束支完全传导阻滞患者）

目标1　完成首次EKG时间小于10分钟（到急诊后）。

目标2　给予ASA小于 10分钟（确诊STEMI或LBBB后）。

目标3　获“溶栓”治疗小于30分钟（确诊STEMI或LBBB后）。

目标4　获“PCI”治疗小于90分钟（确诊STEMI或LBBB后）。

目标5　获得心肌酶检测报告（急诊开单后≥60分钟）。

### 二、评价病例的ICD-10编码

1.适用的病种名称与ICD-10编码（第一诊断）

引自：卫生部办公厅关于印发《疾病分类与代码（修订版）》的通知，卫办综发〔2011〕166号，2012-02-02。

| 4位亚目（ICD-10） | | 6位扩展代码 | |
|---|---|---|---|
| □ I21.0 | 前壁急性透壁性心肌梗死 | □ I21.000 | 急性ST段抬高型前壁心肌梗死 |
| | | □ I21.001 | 急性ST段抬高型前间壁心肌梗死 |
| | | □ I21.002 | 急性ST段抬高型前侧壁心肌梗死 |
| | | □ I21.003 | 急性ST段抬高型广泛前壁心肌梗死 |
| | | □ I21.004 | 急性透壁前壁心肌梗死 |
| | | □ I21.005 | 急性透壁前间壁心肌梗死 |
| | | □ I21.006 | 急性透壁前侧壁心肌梗死 |
| | | □ I21.007 | 急性透壁广泛前壁心肌梗死 |
| □ I21.1 | 下壁急性透壁性心肌梗死 | □ I21.100 | 急性ST段抬高型下壁心肌梗死 |
| | | □ I21.101 | 急性ST段抬高型下间壁心肌梗死 |
| | | □ I21.102 | 急性ST段抬高型下侧壁心肌梗死 |
| | | □ I21.103 | 急性透壁下壁心肌梗死 |
| | | □ I21.104 | 急性透壁下间壁心肌梗死 |
| | | □ I21.105 | 急性透壁下侧壁心肌梗死 |
| □ I21.2 | 其他部位的急性透壁心肌梗死 | □ I21.200 | 特指部位急性透壁心肌梗死 |
| | | □ I21.201 | 急性ST段抬高型高侧壁心肌梗死 |
| | | □ I21.202 | 急性ST段抬高型正后壁心肌梗死 |
| | | □ I21.203 | 急性ST段抬高型右心室心肌梗死 |
| | | □ I21.204 | 急性透壁高侧壁心肌梗死 |
| | | □ I21.205 | 急性透壁正后壁心肌梗死 |
| | | □ I21.206 | 急性透壁右心室心肌梗死 |
| □ I21.3 | 未特指部位的急性透壁性心肌梗死 | □ I21.300 | 急性ST段抬高型心肌梗死 |
| | | □ I21.301 | 急性透壁心肌梗死 |
| | | □ I21.302 | 冠状动脉旁路术后心肌梗死 |
| | | □ I21.303 | 冠状动脉介入治疗术后心肌梗死 |
| □ I21.9 | 未特指的急性心肌梗死 | □ I21.900 | 急性心肌梗死 |

2.急性心肌梗死后的近期并发症适用的名称与ICD-10编码

| 4位亚目 | 名称 |
|---|---|
| I23.0 | 心包积血作为急性心肌梗死后的近期并发症 |
| I23.1 | 房间隔缺损作为急性心肌梗死后的近期并发症 |
| I23.2 | 室间隔缺损作为急性心肌梗死后的近期并发症 |
| I23.3 | 心壁破裂不伴有心包积血作为急性心肌梗死后的近期并发症 |
| I23.4 | 腱索断裂作为急性心肌梗死后的近期并发症 |
| I23.5 | 乳头肌断裂作为急性心肌梗死后的近期并发症 |
| I23.6 | 心房、心耳和心室的血栓形成作为急性心肌梗死后的近期并发症 |
| I23.8 | 急性心肌梗死后的其他近期并发症 |

3.除外病例

（1）非冠心病心肌梗死　ICD-10　I21.901。

（2）参与临床药物与器械试验的病例。

（3）18岁以下的病例。

（4）同一疾病30日内重复入院。

（5）急性小灶心肌梗死　ICD-10　I21.401。

（6）急性心内膜下心肌梗死　ICD-10　I21.402。

（7）非ST段抬高性心肌梗死　ICD-10　I21.403。

（8）由外院住院诊疗后转入本院的病例。

（9）本次住院时间超过120天的病例。

4.适用的操作名称与ICD-9-CM-9编码

（引自《国际疾病分类：手术与操作ICD-9-CM-9》2011版，北京：人民军医出版社.）

| 四位码 | 操作名称 | 扩展码 | 操作名称 |
|---|---|---|---|
| 99.10 | 溶栓药注射与灌注 | | |
| 36.04 | 由冠状动脉内血栓溶解剂直接由冠状动脉注射、输注或导管插入 | 36.04001 | 冠状动脉内溶栓剂注射 |
| 36.06 | 非药物洗脱冠脉支架置入 | 36.06003 | 冠状动脉支架置入术 |
| | | 36.06004 | 冠状动脉非药物洗脱支架置入术 |
| 36.07 | 药物洗脱冠脉支架置入 | 36.07003 | 冠状动脉药物洗脱支架置入术 |
| 00.66 | 经皮冠状动脉球囊血管成形术 | 00.66003 | 经皮冠状血管成形术 |
| | | 00.66004 | 经皮冠状动脉球囊扩张血管成形术 |
| | | 00.66005 | 经皮冠状动脉粥样斑块切除术 |
| | | 00.66006 | 经皮冠状动脉血栓抽吸术 |
| | | 00.66007 | 经皮冠状动脉旋磨术 |

（1）治疗血管的数量

| 四位码 | 操作名称 | 扩展码 | 操作名称 |
|---|---|---|---|
| 00.40 | 单支血管 | 00.40001 | 单一血管的操作 |
| 00.41 | 二支血管 | 00.41001 | 两支血管的操作 |
| 00.42 | 三支血管 | 00.42001 | 三支血管的操作 |
| 00.43 | 四根或更多支血管 | 00.43001 | 四支血管的操作 |
| | | 00.43002 | 四支以上血管的操作 |
| 00.44 | 分支血管操作 | 00.44001 | 血管分叉部位的操作 |

（2）置入血管支架的数量

| 四位码 | 操作名称 | 扩展码 | 操作名称 |
|---|---|---|---|
| 00.45 | 置入一根血管的支架 | 00.45001 | 置入一个血管支架 |

续表

| 四位码 | 操作名称 | 扩展码 | 操作名称 |
| --- | --- | --- | --- |
| 00.46 | 置入二根血管的支架 | 00.46001 | 置入两个血管支架 |
| 00.47 | 置入三根血管的支架 | 00.47001 | 置入三个血管支架 |
| 00.48 | 置入四根或更多根血管的支架 | 00.48001 | 置入四个血管支架 |
| | | 00.48002 | 置入四个以上血管支架 |

## 三、监测指标适用基本数据元素

| 基本数据元素 | 收集路径 |
| --- | --- |
| 医院代码 | |
| 医院报告病种代码 | |
| 入院日期-年、月、日 | 所有病历记录 |
| 到达急诊科-年、月、日、时、分 | 急诊入院病历记录 |
| 院内转入科日期-年、月、日、时、分 | 院内转入科病历记录 |
| 转外院日期-年、月、日、时、分 | 转外院病历记录 |
| 患者出生日期-年、月、日 | 所有病历记录 |
| 出院日期-年、月、日 | 所有病历记录 |
| 第一诊断ICD-10代码（四位） | 所有病历记录 |
| 与适用的病种名称 | 所有病历记录 |
| 第一诊断扩展代码（六位） | 所有病历记录 |
| 与适用的病种名称 | 所有病历记录 |
| 其他诊断ICD-10代码（四位） | 所有病历记录 |
| 与适用的病种名称 | 所有病历记录 |
| 首次心电图-确诊STEMI（或）新发LBBB日、时、分 | 符合STEMI（或）新发LBBB的病历记录 |
| 第一手术与操作ICD-9-CM-3代码 | 有手术与操作的病历记录 |
| 与手术与操作名称 | 所有手术与操作的病历记录 |
| 实施静脉溶栓治疗开始日、时、分 | 符合AMI-3病历记录 |
| 实施静脉溶栓治疗终止日、时、分 | 符合AMI-3病历记录 |
| 实施PCI开始日、时、分 | 符合AMI-3病历记录 |
| 实施PCI终止日、时、分 | 符合AMI-3病历记录 |
| 发病时间-日、时 | 所有病历记录 |
| 患者性别 | 所有病历记录 |
| 费用支付方式 | 所有病历记录 |
| 收入入院途径 | 所有病历记录 |
| 到院交通工具 | 所有病历记录 |
| 患者住院号码 | 所有病历记录 |
| 患者住地邮政编码 | 所有病历记录 |

## 四、监测指标适用主要数据元素

| 主要数据元素 | 适用监测指标名称 |
|---|---|
| 到达急诊科-年、月、日 | AMI-1、AMI-2 |
| 到达急诊科-时、分 | AMI-1、AMI-2 |
| **完成首次心电图时间** | AMI-1 |
| **STEMI或新发LBBB的确诊时间** | AMI-1、AMI-2、AMI-3，AMI-3.1、AMI-3.2 |
| **阿司匹林禁忌的选择** | AMI-1、AMI-4、AMI-5、AMI-6 |
| ○A.阿司匹林过敏 | AMI-1 |
| ○B.到达医院时或到达医院后24小时内活动性出血 | AMI-1 |
| ○C.华法林或Coumadin作为预防用药 | AMI-1 |
| ○D.医师记录显示不给予阿司匹林的其他原因 | AMI-1 |
| **首剂/入院时抗血小板药物的使用医嘱与时间** | AMI-1 |
| A.阿司匹林的，或 | AMI-1 |
| B.氯吡格雷的，或 | AMI-1 |
| C.阿司匹林+氯吡格雷的，或 | AMI-1 |
| D.双嘧达莫，或 | AMI-1 |
| D.西洛他唑，或 | AMI-1 |
| **入院时心脏标志物检测项目选择与检测值** | AMI-1 |
| ○A.肌钙蛋白T（TnT）检测值　　ng/ml（<0.05ng/ml），标识 □ ↑/□ 正常/□ ↓ | AMI-1 |
| ○B.肌钙蛋白I（TnI）检测值　　ng/ml（<0.5ng/ml），标识 □ ↑/□ 正常/□ ↓ | AMI-1 |
| ○C.肌酸激酶同工酶（CK-MB）检测值　ng/ml（<5ng/ml）标识 □ ↑/□ 正常/□ ↓ | AMI-1 |
| ○D.心肌肌红蛋白（Myo）检测值　　ng/ml（<50ng/ml）标识 □ ↑/□ 正常/□ ↓ | AMI-1 |
| **首次/入院时X线胸片检查** | AMI-2 |
| （1）X线胸片检查时间 | AMI-2 |
| （2）肺淤血或肺水肿 | AMI-2 |
| **首次/入院时超声心动图检查** | AMI-2 |
| （1）超声心动图检查时间 | AMI-2 |
| （2）左心室射血分数值（LVEF） | AMI-2 |
| LVEF≤40%的病例 | AMI-2 |
| （3）左心室舒张末内径 | AMI-2 |
| **首次/入院时风险程度评估方法** | AMI-2 |

续表

| 主要数据元素 | 适用监测指标名称 |
|---|---|
| ○A．TIMI危险分层与分（0～14分）　　值<br>标识：□ 低危/□ 中危/□ 高危 | AMI-2 |
| ○B．GRACE危险评分与分（2～383分）　　值<br>标识：□ 低危/□ 中危/□ 高危 | AMI-2 |
| ○C．CRUSADE出血风险评分与分（0～96分）　　值<br>标识：□ 低危/□ 中危/□ 高危 | AMI-2 |
| **溶栓治疗适应证的选择** | AMI-2 |
| ○Ⅰ，A类推荐的病例 | AMI-2 |
| ○Ⅰ，B类推荐的病例 | AMI-2 |
| ○Ⅱb，C类推荐的病例 | AMI-2 |
| ○Ⅱa，B类推荐的病例 | AMI-2 |
| ○Ⅲ，C类推荐的病例 | AMI-2 |
| **选择禁忌证的病例** | AMI-2 |
| **注射或输注溶栓药** | AMI-3.1 |
| （1）注射或输注溶栓药（99.10）选择 | AMI-3.1 |
| ○A.链激酶（rt-PA） | AMI-3.1 |
| ○B.尿激酶 | AMI-3.1 |
| （2）注射或输注溶栓药开始时间 | AMI-3.1 |
| （3）注射或输注溶栓药结束时间 | AMI-3.1 |
| （4）进门急诊至溶栓药物注射（D2N）时间（分钟）☆ | AMI-3.1 |
| **溶栓治疗延迟原因（D2N＞30分钟）** | AMI-3.1 |
| 1.全身情况 | AMI-3.1 |
| 2.技术、设备 | AMI-3.1 |
| 3.经济 | AMI-3.1 |
| 4.知情同意 | AMI-3.1 |
| 5.医院管理系统（制度、流程） | AMI-3.1 |
| 6.其他 | AMI-3.1 |
| **效果判定（溶栓后720分钟内评估）** | AMI-3.1 |
| ○A.胸痛明显减轻，ST段显著回落 | AMI-3.1 |
| ○B.仍有明显胸痛，ST段抬高无显著回落 | AMI-3.1 |
| **溶栓治疗并发症** | AMI-3.1 |
| ○A.颅内出血（大出血，小出血） | AMI-3.1 |
| ○B.颅内出血导致死亡 | AMI-3.1 |
| **直接PCI适应证** | AMI-3.2 |

续表

| 主要数据元素 | 适用监测指标名称 |
|---|---|
| ○A.胸痛发病12小时内伴持续ST段抬高或发生的左束支完全传导阻滞患者行直接PCI，从首次医疗接触到PCI<90min，Ⅰ，A | AMI-3.2 |
| ○B.发病>12小时仍有胸痛或不适和持续ST段抬高或发生的左束支完全传导阻滞，或合并心力衰竭、血流动力学不稳定患者，直接PCI是合理的，尽快，Ⅱa，C | AMI-3.2 |
| ○C.发病12～24小时已无明显症状但有持续ST段抬高或发生的左束支完全传导阻滞或高危患者可考虑行直接PCI，尽快，Ⅱb，C | AMI-3.2 |
| **溶栓后PCI适应证** | AMI-3.2 |
| ○A.溶栓失败应考虑行挽救PCI，尽快，Ⅱb，A | AMI-3.2 |
| ○B.成功溶栓（胸痛/不适得到缓解及ST段回落）后行常规PCI，3～24小时，Ⅱb，B | AMI-3.2 |
| **择期PCI/CABG适应证** | AMI-3.2 |
| ○A.建议对心绞痛/缺血激发试验阳性的患者行择期PCI/CABG，出院前进行评估，Ⅰ，B | AMI-3.2 |
| ○B.对Q波心肌梗死、无后续缺血症状/可诱发心肌缺血或梗死相关区域无存活心肌证据的患者不建议行择期PCI/CABG，发病3～28天，Ⅲ，B | AMI-3.2 |
| **心脏团队讨论决策（复杂3支或复杂左主干病变患者）** | AMI-3.2 |
| ○A.由心血管内科、心脏介入和心外科医生组成心脏团队，对患者的临床及影像学资料进行评价，对复杂病变患者共同制定心肌血运重建策略 | AMI-3.2 |
| ○B.实施心内科与心外科联合会诊，对复杂3支或复杂左主干病变患者制定适宜的血运重建治疗方案 | AMI-3.2 |
| ○C.应经心血管内科专业3名或以上副主任医师或主任医师会诊后决定治疗策略 | AMI-3.2 |
| **实施PCI时机** | AMI-3.2 |
| （1）PCI开始时间 | AMI-3.2 |
| （2）PCI结束时间 | AMI-3.2 |
| （3）进门至球囊扩张（D2B）时间（分钟） | AMI-3.2 |
| **治疗延迟原因［进门至球囊扩张（D2B）>90分钟］** | AMI-3.2 |
| （直接PCI适应证ⅠA.胸痛发病12小时内患者） | AMI-3.2 |
| 1.全身情况 | AMI-3.2 |
| 2.技术、设备 | AMI-3.2 |
| 3.经济 | AMI-3.2 |
| 4.知情同意 | AMI-3.2 |
| 5.医院管理系统（制度、流程） | AMI-3.2 |
| 6.其他 | AMI-3.2 |

续表

| 主要数据元素 | 适用监测指标名称 |
|---|---|
| **主要病变血管** | AMI-3.2 |
| （1）主要病变血管位置 | AMI-3.2 |
| 1. LAD | AMI-3.2 |
| 2. LCX | AMI-3.2 |
| 3. RCA | AMI-3.2 |
| 4. LM | AMI-3.2 |
| **主要病变血管狭窄程度** | AMI-3.2 |
| 1.＜50% | AMI-3.2 |
| 2. 51%～75% | AMI-3.2 |
| 3. ≥76% | AMI-3.2 |
| 4. 完全闭塞 | AMI-3.2 |
| **PCI治疗主要靶血管** | AMI-3.2 |
| 1.LM | AMI-3.2 |
| 2.LAD | AMI-3.2 |
| 3.LCX | AMI-3.2 |
| 4.LM-LAD | AMI-3.2 |
| 5.LM-LCX | AMI-3.2 |
| 6.RCA | AMI-3.2 |
| 7.LM-中间支 | AMI-3.2 |
| 8.中间支 | AMI-3.2 |
| **PCI术后即刻主要靶血管TIMI血流分级** | AMI-3.2 |
| A.3级 | AMI-3.2 |
| B.2级 | AMI-3.2 |
| C.1级 | AMI-3.2 |
| D.0级 | AMI-3.2 |
| **PCI治疗操作名称适用的操作名称与ICD-9-CM-9编码** | AMI-3.2 |
| （1）ICD-9-CM-3编码与名称 | AMI-3.2 |
| （2）治疗血管的数量 | AMI-3.2 |
| （3）置入血管支架的数量 | AMI-3.2 |
| **溶栓与PCI近期并发症** | AMI-3.2 |
| 1.脑出血 | AMI-3.2 |
| 2.脑栓塞 | AMI-3.2 |
| 3.消化道大出血 | AMI-3.2 |
| 4.脑梗死后出血/血肿 | AMI-3.2 |

续表

| 主要数据元素 | 适用监测指标名称 |
|---|---|
| 5.肌肉内大出血/血肿 | AMI-3.2 |
| 6.股动脉穿刺血管大出血/血肿 | AMI-3.2 |
| 7.股动脉穿刺后动静脉瘘 | AMI-3.2 |
| 8.其他动脉大出血/血肿 | AMI-3.2 |
| 9.动脉栓塞 | AMI-3.2 |
| 10.深静脉血栓形成 | AMI-3.2 |
| 11.急性肺动脉栓塞 | AMI-3.2 |
| 12.其他并发症（注明名称） | AMI-3.2 |
| **心肌梗死近期并发症治疗** | AMI-3.2 |
| 1.升血压治疗 | AMI-3.2 |
| 2.抗心律失常治疗 | AMI-3.2 |
| 3.抗心力衰竭治疗 | AMI-3.2 |
| 4.抗心源性休克治疗 | AMI-3.2 |
| 5.抗机械并发症治疗 | AMI-3.2 |
| 6.心肺复苏治疗 | AMI-3.2 |
| 7.其他并发症治疗（注明名称） | AMI-3.2 |
| **急性心肌梗死后的近期并发症名称及ICD-10编码（源自住院病历首页）** | AMI-3.2 |
| **转院：医院自身原因** | AMI-3.3 |
| 1.医院不具备《心血管疾病介入》诊疗科目与医师资质 | AMI-3.3 |
| 2.无床位 | AMI-3.3 |
| 3.同类患者占用心脏导管室及医师 | AMI-3.3 |
| 4.医院管理系统（制度、流程） | AMI-3.3 |
| 5.其他 | AMI-3.3 |
| **转院：患者自身原因转院** | AMI-3.3 |
| 1.患者及亲属要求转院 | AMI-3.3 |
| 2.医疗保险管辖范围差异 | AMI-3.3 |
| 3.费用支付问题 | AMI-3.3 |
| 4.其他 | AMI-3.3 |
| 实际转院月、日 | AMI-3.3 |
| 实际转院时、分 | AMI-3.3 |
| **β-受体阻滞剂治疗的禁忌证** | AMI-4、AMI-5、AMI-6 |
| A.心率＜ 60次/分钟 | AMI-4、AMI-5、AMI-6 |
| B.动脉收缩压＜ 100mmHg | AMI-4、AMI-5、AMI-6 |

续表

| 主要数据元素 | 适用监测指标名称 |
|---|---|
| C.中重度左心衰竭（≥ Killip Ⅲ级） | AMI-4、AMI-5、AMI-6 |
| D.二度、三度房室传导阻滞或PR间期＞0.24秒 | AMI-4、AMI-5、AMI-6 |
| E.严重慢性阻塞性肺部疾病或哮喘 | AMI-4、AMI-5、AMI-6 |
| F.末梢循环灌注不良 | AMI-4、AMI-5、AMI-6 |
| G.其他（注明名称） | AMI-4、AMI-5、AMI-6 |
| **β-受体阻滞剂治疗的相对禁忌证** | AMI-4、AMI-5、AMI-6 |
| A.哮喘病史 | AMI-4、AMI-5、AMI-6 |
| B.周围血管疾病 | AMI-4、AMI-5、AMI-6 |
| C.胰岛素依赖性糖尿病 | AMI-4、AMI-5、AMI-6 |
| D.其他（注明名称） | AMI-4、AMI-5、AMI-6 |
| **入院后使用首剂β-受体阻滞剂医嘱执行的时间** | AMI-4 |
| β-受体阻滞剂常用药物的选择 | AMI-4 |
| A.美托洛尔，或 | AMI-4 |
| B.普萘洛尔，或 | AMI-4 |
| C.阿替洛尔，或 | AMI-4 |
| D.比索洛尔，或 | AMI-4 |
| E.拉贝洛尔，或 | AMI-4 |
| F.塞利洛尔，或 | AMI-4 |
| G.卡维地洛，或 | AMI-4 |
| **使用抗血小板药物的长期医嘱** | AMI-5 |
| A.阿司匹林的，或 | AMI-5 |
| B.氯吡格雷的，或 | AMI-5 |
| C.阿司匹林+氯吡格雷的，或 | AMI-5 |
| D.双嘧达莫，或 | AMI-5 |
| E.西洛他唑，或 | AMI-5 |
| **使用β-受体阻滞剂的长期医嘱** | AMI-5 |
| A.美托洛尔，或 | AMI-5 |
| B.普萘洛尔，或 | AMI-5 |
| C.阿替洛尔，或 | AMI-5 |
| D.比索洛尔，或 | AMI-5 |
| E.拉贝洛尔，或 | AMI-5 |
| F.塞利洛尔，或 | AMI-5 |
| G.卡维地洛，或 | AMI-5 |
| **ACE抑制剂/ ARB类药物禁忌证的选择** | AMI-5、AMI-6 |

续表

| 主要数据元素 | 适用监测指标名称 |
|---|---|
| A.血管性水肿 | AMI-5、AMI-6 |
| • 血管神经性水肿 | AMI-5、AMI-6 |
| • 眼睑，声门，喉，鼻咽，咽或水肿 | AMI-5、AMI-6 |
| • 急性眶周水肿 | AMI-5、AMI-6 |
| B.高钾血症 | AMI-5、AMI-6 |
| • 患者血清钾检测报告值等于或大于$K^+$6.5 | AMI-5、AMI-6 |
| • 临床诊断为高钾血症 | AMI-5、AMI-6 |
| C.低血压 | AMI-5、AMI-6 |
| • 血压（BP）的描述为低于90/60mmHg | AMI-5、AMI-6 |
| • 患者的血压测量为成年人上肢动脉血压 | AMI-5、AMI-6 |
| • 临床诊断为低血压休克血压 | AMI-5、AMI-6 |
| D.中/重度主动脉瓣狭窄（AS） | AMI-5、AMI-6 |
| • 主动脉瓣狭窄描述为3 +，4 + ，或是显著 | AMI-5、AMI-6 |
| • 主动脉瓣狭窄，没有指定轻重程度 | AMI-5、AMI-6 |
| • 主动脉瓣区＜1.0$cm^2$ | AMI-5、AMI-6 |
| • 主动脉瓣下狭窄，中度/重度或严重程度没有指定 | AMI-5、AMI-6 |
| E.肾功能恶化/肾病/功能障碍 | AMI-5、AMI-6 |
| • 急性肾损伤（AKI） | AMI-5、AMI-6 |
| • 氮质血症 | AMI-5、AMI-6 |
| • 慢性肾脏病（CKD） | AMI-5、AMI-6 |
| • 透析 | AMI-5、AMI-6 |
| • 终末期肾病（ESRD） | AMI-5、AMI-6 |
| • 肾炎 | AMI-5、AMI-6 |
| • 血清肌酐（Cr，CRE）水平描述为不正常或升高 | AMI-5、AMI-6 |
| • 临床诊断为肾功能不全（RI ，CRI） | AMI-5、AMI-6 |
| • 移植肾 | AMI-5、AMI-6 |
| • 肾功能衰竭，急性或慢性（ARF，RF，CRF） | AMI-5、AMI-6 |
| F.对ACEI制剂过敏者 | AMI-5、AMI-6 |
| G.妊娠、哺乳妇女等 | AMI-5、AMI-6 |
| **使用ACEI药物的长期医嘱** | AMI-5 |
| A.赖诺普利，或 | AMI-5 |
| B.福辛普利（蒙诺），或 | AMI-5 |
| C.培哚普利（雅施达），或 | AMI-5 |
| D.依那普利，或 | AMI-5 |

续表

| 主要数据元素 | 适用监测指标名称 |
|---|---|
| E.西拉普利，或 | AMI-5 |
| F.雷米普利（瑞泰），或 | AMI-5 |
| G.咪达普利，或 | AMI-5 |
| H.贝那普利（洛丁新），或 | AMI-5 |
| I.卡托普利，或 | AMI-5 |
| **使用ARB药物的长期医嘱** | AMI-5 |
| A.奥美沙坦 | AMI-5 |
| B.替米沙坦（美卡素），或 | AMI-5 |
| C.氯沙坦（科素亚），或 | AMI-5 |
| D.缬沙坦（代文），或 | AMI-5 |
| E.厄贝沙坦（安博维），或 | AMI-5 |
| **他汀类药物禁忌证的选择** | AMI-5、AMI-6、AMI-7 |
| A.孕妇、哺乳期妇女及计划妊娠的妇女 | AMI-5、AMI-6、AMI-7 |
| B.肝肾功能明显受损 | AMI-5、AMI-6、AMI-7 |
| C.严重酗酒者 | AMI-5、AMI-6、AMI-7 |
| D.急重症感染、低血压、大手术、外伤、严重代谢和内分泌疾患、电解质紊乱及未控制的癫痫等均是增加横纹肌溶解和诱发肾衰竭的危险因素 | AMI-5、AMI-6、AMI-7 |
| E.他汀类过敏或有肌病史者禁用 | AMI-5、AMI-6、AMI-7 |
| **住院期间使用他汀类的长期医嘱** | AMI-5 |
| A.阿托伐他汀，或 | AMI-5 |
| B.瑞舒伐他汀，或 | AMI-5 |
| C.辛伐他汀，或 | AMI-5 |
| D.普伐他汀，或 | AMI-5 |
| E.氟伐他汀，或 | AMI-5 |
| F.洛伐他汀，或 | AMI-5 |
| **出院时带药：抗血小板类药物** | AMI-6 |
| A.阿司匹林的，或 | AMI-6 |
| B.氯吡格雷的，或 | AMI-6 |
| C.阿司匹林+氯吡格雷的，或 | AMI-6 |
| D.双嘧达莫，或 | AMI-6 |
| E.西洛他唑，或 | AMI-6 |
| **出院时带药：β-受体阻滞剂** | AMI-6 |
| A.美托洛尔，或 | AMI-6 |

续表

| 主要数据元素 | 适用监测指标名称 |
|---|---|
| B.普萘洛尔，或 | AMI-6 |
| C.阿替洛尔，或 | AMI-6 |
| D.比索洛尔，或 | AMI-6 |
| E.拉贝洛尔，或 | AMI-6 |
| F.塞利洛尔，或 | AMI-6 |
| G.卡维地洛，或 | AMI-6 |
| **出院时带药：ACEI类药物** | AMI-6 |
| A.赖诺普利，或 | AMI-6 |
| B.福辛普利（蒙诺），或 | AMI-6 |
| C.培哚普利（雅施达），或 | AMI-6 |
| D.依那普利，或 | AMI-6 |
| E.西拉普利，或 | AMI-6 |
| F.雷米普利（瑞泰），或 | AMI-6 |
| G.咪达普利，或 | AMI-6 |
| H.贝那普利（洛丁新），或 | AMI-6 |
| I.卡托普利，或 | AMI-6 |
| **出院时带药：ARB类药物** | AMI-6 |
| A.奥美沙坦 | AMI-6 |
| B.替米沙坦（美卡素），或 | AMI-6 |
| C.氯沙坦（科素亚），或 | AMI-6 |
| D.缬沙坦（代文），或 | AMI-6 |
| E.厄贝沙坦（安博维），或 | AMI-6 |
| **出院时带药：他汀类药物** | AMI-6、AMI-7 |
| A.阿托伐他汀 | AMI-6、AMI-7 |
| B.瑞舒伐他汀，或 | AMI-6、AMI-7 |
| C.辛伐他汀，或 | AMI-6、AMI-7 |
| D.普伐他汀，或 | AMI-6、AMI-7 |
| E.氟伐他汀，或 | AMI-6、AMI-7 |
| F.洛伐他汀，或 | AMI-6、AMI-7 |
| 血脂评估时间 | AMI-7 |
| A.入院前30天内已经做过血脂水平评估 | AMI-7 |
| B.入院后首次血脂水平评估时间 | AMI-7 |
| 血脂、血糖评估与结果 | AMI-7 |

续表

| 主要数据元素 | 适用监测指标名称 |
| --- | --- |
| ①血脂 | AMI-7 |
| A. TG　mmol/L，标识 □ ↑/□ 正常/□ ↓ | AMI-7 |
| B. TCHO　mmol/L，标识 □ ↑/□ 正常/□ ↓ | AMI-7 |
| C. LDL-C　mmol/L，标识 □ ↑/□ 正常/□ ↓ | AMI-7 |
| D. HDL-C　mmol/L，标识 □ ↑/□ 正常/□ ↓ | AMI-7 |
| ②血糖 | AMI-7 |
| A. GLU　mmol/L，标识 □ ↑/□ 正常/□ ↓ | AMI-7 |
| B. HbA1c（伴糖尿病必做）　%，标识□ ↑/□ 正常/□ ↓ | AMI-7 |
| **健康辅导-有成人吸烟史** | AMI-8.1 |
| 健康辅导-成人吸烟辅导 | AMI-8.1 |
| **健康辅导-危险因素评估（源自于病历的既往史）** | AMI-8.2 |
| ○A.年龄65岁以上 | AMI-8.2 |
| ○B.糖尿病（DM）和糖尿病并发症 | AMI-8.2 |
| ○C.冠状动脉搭桥术（CABG）手术的历史 | AMI-8.2 |
| ○D.充血性心力衰竭 | AMI-8.2 |
| ○E.慢性阻塞性肺疾病 | AMI-8.2 |
| ○F.急性冠脉综合征 | AMI-8.2 |
| ○G.终末期肾脏疾病或透析 | AMI-8.2 |
| ○H.肾功能衰竭 | AMI-8.2 |
| ○I.风湿性心脏瓣膜病 | AMI-8.2 |
| ○J.偏瘫，截瘫，瘫痪 | AMI-8.2 |
| ○K.血液病 | AMI-8.2 |
| ○L.严重心律失常 | AMI-8.2 |
| ○M.转移性癌和急性白血病 | AMI-8.2 |
| ○N.癌症 | AMI-8.2 |
| ○O.压疮或慢性皮肤溃疡 | AMI-8.2 |
| ○P.严重哮喘 | AMI-8.2 |
| ○Q.痴呆和衰老 | AMI-8.2 |
| ○R.血管或循环系统疾病 | AMI-8.2 |
| ○S.药物/酒精滥用/依赖/精神病 | AMI-8.2 |
| ○T.脑血管疾病 | AMI-8.2 |
| ○U.肺炎 | AMI-8.2 |
| ○V.冠状动脉粥样硬化/其他慢性缺血性心脏病 | AMI-8.2 |
| ○W.曾有心绞痛/陈旧性心肌梗死 | AMI-8.2 |

续表

| 主要数据元素 | 适用监测指标名称 |
| --- | --- |
| ○X.曾有前壁心肌梗死 | AMI-8.2 |
| ○Y.曾有其他位置的心肌梗死 | AMI-8.2 |
| **健康辅导-血运重建后长期生活方式和危险因素的控制** | AMI-8.3 |
| **1.应当定期进行全面的临床和预后评估** | AMI-8.3 |
| ○A.定期进行心电图检查、实验室检查、运动试验及超声心动图检测 | AMI-8.3 |
| ○B.对高危患者（如近期血运重建，CHF等）制订医学监督计划 | AMI-8.3 |
| ○C.应当对患者进行健康教育，嘱其坚持每周5次，至少每天1次30～60min适当强度的有氧运动 | AMI-8.3 |
| **2.饮食和体重的控制标准** | AMI-8.3 |
| ○A.鼓励控制体质量（体质指数<24kg/m²），男性腰围<90cm，女性腰围<80cm。 | AMI-8.3 |
| ○B.建议每次健康检查都要评估体质指数和（或）腰围 | AMI-8.3 |
| ○C应将降低基线体重标准的10%作为减肥治疗的初始目标 | AMI-8.3 |
| **3.推荐选择健康食品，改变生活方式、饮食疗法及药物治疗** | AMI-8.3 |
| ○A.将LDL-C控制于<2.6mmol/L（100mg/dl） | AMI-8.3 |
| ○B.在极高危人群中，控制LDL-C<2.0mmol/L（80mg/dl） | AMI-8.3 |
| ○C.推荐更多摄入富含不饱和脂肪酸的食物如含有ε-3脂肪酸的鱼类等 | AMI-8.3 |
| ○D.通过药物治疗和生活方式的改变使血压<130/80mmHg（1mmHg=0.133kPa） | AMI-8.3 |
| ○E.无论其血脂水平如何，除非存在禁忌证，所有患者均应使用他汀类药物 | AMI-8.3 |
| ○F.β-受体阻滞剂和ACEI应作为一线用药 | AMI-8.3 |
| ○G.推荐在每次随访时向患者强调戒烟和控制吸二手烟的重要性 | AMI-8.3 |
| **4.对伴有糖尿病的患者要着重强调** | AMI-8.3 |
| ○A.通过改变生活方式和坚持药物治疗达到HbAlc在6.5%～7.0%的标准 | AMI-8.3 |
| ○B.由专业的内科医生指导糖尿病治疗 | AMI-8.3 |
| **出院-带药如何使用** | AMI-8.4 |
| ○A.交与患者“出院小结”的副本，并在出院时由医护人员向患者再面授出院带药，使用要求应逐项交代告知（若只是笼统地告知患者“回家继续吃药”，则定“否”） | AMI-8.4 |
| ○B.若患者认知障碍时，则向其亲属递交患者的“出院小结”副本，并叮嘱出院带药及使用要求 | AMI-8.4 |
| **出院告知-发生紧急情况时求援救治途径** | AMI-8.5 |
| ○A.明确告知如果突然发作剧烈而持久的胸骨后或心前区压榨性疼痛，休息和含服硝酸甘油不能缓解，应立即拨打“急救电话120”或其他“急救电话” | AMI-8.5 |

续表

| 主要数据元素 | 适用监测指标名称 |
| --- | --- |
| ○B.交与患者"出院小结"的副本，并在出院时由医护人员再面授紧急情况时应如何求援救治 | AMI-8.5 |
| ○C.交与患者急性心肌梗死健康教育的相关材料（小册子，教学片，视频，DVD） | AMI-8.5 |
| **住院天数（1～120天）** | AMI-9.1 |
| **离院方式** | AMI-9.1 |
| 医嘱离院 | AMI-9.1 |
| 医嘱转院 | AMI-9.1 |
| 医嘱转社区卫生服务机构/乡镇卫生院 | AMI-9.1 |
| 非医嘱离院 | AMI-9.1 |
| 死亡 | AMI-9.1 |
| 其他 | AMI-9.1 |
| 1.住院总费用 | AMI-9.1 |
| 2.药类费用 | AMI-9.1 |
| （1）西药费 | AMI-9.1 |
| （2）中药费 | AMI-9.1 |
| （3）血液和血液制品类 | AMI-9.1 |
| 3.手术治疗费 | AMI-9.1 |
| 4.手术用一次性医用材料费 | AMI-9.1 |
| **出院前危险性评估** | AMI-9.2 |
| 患者出院时状态 | AMI-9.2 |
| ○A.生命体征稳定 | AMI-9.2 |
| ○B.血流动力学稳定 | AMI-9.2 |
| ○C.心电学稳定 | AMI-9.2 |
| ○D.心功能稳定 | AMI-9.2 |
| ○E.心肌缺血控制 | AMI-9.2 |
| ○F.曾有心搏骤停/心肺复苏 | AMI-9.2 |
| ○G.拟择期PCI | AMI-9.2 |
| ○H.拟择期CABG | AMI-9.2 |
| ○I.其他状态（注明名称） | AMI-9.2 |
| 出院前风险因素（既往史）再评估 | AMI-9.2 |
| 出院时末次GRACE危险评分与分值 | AMI-9.2 |

## 五、主要参考资料

1.《医院管理评价指南2008版》卫生部卫医发（2008）27号文件.

2.《2008年—2010年“以病人为中心，以提高医疗服务质量为主题”的医院管理年活动方案》卫生部卫医发（2008）28号文件.

3.《急性心肌梗死诊断和治疗指南》2001年中华医学会心血管病学分会.

4.《ST段抬高心梗治疗指南》2004年美国心脏病学会（ACC）/美国心脏学会（AHA）.

5.《质量手册》2012年4.1版 CMS，2012.

6.《CMS中心/国家医院质量激励示范（HQID）项目概述及一年调查结果》，2006年4月美国CMS中心/医院联合评审委员会（JCAHO）.

7.《ST段抬高心梗治疗指南（更新版）》2007年美国心脏病学会（ACC）/美国心脏学会（AHA）.

8. 杨跃进，华伟.阜外心血管内科手册.北京：人民卫生出版社，2006，123.

9.中华医学会心血管病学分会，中华心血管病杂志编辑委员会.急性ST段抬高型心肌梗死（STEMI）诊断和治疗指南.中华心血管病杂志，2010，38（8）：675.

10.《心血管疾病介入诊疗技术管理规范（2011版）》国家卫生部，卫医发〔2011〕107号.

11.《三级综合医院评审标准（2011版）》，国家卫生部，卫医管发〔2010〕33号.

12.《三级综合医院评审标准（2011版）》实施细则，国家卫生部，卫办医管发〔2011〕148号.

13. 《医院评审标准》第4版，美国医院联合评审委员（JCAHO），2011年1月1日起生效.

14.《二级综合医院评审标准（2012版）》国家卫生部，卫医管发〔2012〕2号.

15.《二级综合医院评审标准（2012版）》及实施细则，卫生部，卫办医管发〔2012〕.

16.中华医学会心血管病学分会介入心脏病学组，中华心血管病杂志编辑委员会.中国经皮冠状动脉介入治疗指南2012（简本）.中华心血管病杂志，2012，40（4）：271-277.

17.《ST段抬高心梗治疗指南（2013）》美国心脏病学会（ACC）/美国心脏学会（AHA），2013年.

18.《2013 抗血小板治疗中国专家共识》中华医学会心血管病学分会和中华心血管病杂志编辑委员会，2013年.

19.《医院评审标准（学术医疗中心）》第5版，美国医院联合评审委员（JCI），2014年4月1日起生效.

20.《质量手册》4.3版，（CMS），2013年.

21.《2013年度美国医院质量报告》，JCAHO，2013年.

22. 张宗久.中国医院评审实务.北京：人民卫生出版社，2013.

23. 王建安.JCI评审攻略.北京：光明日报出版社，2013.

24. 美国医疗机构评审委员会国际部编，张俊主译.JCI医院评审-应审指南 V4.北京：北京大学医学出版社，2013.

25.《临床医疗认证（CCPC）标准》JCAHO，2013年.

26.《2013针对特定疾病认证手册》JCAHO，2013年.

27.《联合委员会国家质量核心的技术规格手册》v2015A，JCAHO，2014年.

# 第四节　质量控制指标之解释与计算公式

**CMA《2009年急性ST段抬高型心肌梗死诊断和治疗指南》**

指南中指出，建立急诊科与心血管专科的密切协作，配备24小时待命的急诊PCI团队，力争在STEMI患者到达医院10分钟内完成首份心电图，30分钟内开始溶栓治疗（即从进门就诊至溶栓药物注射时间≤30分钟），90分钟内完成球囊扩张（即从就诊至球囊扩张时间≤90分钟）。

不具备PCI条件且不能在90分钟内完成转运的医院，应立刻进行溶栓治疗（Ⅰ，A）。对怀疑心肌梗死的患者，不管是否接受直接PCI，建议院前使用抗栓治疗，包括强化抗血小板药物（水溶性阿司匹林150～300mg。氯吡格雷300mg）和抗凝药物（普通肝素或低分子肝素）（Ⅰ，C）。对计划进行CABG者，不用抗血小板药物。

**CMA《2012年中国经皮冠状动脉介入治疗指南（简本）》**

2009年，中华医学会心血管病学分会和中华心血管病杂志编辑委员会发表了经皮冠状动脉介入治疗（PCI）指南（2009）。近3年，在PCI及其相关领域临床研究又有新的发展。为此，中华医学会心血管病学分会介入心脏病学组和中华心血管病杂志编辑委员会在近年循证医学证据的基础上，结合我国的临床实践，对这一领域的治疗决策、治疗方案、特殊患者处理、围术期药物治疗、二级预防等问题进行了全面讨论。在2009年中国PCI指南基础上，参考新近发布的2010年欧洲心肌血运重建指南、2011年ACCF/AHA/SCAI PCI指南和2011年ACCF/AHA/SCAI CABG指南，择其更新的重要学术内容，达成共识，编写了《2012年中国经皮冠状动脉介入治疗指南（简本）》。

新指南内容涵盖了心脏团队讨论治疗决策、稳定性冠心病的血运重建治疗、急性非ST段抬高心肌梗死的血运重建治疗、急性ST段抬高心肌梗死（STEMI）的血运重建治疗、特殊人群（糖尿病、慢性肾病、合并心力衰竭、再次血运重建）、药物洗脱支架的应用、择期PCI、非ST段抬高急性冠脉综合征（NSTE-ACS）PCI和STEMI PCI的抗栓药物应用以及血运重建后长期生活方式和危险因素的控制。

## 急性心肌梗死（AMI）质量控制指标-1

**指标代码：**AMI-1。

**指标名称：**到达医院后即刻使用阿司匹林（有禁忌证者应给予氯吡格雷）。★

**对象选择：**全部住院治疗的急性心肌梗死（STEMI）患者。

**设置理由：**

**1.心电图：**对疑似STEMI胸痛患者，应在到达急诊室后10分钟内完成心电图检查（下壁心肌梗死时需加做V3R-V5R和V7-V9）。如早期心电图不能确诊时，需5～10分钟重复测定。T波高尖可出现在STEMI超急性期。与既往心电图进行比较，有助于诊断。左束支传导阻滞患者发生心肌梗死时，心电图诊断困难，需结合临床情况仔细判断。强调尽早开始心电监测，以发现恶性心律失常。

**2.《2013 抗血小板治疗中国专家共识》指出STEMI：**无论是否接受早期再灌注治疗，尽早和充分使用抗血小板药物均可改善预后。临床推荐：

（1）立即嚼服阿司匹林300mg，长期维持剂量75～100mg/d。禁忌应用阿司匹林的患者，可用氯吡格雷替代。没有证据表明应用肠溶片获益。

（2）使用阿司匹林的基础上：①接受溶栓治疗的患者，尽快口服氯吡格雷负荷量150mg（年龄≤75岁）或75mg（年龄>75岁），维持量75mg/d；接受直接PCI患者，口服氯吡格雷负荷量300～600mg，维持量75mg/d，至少12个月；②发病12小时后接受PCI的患者，参照直接PCI用药；③接受溶栓的PCI患者，溶栓后24小时内口服300mg负荷量，24小时后口服300～600mg负荷量，维持量75mg/d，至少12个月；④未接受再灌注治疗的患者，口服氯吡格雷75mg/d，至少12个月。

（3）COMMIT/CCS2研究表明接受保守治疗的患者，阿司匹林与氯吡格雷双联抗血小板治疗使心血管不良事件率降低9%，死亡风险降低7%，颅内出血和其他严重出血发生率两组间无显著性差异。

**3.血清生化标志物：**敏感的心脏标志物测定可发现无心电图改变的小灶性梗死。建议于入院即刻、2～4小时、6～9小时、12～24小时测定血清心脏标志物。肌钙蛋白是诊断心肌坏死最特异和敏感的首选标志物，AMI症状发生后2～4小时开始升高，10～24小时达到峰值，肌钙蛋白超过正常上限结合心肌缺血证据即可诊断AMI。肌酸激酶同工酶（CK-MB）对判断心肌坏死的临床特异性较高，AMI时其测值超过正常上限并有动态变化。由于首次STEMI后肌钙蛋白将持续升高一段时间（7～14天），CK-MB适于诊断再发心肌梗死。连续测定CK-MB还可判定溶栓治疗后梗死相关动脉开通，此时CK-MB峰值前移（14小时以内）。所有患者需行首次心肌酶检测获得报告时间，应在急诊标本采集至获得报告小于60分钟。

**指标类型：**过程质量。

**表达方式：**比率提高。

**信息采集：**追溯性调查急诊病历与住院病历中首次心电图确诊STEMI或新发LBBB的时间及首剂阿司匹林使用的相关信息，主要采集五项信息：

1.急诊或入院时首次心电图检查

○A.完成首次心电图时间

○B.STEMI或新发LBBB的确诊时间 ☆

2. 阿司匹林禁忌的选择

○A.阿司匹林过敏

○B.到达医院时或到达医院后24小时内活动性出血

○C.华法林或Coumadin作为预防用药

○D.医师记录显示不给予阿司匹林的其他原因

3.首剂抗血小板药物的使用医嘱与时间 ☆

○A.阿司匹林的，或

○B.氯吡格雷的，或

○C.阿司匹林+氯吡格雷的，或

○D.双嘧达莫，或

○E.西洛他唑，或

4.首次心脏标志物检测的时间

5.心脏标志物检测项目选择与检测值

○A.肌钙蛋白T（TnT）检测值 ______ ng/ml（<0.05ng/ml），

标识 □ ↑/□ 正常/□ ↓

○B.肌钙蛋白I（TnI）检测值 ______ ng/ml（<0.5ng/ml）

标识 □ ↑/□ 正常/□ ↓

○C.肌酸激酶同工酶（CK-MB）检测值 ______ ng/ml（<5ng/ml）

标识 □ ↑/□ 正常/□ ↓

○D.心肌肌红蛋白（Myo）检测值 ______ ng/ml（<50ng/ml）

标识 □ ↑/□ 正常/□ ↓

**分子：** 在STEMI患者到达医院10分钟内完成首份心电图。

**分母：** 同期全部STEMI的住院例数。

**分子：** 到院即刻使用阿司匹林（无阿司匹林禁忌证）、氯吡格雷的例数。

**分母：** 同期全部STEMI的住院例数。

**分子：** 获得心肌酶检测报告（首份急诊标本采集后≤60分钟）。

**分母：** 同期全部STEMI的住院例数。

**病例范围：**

全部是以STEMI作为第一诊断的患者病例。

年满18岁及以上的全部STEMI住院病例。

**除外病例：**

1.阿司匹林禁忌

（1）阿司匹林过敏。

（2）到达医院时或到达医院后24小时内活动性出血。

（3）华法林或Coumadin作为预防用药。

（4）医师记录显示不给予阿司匹林的其他原因。

2.住院24小时内出院的病例。

3.住院24小时内死亡的病例。

4.18岁以下住院的病例。

5.住院期曾参与药物临床试验的病例。

6.住院时间超过120天的病例。

7.心脏移植术后的病例。

**附件：**

**时间计算：**

1.首份心电图完成时间=疑似STEMI胸痛患者到达医院急诊挂号时分－完成首份心电图时分，≤10分钟。

2.获得首份心肌酶检测报告时间=心肌酶检测报告时分－首份急诊标本采集时分，≤60分钟。

3.首次口服阿司匹林时间=首次口服阿司匹林时分－实施首份ECG完成时分（以ECC描记单上自动打印时间为准），≤10分钟。

4.“口服阿司匹林时分”是指患者实际口服阿司匹林时间，而非医嘱下达时间。

**心肌标志物测定**

| 英文缩写 | 测定方法 | 中文名称 | 正常值范围 |
|---|---|---|---|
| TNT | 半定量，酶联免疫法 | 心肌肌钙蛋白T | <0.05ng/ml |
| TNI | 全定量，酶联免疫法 | 心肌肌钙蛋白I | <0.5ng/ml |
| CK-MB | 全定量，酶联免疫法 | 肌酸激酶同工酶 | <5ng/ml |
| MYO | 全定量，酶联免疫法 | 心肌肌红蛋白 | <50ng/ml |

## 急性心肌梗死（AMI）质量控制指标-2

**指标代码：**AMI-2。

**指标名称：**实施左心室功能评价。

**对象选择：**全部住院治疗的急性心肌梗死（STEMI）患者。

**设置理由：**

1.《CMA 2009年急性ST段抬高型心肌梗死诊断和治疗指南》中指出，所有STEMI（或）新发LBBB患者都要测定左心室射血分数（Ⅰ类推荐，证据级别：B）；在患者入院24小时内，应实施首次左心室功能评价，并做出科学的判断，为诊疗活动提供科学的依据；有条件还应在住院期间、出院前复查。

2.所有患者需行二维和多普勒超声心动图检查：评价心脏大小、室壁厚度、LVEF和瓣膜功能（Ⅰ类推荐，证据级别：C）。推荐采用二维超声心动图（2DE）的改良Simpson法测量左心室容量及LVEF。超声检查简便、价廉，便于床旁检查及重复检查，故左心室功能的测定此法最为普遍。

3.按照AMI心功能Killip分级方案进行左心室功能评价：根据血流动力学状态及肺淤血或肺水肿情况可分为Killip Ⅰ级至Ⅳ级。

4.风险程度评估：急性心肌梗死的住院患者皆应按照TIMI危险评分、GRACE危险评分及CRUSADE出血风险评分方法的要求，进行风险程度评估，为诊疗活动提供科学的依据。

入院时应用GRACE/TIMI评分，快速预测早期死亡和缺血风险，根据风险类型选择治疗策略。

**指标类型：**过程质量。

**表达方式：**比率提高。

**信息采集：**追溯性调查急诊病历与住院病历中超声心动图、X线胸片检查报告单与病程记录中左心室功能评价与风险程度评估的相关信息，主要采集三项信息：

1. X线胸片检查（首次）：评价肺淤血或肺水肿及其消退情况。

（1）X线胸片检查时间。

（2）肺淤血或肺水肿。

2.超声心动图检查：评价左心室功能障碍程度。

（1）超声心动图检查时间。

（2）左心室射血分数值（LVEF），≤40%的病例。☆

（3）左心室舒张末内径。

3.风险程度评估方法：评估收住患者的危险程度

○A.TIMI危险分层：____分值，标识：□ 低危/□ 中危/□ 高危

○B.GRACE危险评分：____分值，标识：□ 低危/□ 中危/□ 高危

○C.CRUSADE出血风险评分：____分值，标识：□ 低危/□ 中危/□ 高危

**分子：**入院时实施首次左心室功能评价（LVEF）的例数。

**分母：**同期全部STEMI住院的例数。

**分子：**首次左心室功能评价LVEF值≤40%的例数。

**分母：**同期全部STEMI住院的例数。

**分子：**入院时实施首次TIMI风险分层、GRACE及CRUSADE风险评估的例数。

**分母：**同期全部STEMI住院的例数。

**除外病例：**

1.住院24小时内出院的病例。

2.住院24小时内死亡的病例。

3.住院时体内装有心脏起搏除颤装置的病例。

4.18岁以下住院的病例。

5.住院期曾参与药物临床试验的病例。

6.住院时间超过120天的病例。

7.心脏移植术后的病例。



**附件：**

一、时间计算

1.获得首份心肌酶检测报告时间=心肌酶检测报告时分－急诊首份申请开单时分。

2.获得首份左心室功能评价（LVEF）报告时间=左心室功能评价（LVEF）报告时分－实施首份ECG完成时分。

3.获得首次GRACE及CRUSADE风险评估及TIMI风险分层的时间=首次GRACE及CRUSADE风险评估及TIMI风险分层的时分－实施首份ECG完成时分。

二、风险程度评估：用于评估收住患者的危险程度。

1.急性冠脉综合征患者GRACE风险评分（入院时，首次评估）

| 项目 | 分 | 项目 | 分 | 项目 | 分 | 项目 | 分 | 项目 | 分 | 项目 | 分 |
|---|---|---|---|---|---|---|---|---|---|---|---|
| Killip分级 | | 收缩压（mmHg） | | 心率（次/分） | | 年龄 | | CK（mg/dl） | | 风险因素 | |
| Ⅰ | 0 | ≤80 | 58 | ≤50 | 0 | ≤30 | 0 | 0-0.39 | 1 | 院前心搏骤停 | 39 |
| Ⅱ | 20 | 80～99 | 53 | 50～69 | 3 | 30～39 | 8 | 0.40～0.79 | 4 | | |
| Ⅲ | 39 | 100～119 | 43 | 70～89 | 9 | 40～49 | 25 | 0.80～1.19 | 7 | ST段下移 | 28 |
| Ⅳ | 59 | 120～139 | 34 | 90～109 | 15 | 50～59 | 41 | 1.20～1.59 | 10 | | |
| | | 140～159 | 24 | 110～149 | 24 | 60～69 | 58 | 1.60～1.99 | 13 | 心肌酶升高 | 14 |
| | | 160～199 | 10 | 150～199 | 38 | 70～79 | 75 | 2.00～3.99 | 21 | | |
| | | ≥200 | 0 | ≥200 | 46 | 80-89 | 91 | >4.0 | 28 | | |
| | | | | | | ≥90 | 100 | | | | |

将以上所选各项分值相加即可。

危重分级（STE-ACS）

低危：49～125；中危：126～154；高危：155～319。

2．STEMI-TIMI危险分层

Morrow DA等于2000年在《Circulation》杂志发表了对急性ST段抬高心肌梗死的TIMI危险评分标准。

| 病史 | 评分值 |
|---|---|
| 年龄：≥75 岁 | 3 |
| 65～74岁 | 2 |
| 糖尿病、高血压或心绞痛病史 | 1 |
| 检查 | 评分值 |
| 入院时收缩压：<100mmHg | 3 |
| 心率：>100次/分 | 2 |
| 心功能（Killip分级）Ⅱ～Ⅳ级 | 2 |

续表

| 病史 | 评分值 |
|---|---|
| 体重<67kg | 1 |
| 前壁心肌梗死或LBBB | 1 |
| 从发病到再灌注治疗时间>4小时 | 1 |
| 危险评分=总分值 | 0～14分 |

将以上所选各项分值相加即可，总评分值为0～14分。

低危：0～4分，中危：5～9分，高危：10～14分。

STEMI-TIMI评分的分值介于0～14分，所对应的30天死亡率（%）分别为0分、1分、2分、3分、4分、5分、6分、7分、8分、>8分时死亡率分别为0.8%、1.6%、2.2%、4.4%、7.3%、12%、16%、23%、27%、36%。

TIMI危险评分能较好地预测STEMI患者30天死亡率，评分越高，死亡率越高。

3.出血风险评估（CRUSADE评分）（入院时，首次评估）

| 评估内容 | 评分 | 评估内容 | 评分 |
|---|---|---|---|
| 红细胞压积 | | 性别 | |
| <31% | 9 | 男 | 0 |
| 31%～33.9% | 7 | 女 | 8 |
| 34%～36.9% | 3 | 是否有心力衰竭 | |
| 37%～39.9% | 2 | 否 | 0 |
| ≥40% | 0 | 是 | 7 |
| 血肌酐清除率 | | 既往血管疾病 | |
| ≤15ml/min | 39 | 否 | 0 |
| 15～30ml/min | 35 | 是 | 6 |
| 30～60ml/min | 28 | 糖尿病 | |
| 60～90ml/min | 17 | 否 | 0 |
| 90～120ml/min | 7 | 是 | 6 |
| >120ml/min | 0 | 心率 | |
| 收缩压 | | ≤70次/min | 0 |
| ≤90mmHg | 10 | 71～80次/min | 1 |
| 91～100mmHg | 8 | 81～90次/min | 3 |
| 101～120mmHg | 5 | 91～100次/min | 6 |
| 121～180mmHg | 1 | 101～110次/min | 8 |
| 181～200mmHg | 3 | 111～120次/min | 10 |
| ≥201mmHg | 5 | ≥121次/min | 11 |

将以上所选各项分值相加即可。

极低危≤20分，低危20～30分，中危30～40分，高危41～50分，极高危≥50分。

血肌酐清除率计算公式（Ccr：血肌酐清除率，Scr：血肌酐）

✓ 男性：Ccr=（140－年龄）×体重（kg）/72×Scr（mg/dl）

✓ 女性：Ccr=（140－年龄）×体重（kg）/72×Scr（mg/dl）×0.85

✓ Ccr=（140－年龄）×体重（kg）/0.818×Scr（μmol/L）

注：肌酐的单位，1mg/dl=88.4μmol/L。

## 冠心病急性心肌梗死质量管理评价指标-3

**指标代码：** AMI-3。

**指标名称：** 再灌注治疗。

**对象选择：** 仅限于心电图（ECG）有 ST段抬高型心肌梗死（STEMI）或新发生的左束支阻滞（LBBB）的AMI患者。

**设置理由：**

1.原卫生部《心血管疾病介入诊疗技术管理规范》（卫医发〔2007〕222号）对于开展心血管疾病介入诊疗的医院及医师，首先必须是取得心脏血管介入诊疗技术临床应用资质的医疗机构和医师，医院要有从事PCI诊疗的资格。

2.在《三级综合医院评审标准（2011版）实施细则》中将“2.3.2.2建立急性创伤、急性心肌梗死、急性心力衰竭、急性脑卒中、急性颅脑损伤、急性呼吸衰竭等重点病种的急诊服务流程与规范”列为核心/重点标准。

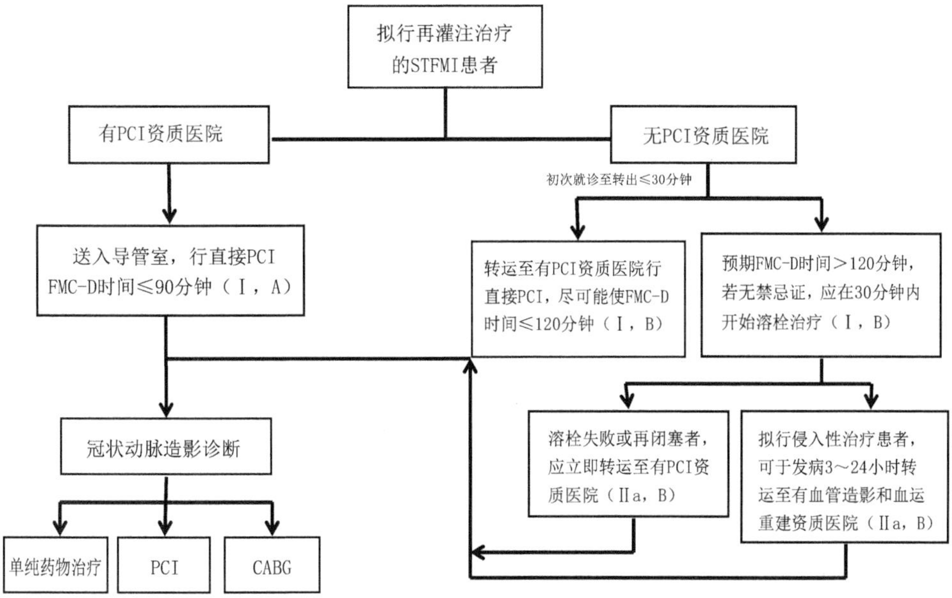


STEMI患者再灌注治疗流程

注：“无PCI资质医院接诊的心源性休克或严重心力衰竭患者，应尽可能转院行心脏介入和血运重建治疗；”溶栓治疗后2～3小时，不宜行血管造影和血运重建。

3.《CMA 2009年急性ST段抬高型心肌梗死诊断和治疗指南》中指出，所有STEMI患者都要迅速评估是否可以进行再灌注治疗，并且在接诊后迅速实施再灌注治疗方案。（1类推荐，证据级别：A）

4.《CMA中国经皮冠状动脉介入治疗指南2012（简本）》中指出，心脏团队讨论决策：

○A.由心血管内科、心脏介入和心外科医生组成心脏团队，对患者的临床及影像学资料进行评价，对复杂病变患者共同制定心肌血运重建策略

○B.实施心内科与心外科联合会诊，对复杂3支或复杂左主干病变患者制定适宜的血运重建治疗方案

○C.应经心血管内科专业3名或以上副主任医师或主任医师会诊后决定治疗策略

5.《2013 ACCF/AHA ST段抬高心肌梗死指南》中指出，ST段抬高型急性心肌梗死的再灌注治疗和时间治疗目标为：

首次医疗接触时，急诊医疗服务部门的专业人员应对有症状的ST段抬高型急性心肌梗死做12导联心电图。所有12小时内发病并且有症状的ST段抬高型急性心肌梗死都应该实施再灌注治疗。

直接PCI是再灌注治疗的首选方法，并且应由有资格的医师进行操作。对于ST段抬高型急性心肌梗死患者而言，急诊医疗服务部门应将他们直接转到可以实施PCI的医院进行治疗，这是一个理想的从首诊到实施PCI的时间系统目标（时间不超过90分钟）。

对于起初入院或是转到不具备实施PCI的医院患者而言，推荐性策略是将他们立即转到能实施PCI的医院里进行PCI治疗。在这种情况下，从首次医疗接触到实施PCI治疗的时间系统目标应不超过120分钟。

预期由于不可避免的延误造成，从首次医疗接触到实施PCI的时间，在能实施PCI治疗的医院里超过120分钟时，若无禁忌证，应在不能实施PCI的医院里，对ST段抬高型急性心肌梗死患者实施纤溶酶治疗。如果纤溶酶疗法被作为首先再灌注治疗，那么应在入院30分钟内实施。

**指标类型：**过程质量。

**表达方式：**比率提高。

**信息采集：**追溯性调查急诊病历与住院病历中记录的相关信息。

**分子：**获得再灌注治疗的STEMI例数（AMI-3.1+ AMI-3.2）。

**病例范围：**全部STEMI病例。

**除外病例：**无。

**信息要点：**再灌注治疗。

**分母：**同期全部住院STEMI例数。

**病例范围：**

ST段抬高型AMI患者（STEMI）或新发生的左束支阻滞（LBBB）的AMI患者。

年满18岁及以上的STEMI住院病例。

**除外病例：**

外院转入的病例。

医师认定有不适宜再灌注治疗理由的病例。



## 急性心肌梗死（AMI）质量控制指标-3.1

**指标代码：**AMI-3.1。

**指标名称：**溶栓于到达医院30分钟内实施（有适应证，无禁忌证）。★

**对象选择：**仅限于心电图（ECG）有ST段抬高或新发生的左束支阻滞（LBBB）的具有溶栓治疗适应证，无禁忌证的STEMI的患者。

**设置理由：**

1.《CMA 2009年急性ST段抬高型心肌梗死诊断和治疗指南》中指出，所有STEMI患者都要迅速评估是否可以进行再灌注治疗，并且在接诊后迅速实施再灌注治疗方案（Ⅰ类推荐，证据级别：A）。

2.《CMA 2009年急性ST段抬高型心肌梗死诊断和治疗指南》中指出，虽然近年来STEMI急性期行直接PCI已成为首选方法，但由于能开展直接PCI的医院不多，当前尚难以普遍应用。溶栓治疗具有快速、简便、经济、易操作的特点，特别是在因各种原因使就诊至血管开通时间延长致获益降低时，静脉溶栓仍然是较好的选择。新型溶栓药物的研发提高了血管开通率和安全性。应积极推进规范的溶栓治疗，以提高再灌注治疗成功率。

3.《CMA 2009年急性ST段抬高型心肌梗死诊断和治疗指南》中指出，在发病3小时内行溶栓治疗，梗死相关血管的开通率增高，病死率明显降低，其临床疗效与直接PCI相当。发病3～12小时行溶栓治疗，其疗效不如直接PCI，但仍能获益。发病12～24小时，如果仍有持续或间断的缺血症状和持续ST段抬高，溶栓治疗仍然有效（Ⅱa，B）。溶栓的生存获益可维持长达5年。左束支传导阻滞、大面积梗死（前壁心肌梗死、下壁心肌梗死合并右心室梗死）患者，溶栓获益最大。

4.明确STEMI诊断后应当尽早用药［进门急诊至溶栓开始时间（D2N）＜30分钟］，同时规范用药方法和剂量，以获得最佳疗效。

5.就诊于不具备PCI条件的医院且不能被转运到有条件的医院，并在到达医院救治系统后90分钟内接受急诊PCI治疗的STEMI患者，应该在到达医院后的30分钟内开始静脉溶栓治疗，并将其作为医学系统目标，除非存在溶栓禁忌（Ⅰ类推荐，证据水平：B）。

6.这个时间目标不应被视为“理想”时间，而应被视为目前可接受的最长时间，应该鼓励争取更短的时间，能使急性闭塞的冠脉再通，恢复心肌灌注，挽救缺血心肌，缩小梗死面积，从而改善血流动力学，保护心功能和降低泵衰竭发生率和住院病死率。因此，这已成为治疗AMI最重要的急救措施，而且开始越早越好。

**指标类型：**过程质量。

**表达方式**：比率提高。

**信息采集**：信息源自急诊病历与住院病历中记录溶栓治疗指征和时间的相关信息，主要采集八项信息：

1.溶栓治疗适应证的选择

○Ⅰ，A类推荐的病例

○Ⅰ，B类推荐的病例

○Ⅱb，C类推荐的病例

○Ⅱa，B类推荐的病例

○Ⅲ，C类推荐的病例

2.选择禁忌证的病例

3.注射或输注溶栓药

（1）注射或输注溶栓药（99.10）选择

○A.链激酶（rt-PA）

○B.尿激酶

（2）注射或输注溶栓药开始时间。

（3）注射或输注溶栓药结束时间。

（4）进门急诊至溶栓药物注射（D2N）时间（分钟）☆=注射或输注溶栓药开始时间－到院急诊时间

4.溶栓治疗延迟原因（＞30分钟）

1.全身情况

2.技术、设备

3.经济

4.知情同意

5.医院管理系统（制度、流程）

6.其他

5.效果判定（溶栓后720分钟内评估）

○A.胸痛明显减轻，ST段显著回落

○B.仍有明显胸痛，ST段抬高无显著回落

6.溶栓治疗并发症：

○A.颅内出血（大出血，小出血）

○B.颅内出血导致死亡

**分子**：STEMI具有溶栓适应证，无禁忌证的例数。

**分母**：同期全部住院STEMI例数。

**分子**：STEMI具有溶栓“Ⅰ，A与B类”适应证的例数。

**分母**：同期全部住院STEMI具有溶栓适应证，无禁忌证的例数。

**分子**：到达医院30分钟内实施溶栓的STEMI例数。

**分母**：同期全部住院STEMI具有溶栓适应证，无禁忌证的例数。

**病例范围：**

ST段抬高（STEMI）或新发生的左束支阻滞（LBBB）的AMI患者。

年满18岁及以上的病例。

**除外病例：**

外院转入的病例。

**附件：**

一.溶栓治疗的适应证《CMA 2009年急性ST段抬高型心肌梗死诊断和治疗指南》中指出，

Ⅰ，A类推荐

（1）发病12小时以内到不具备急诊PCI治疗条件的医院就诊、不能迅速转运、无溶栓禁忌证的STEMI患者均应进行溶栓治疗（Ⅰ，A）。

Ⅰ，B类推荐

（2）患者就诊早（发病≤3小时）而不能及时进行介入治疗者（Ⅰ，A），或虽具备急诊PCI治疗条件，但就诊至球囊扩张时间与就诊至溶栓开始时间相差＞60分钟。且就诊至球囊扩张时间＞90分钟者应优先考虑溶栓治疗（Ⅰ，B）。

Ⅰb，C类推荐

（3）对再梗死患者，如果不能立即（症状发作后 60分钟内）进行冠状动脉造影和PCI，可给予溶栓治疗（Ⅱb，C）。

Ⅱa，B类推荐

（4）对发病12～24小时仍有进行性缺血性疼痛和至少2个胸导联或肢体导联ST段抬高＞0.1mV的患者，若无急诊PCI条件，在经过选择的患者也可溶栓治疗（Ⅱa，B）。

Ⅲ，C类推荐

（5）STEMI患者症状发生24小时，症状已缓解，不应采取溶栓治疗（Ⅲ，C）。

二.溶栓治疗的禁忌证

（1）既往任何时间脑出血病史。

（2）脑血管结构异常（如动静脉畸形）。

（3）颅内恶性肿瘤（原发或转移）。

（4）6个月内缺血性卒中或短暂性脑缺血史（不包括3小时内的缺血性卒中）。

（5）可疑主动脉夹层。

（6）活动性出血或者出血素质（不包括月经来潮）。

（7）3个月内的严重头部闭合性创伤或面部创伤。

（8）慢性、严重、没有得到良好控制的高血压或目前血压严重控制不良（收缩压≥180mmHg或者舒张压≥110mmHg）。

（9）痴呆或已知的其他颅内病变。

（10）创伤（3周内）或者持续＞10分钟的心肺复苏，或者3周内进行过大手术。

（11）近期（4周内）内脏出血。

（12）近期（2周内）不能压迫止血部位的大血管穿刺。

（13） 感染性心内膜炎。

（14）5天至2年内曾应用过链激酶，或者既往有此类药物过敏史［不能重复使用链激酶］。

（15）妊娠。

（16）活动性消化性溃疡。

（17）目前正在应用抗凝剂[国际标准化比值（INR）水平越高，出血风险越大]。

三.测量时间

进门急诊至溶栓药物注射（D2N）时间（分钟）=注射或输注溶栓药开始时间－到达医院（急诊）确诊ST段抬高或新发生的左束支阻滞（LBBB）的时间（以心电图记录的时间为评价依据）。

四.颅内血量的估算

临床可采用简便易行的多田氏公式，根据CT影像估算出血量。

方法：出血量 = 0.5×最大面积长轴（cm）×最大面积短轴（cm）×层面数

## 急性心肌梗死（AMI）质量控制指标-3.1c

**指标代码：**AMI-3.1c。

**指标名称：**对于STEMI或LBBB的溶栓治疗时间（分钟）的中位数（试用）。

**病例范围：**本年度全部STEMI病例应具有溶栓适应证，无禁忌证的ST段抬高或新发LBBB的，并在到达医院后6小时（360分钟）内进行溶栓治疗的患者。

**测量值（分钟）：**进门急诊至溶栓药物注射（D2N）时间（分钟）=注射或输注溶栓药开始时间－到达医院（急诊）确诊ST段抬高或新发生的左束支阻滞（LBBB）的时间（以心电图记录的时间为评价依据）。

**中位数：**将本年度全部STEMI病例的溶栓治疗测量值（分钟），采用统计学方法，计算出中位数，前25百分位、后75百分位、平均值，作为与上年度进行纵向质量比较的依据。

**主要用途：**

1.建立本院的临床质量管理的目标或标杆。

2.与医院间的纵向质量比较，与国内、国际先进水平比较。

3.运用PDCA原理及质量管理工具展示临床质量管理成效的变化趋势，制订有针对性的持续改进措施。

## 急性心肌梗死（AMI）质量控制指标-3.2

**指标代码：**AMI-3.2。

**指标名称：**PCI于到达医院90分钟内实施（有适应证，无禁忌证）。★

**对象选择：**心电图（ECG）有ST段抬高或新发生的左束支阻滞（LBBB）的具有PCI治疗适应证，无禁忌证的STEMI的患者。

**设置理由：**

1.《CMA 2009年急性ST段抬高型心肌梗死诊断和治疗指南》中指出，在STEMI患者中，在出现症状后，无论采用溶栓治疗方式还是PCI方式，迅速恢复阻塞动脉的血流是患者近期或远期转归的决定因素。所有治疗STEMI患者的医务人员都要认识到，需要以处置创伤患者的方式来迅速分检患者，实施各种治疗措施。从患者到医院至进行PCI的间隔时间（door-to-balloon）必须在90分钟内。

2.这个时间目标不应被视为“理想”时间，而应被视为目前可接受的最长时间，应该鼓励争取更短的时间，能使急性闭塞的冠脉再通，恢复心肌灌注，挽救缺血心肌，缩小梗死面积；从而改善血流动力学，保护心功能和降低泵衰竭发生率和住院病死率。因此，已成为治疗AMI的最重要的急救措施，而且开始越早越好。

3.《CMA 2012年中国经皮冠状动脉介入治疗指南（简本）》中，对急性ST段抬高心肌梗死（STEMI）的血运重建治疗、特殊人群（糖尿病、慢性肾病、合并心力衰竭、再次血运重建）、药物洗脱支架的应用、择期PCI和STEMI PCI的抗栓药物应用以及血运重建后长期生活方式和危险因素的控制等方面都提出了明确的要求。

4.《CMA中国经皮冠状动脉介入治疗指南2012（简本）》中，对药物洗脱支架（DES）的应用，明确DES在以下情况下不建议应用：

（1）在紧急情况下不能获得准确临床病史者（2009年中国PCI指南推荐STEMI应用DES，推荐等级为Ⅱa，B）；

（2）已预知服用双联抗血小板药物依从性差，尤其是伴有多种全身疾病和服用多种药物的患者；

（3）短时间内可能因需要接受外科手术而中断双联抗血小板药物治疗；

（4）有高出血风险；

（5）对阿司匹林、氯吡格雷、替格瑞洛、普拉格雷等抗血小板药物过敏；

（6）患者有需要长期抗凝的强烈指征。

**指标类型：**过程质量。

**表达方式：**比率提高。

**信息采集：**追溯性调查急诊病历与住院病历记录中（例如，病程记录、介入操作记录等）采集PCI治疗适应证和禁忌证，患者到医院至进行PCI的间隔时间（door-to-balloon），以及病变血管的范围及支架植入数目等的相关信息，主要采集九项信息：

1.STEMI患者实施PCI适应证的类别与等级：

（引自《中国经皮冠状动脉介入治疗指南2012（简本）》）

（1）直接PCI适应证

○A.胸痛发病12小时内伴持续ST段抬高或发生的左束支完全传导阻滞患者行直接PCI，从首次医疗接触到PCI＜90分钟，Ⅰ，A

○B.发病＞12小时仍有胸痛或不适和持续ST段抬高或发生的左束支完全传导阻滞，或合并心力衰竭、血流动力学不稳定患者，直接PCI是合理的，尽快，Ⅱa，C

○C.发病12～24小时已无明显症状但有持续ST段抬高或发生的左束支完全传导阻滞或高危患者可考虑行直接PCI，尽快，Ⅱb，C

（2）溶栓后PCI适应证

○A.成功溶栓（胸痛/不适得到缓解及ST段回落）后行常规PCI，3～24小时，Ⅱb，B

○B.溶栓失败应考虑行挽救PCI，尽快，Ⅱb，A

（3）择期PCI/CABG适应证

○A.建议对心绞痛/缺血激发试验阳性的患者行择期PCI/CABG，出院前进行评估，Ⅰ，B

○B.对Q波心肌梗死、无后续缺血症状/可诱发心肌缺血或梗死相关区域无存活心肌证据的患者不建议行择期PCI/CABG，发病3～28天，Ⅲ，B

2.心脏团队讨论决策（复杂3支或复杂左主干病变患者）

○A.由心血管内科、心脏介入和心外科医生组成心脏团队，对患者的临床及影像学资料进行评价，对复杂病变患者共同制定心肌血运重建策略

○B.实施心内科与心外科联合会诊，对复杂3支或复杂左主干病变患者制定适宜的血运重建治疗方案

○C.应经心血管内科专业3名或以上副主任医师或主任医师会诊后决定治疗策略

3.实施PCI时机

（1）PCI开始时间。

（2）PCI结束时间。

（3）进门至球囊扩张（D2B）时间（分钟）☆=PCI开始时间－到院急诊时间。

4.治疗延迟原因[进门至球囊扩张（D2B）＞90分钟]

（直接PCI适应证ⅠA.胸痛发病12小时内患者）

1.全身情况

2.技术、设备

3.经济

4.知情同意

5.医院管理系统（制度、流程）

6.其他

5.主要病变血管

（1）主要病变血管位置

1. LAD

2. LCX

3. RCA

4. LM

（2）主要病变血管狭窄程度

1.＜50%

2. 51%～75%

3. ≥76%

4. 完全闭塞

（3）PCI治疗主要靶血管

1.LM

2.LAD

3.LCX

4.LM-LAD

5.LM-LCX

6.RCA

7.LM-中间支

8.中间支

（4）PCI术后即刻主要靶血管TIMI血流分级

A.3级

B.2级

C.1级

D.0级

6.PCI治疗操作名称：适用的操作名称与ICD-9-CM-9编码。

（详见本章第三节　质量控制指标适用的数据元素）

（1）ICD-9-CM-3编码与名称。

（2）治疗血管的数量。

（3）置入血管支架的数量。

7.溶栓与PCI近期并发症

1.脑出血

2.脑栓塞

3.消化道大出血

4.脑梗死后出血/血肿

5.肌肉内大出血/血肿

6.股动脉穿刺血管大出血/血肿
7.股动脉穿刺后动静脉瘘
8.其他动脉大出血/血肿
9.动脉栓塞
10.深静脉血栓形成
11.急性肺动脉栓塞
12.其他并发症（注明名称）

8.心肌梗死近期并发症治疗
1.升血压治疗
2.抗心律失常治疗
3.抗心力衰竭治疗
4.抗心源性休克治疗
5.抗机械并发症治疗
6.心肺复苏治疗
7.其他并发症治疗（注明名称）

9.急性心肌梗死后的近期并发症名称及ICD-10编码（源自住院病历）

（详见本章第三节　质量控制指标适用的数据元素）

**分子：**STEMI具有PCI适应证的例数。

**分母：**同期全部住院STEMI例数。

**分子：**STEMI具有直接PCI-I，A类推荐适应证的例数。

**分母：**同期STEMI实施PCI的例数。

**分子：**到达医院90分钟内实施直接PCI的STEMI例数。☆

**分母：**同期STEMI实施PCI的例数。

**分子：**复杂3支或复杂左主干病变患者例数。☆

**分母：**同期STEMI实施PCI的例数。

**除外病例：**外院转入的病例。

**病例范围：**

全部ST段抬高（STEMI）或新发生的左束支阻滞（LBBB）的AMI患者。

年满18岁及以上的STEMI住院病例。

## 急性心肌梗死（AMI）质量控制指标-3.2c

**指标代码：**AMI-3.2c。

**指标名称：**对于STEMI或LBBB的急诊PCI时间（分钟）的中位数（试用）。

**病例范围：**本年度全部STEMI病例应具有急诊PCI适应证，无禁忌证的ST段抬高或新发LBBB的，并在到达医院后24小时（1440分钟）内进行急诊PCI治疗的患者。

**测量值（分钟）：**进门至球囊扩张（D2B）时间（分钟）＝ 实施急诊PCI开始时

间－到达医院（急诊）确诊ST段抬高或新发生的左束支阻滞（LBBB）的时间（以心电图记录的时间为评价依据）。

**中位数**：将本年度全部STEMI病例的急诊PCI测量值（分钟），采用统计学方法，计算出中位数，前25百分位、后75百分位、平均值，作为与上年度进行纵向质量比较的依据。

**主要用途**：

1.建立本院的临床质量管理的目标或标杆。

2.与医院间的纵向质量比较，与国内、国际先进水平比较。

3.运用PDCA原理及质量管理工具展示临床质量管理成效的变化趋势，制订有针对性的持续改进措施。



**附件**：

一、开展PCI诊疗资质

卫生部《心血管疾病介入诊疗技术管理规范》（卫医发〔2007〕222号）对“技术管理基本要求”：医疗机构每年完成的心血管疾病介入诊疗病例不少于200例，其中治疗性病例不少于100例，无与心血管疾病介入诊疗手术相关的医疗事故，择期血管造影并发症发生率低于0.5%，择期心血管疾病介入诊疗技术相关死亡率低于0.5%。

从事冠心病介入治疗的医师作为术者每年完成冠心病介入治疗不少于50例。

二、效果判定

医师对治疗效果判定，描述确切，准确的时间十分重要。

介入治疗全过程在病历记录中有详细的记载（按手术记录的要求书写）。

判定治疗“无效”之后，诊疗计划应有后续诊疗内容。

## 急性心肌梗死（AMI）质量控制指标-3.3

**指标代码**：AMI-3.3。

**指标名称**：需要急诊PCI患者，但（本院）无条件实施时，应立即将患者转往有条件行PCI的医院。

**对象选择**：仅限于心电图（ECG）有ST段抬高或左束支阻滞（LBBB）的具有PCI治疗适应证，无禁忌证的STEMI的患者。

**设置理由**：

1.《CMA 2009年急性ST段抬高型心肌梗死诊断和治疗指南》中指出：不具备PCI条件且不能在90分钟内完成转运的医院，应立刻进行溶栓治疗（Ⅰ，A）。对怀疑心肌梗死的患者，不管是否接受直接PCI，建议院前使用抗栓治疗，包括强化抗血小板药物（水溶性阿司匹林150～300mg。氯吡格雷300mg）和抗凝药物（普通肝素或低分子肝素）（Ⅰ，C）。对计划进行CABG者，不用抗血小板药物。

2.《CMA 2009年急性ST段抬高型心肌梗死诊断和治疗指南》中指出：转运PCI：

高危STEMI患者就诊于无直接PCI条件的医院，尤其是有溶栓禁忌证或虽无溶栓禁忌证但已发病＞3小时的患者，可在抗栓（抗血小板或抗凝）治疗同时，尽快转运患者至可行PCI的医院（Ⅱa，B）。根据我国国情，也可尽快请有资质的医生到有PCI硬件条件的医院行直接PCI（Ⅱb，C）。

3.《2013 ACCF/AHA ST段抬高心肌梗死指南》中指出：对于起初入院或是转到不具备实施PCI的医院患者而言，推荐性策略是将他们立即转到能实施PCI的医院里进行PCI治疗。在这种情况下，从首次医疗接触到实施PCI治疗的时间系统目标应不超过120分钟。

**指标类型：**过程质量。

**表达方式：**比率提高（不具有PCI资质医院），或比率降低（具有PCT资质医院）。

**信息采集：**追溯性调查急诊病历与住院病历中记录的相关信息。

**分子：**无条件实施PCI时立即转院的STEMI例数。

**病例范围：**具有PCI适应证，无禁忌证的STEMI的患者。

（1）医院不具备实施PCI资质；

（2）或具有资质，但是因为医院本身的各种原因而造成，在患者来医院（急诊室）至血管穿刺90分钟以内（door-to-balloon time≤90’） 不能实施PCI治疗者。

**除外病例：**外院转入的病例。

**分母：**符合PCI治疗指征的STEMI例数。

**病例范围：**

全部ST段抬高（STEMI）或新发生的左束支阻滞（LBBB）的AMI患者。

年满18岁及以上的STEMI住院病例。

**除外病例：**

外院转入的病例。

医师记录显示有不适宜再灌注治疗理由的病例。

**附件：**

一、由以下原因而转院

（一）医院自身原因

1. 医院不具备《心血管疾病介入》诊疗科目与医师资质。

2. 无床位。

3. 同类患者占用心脏导管室及医师。

4. 医院管理系统（制度、流程）。

5. 其他。

（二）患者自身原因

1. 患者及亲属要求转院。

2. 医疗保险管辖范围差异。

3. 费用支付问题。

4.其他。

二、实施转院时间计算

时间值= 实施转院（离开医院）时间－确诊ST段抬高或新发生的左束支阻滞（LBBB）的时间（分钟）（以心电图记录时间为评价依据）。

## 急性心肌梗死（AMI）质量控制指标-4

**指标代码：** AMI-4。

**指标名称：** 到达医院后即刻使用β-受体阻滞剂（无禁忌证者）。

**对象选择：** 无禁忌证的全部STEMI住院例数。

**设置理由：**

1.《CMA 2009年急性ST段抬高型心肌梗死诊断和治疗指南》中指出，对于没有禁忌证的STEMI患者，无论是否同时行溶栓治疗或直接PCI，都要立即给予口服β-受体阻滞剂治疗。（Ⅰ类推荐，证据级别：A）。

2.β-受体阻滞剂：通过降低交感神经张力，减慢心率，降低体循环血压和减弱心肌收缩力以减少心肌耗氧量和改善缺血区的氧供需失衡，缩小心肌梗死面积，降低急性期病死率有肯定的疗效。在无该药禁忌证时，应于发病后24小时内常规口服应用（I，B）。建议口服美托洛尔25～50mg/次，1次每6～8小时，若患者耐受良好，可转换为相应剂量的长效控释制剂。

3.以下情况需暂缓使用β-受体阻滞剂

（1）心力衰竭体征；

（2）低心排血量的依据；

（3）心源性休克高危因素（年龄＞70岁、收缩压＜120mmHg、心率＜60次/分钟或窦性心率＞110次/分钟及STEMI发作较久者）；

（4）其他β-受体阻滞剂相对禁忌证（PR间期＞0.24s、二度或三度AvB、活动性哮喘或反应性气道疾病）。

4.《2013 ACCF/AHA ST段抬高心肌梗死指南》中指出，β-受体阻滞剂

STEMI患者发病后最初24小时内就应该服用口服β-受体阻滞剂，但出现以下症状者中一项或一项以上者禁用：心力衰竭表现，低输出量状态，心源性休克危险增加，或者其他口服β-受体阻滞剂的禁忌证（PR间期超过0.24秒，二度或三度心脏传导阻滞，急性哮喘，反应性的气道疾病）。（证据水平：B级）。

对于没有禁忌证的所有STEMI患者，β-受体阻滞剂应在住院期间以及出院后持续使用。（证据水平：B级）。

具有初步的β-受体阻滞剂禁忌证的STEMI患者在发病后最初的24小时内应接受重新评定，已确定其是否具有随后使用β-受体阻滞剂的资格。（证据水平：C级）。

**指标类型：** 过程质量。

**表达方式：** 比率提高。

**信息采集：** 追溯性调查住院病历之病程记录、医嘱单、治疗单、护理记录单中记录的β-受体阻滞剂相关信息，主要采集四项信息：

1.β-受体阻滞剂治疗禁忌证的选择

○A.心率＜60次/分钟；

○B.动脉收缩压＜100mmHg；

○C.中重度左心衰竭（≥ Killip Ⅲ级）；

○D.二度、三度房室传导阻滞或PR间期＞0.24秒；

○E.严重慢性阻塞性肺部疾病或哮喘；

○F.末梢循环灌注不良；

○G.其他（注明名称）。

2.β-受体阻滞剂治疗相对禁忌证的选择

○A.哮喘病史；

○B.周围血管疾病；

○C.胰岛素依赖性糖尿病；

○D.其他（注明名称）。

3.入院后使用首剂β-受体阻滞剂医嘱执行的时间

4.β-受体阻滞剂常用药物的选择

A.美托洛尔，或

B.普萘洛尔，或

C.阿替洛尔，或

D.比索洛尔，或

E.拉贝洛尔，或

F.塞利洛尔，或

G.卡维地洛，或

**分子：** 入院24小时内使用首剂β-受体阻滞剂的例数。

**分母：** 同期全部STEMI住院例数。

**病例范围：** 年满18岁及以上的STEMI住院病例。

**除外病例：**

1.有β-受体阻滞剂禁忌证的病例。

2.住院24小时内出院的病例。

3.住院24小时内死亡的病例。

4.体内装有心脏起搏除颤装置的病例。

5.住院期曾参与不能使用β-受体阻滞剂药物临床试验的病例。

6.住院时间超过120天的病例。

7.心脏移植术后的病例。

8.在病历中有医师记录不宜使用的其他原因。

## 急性心肌梗死（AMI）质量控制指标-5

**指标代码：** AMI-5。

**指标名称：** 住院期间有使用阿司匹林、β-受体阻滞剂、ACEI/ARB、他汀类药物记录（无禁忌证者）。

**对象选择：** 无禁忌证的全部STEMI住院例数。

**设置理由：**

1.阿司匹林：冠状动脉内斑块破裂诱发局部血栓形成是导致AMI的主要原因。在急性血栓形成中血小板活化起着十分重要的作用，抗血小板治疗已成为AMI的常规治疗，溶栓前即应使用（Ⅰ，A）。阿司匹林和噻氯匹定或氯吡格雷是目前临床上常用的抗血小板药物。在STEMI第一天必须给予阿司匹林162～325mg，此后，如果没有禁忌证，则必须继续无限期使用，每天剂量为75～162mg。（Ⅰ类推荐，证据级别：A）。

2.β-受体阻滞剂：通过降低交感神经张力、减慢心率，降低体循环血压和减弱心肌收缩力以减少心肌耗氧量和改善缺血区的氧供需失衡，缩小心肌梗死面积，再梗死、室颤及其他恶性心律失常，降低急性期病死率有肯定的疗效。在无该药禁忌证的情况下应及早常规应用。

对于最初24小时内有β-受体阻滞剂使用禁忌证的STEMI患者，应在重新评价后尽量使用（Ⅰ，C）；伴有中、重度左心衰竭的患者应该使用β-受体阻滞剂进行二级预防治疗，应该从小剂量开始并谨慎地进行剂量调整（Ⅰ，B）；STEMI合并持续性心房纤颤、心房扑动动并出现心绞痛，但血流动力学稳定时，可使用β-受体阻滞剂（Ⅰ，C），STEMI合并顽固性多形性室性心动过速（室速），同时伴交感兴奋电风暴表现，可选择静脉使用β-受体阻滞剂治疗（Ⅰ，B）。

3.血管紧张素转换酶抑制剂（ACEI）和血管紧张素受体阻滞剂（ARB）：ACEI主要通过影响心肌重构、减轻心室过度扩张而减少充盈性心力衰竭的发生，降低病死率。

《2013 ACCF/AHA ST段抬高心肌梗死指南》中指出：

· 对于无禁忌证并同时有心力衰竭表现或射血分数≤0.40的STEMI患者，在发病后最初24小时内应使用血管紧张素转化酶抑制剂（ACEI）。（证据水平：A级）。

· 对于有适应证但是不耐受ACEI的STEMI患者应该使用血管紧张素受体阻滞剂（ARB）。（证据水平：B级）。

· 对于所有无禁忌证的STEMI患者都适合使用ACEI。（证据水平：A级）。

4.使用他汀类药物：除调脂作用外，他汀类药物还具有抗炎、改善内皮功能、抑制血小板聚集的多效性，因此，所有无禁忌证的STEMI患者入院后应尽早开始他汀类药物治疗，且无需考虑胆固醇水平（Ⅰ，A）。

**指标类型：** 过程质量。

**表达方式：** 比率提高。

**信息采集：** 追溯性调查住院病历的医嘱单、治疗单、病程记录，有关在住院期间使用阿司匹林、β-受体阻滞剂、ACEI/ARB、他汀类药物记录的相关信息，主要采集四种药品使用及禁忌证的信息：

1.抗血小板药物治疗

（1）阿司匹林禁忌证的选择

○A.阿司匹林过敏

○B.到达医院时或到达医院后24小时内活动性出血

○C.华法林或Coumadin作为预防用药

○D.医师记录显示不给予阿司匹林的其他原因

（2）使用抗血小板药物的长期医嘱

○A.阿司匹林的，或

○B.氯吡格雷的，或

○C.阿司匹林+氯吡格雷的，或

○D.双嘧达莫，或

○E.西洛他唑，或

2.β-受体阻滞剂治疗

（1）β-受体阻滞剂禁忌证的选择

○A.心率<60次/分钟

○B.动脉收缩压<100 mmHg

○C.中重度左心衰竭（≥ Killip Ⅲ级）

○D.二度、三度房室传导阻滞或PR间期>0.24秒

○E.严重慢性阻塞性肺部疾病或哮喘

○F.末梢循环灌注不良

○G.其他（注明名称）

（2）β-受体阻滞剂相对禁忌证的选择

○A.哮喘病史；

○B.周围血管疾病；

○C.胰岛素依赖性糖尿病。

○D.其他（注明名称）

（3）使用β-受体阻滞剂的长期医嘱

○A.美托洛尔，或

○B.普萘洛尔，或

○C.阿替洛尔，或

○D.比索洛尔，或

○E.拉贝洛尔，或

○F.塞利洛尔，或

○G.卡维地洛，或

3.ACEI/ARB治疗

（1）ACE抑制剂/ARB类药物禁忌证的选择

○A.血管性水肿
血管神经性水肿
眼睑，声门，喉，鼻咽，咽部水肿
急性眶周水肿
○B.高钾血症
患者血清钾检测报告值等于或大于$K^+$6.5
临床诊断为高钾血症
○C.低血压
血压（BP）的描述为低于（90/60mmHg）
患者的血压测量为成年人上肢动脉血压
临床诊断为低血压休克血压
○D.中/重度主动脉瓣狭窄（AS）
主动脉瓣狭窄描述为3 +，4 + ，或是显著
主动脉瓣狭窄，没有指定轻重程度
主动脉瓣区小于1.0$cm^2$
主动脉瓣下狭窄，中度/重度或严重程度没有指定程度
○E.肾功能恶化/肾病/功能障碍
急性肾损伤（AKI）
氮质血症
慢性肾脏病（CKD）
透析
终末期肾病（ESRD）
肾炎
血清肌酐（Cr，CRE）水平描述为不正常或升高
临床诊断为肾功能不全（RI ，CRI）
移植肾
肾功能衰竭，急性或慢性（ARF，RF，CRF）
○F.对ACEI制剂过敏者
○G.妊娠、哺乳妇女等

（2）使用ACEI药物的长期医嘱
○A.赖诺普利，或
○B.福辛普利（蒙诺），或
○C.培哚普利（雅施达），或
○D.依那普利，或
○E.西拉普利，或
○F.雷米普利（瑞泰），或
○G.咪达普利，或

○H.贝那普利（洛丁新），或

○I.卡托普利，或

（3）使用ARB药物的长期医嘱

○A.奥美沙坦，或

○B.替米沙坦（美卡素），或

○C.氯沙坦（科素亚），或

○D.缬沙坦（代文），或

○E.厄贝沙坦（安博维），或

4.他汀类药物

（1）他汀类药物禁忌证的选择

○A.孕妇、哺乳期妇女及计划妊娠的妇女

○B.肝肾功能明显受损

○C.严重酗酒者

○D.急重症感染、低血压、大手术、外伤、严重代谢和内分泌疾患、电解质紊乱及未控制的癫痫等均是增加横纹肌溶解和诱发肾功能衰竭的危险因素

○E.他汀类过敏或有肌病史者禁用

（2）住院期间血脂评估结果

（3）住院期间使用他汀类的长期医嘱

○A.阿托伐他汀，或

○B.瑞舒伐他汀，或

○C.辛伐他汀，或

○D.普伐他汀，或

○E.氟伐他汀，或

○F.洛伐他汀，或

**分子：**住院期间使用阿司匹林/氯吡格雷的例数。

**分母：**同期全部STEMI住院例数（无使用阿司匹林禁忌证）。

**分子：**住院期间使用β-受体阻滞剂的例数。

**分母：**同期全部STEMI住院例数（无使用β-受体阻滞剂禁忌证）。

**分子：**住院期间使用ACEI/ARB的例数。

**分母：**同期全部STEMI住院例数（无使用ACEI/ARB禁忌证）。

**分子：**住院期间使用他汀类药物的例数。

**分母：**同期全部STEMI住院例数（无使用他汀类药物禁忌证）。

**病例范围：**年满18岁及以上的STEMI住院病例。

**除外病例：**

1.具有使用阿司匹林、β-受体阻滞剂、ACEI/ARB、他汀类药物禁忌证的病例。

2.住院24小时内出院的病例。

3.住院24小时内死亡的病例。

4.体内装有心脏起搏除颤装置的病例。

5.住院期曾参与不能使用β-受体阻滞剂的药物临床试验的病例。

6.住院时间超过120天的病例。

7.心脏移植术后的病例。

8.在病历中有医师记录不宜使用的其他原因。

## 急性心肌梗死（AMI）质量控制指标-6

**指标代码：** AMI-6。

**指标名称：** 有出院时继续使用阿司匹林、β-受体阻滞剂、ACEI/ARB、他汀类药物（无禁忌证者）的记录。

**对象选择：** 无禁忌证的全部STEMI住院病例。

**设置理由：**

1.抗血小板治疗：若无禁忌证，所有STEMI患者出院后均应长期服用阿司匹林、氯吡格雷治疗。

2.β-受体阻滞剂：若无禁忌证，所有STEMI患者均应长期服用β-受体阻滞剂治疗，并根据患者耐受情况确定个体化的治疗剂量。

3. ACEI和ARB类药物：若无禁忌证，所有伴有心力衰竭（LVEF＜0.45）、高血压、糖尿病或慢性肾脏疾病的STEMI患者均应长期服用ACEI。低危STEMI患者（即LVEF正常、已成功实施血运重建且各种心血管危险因素已得到满意控制者）亦可考虑ACEI治疗。

4.他汀类药物：所有心肌梗死后患者都应该使用他汀类药物将低密度脂蛋白胆固醇水平控制在2.6mmol/L（100mg/dl）以下。现有的资料证实，心肌梗死后及早开始强化他汀类药物治疗可以改善临床预后。

**指标类型：** 过程质量。

**表达方式：** 比率提高。

**信息采集：** 追溯性调查门诊病历与住院病历的医嘱单、治疗单、病程记录、出院医嘱与出院小结，有关出院带药，继续使用阿司匹林、β-受体阻滞剂、ACEI/ARB、他汀类药物记录的相关信息，主要采集四种药品出院时带药继续使用的信息

1.抗血小板药物治疗

○A.阿司匹林的，或

○B.氯吡格雷的，或

○C.阿司匹林+氯吡格雷的，或

○D.双嘧达莫，或

○E.西洛他唑，或

2.β-受体阻滞剂治疗

○A.美托洛尔，或

○B.普萘洛尔，或

○C.阿替洛尔，或

○D.比索洛尔，或

○E.拉贝洛尔，或

○F.塞利洛尔，或

○G.卡维地洛，或

3.ACEI/ARB治疗

（1）使用ACEI药物的：

○A.赖诺普利，或

○B.福辛普利（蒙诺），或

○C.培哚普利（雅施达），或

○D.依那普利，或

○E.西拉普利，或

○F.雷米普利（瑞泰），或

○G.咪达普利，或

○H.贝那普利（洛丁新），或

○I.卡托普利，或

（2）使用ARB药物的：

○A.奥美沙坦

○B.替米沙坦（美卡素），或

○C.氯沙坦（科素亚），或

○D.缬沙坦（代文），或

○E.厄贝沙坦（安博维），或

4.他汀类药物

○A.阿托伐他汀，或

○B.瑞舒伐他汀，或

○C.辛伐他汀，或

○D.普伐他汀，或

○E.氟伐他汀，或

○F.洛伐他汀，或

**分子：**出院时带药继续使用阿司匹林/氯吡格雷的例数。

**分母：**同期全部STEMI住院例数（无使用阿司匹林禁忌证）。

**分子：**出院时带药继续使用β-受体阻滞剂的例数。

**分母：**同期全部STEMI住院例数（无使用β-受体阻滞剂禁忌证）。

**分子：**出院时带药继续使用ACEI/ARB的例数。

**分母：**同期全部STEMI住院例数（无使用ACEI/ARB禁忌证）。

**分子：**出院时带药继续使用他汀类药物的例数。

**分母：**同期全部STEMI住院例数（无使用他汀类药物禁忌证）。

**病例范围：**年满18岁及以上的STEMI住院病例。

**除外病例：**

1．具有使用阿司匹林、β-受体阻滞剂、ACEI/ARB、他汀类药物的禁忌证病例。

2．住院24小时内出院的病例。

3．住院24小时内死亡的病例。

4．体内装有心脏起搏除颤装置的病例。

5．住院期曾参与药物临床试验的病例。

6．住院时间超过120天的病例。

7．心脏移植术后的病例。

**特别提示：**

1.对使用阿司匹林、β-受体阻滞剂、ACEI/ARB、他汀类药物无禁忌证的患者，应在出院小结记录中有带药的记录。

2.未使用阿司匹林、β-受体阻滞剂、ACEI/ARB、他汀类药物的患者，在病历记录中对具体禁忌证的记载。

## 急性心肌梗死（AMI）质量控制指标-7

**指标代码：**AMI-7。

**指标名称：**血脂评价与管理。

**对象选择：**无禁忌证的全部STEMI住院病例。

**设置理由：**

1.ESC、EAS《2011年欧洲血脂异常管理指南》，新指南推荐的冠心病/缺血性卒中人群的LDL-C目标值为<70mg/dl，这是基于10年来的循证医学证据所做出的最新推荐。强化降低LDL-C水平（1年时LDL-C差值为0.51mmol/L）使冠脉死亡和非致死性心肌梗死风险降低13%，冠脉血管重建风险降低19%，缺血性卒中风险降低16%。

2.脂质调节

· 所有无禁忌证的STEMI患者适合用初步或持续高强度他汀类药物治疗。（Ⅰ类，证据水平：B级）

· 对于STEMI患者应该进行一次快速血脂分析，并最好在24小时内报告。（Ⅱ类，证据水平：C级）

**表达方式：**比率提高。

**指标类型：**过程质量。

**信息采集：**信息源自首次临床血脂检验报告，或住院病历现病史，或病程记录的内容，主要采集五项信息：

1.评估时间

○A.入院前30天内已经做过血脂水平评估

○B.入院后首次血脂水平评估时间

2.血脂与血糖评估项目

①血脂

○A.甘油三酯TG　mmol/L，标识 □ ↑/□ 正常/□ ↓

○B.总胆固醇TCHO　mmol/L，标识 □ ↑/□ 正常/□ ↓

○C.低密度脂蛋白胆固醇LDL-C　mmol/L，标识 □ ↑/□ 正常/□ ↓

○D.高密度脂蛋白胆固醇HDL-C　mmol/L，标识 □ ↑/□ 正常/□ ↓

②血糖

○A.空腹血糖GLU　mmol/L，标识 □ ↑/□ 正常/□ ↓

○B.糖化血红蛋白HbA1c（伴糖尿病必做）　%，标识□ ↑/□ 正常/□ ↓

3.他汀类药物禁忌证的选择

○A.孕妇、哺乳期妇女及计划妊娠的妇女

○B.肝肾功能明显受损

○C.严重酗酒者

○D.急重症感染、低血压、大手术、外伤、严重代谢和内分泌疾患、电解质紊乱及未控制的癫痫等均是增加横纹肌溶解和诱发肾功能衰竭的危险因素

○E.他汀类过敏或有肌病史者禁用

4.住院期间使用他汀类的长期医嘱

○A.阿托伐他汀

○B.瑞舒伐他汀，或

○C.辛伐他汀，或

○D.普伐他汀，或

○E.氟伐他汀，或

○F.洛伐他汀，或

**分子：**STEMI患者住院期间进行血脂评价（LDL）的例数。

**分母：**同期全部STEMI住院的例数。

**分子：**使用他汀类药物治疗的例数。

**分母：**同期全部STEMI住院的例数。

**病例范围：**年满18岁及以上的STEMI住院病例。

## 急性心肌梗死（AMI）质量控制指标-8

**指标代码：**AMI-8。

**指标名称：**为患者提供健康教育。

**对象选择：**全部STEMI住院例数。

**设置理由：**

1.近年来，研究者对AMI恢复后预防再次梗死与死亡危险的二级预防策略做了大量积极的研究，并且取得了明显成效。凡心肌梗死恢复后的患者都应采取积极的二级预防措施，包括健康教育、非药物治疗（合理饮食、适当锻炼、戒烟、限酒、心理平衡）及药物治疗。

2.二级预防：STEMI急性期后生存的患者必须制订二级预防治疗计划。（Ⅰ类推荐，证据级别：A）。

**指标类型：**过程质量。

**表达方式：**比率提高。

**信息采集：**追溯性调查住院病历中记录的相关信息。

**分子：**实施健康教育的例数（包含以下五个子项）。

**分母：**同期全部STEMI住院例数。

实施有针对性健康教育执行时间可体现在入院后（或再灌注治疗前）、再灌注治疗中、再灌注治疗后、出院时四个阶段。总体内容包括以下五方面，分别叙述：

AMI-7.1实施戒烟劝告或咨询教育（一年内有吸烟史）。

AMI-7.2控制危险因素。

AMI-7.3血运重建后长期生活方式和危险因素的控制。

AMI-7.4出院带药如何使用。

AMI-7.5告知发生紧急情况时求援救治途径。

## AMI-8.1健康（戒烟）辅导

**指标代码：**AMI-8.1。

**指标名称：**实施戒烟劝告或咨询教育（一年内有吸烟史）。

**对象选择：**全部STEMI住院例数。

**设置理由：**

1.据研究报告仅戒烟，使心脏事件发生率下降7%～47%。

2.戒烟目标：彻底戒烟，避免被动吸烟。

**指标类型：**过程质量。

**表达方式：**比率提高。

**信息采集：**追溯性调查住院病历的病程记录、护理记录、出院小结记录中戒烟健康教育的相关信息。

**分子：**实施戒烟劝告或咨询教育的例数。

**病例范围：**全部。

**信息要点：**戒烟劝告或咨询教育。

**分母：**同期住院前一年内有吸烟史的全部STEMI住院例数。

**病例范围：**全部。

**除外病例：**无。

## AMI-8.2控制危险因素

**指标代码：**AMI-8.2。

**指标名称：**控制危险因素。

**对象选择：**全部STEMI住院例数。

**设置理由：**

近年来，研究者对控制危险因素，AMI恢复后预防再次梗死与死亡危险的二级预防策略做了大量积极的研究，并且取得了明显成效。凡心肌梗死恢复后的患者都应采取积极的二级预防措施，包括健康教育、非药物治疗（合理饮食、适当锻炼、戒烟、限酒、心理平衡）及药物治疗。

**指标类型：**过程质量。

**表达方式：**比率提高。

**信息采集：**追溯性调查住院病历的病程记录、护理记录、出院小结记录，控制危险因素（既往史），评估与教育的相关信息，主要是指以下各风险因素：

○A.年龄65岁以上

○B.糖尿病（DM）和糖尿病并发症

○C.冠状动脉搭桥术（CABG）手术的历史

○D.充血性心力衰竭

○E.慢性阻塞性肺疾病

○F.急性冠脉综合征

○G.终末期肾脏疾病或透析

○H.肾功能衰竭

○I.风湿性心脏瓣膜病

○J.偏瘫，截瘫，瘫痪

○K.血液病

○L.严重心律失常

○M.转移性癌和急性白血病

○N.癌症

○O.褥疮或慢性皮肤溃疡

○P.严重哮喘

○Q.痴呆和衰老

○R.血管或循环系统疾病

○S.药物/酒精滥用/依赖/精神病

○T.脑血管疾病

○U.肺炎

○V.冠状动脉粥样硬化/其他慢性缺血性心脏病

○W.曾有心绞痛/陈旧性心肌梗死

○X.曾有前壁心肌梗死

○Y.曾有其他位置的心肌梗死

**分子：**实施危险因素评估与控制教育的例数。

**病例范围：**全部。

**除外病例：**无。

**信息要点：**危险因素控制教育。

**分母：**同期全部STEMI住院例数。

**病例范围：**全部。

**除外病例：**无。

## AMI-8.3坚持二级预防

**指标代码：**AMI-8.3。

**指标名称：**血运重建后长期生活方式和危险因素的控制计划。

**对象选择：**全部STEMI住院例数。

**设置理由：**

1.近年来，研究者对AMI恢复后预防再次梗死与死亡危险的二级预防策略做了大量积极的研究，并且取得了明显成效。凡心肌梗死恢复后的患者都应采取积极的二级预防措施，包括健康教育、非药物治疗（合理饮食、适当锻炼、戒烟、限酒、心理平衡）及药物治疗。

2.《2012年中国经皮冠状动脉介入治疗指南（简本）》中明确指出，“血运重建后长期生活方式和危险因素的控制”的具体要求。

**指标类型：**过程质量。

**表达方式：**比率提高。

**信息采集：**追溯性调查住院病历的病程记录、护理记录、出院小结记录中有关血运重建后长期生活方式和危险因素控制的记录，主要采集四项信息：

1.应当有定期进行全面的临床和预后评估的要求

○A.定期进行心电图、实验室检查、运动试验及超声心动图检测

○B.对高危患者（如近期血运重建、CHF等）制定医学监督计划

○C.应当对患者进行健康教育，嘱其坚持每周5次，至少每天1次30～60分钟适当强度的有氧运动

2.有饮食和体重控制标准的要求

○A.鼓励控制体质量（体质指数＜24kg/m$^2$），男性腰围＜90cm，女性腰围＜80cm

○B.建议每次健康检查都要评估体质指数和（或）腰围

○C.应将降低基线体重标准的10%作为减肥治疗的初始目标

3.推荐选择健康食品，改变生活方式、饮食疗法及药物治疗。

○A.将LDL-C控制于<2.6mmol/L（100mg/dl）

○B.在极高危人群中，控制LDL-C<2.0mmol/L（80mg/dl）

○C.推荐更多摄入富含不饱和脂肪酸的食物如含有ε-3脂肪酸的鱼类等

○D.通过药物治疗和生活方式的改变使血压控制在<130/80mmHg（lmmHg=0.133kPa）

○E.无论其血脂水平如何，除非存在禁忌证，所有患者均应使用他汀类药物

○F.β-受体阻滞剂和ACEI应作为一线用药

○G.推荐在每次随访时向患者强调戒烟和控制吸二手烟的重要性

4.对糖尿病患者要着重强调

○A.通过改变生活方式和坚持药物治疗达到HbAlc 6.5%～7.0%的标准

○B.由专业的内科医生指导糖尿病治疗

**分子：**有实施血运重建后长期生活方式和危险因素控制[3（或）4项]记录的例数。

**分母：**同期全部STEMI住院例数。

**病例范围：**全部。

**除外病例：**无。

## AMI-8.4出院带药如何使用

**指标代码：**AMI-8.4。

**指标名称：**出院带药如何使用。

**对象选择：**同期全部STEMI住院例数。

**指标类型：**过程质量。

**表达方式：**比率提高。

**设置理由：**追溯性调查住院病历的病程记录、护理记录，依照“出院小结”记载，叮嘱患者如何使用出院带药及要求，正确药物、正确的使用方法。

**信息采集：**追溯性调查出院小结、护理记录或门诊病历中记录如何使用出院带药的相关信息，主要采集两项信息：

○A.交与患者“出院小结”的副本，并出院时由医护人员向患者再面授出院带药，使用要求应逐项交代告知（若是只是笼统地告知患者“回家继续吃药”，则定“否”）

○B.若患者认知障碍时，则向其亲属递交患者的“出院小结”副本、并叮嘱出院带药及使用要求

**分子：**获得出院带药如何使用教育的例数。

**病例范围：**全部。

**除外病例：** 无。
**信息要点：** 出院带药如何使用教育。
**分母：** 同期全部STEMI住院例数。
**病例范围：** 全部。
**除外病例：** 无。

## AMI-8.5告知发生紧急情况时求援救治途径

**指标代码：** AMI-8.5。
**指标名称：** 获得告知发生紧急情况时求援救治途径获得教育的例数。
**对象选择：** 同期全部STEMI住院例数。
**指标类型：** 过程质量。
**表达方式：** 比率提高。
**设置理由：** 依照“出院小结”记载，叮嘱患者告知发生紧急情况时求援救治途径。
**信息采集：** 追溯性调查出院小结、护理记录或门诊病历中记录如何告知发生紧急情况时求援救治途径的相关信息，主要采集三项信息：

○A.明确告知如果突然发作剧烈而持久的胸骨后或心前区压榨性疼痛，休息和含服硝酸甘油不能缓解立即拨打急救电话“120”或其他急救电话
○B.交与患者“出院小结”的副本，并出院时由医护人员再面授紧急情况时应如何求援救治
○C.交与患者急性心肌梗死健康教育的相关材料（小册子，教学片，视频，DVD）

**分子：** 有获得若发生紧急情况时求援救治途径教育记录的例数。
**病例范围：** 全部。
**除外病例：** 无。
**信息要点：** 告知发生紧急情况时求援救治途径。
**分母：** 同期全部STEMI住院例数。
**病例范围：** 全部。
**除外病例：** 无。

# 急性心肌梗死（AMI）质量控制指标-9

## AMI-9.1住院天数与费用、疗效

**指标代码：** AMI-9.1。
**指标名称：** 平均住院日与费用。
**对象选择：** 全部住院治疗的急性心肌梗死成人患者。

**设置理由：** 患者负担与转归有密切相关性。

**指标类型：** 结果质量（数据）。

**表达方式：** 缩短与降低，横向医院间比较。

**信息采集：** 追溯性调查住院病历中病程记录、出院小结等相关信息。卫生部临床路径标准住院日：10～14天。

**项目与结果数据：**

1.住院天数：1～120天。

2.离院方式

A.医嘱离院

B.医嘱转院

C.医嘱转社区卫生服务机构/乡镇卫生院

D.非医嘱离院

E.死亡

F.其他

3.住院费用（元）

（1）住院费用：总费用指患者住院期间发生的与诊疗有关的所有费用之和。

（2）药类：

A.西药费：包括有机化学药品、无机化学药品和生物制品费用（含抗菌药物）。

B.中药费：包括中成药费、中草药费。

C.血液和血液制品类：包括血费，白蛋白类、球蛋白类、凝血因子类、细胞因子类制品费。

（3）手术（介入）治疗费：包括麻醉费及各种介入、孕产、手术治疗等费用。

（4）手术（介入）用一次性医用材料费：患者住院期间进行手术、介入操作时所使用的一次性医用材料费用。

**分子：** 诊疗结果死亡的例数。

**分母：** 同期全部STEMI住院例数。

**分子：** 住院日为≤14天的例数。

**分母：** 同期全部STEMI住院例数。

**除外病例：** 无。

**评价数据计算值：**

通过统计本院本年度STEMI患者住院日及住院费用（元）分析，获得以下信息：

1.住院日："平均值"与"中位数、20百分位数、80百分位数"。

2.住院费用（元）："平均值"与"中位数、20百分位数、80百分位数"。

**附件：**

**离院方式：** 指患者本次住院、出院的方式，主要包括：

1.医嘱离院：指患者本次治疗结束后，按照医嘱要求出院，回到住地进一步康复等情况。

2.医嘱转院：指医疗机构根据诊疗需要，将患者转往相应医疗机构进一步诊治，用于统计“双向转诊”开展情况。如果接收患者的医疗机构明确，需要填写转入医疗机构的名称。

3.医嘱转社区卫生服务机构/乡镇卫生院：指医疗机构根据患者诊疗情况，将患者转往相应社区卫生服务机构进一步诊疗、康复，用于统计“双向转诊”开展情况。如果接收患者的社区卫生服务机构明确，需要填写社区卫生服务机构/乡镇卫生院名称。

4.非医嘱离院：指患者未按照医嘱要求而自动离院，如：患者疾病需要住院治疗，但患者出于个人原因要求出院，此种出院并非由医务人员根据患者病情决定，属于非医嘱离院。

5.死亡。指患者在住院期间死亡。

6.其他：指除上述5种出院去向之外的其他情况。

引自：《卫生部关于修订住院病案首页的通知》卫医政发〔2011〕84号 附件2.住院病案首页部分项目填写说明。

## AMI-9.2出院前危险性评估

**指标代码：**AMI-9.2。

**指标名称：**出院前危险性评估。

**对象选择：**同期全部住院STEMI患者。

**设置理由：**STEMI患者出院前，应用无创或有创性检查技术评价左心室功能、心肌缺血、心肌存活性和心律失常，对于预测出院后发生再梗死、心力衰竭或死亡的危险性，从而采取积极的预防和干预措施，具有重要的意义。

**指标类型：**过程质量。

**表达方式：**比率提高。

**信息采集：**追溯性调查住院病历中病程记录、出院小结等出院前危险性评估的相关信息。主要采集三项信息：

1. 出院时状态

○A.生命体征稳定

○B.血流动力学稳定

○C.心电学稳定

○D.心功能稳定

○E.心肌缺血控制

○F.曾有心搏骤停/心肺复苏

○G.拟择期PCI

○H.拟择期CABG

○I.其他状态（注明名称）

2.出院前风险因素再评估（具体见AMI-7.2）。
3.出院前GRACE危险评分值。

**分子：** 有出院前危险性评估（1~3项）记录的例数。

**分母：** 同期全部STEMI住院例数。

**病例范围：** 全部。

**除外病例：** 无。

**附件：急性冠脉综合征患者GRACE风险评分（出院时，末次评估）。**

出院时应用GRACE评分，预测出院6个月死亡和缺血风险，根据风险类型调整出院后治疗策略。

| 项目 | 分 | 项目 | 分 | 项目 | 分 | 项目 | 分 | 项目 | 分 |
|---|---|---|---|---|---|---|---|---|---|
| 收缩压mmHg | | 心率 次/分 | | 年龄 | | 血肌酐mg/dl | | 风险因素 | |
| ≤80 | 24 | ≤50 | 0 | ≤30 | 0 | 0~0.39 | 1 | 充血性心力衰竭病史 | 24 |
| 80~99 | 22 | 50~69 | 3 | 30~39 | 0 | 0.40~0.79 | 3 | | |
| 100~119 | 18 | 70~89 | 9 | 40~49 | 18 | 0.80~1.19 | 5 | 心肌梗死病史 | 12 |
| 120~139 | 14 | 90~109 | 14 | 50~59 | 36 | 1.20~1.59 | 7 | | |
| 140~159 | 10 | 110~149 | 23 | 60~69 | 55 | 1.60~1.99 | 9 | 心肌标记物升高 | 15 |
| 160~199 | 4 | 150~199 | 35 | 70~79 | 73 | 2.00~3.99 | 15 | | |
| ≥200 | 0 | ≥200 | 43 | 80~89 | 91 | >4.0 | 20 | ST段变化 | 11 |
| | | | | ≥90 | 100 | | | 院内PCI史 | 14 |

将以上所选各项分值相加即可。
危重分级（STE-ACS，出院时、末次评估）
低危：27~99；中危：100~127；高危：128~263。

## 急性心肌梗死（AMI）质量控制指标-10

**指标代码：** AMI-10。

**指标名称：** 患者对服务质量的评价。

**标准类型：** 过程质量。

**表达方式：** 比率提高。

**设置理由：**通过对患方满意度的调查，可以了解整体医疗过程，有利于提高服务水平，调整服务方式，让患者得到更满意的服务。

**对象选择：**全部STEMI住院患者。

**信息采集：**请STEMI出院患者在办理完出院手续之后，填写服务满意程度调查表，或由专人在出院后一周内进行电话随访。可以从以下几个方面了解：

**特定（单）病种患者感受评价用表**

| |
|---|
| 1.入病房时护士是否以口头或书面形式主动介绍住院环境、注意事项； |
| □ 5很满意□ 4满意□ 3一般□ 2不满意□ 1很不满意 |
| 2.医生诊断后是否主动告知治疗方案、预期结果及预计费用； |
| □ 5很满意□ 4满意□ 3一般□ 2不满意□ 1很不满意 |
| 3.对病房与床单的清洁舒适程度的评价； |
| □ 5很满意□ 4满意□ 3一般□ 2不满意□ 1很不满意 |
| 4.对病房的生活方便程度的总体印象； |
| □ 5很满意□ 4满意□ 3一般□ 2不满意□ 1很不满意 |
| 5.经过本次治疗后对病痛减轻与生活质量改善程度的评价； |
| □ 5很满意□ 4满意□ 3一般□ 2不满意□ 1很不满意 |
| 6.对此次住院医护人员提供服务的总体评价； |
| □ 5很满意□ 4满意□ 3一般□ 2不满意□ 1很不满意 |
| 7.对医生、护士提供本次所患疾病相关的防治与康复知识教育的评价。 |
| □ 5很满意□ 4满意□ 3一般□ 2不满意□ 1很不满意 |

**对象选择：**STEMI住院的患者。

**分子：**被调查的所有满意以上的STEMI住院的例数。

**分母：**全部STEMI住院的例数。

**除外病例：**无。

# 第五节　ST段抬高急性心肌梗死（STEMI）临床路径

## 一、标准住院流程

1.适用对象　第一诊断为“ST段抬高急性心肌梗死（STEMI）（ICD10：I21）”的患者。

2.诊断依据　根据《急性ST段抬高心肌梗死的诊断与治疗指南》（中华医学会心血管病分会，2007年编著）及ACC/AHA与ESC相关指南。

（1）持续剧烈胸痛＞30分，含服硝酸甘油（NIG）不缓解。

（2）相邻两个或两个以上导联心电图ST段抬高≥0.2mv。

（3）心肌血清生化标记物[肌酸激酶（CK）、CK同工酶（MB）、心脏特异的肌钙蛋白（cTNT和cTNI）、肌红蛋白]异常升高。

（注：符合前两项条件时，即确定诊断为STEMI，不能因为等待心肌标记物检测的结果而延误再灌注治疗的开始）。

3.治疗方案的选择及依据　根据《急性ST段抬高心肌梗死的诊断与治疗指南》（中华医学会心血管病分会，2007年编著）及ACC/AHA与ESC相关指南。

（1）一般治疗。

（2）再灌注治疗

1）直接PCI（经皮冠状动脉介入治疗）：以下为优先选择指征。

①具备PCI的条件；

②高危患者；

③有溶栓禁忌证者；

④发病时间＞3小时、＜12小时的患者；

⑤高度疑诊为STEMI者。

急诊PCI指标：从急诊室到血管开通（door-to-balloon time）＜90分钟。

2）静脉溶栓治疗：以下为优先选择指征。

①无溶栓禁忌证；

②发病时间≤3小时；

③无条件行急诊PCI；

④PCI延误时间者（door-to-balloon time＞90分钟）。

**溶栓指标：**从急诊室到溶栓治疗开始（door-to-needle time）＜30分钟。

4.临床路径标准住院日为：10～14天。

5.进入该临床路径的标准

（1）第一诊断必须符合急性ST段抬高心肌梗死ICD10：I21疾病编码。

（2）除外主动脉夹层、急性肺栓塞等疾病。

（3）当患者同时具有其他疾病诊断时，如在住院期间不需特殊处理也不影响第一诊断的临床路径流程实施，可以进入路径。

6.术前准备（术前评估）：就诊当天必需的检查项目

（1）18导联心电图；

（2）心电、血压监测；

（3）除颤器准备；

（4）血常规+血型；

（5）凝血功能；

（6）心肌血清生化标记物；

（7）肝、肾功能，电解质，血糖；

（8）感染性疾病筛查（甲、乙、丙型肝炎，HIV，梅毒等）。

根据患者具体情况可查：

（1）血脂、D-Dimer、脑钠肽（BNP）；

（2）尿、便常规+隐血、酮体；

（3）血气分析；

（4）X线（胸片）、UCG；

（5）心功能及心肌缺血评估。

7.选择用药

（1）抗心肌缺血药物：硝酸酯类药物、β-受体阻滞剂、血管紧张素转换酶抑制剂（ACEI）；

（2）抗血小板药物：对于行介入治疗者，阿司匹林和氯吡格雷可合用；术中还可选用GpⅡb/Ⅲa受体拮抗剂；

（3）抗凝药物：普通肝素或低分子肝素；

（4）调脂药物：他汀类药物。

8.介入治疗时间　为AMI起病12小时内实施急诊PCI治疗；时间超过12小时，如患者仍有缺血性疼痛证据，或血流动力学不稳定，或合并心源性休克者，仍应实施急诊PCI治疗。所有高危患者均应在主动脉内球囊反搏（IABP）保障下进行。

（1）麻醉方式：局部麻醉。

（2）手术内置物：冠状动脉内支架。

（3）术中用药：抗凝药（肝素等）、抗血小板药（GpⅡb/Ⅲa受体拮抗剂）、血管活性药、抗心律失常药。

（4）住院术后第1天需检查项目：心电图（动态观察、血运重建后3小时内，每30分钟做一次心电图）、心肌损伤标记物（连续三次动态观察）、血生化、心脏超声心动图、胸片、血气分析、BNP、血常规、尿常规、便常规+OB、C-反应蛋白或hsCRP、D-二聚体（D-Dimer）、凝血功能。

9.术后住院恢复：10～14天。

10.出院标准（围绕一般情况、切口情况、第一诊断转归）

（1）生命体征平稳。

（2）血流动力学稳定。

（3）心电稳定。

（4）心功能稳定。

（5）心肌缺血症状得到有效控制。

11.有无变异及原因分析

（1）冠状动脉造影后转外科行急诊冠脉搭桥。

（2）等待二次择期PCI。

（3）有并发症或合并症、病情危重不能出CCU和出院。

（4）等待择期CABG。

（5）患者拒绝出院。

注1：适用于STEMI发病＜12小时者，择期PCI患者不适用本流程。

注2："第四节 ST段抬高急性心肌梗死（STEMI）临床路径"由中国医学科学院北京阜外心血管病医院杨跃进教授、副院长供稿。

## 二、临床路径表单

适用对象：第一诊断为：ST段抬高急性心肌梗死（STEMI） ICD10：I21

患者姓名：__________性别：__________年龄：__________住院号：__________

发病时间：____年__月__日__时__分 到达急诊科时间：____年__月__日__时__分

溶栓开始时间：____年__月__日__时__分 PCI完成时间：____年__月__日__时__分

住院日期：__年__月__日出院日期：__年__月__日标准住院日[①]：10～14天实际住院日：__天

| 来院时间 | 到达急诊科（0～10分钟） | 到达急诊科（11～30分钟） | 到达急诊科或导管室（31～90分钟） |
|---|---|---|---|
| 关键任务 | 诊断、监护、急救 | 确诊、监护、救治<br>准备并开始血运重建治疗 | 实施血运重建治疗、监护、救治 |
| 主要诊疗活动 | □询问病史与体格检查<br>□建立静脉通道<br>□心电和血压监测<br>□描记并评价"18导联"心电图<br>□开始急救和常规治疗。 | □急请心血管内科二线医师会诊（5分钟内到达）：复核诊断、组织急救治疗<br>□首选迅速评估 "溶栓治疗"或"直接PCI治疗"的适应证和禁忌证<br>□选择确定再灌注治疗方案之一<br>□对拟行"直接PCI"的患者，尽快术前准备：药物、血液化验、交代病情、签署介入知情同意书、通知术者和导管室、运送准备等<br>□对拟行"溶栓治疗"的患者，立即准备并尽早实施 | □做好患者"急诊室⇆导管室⇆CCU"安全转运准备<br>□密切观察并记录溶栓过程中的病情变化和救治情况<br>□尽早运送患者到导管室，实施"直接PCI"治疗<br>□密切观察并记录"直接PCI"治疗中的病情变化和救治过程<br>□溶栓或介入治疗后患者安全运送至CCU继续治疗<br>□血运重建治疗过程中重症监护和救治<br>□若无血运重建治疗条件，尽快将患者转运至有血运重建条件的医院。 |
| 重点医嘱 | □描记"18导联"心电图<br>□卧床、禁活动<br>□吸氧<br>□重症监护（持续心电、血压和血氧饱和度监测等）<br>□开始急性心肌梗死急救和"常规治疗" | □急性心肌梗死护理常规<br>□特级护理<br>□镇静止痛<br>□静脉滴注硝酸甘油<br>□尽快准备和开始急诊"溶栓"治疗<br>□从速准备和开始急诊PCI治疗<br>□血液化验检查：溶栓或急诊PCI前必查项目<br>□尿常规+镜检<br>□血清心肌酶学和损伤标记物测定（不必等结果） | □急性心肌梗死护理常规<br>□特级护理<br>□准备溶栓、直接PCI治疗中的救治<br>□实施溶栓治疗<br>□实施直接PCI治疗<br>□密切观察并记录溶栓治疗和直接PCI治疗中的病情变化和救治过程<br>□持续重症监护（持续心电、血压等监测） |

续表

| 来院时间 | 到达急诊科（0～10分钟） | | | 到达急诊科（11～30分钟） | | | 到达急诊科或导管室（31～90分钟） | | |
|---|---|---|---|---|---|---|---|---|---|
| 关键任务 | 诊断、监护、急救 | | | 确诊、监护、救治<br>准备并开始血运重建治疗 | | | 实施血运重建治疗、监护、救治 | | |
| 护理服务 | □建立静脉通道<br>□给予吸氧<br>□实施重症监护<br>□做好除颤准备<br>□配合急救治疗（静脉/口服给药等）<br>□静脉抽血准备<br>□记护理记录<br>□指导家属完成急诊挂号、交费和办理“入院手续”等工作 | | | □急性心肌梗死护理常规<br>□特级护理<br>□记护理记录<br>□配合监护和急救治疗<br>□观察并记录溶栓治疗过程中的病情变化及救治过程<br>□配合急诊PCI术前准备<br>□做好急诊PCI患者转运准备 | | | □急性心肌梗死护理常规<br>□特级护理<br>□记护理记录<br>□配合溶栓治疗监护、急救和记录<br>□配合直接PCI观察、监护、急救和记录<br>□患者转运回CCU进一步监护、治疗 | | |
| 病情转归评价 | □ 存活：<br>□生命体征：　□稳定/□不稳定<br>□血流动力学：□稳定/□不稳定<br>□心电学：　□稳定/□不稳定<br>□心功能：　□稳定/□不稳定<br>□心肌缺血：　□控制/□未控制<br>□心搏骤停/心肺复苏：□有/□无<br>□ 死亡：直接死因：______ | | | □ 存活：<br>□生命体征：　□稳定/□不稳定<br>□血流动力学：□稳定/□不稳定<br>□心电学：　□稳定/□不稳定<br>□心功能：　□稳定/□不稳定<br>□心肌缺血：　□控制/□未控制<br>□心搏骤停/心肺复苏：□有/□无<br>□ 死亡：直接死因：______ | | | □ 存活：<br>□生命体征：□稳定/□不稳定<br>□血流动力学：□稳定/□不稳定<br>□心电学：　□稳定/□不稳定<br>□心功能：　□稳定/□不稳定<br>□心肌缺血：□控制/□未控制<br>□心搏骤停/心肺复苏：□有/□无<br>□ 死亡：直接死因：______ | | |
| 护士签名 | 白班 | 小夜班 | 大夜班 | | 白班 | 小夜班 | 大夜班 | 白班 | 小夜班 | 大夜班 |
| | | | | | | | | | | |
| 医师签名 | | | | | | | | | | |

注：①“标准住院日”：适用于及时来院血运重建，恢复顺利而无并发症的STEMI患者；对于发病后未及时血运重建治疗，或血运重建治疗未成功或疗效欠佳，或有严重并发症者除外。

注：适用于STEMI发病＜12小时，择期PCI患者不适用本流程。

**临床路径表单（续）**

| 住院日期 | 住院（CCU）第1～2天（来到医院1.5～48小时） | 住院（CCU）第3～7天（来到医院3～7天） | 住院（普通病房）第7～14天（来到医院7～14天） |
|---|---|---|---|
| 关键任务 | 监护、救治；病历书写、病程记录；抽血化验；危险分层、梗死范围和心功能评估；心肌梗死和溶栓或介入并发症预防和诊治 | 监护、救治；心肌梗死和溶栓或介入并发症防治；康复和宣教；诊疗方案完善；病程记录；转出CCU | 康复和宣教；择期血运重建（PCI、CABG）评估或治疗；梗死面积和心功能再评价、出院和预后评估；出院和二级预防 |

续表

| 住院日期 | 住院（CCU）第1～2天（来到医院1.5～48小时） | 住院（CCU）第3～7天（来到医院3～7天） | 住院（普通病房）第7～14天（来到医院7～14天） |
|---|---|---|---|
| 主要诊疗工作 | □监护、急救和常规药物治疗<br>□密切观察、防治心肌梗死并发症<br>□密切观察和防治溶栓和介入术后并发症<br>□完成病历书写和病程记录<br>□完成上级医师查房：诊断、鉴别诊断、危险性分层分析、确定诊疗方案<br>□预防感染（必要时）<br>□血液化验检查、尿常规、便常规<br>□梗死范围及心功能评价<br>□危险性评估<br>□向家属交代病情和风险 | □必要时继续重症监护<br>□急性心肌梗死和介入或溶栓并发症预防和诊治<br>□病历书写和病程记录<br>□上级医师查房：治疗效果评估和诊疗方案调整或补充<br>□康复和锻炼<br>□稳定患者转出CCU至普通病房进一步康复 | □必要时心电监测<br>□上级医师查房：梗死面积和心功能再评价，治疗效果、预后和出院评估<br>□完成上级医师查房和病程记录<br>□继续和调整已用药物治疗<br>□康复和二级预防宣教<br>□梗死面积和心功能再评价<br>□再次血运重建治疗评估<br>□实施再次血运重建，包括：PCI、CABG<br>□择期PCI者介入并发症的防治<br>□预后评估和出院 |
| 重要医嘱 | □急性心肌梗死护理常规<br>□病危通知<br>□特级护理<br>□吸氧<br>□卧床<br>□镇静止痛<br>□禁食、流食、半流食<br>□保持大便通畅<br>□记录24小时出入量<br>□重症监护（持续心电、血压和血氧饱和度监测等）<br>□“直接PCI”或“溶栓”后常规医嘱<br>□阿司匹林与氯吡格雷联用<br>□低分子肝素3～5天<br>□β-受体阻滞剂无禁忌证者常规应用<br>□ACEI或ARBS类药物无禁忌证者常规应用<br>□硝酸酯类（静脉或口服）<br>□抽血化验必查项目<br>□心电图动态观察（再灌注治疗后3小时内，每半小时一次、一周内每天一次）<br>□心肌酶和损伤标记物动态观察（连续3次）<br>□床旁胸片<br>□床旁超声心动图 | □急性心肌梗死护理常规<br>□Ⅰ级护理<br>□床上或床旁活动<br>□流食、半流食<br>□重症监护（持续心电、血压和血氧饱和度监测等）<br>□继续“直接PCI”或“溶栓”后常规医嘱<br>□转出CCU（病情稳定者）<br>□继续和调整已有治疗<br>□调脂药（他汀类药物） | □急性心肌梗死护理常规<br>□Ⅱ级护理或Ⅲ级护理<br>□床旁、室内或室外活动<br>□半流食或普食<br>□继续或调整已有药物治疗<br>□继续或调整“直接PCI”或“溶栓”后常规治疗<br>□择期PCI术前评估、准备和术后监测、治疗<br>□出院前宣教和二级预防指导<br>□出院评估、小结和手续办理<br>□出院后药物、随访和注意事项指导 |

续表

<table>
<tr><th>住院日期</th><th colspan="3">住院（CCU）第1～2天<br>（来到医院1.5～48小时）</th><th colspan="3">住院（CCU）第3～7天<br>（来到医院3～7天）</th><th colspan="3">住院（普通病房）第7～14天<br>（来到医院7～14天）</th></tr>
<tr><td>并发症治疗</td><td colspan="3">□心肌梗死并发症治疗：□是（请选下列）<br>□否<br>□升血压治疗： □是 / □否<br>□抗心律失常治疗： □是 / □否<br>□抗心力衰竭治疗： □是 / □否<br>□抗心源性休克治疗： □是 / □否<br>□抗机械并发症治疗： □是 / □否<br>□心肺复苏治疗： □是 / □否<br>□直接PCI / □溶栓并发症治疗：<br>□是（请选下列）/□否<br>□脑出血： □是/□否<br>□脑栓塞： □是/□否<br>□消化道大出血： □是/□否<br>□腹膜后出血/血肿： □是/□否<br>□肌肉内大出血/血肿： □是/□否<br>□股动脉穿刺血管大出血/血肿：<br>□是/□否<br>□其他动脉大出血/血肿：<br>□是/ □否<br>□股动脉穿刺后动静脉瘘：<br>□是/□否<br>□输血： □是/□否<br>□动脉栓塞： □是/ □否<br>□深静脉血栓形成： □是/ □否<br>□急性肺动脉栓塞： □是/ □否<br>□其他并发症： □是/ □否</td><td colspan="3">□心肌梗死并发症治疗：<br>□是（请选下列）□否<br>□升血压治疗： □是/ □否<br>□抗心律失常治疗： □是/ □否<br>□抗心力衰竭治疗： □是/ □否<br>□抗心源性休克治疗： □是/ □否<br>□抗机械并发症治疗： □是/ □否<br>□心肺复苏治疗： □是/ □否<br>□直接PCI / □溶栓并发症治疗：<br>□是（请选下列）/□否<br>□脑出血： □是/ □否<br>□脑栓塞： □是/ □否<br>□消化道大出血： □是/ □否<br>□脑梗死后出血/血肿：□是/ □否<br>□肌肉内大出血/血肿：□是/ □否<br>□股动脉穿刺血管大出血/血肿：<br>□是/ □否<br>□股动脉穿刺后动静脉瘘： □是/□否<br>□其他动脉大出血/血肿： □是/ □否<br>□动脉栓塞： □是/ □否<br>□深静脉血栓形成： □是/ □否<br>□急性肺动脉栓塞： □是/ □否<br>□其他并发症： □是/ □否</td><td colspan="3">□心肌梗死并发症治疗：□是（请选下列）<br>□否<br>□升血压治疗： □是/ □否<br>□抗心律失常治疗： □是/ □否<br>□抗心力衰竭治疗： □是/ □否<br>□抗心源性休克治疗：□是/ □否<br>□抗机械并发症治疗：□是/ □否<br>□心肺复苏治疗： □是/ □否<br>□直接PCI/□溶栓并发症治疗：<br>□是（请选下列）/□否<br>□脑出血： □是/ □否<br>□脑栓塞： □是/ □否<br>□消化道大出血： □是/ □否<br>□脑梗死后出血/血肿：□是/ □否<br>□肌肉内大出血/血肿：□是/□否<br>□股动脉穿刺血管大出血/血肿：<br>□是/ □否<br>□股动脉穿刺后动静脉瘘：□是/□否<br>□其他动脉大出血/血肿：□是/ □否<br>□动脉栓塞： □是/ □否<br>□深静脉血栓形成： □是/ □否<br>□急性肺动脉栓塞： □是/ □否<br>□其他并发症： □是/ □否</td></tr>
<tr><td>护理工作</td><td colspan="3">□急性心肌梗死护理常规<br>□特级护理<br>□记护理记录<br>□实施重症监护<br>□配合急救和诊疗<br>□维持静脉通道（包括中心静脉）<br>□静脉和口服给药<br>□必要时行血流动力学监测<br>□抽血化验<br>□执行护理医嘱和生活护理</td><td colspan="3">□急性心肌梗死护理常规<br>□Ⅰ级护理<br>□配合急救和诊疗<br>□生活与心理护理<br>□配合指导患者康复和锻炼<br>□配合稳定患者转出CCU至普通病房</td><td colspan="3">□急性心肌梗死护理常规<br>□Ⅱ级或Ⅲ级护理<br>□配合医疗工作<br>□生活与心理护理<br>□配合康复和二级预防宣教<br>□出院指导<br>□配合办理出院手续</td></tr>
<tr><td>病情转归评价</td><td colspan="3">□ 存活：<br>□生命体征： □稳定/□不稳定<br>□血流动力学：□稳定/□不稳定<br>□心电学： □稳定/□不稳定<br>□心功能： □稳定/□不稳定<br>□心肌缺血： □控制/□未控制<br>□心搏骤停/心肺复苏：□有/□无<br>□ 死亡：直接死因：______</td><td colspan="3">□ 存活：<br>□生命体征： □稳定/□不稳定<br>□血流动力学：□稳定/□不稳定<br>□心电学： □稳定/□不稳定<br>□心功能： □稳定/□不稳定<br>□心肌缺血： □控制/□未控制<br>□心搏骤停/心肺复苏：□有/□无<br>□ 死亡：直接死因：______</td><td colspan="3">□ 存活出院/□ 存活未出院：<br>□生命体征： □稳定/□不稳定<br>□血流动力学：□稳定/□不稳定<br>□心电学： □稳定/□不稳定<br>□心功能： □稳定/□不稳定<br>□心肌缺血： □控制/□未控制<br>□心搏骤停/心肺复苏：□有/□无<br><br>□择期PCI： □做/□未做<br>□择期CABG： □做/□未做<br>□其他原因： □是/□否<br>□具体原因： ______<br>□ 死亡：直接死因：______</td></tr>
<tr><td rowspan="2">护士签名</td><td>白班</td><td>小夜班</td><td>大夜班</td><td>白班</td><td>小夜班</td><td>大夜班</td><td>白班</td><td>小夜班</td><td>大夜班</td></tr>
<tr><td></td><td></td><td></td><td></td><td></td><td></td><td></td><td></td><td></td></tr>
<tr><td>医师签名</td><td colspan="3"></td><td colspan="3"></td><td colspan="3"></td></tr>
</table>

**附件：急性心肌梗死质量管理自我评价用简表**

病案号：________________入院日期：________________出院日期：________________

发病时间：__年__月__日__时__分，到达急诊科首次ECG时间：__年__月__日__时__分

溶栓开始时间：__年__月__日__时__分，PCI开始时间：__年 __月__日__时__分

| 编码 | 质量管理措施项目 | 检查1 | 检查2 | 检查3 | 检查4 | 检查5 | 检查6 | 检查7 | 检查8 |
|---|---|---|---|---|---|---|---|---|---|
| | | 急诊 | 入住30分钟内 | 入住60分钟内 | 90分钟内 | 120分钟内 | 24小时之内 | 住院期间 | 出院日 |
| 1 | 到达医院后即刻使用阿司匹林/氯吡格雷★ | | | | | | | 有禁忌证□ | |
| 2 | 实施左心室功能评价（入院24小时内实施） | 胸片：肺水肿 | | 有□，无□ | | 24小时之后实施□ | | | |
| | | CDFI：LVEF | | ≥40%□，≤40□ | | 24小时之后实施□ | | | |
| 3 | 再灌注治疗★ | STEMI或新发LBBB□ | | | | NSTEMI□ | | | |
| | 3.1 实施溶栓治疗适应证 Ⅱ□、ⅡA□、ⅡB□、Ⅲ□ | | | | | | | | 有禁忌□ |
| | 3.2 实施PCI治疗适应证 ⅠA□、ⅠB□、ⅡA□、ⅡB□、Ⅲ□ | | | | | | | | 有禁忌□ |
| | 冠脉造影病变血管位置 | LAD□、LCX□、RCA□、LM□ | | | | | | | |
| | 血管狭窄程度 | □<50%、□50%～75%、□75%～99%、□完全闭塞 | | | | | | | |
| | PCI靶血管 | LM□、LM-LAD□、LAD□、LM-LCX□、LCX□、RCA□、LM-中间支□、中间支□ | | | | | | | |
| | 术毕TIMI血流恢复程度 | 0级□、1级□、2级□、3级□ | | | | | | | |
| | 实施PCIICD-9-CM-3编码 | 36.01□、36.02□、36.04□、36.05□、36.06□、36.07□ | | | | | | | |
| | 3.3需要急诊PCI患者，但无条件实施时，而转院 | PCI适应证：是□、否□ | | | | 转院：是□、否□ | | | |
| 4 | 到达医院后即刻使用β-受体阻滞剂（入院24小时内）★ | 入院24小时内用药：是□ 否□ | | | | 有禁忌证：□ | | | |
| 5 | 住院期间使用 | 阿司匹林/氯吡格雷 | | β-受体阻滞剂 | | ACEI/ARB★ | | 他汀类药物 | |
| | | 禁忌证者 □有/□无 | | 禁忌证者 □有/□无 | | 禁忌证者 □有/□无 | | 禁忌证者 □有/□无 | |
| | | 使用□ | 未用□ | 使用□ | 未用□ | 使用□ | 未用□ | 使用□ | 未用□ |
| 6 | 出院时继续使用 | 使用□ | 未用□ | 使用□ | 未用□ | 使用□ | 未用□ | 使用□ | 未用□ |

续表

| 编码 | 质量管理措施项目 | | 检查1<br>急诊 | 检查2<br>入住30分钟内 | 检查3<br>入住60分钟内 | 检查4<br>90分钟内 | 检查5<br>120分钟内 | 检查6<br>24小时之内 | 检查7<br>住院期间 | 检查8<br>出院日 |
|---|---|---|---|---|---|---|---|---|---|---|
| 7 | 健康教育 | 7.1戒烟健康辅导 | 无吸烟史□ | | | | | | | |
| | | 7.2控制危险因素 | | | | | | | | |
| | | 7.3坚持二级预防 | | | | | | | | |
| 8 | 低密度脂蛋白胆固醇评估 | | 入院前30天内：是□ 否□ | | | | 住院期间：是□ 否□ | | | |
| 9 | 住院总费用 | | ¥¥____________（元），其中药费：¥____________（元） | | | | | | | |

| 编码 | 10.1溶栓并发症治疗□ / 10.2直接PCI并发症治疗 □ | | 10.3心肌梗死并发症治疗 □ | |
|---|---|---|---|---|
| 10 并发症 | □ 脑出血： | □ 是 / □ 否 | □ 升血压治疗： | □ 是/□否 |
| | □ 脑栓塞： | □ 是 / □ 否 | □ 抗心律失常治疗： | □ 是/□否 |
| | □ 消化道大出血： | □ 是 / □ 否 | □ 抗心力衰竭治疗： | □ 是/□否 |
| | □ 腹膜后出血/血肿： | □ 是 / □ 否 | □ 抗心源性休克治疗： | □是/□否 |
| | □ 肌肉内大出血/血肿： | □ 是 / □ 否 | □ 抗机械并发症治疗： | □是/□否 |
| | □ 股动脉穿刺血管大出血/血肿： | □ 是 / □ 否 | □ 心肺复苏治疗 | □ 是/□否 |
| | □ 其他动脉大出血/血肿： | □ 是 / □ 否 | □ 其他并发症： | □ 是/□否 |
| | □ 股动脉穿刺后动静脉瘘： | □ 是 / □ 否 | | |
| | □ 输血： | □ 是 / □ 否 | | |
| | □ 动脉栓塞： | □ 是 / □ 否 | | |
| | □ 深静脉血栓形成： | □ 是 / □ 否 | | |
| | □ 急性肺动脉栓塞： | □ 是 / □ 否 | | |
| | □ 其他并发症： | □ 是 / □ 否 | | |

| 11 TIMI危险评分（STEMI）合计__总分 | | 12 患者出院时状态 | |
|---|---|---|---|
| □ 年龄： 65～74岁 | □ +2分 | □ 生命体征 | □ 稳定 □ 不稳定 |
| □ ≥75 岁 | □ +3分 | □ 血流动力 | □ 稳定 □ 不稳定 |
| □ 糖尿病、高血压或心绞痛病史 | □ +1分 | □ 心电学 | □ 稳定 □ 不稳定 |
| □ 入院时收缩压：＜100mmHg | □ +3分 | □ 心功能 | □ 稳定 □ 不稳定 |
| □ 心率：＞100次/分钟 | □ +2分 | □ 心肌缺血 | □ 控制 □ 未控制 |
| □ 心功能（Killip级）Ⅱ～Ⅳ级 | □ +2分 | □ 曾有心搏骤停（或）心肺复苏 | □ 无 □ 有 |
| □ 体重＜67kg | □ +1分 | □ 死亡：直接死因：____________________ | |
| □ 前壁心肌梗死或LBBB | □ +1分 | □ 心源性死亡 | |
| □ 发病到再灌注治疗时间＞4小时 | □ +1分 | □ 其他 | |

13、急性冠脉综合征患者grace风险评分

| Killip分级 | | 收缩压（mmHg） | | 心率（分/次） | | 年龄（岁） | | CK（mg/dl） | | 风险因素 | |
|---|---|---|---|---|---|---|---|---|---|---|---|
| □ Ⅰ | 0 | □ ≤80 | 58 | □≤50 | 0 | □ ≤30 | 0 | □ 0～0.39 | 1 | □ 院前心搏骤停 | 39 |
| □ Ⅱ | 29 | □ 80～99 | 53 | □50～69 | 3 | □ 30～39 | 8 | □ 0.40～0.79 | 4 | □ ST段下移 | 28 |
| □ Ⅲ | 39 | □ 100～119 | 43 | □70～89 | 9 | □ 40～49 | 25 | □ 0.80～1.19 | 7 | □ 心肌酶升高 | 14 |

续表

| 编码 | 质量管理措施项目 | 检查1 | 检查2 | 检查3 | 检查4 | 检查5 | 检查6 | 检查7 | 检查8 |
|---|---|---|---|---|---|---|---|---|---|
| | | 急诊 | 入住30分钟内 | 入住60分钟内 | 90分钟内 | 120分钟内 | 24小时之内 | 住院期间 | 出院日 |

| | | | | | | | | | | |
|---|---|---|---|---|---|---|---|---|---|---|
| □ Ⅳ | 59 | □ 120～139 | 34 | □90～109 | 15 | □ 50～59 | 41 | □ 1.20～1.59 | 10 | |
| | | □ 140～159 | 24 | □110～149 | 24 | □ 60～69 | 58 | □ 1.60～1.99 | 13 | |
| | | □ 160～199 | 10 | □150～199 | 38 | □ 70～79 | 75 | □ 2.00～3.99 | 21 | |
| | | □ ≥200 | 0 | □≥200 | 46 | □ 80～89 | 91 | | | |
| □ GRACE风险评分＞140时，是否在24小时内紧急冠脉造影 | | | | | | ≥90 | 100 | | 合计总分：入院时　　，出院时 | |

其他说明：（自评结果：采用在认同的“□ ”内打“√”）

____________复填表者/日期____________复审者/日期____________

# 第六节　急性心肌梗死质量控制追踪评价流程与医院评审标准中直接关联的章节

对急性心肌梗死质量控制指标进行控制成效的追踪评价的过程中，可涉及众多的三级、二级综合医院评审标准与实施细则的相关章、节与条款，至少有下列章、节，但不限于此

第二章　医院服务：

三、急诊绿色通道管理；

四、住院、转诊、转科服务流程管理；

六、患者的合法权益。

第三章　患者安全目标：

一、确立查对制度，识别患者身份；

二、确立在特殊情况下医务人员之间有效沟通的程序、步骤；

三、确立手术安全核查制度，防止手术患者、手术部位及术式发生错误；

四、执行手术卫生规范，落实医院感染控制的基本要求；

五、特殊药物的管理，提高用药安全；

十、患者参与医疗安全；

九、妥善处理医疗安全（不良）事件；

六、临床“危急值”报告制度。

第四章　医疗质量安全管理与持续改进：

一、质量与安全管理组织；

二、医疗质量管理与持续改进；

三、医疗技术管理；

四、临床路径与单病种质量管理与持续改进；
五、住院诊疗管理与持续改进；
八、急诊管理与持续改进；
九、重症医学科管理与持续改进；
十五、药事和药物使用管理与持续改进；
二十、医院感染管理与持续改进；
二十一、介入诊疗管理与持续改进；
二十七、病历（案）管理与持续改进。

第五章　护理管理与质量持续改进：
三、临床护理质量管理与改进；
四、护理安全管理；
五、特殊护理单元质量管理与监测。

第六章　医院管理：
四、人力资源管理；
九、医学装备管理。

第七章　日常统计学评价：
三、单病种质量指标；
四、重症医学（ICU）质量监测指标。

目的是验证其达标的真实性（可信度），现采用图示的方式展示（图1-2）

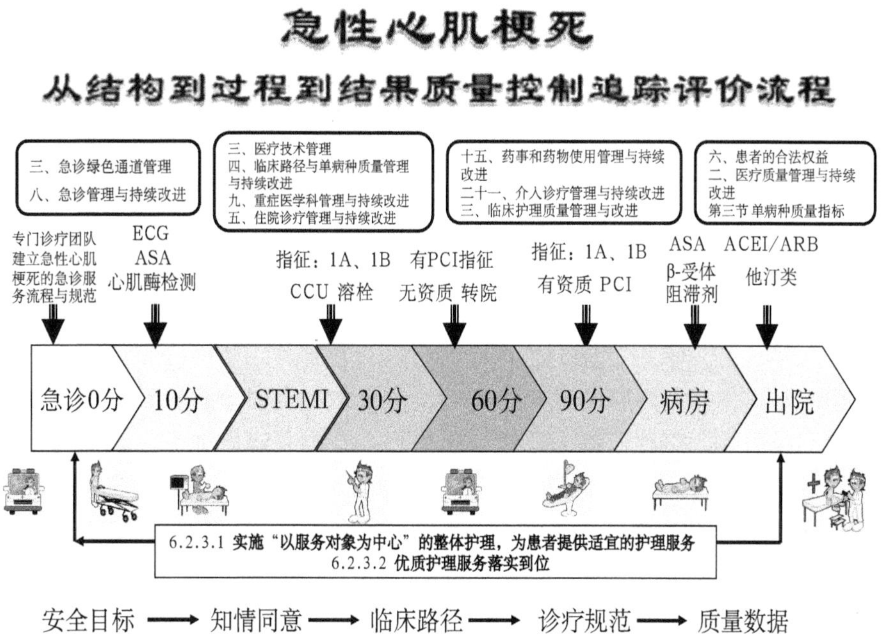


**图1-2　急性心肌梗死质量管理追踪评价路径**

# 第二章　心力衰竭（HF）

## 第一节　概　述

心力衰竭（HF）质量控制指标以规范临床诊疗行为，促进临床服务质量管理的持续改进为目的。

据原卫生部2006年中国卫生事业发展情况统计公报资料显示：2006年城市居民前十位死因中心血管系统疾病名列第三位、死亡专率90.7/10万，占死亡原因构成17.1%。

据国外统计，人群中心力衰竭的患病率为1.5%～2.0%，65岁以上可达6%～10%，且在过去的40年中，心力衰竭导致的死亡增加了6倍。我国对35～74岁城乡居民共15 518人随机抽样调查的结果显示：心力衰竭患病率为0.9%，按计算约有400万心力衰竭患者，其中男性为0.7%，女性为1.0%，女性高于男性（$P<0.05$），不同于西方国家的男性高于女性。

据我国部分地区42家医院在1980年、1990年、2000年3个全年段，对心力衰竭住院病例共10 714例所做的回顾性调查，病因中冠心病由1980年的36.8%上升至2000年的45.6%，居各种病因之首；高血压病由8.0%上升至12.9%；而风湿性心瓣膜病则由34.4%下降至18.6%。此外，各年段心力衰竭死亡率均高于同期心血管病住院的死亡率，3个年段分别为15.4%、8.2 %、12.3% 比5.6%、6.2%、2.6 %，提示心力衰竭的预后严重。

《医院管理评价指南2008版》及2008年医院管理年活动方案的重点工作中要求：建立急诊“绿色通道”，科间紧密协作。建立与医院功能任务相适应的重点病种（创伤、急性心肌梗死、心力衰竭、脑卒中等）急诊服务流程与规范，保障患者获得连贯医疗服务。

二〇〇九年五月七日原卫生部办公厅卫办医政函〔2009〕425号关于印发《第一批单病种质量控制指标》的通知中，将“心力衰竭”列在第一批单病种质量控制指标中。

二〇〇九年八月二十四日原卫生部办公厅卫办医政函〔2009〕757号关于开展单病种质量管理控制工作有关问题的通知中规定，首批纳入全国单病种质量管理控制工作的医疗机构为三级医院，病种范围为急性心肌梗死，心力衰竭，肺炎，脑梗死，髋、膝关节置换术，冠状动脉旁路移植术6个病种。自2009年10月8日起，各三级医院在完成上述病种每例诊疗后10日内，使用我部统一分配的用户名和密码，登录“http：//qa.ncis.cn”进行相关病例信息报送工作。

卫生计生委《三级综合医院评审标准（2011版）实施细则》与《二级综合医院评审标准（2012版）实施细则》中，已将“特定（单）病种质量管理及其监控指标”的相关内容，纳入医院评审标准的第七章第三节等章节中；同时把实施细则的“2.3.2.2建立急性创伤、急性心肌梗死、急性心力衰竭、急性脑卒中、急性颅脑损伤、急性呼吸衰竭等重点病种的急诊服务流程与规范”条款，列为医院评审的核心/重点标准和临床路径与诊疗质量控制的必须病种，并要求开展PDCA质量管理持续改进活动。

2014年2月24日中华医学会心血管分会公布了中国心力衰竭（简称心衰）诊断和治疗指南，这是自2007年以来首次对该指南进行更新和修订。新指南根据国内外循证医学的新证据，近几年发表的欧洲心脏病协会（ESC）、英国国家临床最优化研究所（NICE）以及美国心脏病学会基金会（ACCF）和美国心脏协会 （AHA）的心衰指南，对心衰定义、分类、评估、药物和非药物治疗、心衰病因及合并临床情况的处理、患者的管理等内容均做了相应的更新和更清晰的全面阐述。

## 第二节　质量控制指标

**心力衰竭（HF）质量控制指标**

HF-1实施左心室功能评价。★

HF-2到达医院后即刻使用利尿剂和钾剂（有适应证，无禁忌证者）。

HF-3到达医院后即刻使用ACEI或ARB（有适应证，无禁忌证者）。★

HF-4到达医院后使用β-受体阻滞剂（有适应证，无禁忌证者）。

HF-5重度心力衰竭使用醛固酮受体阻滞剂（有适应证，无禁忌证者）。

HF-6有证据表明住院期间维持使用利尿剂、钾剂、ACEI或ARB、β-受体阻滞剂和醛固酮拮抗剂，有明确适应证，无禁忌证。★

HF-7有证据表明出院时继续使用利尿剂、ACEI或ARB、β-受体阻滞剂和醛固酮受体阻滞剂，有明确适应证，无禁忌证。★

HF-8为患者提供心力衰竭的健康教育。

HF-9患者住院天数与住院费用。

HF-10非药物治疗临床应用符合适应证（可选）。

HF-11患者对服务质量的评价。

“★”核心（问责）质量监测指标

## 第三节　质量控制指标适用的数据元素

### 一、统计定义

心力衰竭的统计定义为：ICD-10编码类目为：I50。

心力衰竭病例有两种情况：一种是为缓解心力衰竭状态而入院，并且只针对心力衰竭实施对症治疗，则主诊编码为心力衰竭编码；另一种情况为患者因某种疾病住院，其状态为伴心力衰竭，则其他诊断编码包括心力衰竭编码，针对后者的统计需要说明统计哪种疾病，心力衰竭是共同前提。

## 二、适用的病种名称与ICD-10编码[第一（或）二诊断]

引自：卫生部办公厅关于印发《疾病分类与代码（修订版）》的通知，卫办综发〔2011〕166号，2012-02-02。

原卫生部办公厅印发《关于推广应用疾病诊断相关分组（DRGs）开展医院评价工作的通知》附件1-编码字典库，卫办医管函〔2011〕683号，2011-08-02。

| 4位亚目（ICD-10） | | 6位扩展代码 | |
|---|---|---|---|
| I50.0 | 充血性心力衰竭 | I50.001 | 充血性心力衰竭 |
| | | I50.003 | 全心衰竭 |
| | | I50.004 | 右心衰竭 |
| | | I50.005 | 右心室衰竭（继发于左心衰竭） |
| | | I50.006 | 急性右心功能衰竭 |
| I50.1 | 左心室衰竭 | I50.102 | 急性左心衰竭 |
| | | I50.103 | 慢性左心功能不全 |
| | | I50.104 | 心源性哮喘 |
| | | I50.106 | 左心衰竭 |
| | | I50.107 | 左心衰竭合并急性肺水肿 |
| □ I50.9 | 未特指的心力衰竭 | I50.901 | 低心排综合征 |
| | | I50.902 | 心功能不全 |
| | | I50.904 | 急性心力衰竭 |
| | | I50.905 | 慢性心力衰竭 |
| | | I50.907 | 心功能Ⅱ级（NYHA分级） |
| | | I50.908 | 心功能Ⅲ级（NYHA分级） |
| | | I50.909 | 心功能Ⅱ～Ⅲ级（NYHA分级） |
| | | I50.910 | 心功能Ⅳ级（NYHA分级） |
| | | I50.911 | 心力衰竭 |
| | | I50.912 | 心肾衰竭 |
| | | I50.914 | KillipⅡ级 |
| | | I50.915 | KillipⅢ级 |
| | | I50.916 | KillipⅣ级 |
| | | I50.917 | 难治性心力衰竭 |
| | | I50.918 | 慢性心功能不全急性加重 |
| | | I50.919 | 舒张性心力衰竭 |

## 三、适用的（原发病）病种名称与ICD-10编码[第一（或）二诊断]

引自：卫生部办公厅关于印发《疾病分类与代码（修订版）》的通知，卫办综发〔2011〕166号，2012-02-02

| 3位类目 | 病种名称 |
|---|---|
| □ I05 | 风湿性二尖瓣疾病 |
| □ I06 | 风湿性主动脉瓣疾病 |
| □ I07 | 风湿性三尖瓣疾病 |
| □ I08 | 多个心瓣膜疾病 |
| □ I09 | 其他风湿性心脏病 |
| □ I11 | 高血压心脏病 |
| □ I12 | 高血压肾脏病 |
| □ I13 | 高血压心脏和肾脏病 |
| □ I20 | 心绞痛 |
| □ I21 | 急性心肌梗死 |
| □ I22 | 随后性心肌梗死 |
| □ I23 | 急性心肌梗死后的某些近期并发症 |
| □ I24 | 其他急性缺血性心脏病 |
| □ I25 | 慢性缺血性心脏病 |

## 四、除外病例

1.由外院诊疗后转入本院的病例。

2.参与临床药物与器械试验的病例。

3.非心源性的心力衰竭和各种疾病的终末情况。

4.心功能Ⅰ级、Ⅱ级的病例。

5.18岁以下的病例。

6.同一疾病30日内重复入院。

7.心脏外科手术后或由于心脏假体的存在（I79.1）。

8.新生儿心力衰竭（P29.0）。

9.产科手术和操作的其他并发症（O75.4）。

10.流产、异位妊娠或葡萄胎妊娠（O00～O07、O08.8）。

11.继发性高血压 （I15）。

12.本次住院天数＞120天。

## 五、监测指标适用基本数据元素

| 基本数据元素 | 收集路径 |
| --- | --- |
| 医院代码 | |
| 医院报告病种代码 | |
| 入院日期-年、月、日 | 所有病历记录 |
| 到达急诊科-年、月、日、时、分 | 急诊入院病历记录 |
| 院内转入科日期-年、月、日、时、分 | 院内转入科病历记录 |
| 转外院日期-年、月、日、时、分 | 转外院病历记录 |
| 患者出生日期-年、月、日 | 所有病历记录 |
| 出院日期-年、月、日 | 所有病历记录 |
| 第一诊断ICD-10代码（四位） | 所有病历记录 |
| 与适用的病种名称 | 所有病历记录 |
| 或，第一诊断扩展代码（六位） | 所有病历记录 |
| 与适用的病种名称 | 所有病历记录 |
| 其他诊断ICD-10代码（四位） | 所有病历记录 |
| 与适用的病种名称 | 所有病历记录 |
| 第一手术与操作ICD-9-CM-3代码 | 所有手术与操作的病历记录 |
| 与手术与操作名称 | 所有手术与操作的病历记录 |
| 发病时间-日、时 | 所有病历记录 |
| 患者性别 | 所有病历记录 |
| 费用支付方式 | 所有病历记录 |
| 收入入院途径 | 所有病历记录 |
| 到院交通工具 | 所有病历记录 |
| 患者住院号码 | 所有病历记录 |
| 患者住地邮政编码 | 所有病历记录 |

## 六、监测指标适用主要数据元素

| 主要数据元素 | 适用监测指标名称 |
| --- | --- |
| 到达急诊科-年、月、日 | HF-1、HF-2 |
| 到达急诊科-时、分 | HF-1、HF-2 |
| **X线胸片检查（首次）** | HF-1、HF-2 |
| X线胸片检查时间 | HF-1、HF-2 |
| 肺淤血或肺水肿 | HF-1、HF-2 |
| **超声心动图检查（首次）** | HF-1、HF-2 |

续表

| 主要数据元素 | 适用监测指标名称 |
|---|---|
| 首次LVEF测量月、日 | HF-1、HF-2 |
| 首次LVEF测量值 | HF-1、HF-2 |
| LVEF≤40%，射血分数降低的心力衰竭（HFrEF） | HF-1、HF-2 |
| LVEF≥50%，射血分数保留的心力衰竭（HFpEF） | HF-1、HF-2 |
| LVEF41%～49%，边缘性HFpEF | HF-1、HF-2 |
| LVEF＞40%，已改善的HFpEF | HF-1、HF-2 |
| 首次左心室舒张末内径测量月、日 | HF-1、HF-2 |
| 首次左心室舒张末内径测量值 | HF-1、HF-2 |
| **风险程度评估（首次）** | HF-1 |
| 首次NYHA心功能分级月、日 | HF-1 |
| NYHA心功能分级与结果 | HF-1 |
| 首次Killip分级（AMI）月、日 | HF-1 |
| Killip分级（AMI）与结果 | HF-1 |
| 首次6分钟步行试验月、日 | HF-1 |
| 6分钟步行试验结果 | HF-1 |
| **临床实验室：生物标记物检测（首次）（试行）** | HF-1 |
| ○A.利钠肽（BNP和NT-proBNP）检测值　　pg/ml，<br>标识 □ ↑/□ 正常/□ ↓ | HF-1 |
| ○B.心肌钙蛋白（TnT或TnI）检测值　　ng/mL，<br>标识 □ ↑/□ 正常/□ ↓ | HF-1 |
| **利尿剂+钾剂** | HF-2、HF-6、HF-7 |
| 利尿剂+钾剂禁忌证 | HF-2、HF-6、HF-7 |
| 利尿剂：袢利尿剂：呋塞米又称速尿 | HF-2、HF-6、HF-7 |
| 利尿剂：噻嗪类：氢氯噻嗪（又称双氢克尿噻） | HF-2、HF-6、HF-7 |
| 利尿剂：吲达帕胺 | HF-2、HF-6、HF-7 |
| 利尿剂：阿米洛利 | HF-2、HF-6、HF-7 |
| 利尿剂：其他利尿剂 | HF-2、HF-6、HF-7 |
| 入院后使用首剂利尿剂长期医嘱执行的时间 | HF-2 |
| 入院24小时内使用利尿剂+钾剂 | HF-2 |
| 入院24小时之后使用利尿剂+钾剂 | HF-2 |
| 未用药使用利尿剂+钾剂 | HF-2 |
| **延迟治疗原因** | HF-2、HF-3、HF-4、HF-5 |
| 1.患者自身原因 | HF-2、HF-3、HF-4、HF-5 |
| 2.医师下达医嘱迟延所致 | HF-2、HF-3、HF-4、HF-5 |

续表

| 主要数据元素 | 适用监测指标名称 |
|---|---|
| 3.护理服务流程原因 | HF-2、HF-3、HF-4、HF-5 |
| 4.药品供给原因 | HF-2、HF-3、HF-4、HF-5 |
| 5.其他原因 | HF-2、HF-3、HF-4、HF-5 |
| **ACE/ARB类药物** | |
| ACE/ARB类药物禁忌证 | HF-3、HF-5 |
| 1.血管性水肿 | HF-3、HF-5 |
| 2.高钾血症 | HF-3、HF-5 |
| 3.低血压 | HF-3、HF-5 |
| 4.中/重度主动脉瓣狭窄 | HF-3、HF-5 |
| 5.肾功能恶化/肾病/功能障碍 | HF-3、HF-5 |
| 6.对ACEI制剂过敏者 | HF-3、HF-5 |
| 7.妊娠、哺乳妇女 | HF-3、HF-5 |
| 住院期间ACE/ARB治疗的月、日 | HF-3、 |
| **常用ACEI药物的选择** | HF-3、HF-6、HF-7 |
| A.赖诺普利，或 | HF-3、HF-6、HF-7 |
| B.福辛普利（蒙诺），或 | HF-3、HF-6、HF-7 |
| C.培哚普利（雅施达），或 | HF-3、HF-6、HF-7 |
| D.依那普利，或 | HF-3、HF-6、HF-7 |
| E.西拉普利，或 | HF-3、HF-6、HF-7 |
| F.雷米普利（瑞泰），或 | HF-3、HF-6、HF-7 |
| G.咪达普利，或 | HF-3、HF-6、HF-7 |
| H.贝那普利（洛丁新），或 | HF-3、HF-6、HF-7 |
| I.卡托普利，或 | HF-3、HF-6、HF-7 |
| **常用ARB药物的选择** | HF-3、HF-6、HF-7 |
| A．奥美沙坦 | HF-3、HF-6、HF-7 |
| B．替米沙坦（美卡素），或 | HF-3、HF-6、HF-7 |
| C．氯沙坦（科素亚），或 | HF-3、HF-6、HF-7 |
| D．缬沙坦（代文），或 | HF-3、HF-6、HF-7 |
| E．厄贝沙坦（安博维），或 | HF-3、HF-6、HF-7 |
| **β-受体阻滞剂治疗禁忌证的选择** | HF-4 |
| A.心率< 60次/分钟 | HF-4 |
| B.动脉收缩压<100mmHg | HF-4 |
| C.中重度左心衰竭（≥ Killip Ⅲ级） | HF-4 |

续表

| 主要数据元素 | 适用监测指标名称 |
|---|---|
| D.二度、三度房室传导阻滞或PR间期>0.24秒 | HF-4 |
| E.严重慢性阻塞性肺部疾病或哮喘 | HF-4 |
| F.末梢循环灌注不良 | HF-4 |
| G.其他（注明名称） | HF-4 |
| **β-受体阻滞剂治疗相对禁忌证的选择** | HF-4 |
| A.哮喘病史 | HF-4 |
| B.周围血管疾病 | HF-4 |
| C.胰岛素依赖性糖尿病 | HF-4 |
| D.其他（注明名称） | HF-4 |
| **入院后使用首剂β-受体阻滞剂医嘱执行的时间** | HF-4 |
| **β-受体阻滞剂常用药物的选择** | HF-4、HF-6、HF-7 |
| A.美托洛尔，或 | HF-4、HF-6、HF-7 |
| B.普萘洛尔，或 | HF-4、HF-6、HF-7 |
| C.阿替洛尔，或 | HF-4、HF-6、HF-7 |
| D.比索洛尔，或 | HF-4、HF-6、HF-7 |
| E.拉贝洛尔，或 | HF-4、HF-6、HF-7 |
| F.塞利洛尔，或 | HF-4、HF-6、HF-7 |
| G.卡维地洛，或 | HF-4、HF-6、HF-7 |
| **使用醛固酮受体拮抗剂适用于** | HF-5 |
| ○A.中、重度心力衰竭，LVEF<40%，或NYHA心功能Ⅲ级、Ⅳ级患者 | HF-5 |
| ○B.AMI后并发心力衰竭，LVEF<40%，或Killip分级Ⅲ级、Ⅳ级患者 | HF-5 |
| 入院后使用首剂醛固酮受体拮抗剂医嘱执行的时间 | HF-5 |
| **使用醛固酮受体拮抗剂的选择** | HF-5、HF-6、HF-7 |
| ○A.螺内酯（安体舒通） | HF-5、HF-6、HF-7 |
| ○B.依普利酮（Eplerenone） | HF-5、HF-6、HF-7 |
| **入院评估（护理）内容有记录** | HF-8.1 |
| 1.正确评估患者心功能情况和自理程度①②③条 | HF-8.1 |
| 2.正确观察和描述患者症状④⑤⑥条 | HF-8.1 |
| 3.评估患者烟酒嗜好⑦⑧⑨条 | HF-8.1 |
| 4.心理疏导 | HF-8.1 |
| **告知患者心力衰竭加重临床表现和应避免的情况** | HF-8.2 |

续表

| 主要数据元素 | 适用监测指标名称 |
|---|---|
| 1.让患者了解心力衰竭的基本症状和体征，知晓心力衰竭加重的临床表现 | HF-8.2 |
| ○A.疲乏加重、运动耐力降低、静息心率增加≥15次/分钟 | HF-8.2 |
| ○B.活动后气急加重、水肿（尤其下肢）再现或加重、体质量增加等 | HF-8.2 |
| 2.知晓应避免的情况 | HF-8.2 |
| ○C.过度劳累和体力活动、情绪激动和精神紧张等应激状态 | HF-8.2 |
| ○D.感冒、呼吸道及其他各种感染 | HF-8.2 |
| ○E.不依从医嘱，擅自停药、减量 | HF-8.2 |
| ○F.饮食不当，如食物偏咸等 | HF-8.2 |
| 3.交与患者“出院小结”的副本，并在出院时由医护人员再面授紧急情况时应如何求援救治 | HF-8.2 |
| ○G.明确告知如果心力衰竭加重的临床表现不能缓解，立即拨打“急救电话120”或其他“急救电话”，呼叫紧急救治 | HF-8.2 |
| ○H.交与患者心力衰竭健康教育的相关材料（小册子，教学片，视频，DVD等） | HF-8.2 |
| **出院带药如何使用** | HF-8.3 |
| 1.向患者再面授出院带药，使用要求应逐项交代告知 | HF-8.3 |
| ○A.出现心力衰竭加重征兆，应增加利尿剂剂量 | HF-8.3 |
| ○B.根据心率和血压调整β-受体阻滞剂、ACEI和（或）ARB、利尿剂等的剂量 | HF-8.3 |
| ○C.未经专科医生同意，擅自加用其他药物，如非甾体类抗炎药、激素、抗心律失常药物等 | HF-8.3 |
| 2.若患者认知障碍时，则向其亲属面授出院带药，使用要求应逐项交代告知 | HF-8.3 |
| **住院天数：1～120** | HF-9.1 |
| **离院方式** | HF-9.1 |
| A.医嘱离院 | HF-9.1 |
| B.医嘱转院 | HF-9.1 |
| C.医嘱转社区卫生服务机构/乡镇卫生院 | HF-9.1 |
| D.非医嘱离院 | HF-9.1 |
| E.死亡 | HF-9.1 |
| F.其他 | HF-9.1 |
| 1.住院总费用 | HF-9.1 |
| 2.药类费用 | HF-9.1 |
| （1）西药费 | HF-9.1 |

续表

| 主要数据元素 | 适用监测指标名称 |
|---|---|
| （2）中药费 | HF-9.1 |
| （3）血液和血液制品类 | HF-9.1 |
| 3.手术治疗费 | HF-9.1 |
| 4.手术用一次性医用材料费 | HF-9.1 |
| **出院前风险评估** | HF-9.2 |
| **出院前X线胸片检查（末次）** | HF-9.2 |
| （1）X线胸片检查时间 | HF-9.2 |
| （2）肺淤血或肺水肿 | HF-9.2 |
| **出院前超声心动图检查（末次）** | HF-9.2 |
| （1）超声心动图检查时间 | HF-9.2 |
| （2）左心室射血分数值（LVEF） | HF-9.2 |
| （3）左心室内径 | HF-9.2 |
| **出院前风险程度评估（末次）** | HF-9.2 |
| ○A．NYHA分级结果 | HF-9.2 |
| ○B．Killip分级（AMI）结果 | HF-9.2 |
| ○C．6分钟步行试验结果 | HF-9.2 |
| **出院前临床实验室生物标志物检测（末次）：（试行）** | HF-9.2 |
| ○A.利钠肽（BNP和NT-proBNP） | HF-9.2 |
| ○B.心肌钙蛋白（TnT或TnI） | HF-9.2 |
| **风险因素（既往史）再评估** | HF-9.2 |
| （1）年龄65岁以上 | HF-9.2 |
| （2）糖尿病（DM）和糖尿病并发症 | HF-9.2 |
| （3）冠状动脉搭桥术（CABG）手术的历史 | HF-9.2 |
| （4）充血性心力衰竭 | HF-9.2 |
| （5）慢性阻塞性肺疾病 | HF-9.2 |
| （6）急性冠脉综合征 | HF-9.2 |
| （7）终末期肾脏疾病或透析 | HF-9.2 |
| （8）肾衰竭 | HF-9.2 |
| （9）风湿性心脏瓣膜病 | HF-9.2 |
| （10）偏瘫，截瘫，瘫痪 | HF-9.2 |
| （11）血液病 | HF-9.2 |
| （12）严重心律失常 | HF-9.2 |
| （13）转移性癌和急性白血病 | HF-9.2 |

续表

| 主要数据元素 | 适用监测指标名称 |
|---|---|
| （14）癌症 | HF-9.2 |
| （15）压疮或慢性皮肤溃疡 | HF-9.2 |
| （16）严重哮喘 | HF-9.2 |
| （17）痴呆和衰老 | HF-9.2 |
| （18）血管或循环系统疾病 | HF-9.2 |
| （19）药物/酒精滥用/依赖/精神病 | HF-9.2 |
| （20）脑血管疾病 | HF-9.2 |
| （21）肺炎 | HF-9.2 |
| （22）冠状动脉粥样硬化/其他慢性缺血性心脏病 | HF-9.2 |
| （23）曾有心绞痛/陈旧性心肌梗死 | HF-9.2 |
| （24）曾有前壁心肌梗死 | HF-9.2 |
| （25）曾有其他位置的心肌梗死 | HF-9.2 |
| **非药物治疗（可选）** | HF-10 |
| 心脏再同步化治疗（CRT）ⅠA适应证（可选） | HF-10 |
| 决定指征医师职称 | HF-10 |
| 第一手术与操作ICD-9-CM-3代码 | HF-10 |
| 与手术与操作名称 | HF-10 |
| 获得治疗日期 | HF-10 |
| 术者医师职称 | HF-10 |
| **埋藏式心律转复除颤器（ICD）ⅠA适应证（可选）** | HF-10 |
| 决定指征医师职称 | HF-10 |
| 第一手术与操作ICD-9-CM-3代码 | HF-10 |
| 与手术与操作名称 | HF-10 |
| 获得治疗日期 | HF-10 |

## 七、主要参考资料


1.《医院管理评价指南2008版》卫生部卫医发（2008）27号文件.

2.《2008年—2010年“以病人为中心，以提高医疗服务质量为主题”的医院管理年活动方案》卫生部卫医发（2008）28号文件.

3.杨跃进，华伟.阜外心血管内科手册.北京：人民卫生出版社，2006.

4.方全，严晓伟，张抒杨.心血管疾病治疗方案选择.北京：科学技术文献出版社2007.

5.《急性心力衰竭诊断和治疗指南》欧洲心脏病学会（ESC）急性心力衰竭工作组，2005年.

6.《慢性心力衰竭诊断治疗指南》中华医学会心血管病学分会，中华心血管病杂志编辑委员会，2007年.

7.《CMS中心/国家医院质量激励示范（HQID）项目报告》美国CMS中心/医院联合评审委员会（JCAHO）2011年4月.

8.《医院评审标准》第4版，美国医院联合评审委员（JCAHO），2011年1月1日起生效.

9.《三级综合医院评审标准（2011年版）》，卫生部卫医管发〔2011〕33号，2011年.

10.《三级综合医院评审标准实施细则（2011年版）》卫生部卫办医管发〔2011〕148号，2011年.

11.中华医学会心血管病学分会介入心脏病学组，中华心血管病杂志编辑委员会.中国经皮冠状动脉介入治疗指南2012（简本）.中华心血管病杂志，2012，40（4）：271-277.

12.《2013ACCF/AHA心力衰竭管理指南》美国心脏病学会基金会（ACCF）/美国心脏协会（AHA），2013年.

13.《医院评审标准（学术医疗中心）》第5版，美国医院联合评审委员（JCI），2014年4月1日起生效.

14.《质量手册》4.3版，CMS，2013年.

15.《2013年度美国医院质量报告》，JCAHO，2013年.

16.张宗久.中国医院评审实务.北京：人民卫生出版社，2013.

17.王建安.JCI评审攻略.北京：光明日报出版社，2013.

18.美国医疗机构评审委员会国际部编，张俊主译.JCI医院评审-应审指南.北京：北京大学医学出版社，2013.

19.《临床医疗认证（CCPC）标准》JCAHO，2013.

20.《2013针对特定疾病认证手册》JCAHO，2013.

21.《医院评审标准（学术医疗中心）》第5版，美国医院联合评审委员（JCI），2014年4月1日起生效.

22.《2014中国心力衰竭治疗指南》中华医学会心血管病学分会，中华心血管病杂志编辑委员会，2014年.

23.《联合委员会国家质量核心的技术规格手册》v2015A，JCAHO，2014年.

## 第四节　质量控制指标之解释与计算公式

### 心力衰竭（HF）质量控制指标-1

**指标代码：**HF-1。

**指标名称：**实施左心室功能（LVEF）评价。★

**对象选择：**全部住院治疗的心力衰竭成人患者。

**设置理由：**

1.病历中显示在入院前、住院中或出院时有诊疗计划（方案）完成左心室收缩功能评估。

2.对心力衰竭患者的左心室收缩功能受损情况做出正确的评价，便于选择适当诊疗方案，提高疗效，减少死亡率。

3.《CMA 2007年慢性心力衰竭诊断治疗指南》中指出，所有患者需行二维和多普勒超声心动图检查，评价心脏大小、室壁厚度、LVEF和瓣膜功能（Ⅰ类推荐，证据等级：C）。推荐采用二维超声心动图2DE的改良Simpson法测量左心室容量及LVEF，因其和造影或尸检比较，相关性较好。由于超声检查简便、价廉、便于床旁检查及重复检查，故左心室功能的测定还是以此法最为普遍。

4.NYHA心功能分级，判断心功能不全的程度，可分为Ⅰ级至Ⅳ级。

5.AMI患者心功能按照Killip分级方案进行左心室功能评价：根据血流动力学状态及肺淤血或肺水肿情况可分为Killip Ⅰ级至Ⅳ级。

6.《CMA 2014中国心力衰竭治疗指南》中仍采用原来的心力衰竭定义，再次肯定了LVEF在心力衰竭分类中的价值，建议采用射血分数降低性心力衰竭（HF-REF）和射血分数保持性心力衰竭（HF-PEF ）代替收缩性心力衰竭和舒张性心力衰竭的传统名称，并给出了射血分数保存性心力衰竭（HF-REF）的新诊断标准。

7.《CMA 2014中国心力衰竭治疗指南》新推荐生物学标记物动态监测血浆利钠肽（BNP和NT-proBNP）测定（Ⅰ类，A级），利钠肽可用来评估慢性心力衰竭的严重程度和预后（Ⅰ类，A级）可作为评估心力衰竭疗效评估的辅助手段。研究报道心力衰竭住院期间BNP/NT-proBNP水平显著升高或居高不降，或降幅＜30%，均预示再住院和死亡风险增加。BNP/NT-proBNP水平降幅≥30%可作为治疗有效的标准。

BNP的检测也为心功能的分级提供了更加可靠的依据。WieczorekSJ等比较测定了严格按美国纽约心脏病协会（NYHA）心功能分级标准诊断的慢性心力衰竭（CHF）患者血浆BNP水平，心功能Ⅰ～Ⅳ级CHF患者血液BNP浓度均值分别为81.3pg/ml、235pg/ml、459pg/ml和1119pg/ml，较正常人9.3pg/ml明显增加，且随心功能的损害程度加重呈显著上升趋势。若以100pg/ml为cutoff值，BNP对CHF的诊断效能是：敏感度90%，特异性76%。BNP浓度值对于心力衰竭患者的治疗效果监测也有帮助，治疗有效的患者血液BNP水平较治疗前明显降低。

**指标类型：**过程质量。

**表达方式：**比率提高。

**信息采集：**追溯性调查急诊病历与住院病历中超声心动、X线胸片检查报告单与病程记录中左心室功能评价与风险程度评估的相关信息，主要采集三项信息：

1.X线胸片检查（首次）：评价肺淤血或肺水肿及其消退情况。

（1）X线胸片检查时间。

（2）肺淤血或肺水肿。

2.超声心动图检查（首次）：评价左心室功能障碍程度。

（1）超声心动图检查时间。

（2）左心室射血分数值（LVEF）

○A.LVEF ≤40%，射血分数降低性心力衰竭（HF-REF）

○B.LVEF ≥50%，射血分数保持性心力衰竭（HF-PEF）

○C.LVEF 41%～49%，边缘性HF-PEF

○D.LVEF >40%，已改善的HF-PEF

（3）左心室内径

3.风险程度评估方法（首次）：评估收住患者的危险程度

○A.NYHA分级结果

○B.Killip分级（AMI）结果

○C.6分钟步行试验结果

4.临床实验室：生物标记物检测（首次）（试行）

○A.利钠肽（BNP和NT-proBNP）检测值　　pg/ml，

标识 □ ↑/□ 正常/□ ↓

○B.肌钙蛋白（TnT或TnI）检测值　　ng/ml，

标识 □ ↑/□ 正常/□ ↓

**分子：**实施首次左心室功能评价（LVEF）的例数。

**分母：**同期全部心力衰竭住院的例数。

**分子：**首次左心室功能评价LVEF值≤40%的例数。

**分母：**同期全部心力衰竭住院的例数。

**分子：**实施首次NYHA分级、6分钟步行试验、Killip分级（AMI）评估的例数。

**分母：**同期全部心力衰竭住院的例数。

**分子：**实施首次生物标记物检测的例数。

**分母：**同期全部心力衰竭住院的例数。

**除外病例：**

1.住院24小时内出院的病例。

2.住院24小时内死亡的病例。

3.住院时体内装有心脏起搏除颤装置的病例。

4.18岁以下住院的病例。

5.住院期曾参与药物临床试验的病例。

6.住院时间超过120天的病例。

7.心脏移植术后的病例。

**时间计算：**

入院24小时内的首次检查时间 = 实施时间 − 入院时间

出院前的末次检查时间 = 出院时间 − 实施时间

**附件：**

**实施左心室功能评价**是指在病历记录中患者入院24小时内与出院前均有左心室功能评估的记录。

**超声心动图：**评价左心室内径和射血分数（LVEF），并说明左心室功能障碍程度。

**NYHA心功能分级是用于判断心功能不全程度的临床分级**

Ⅰ级：日常活动无心力衰竭症状。

Ⅱ级：日常活动出现心力衰竭症状（呼吸困难、乏力 ）。

Ⅲ级：低于日常活动出现心力衰竭症状。

Ⅳ级：在休息时出现心力衰竭症状。

心力衰竭患者的LVEF与心功能分级症状并非完全一致。

**Killip分级是用于在急性心肌梗死（AMI）所致的心力衰竭的临床分级**

Ⅰ级：无心力衰竭征象，但PCWP（肺毛细血管楔嵌压）可升高，病死率0～5%。

Ⅱ级：轻至中度心力衰竭，肺部啰音出现范围小于两肺野的50%，可出现第三心音奔马律、持续性窦性心动过速或其他心律失常，静脉压升高，有肺淤血的X线表现，病死率10%～20%。

Ⅲ级：重度心力衰竭，出现急性肺水肿，肺部啰音出现范围大于两肺的50%，病死率35%～40%。

Ⅳ级：出现心源性休克，收缩压小于90mmHg，尿少于每小时20ml，皮肤湿冷，发绀，呼吸加速，脉率大于100次/分，病死率 85%～95%。

**6分钟步行试验：用于评定患者的运动耐力**

6分钟步行距离＜150米为重度心力衰竭

6分钟步行距离150～450米为中度心力衰竭

6分钟步行距离＞450米为轻度心力衰竭

ACCF/AHA HF分阶段与NYHA心功能分级的比较

| ACCF/AHA HF分阶段 | | NYHA心功能分级 | |
|---|---|---|---|
| A | 存在HF高危但没有结构性心脏病或HF的症状 | 无 | |
| B | 有结构性心脏病但没有HF的体征或症状 | Ⅰ | 体力活动不受限制。日常体力活动不引起HF的症状 |
| C | 有结构性心脏病既往或当前有HF的症状 | Ⅰ | 体力活动不受限制。日常体力活动不引起HF的症状 |
| | | Ⅱ | 体力活动轻度受限。静息时舒适，但日常体力活动引起HF的症状 |
| | | Ⅲ | 体力活动显著受限。静息时舒适，但低于日常活动可引起HF的症状 |
| D | 需要特殊干预的难治性HF | Ⅳ | 进行任何体力活动都出现HF症状，或静息时有HF症状 |

引自《2013 ACCF/AHA心力衰竭管理指南》。

## 心力衰竭（HF）质量控制指标-2



**指标代码：**HF-2。

**指标名称：**到达医院后尽早使用利尿剂+钾剂。

**对象选择：**全部住院治疗的心力衰竭成人患者。

**设置理由：**

1.《CMA 2007年慢性心力衰竭诊断治疗指南》中指出：所有心力衰竭患者有液体潴留的证据或原先有过液体潴留者，均应给予利尿剂（Ⅰ类推荐，证据水平A级）。利尿剂必须最早应用。因利尿剂缓解症状最迅速，数小时或数天内即可发挥作用。合理使用利尿剂是其他治疗HF药物取得成功的关键因素之一。

2.《2013ACCF/AHA心力衰竭管理指南》中指出，对于有液体潴留证据的HFrEF患者，如果无禁忌证，推荐用利尿剂以缓解症状。（Ⅰ类推荐，证据水平：C）利尿剂一般应当与ACEI、β-受体阻滞剂和醛固酮拮抗剂联用。

3.《CMA 2014中国心力衰竭治疗指南》中指出，对于有液体潴留证据的所有心力衰竭患者均应给予利尿剂（Ⅰ类推荐，证据水平：C）。利尿剂的使用可激活内源性神经内分泌系统，特别是RAAS系统和交感神经系统，故应与ACEI或血管紧张素受体拮抗剂（ARB）以及β-受体阻滞剂联用。

**指标类型：**过程质量。

**表达方式：**比率提高。

**信息采集：**追溯性调查急诊病历与住院病历中医嘱、治疗单、病程记录有相关使用利尿剂+钾剂的信息，主要采集四项信息：

1.利尿剂治疗的禁忌证

2.入院后使用首剂利尿剂长期医嘱执行的时间。

3.常用利尿剂药物的选择

○A袢利尿剂：呋塞米又称速尿，或

○B噻嗪类：氢氯噻嗪（又称双氢克尿噻DCT），或

○C吲达帕胺，或

○D阿米洛利，或

○E其他利尿剂

4.延迟治疗原因（入院至使用首剂利尿剂时间>24小时）

○A患者自身原因

○B医师下达医嘱迟延

○C护理服务流程原因

○D药品供给

○E其他

**分子**：使用利尿剂+钾剂的例数。

**病例范围**：全部。

**除外病例**：无。

**信息要点**：住院24小时内获得利尿剂治疗。

**分母**：同期全部心力衰竭（有适应证，若无不良反应）住院例数。

**病例范围**：以第一诊断心力衰竭（HF）收入住院，符合ICD-10：I50.9，18岁以上的住院患者。

**除外病例**：

1.住院24小时内出院的病例。

2.住院24小时内死亡的病例。

3.住院时体内装有心脏起搏除颤装置的病例。

4.18岁以下住院的病例。

5.住院期曾参与药物临床试验的病例。

6.住院时间超过120天的病例。

7.心脏移植术后的病例。

8.从外院转来的病例。

## 心力衰竭（HF）质量控制指标-3

**指标代码**：HF-3。

**指标名称**：到达医院后即刻使用ACEI或ARB（有适应证，无禁忌证者）。★

**对象选择**：全部心力衰竭有左心室收缩功能障碍（LVSD）的成人住院患者，无使用血管紧张素转换酶抑制剂（ACEI）或血管紧张素Ⅱ受体拮抗剂（ARB）的禁忌。

**设置理由**：

1.《CMA 2007年慢性心力衰竭诊断治疗指南》中指出，血管紧张素转换酶抑制剂（Ⅰ类推荐，证据等级：A）：ACEI是证实能降低心力衰竭患者死亡率的第一类药物，也是循证医学证据积累最多的药物，一直被公认是治疗心力衰竭的基石和首选药物。

2.ACEI使总死亡率降低23%（$P<0.01$），死亡或因心力衰竭恶化住院率降低35%（$P<0.01$）。

3.《2013 ACCF/AHA心力衰竭管理指南》指出，对于当前或既往有症状的HF-REF患者，如无禁忌证，推荐用ACEI，以降低发病率和死亡率。（Ⅰ类推荐，证据水平：A）。对于当前或既往有HF症状、对ACEI不耐受的HF-REF患者，如果无禁忌证，推荐用ARB以降低发病率和死亡率。（Ⅰ类推荐，证据水平：A）

4.《CMA 2014中国心力衰竭治疗指南》中指出，ACEI是被证实能降低心力衰竭患者病死率的第一类药物，也是循证医学证据积累最多的药物，是公认的治疗心力衰竭的基石和首选药物。适应证：所有LVEF下降的心力衰竭患者必须且终身使用，除非有禁忌证或不能耐受（Ⅰ类，A级）。禁忌证：曾发生致命性不良反应如喉头水肿，严重肾功能衰竭和妊娠妇女。以下情况慎用：双侧肾动脉狭窄，血肌酐>265.2μmol/L（3mg/dl），血钾>5.5mmol/L，伴症状性低血压（收缩压<90mmHg，1mmHg=0.133kPa），左心室流出道梗阻（如主动脉瓣狭窄，肥厚型梗阻性心肌病）等。

**指标类型：**过程质量。

**表达方式：**比率提高。

**信息采集：**对心力衰竭住院患者，追溯性调查急诊病历与住院病历中病程记录、治疗单、护理记录和超声心动诊断报告等有关左心室收缩功能障碍（LVSD，≤40%），到达医院后即刻使用血管紧张素转换酶（ACE）抑制剂或血管紧张素Ⅱ受体拮抗剂（ARB）的信息记录。主要采集四项信息：

1.左心室收缩功能障碍（LVSD，≤40%）的例数。

2.选择ACE抑制剂/ARB类药物禁忌证的例数。

○A.血管性水肿

血管神经性水肿

眼睑，声门，喉，鼻咽，咽部水肿

急性眶周水肿

○B.高钾血症

患者血清钾检测报告值等于或大于$K^+$6.5

临床诊断为高钾血症

○C.低血压

血压（BP）的描述为低于（90/60mmHg）

患者的血压测量为成年人上肢动脉血压

临床诊断为低血压休克血压

○D.中/重度主动脉瓣狭窄（AS）

主动脉瓣狭窄描述为3+，4+，或是显著

主动脉瓣狭窄，没有指定轻重程度

主动脉瓣区小于1.0$cm^2$

主动脉瓣下狭窄，中度/重度或严重程度没有指定程度

○E.肾功能恶化/肾病/功能障碍

急性肾损伤（AKI）

氮质血症

慢性肾脏病（CKD）

透析

终末期肾病（ESRD）

肾炎

血清肌酐（Cr，CRE）水平描述为不正常或升高

临床诊断为肾功能不全（RI，CRI）

移植肾

肾衰竭，急性或慢性（ARF，RF，CRF）

○F.对ACEI制剂过敏者

○G.妊娠、哺乳妇女等

3.常用ACEI药物的选择

○A.赖诺普利，或

○B.福辛普利（蒙诺），或

○C.培哚普利（雅施达），或

○D.依那普利，或

○E.西拉普利，或

○F.雷米普利（瑞泰），或

○G.咪达普利，或

○H.贝那普利（洛丁新），或

○I.卡托普利，或

4.常用ARB药物的选择

○A.奥美沙坦

○B.替米沙坦（美卡素），或

○C.氯沙坦（科素亚），或

○D.缬沙坦（代文），或

○E.厄贝沙坦（安博维），或

**分子：**到达医院后即刻使用血管紧张素转换酶抑制剂（ACEI）或血管紧张素Ⅱ受体拮抗剂（ARB）的例数。

**病例范围：**全部。

**除外病例：**有ACEI的禁忌证。

**信息要点：**住院24小时内获得治疗。

**分母：**同期全部心力衰竭（有ACEI/ARBs适应证，若无不良反应）住院例数。

**病例范围：**

1.以第一诊断心力衰竭（HF）收入住院，符合ICD-10：I50.9。

2.心肌梗死后心力衰竭患者。

3.18岁以上的住院患者。

4.无ACEI的禁忌证。

5.LVSD被确定为：左心室射血分数（LVEF）≤40%，或左心室功能（LVF）评估被描述符合中度或严重收缩功能障碍病历记录的病例。

**除外病例：**

1.住院24小时内出院的病例。

2.住院24小时内死亡的病例。

3.住院时体内装有心脏起搏除颤装置的病例。

4.18岁以下住院的病例。

5.住院期曾参与药物临床试验的病例。
6.住院时间超过120天的病例。
7.心脏移植术后的病例。
8.从外院转来的病例。
9.有ACEI禁忌证的病例。



## 心力衰（HF）质量控制指标-4

**指标代码：** HF-4。

**指标名称：** 到达医院后尽早使用β-受体阻滞剂（有适应证，若无不良反应）。

**对象选择：** 全部住院治疗的心力衰竭成人患者。

**设置理由：**

1.《CMA 2007年慢性心力衰竭诊断治疗指南》中指出，应用β-受体阻滞剂治疗慢性稳定性心力衰竭的根本基础（Ⅰ类推荐，证据等级：A）。β-受体阻滞剂治疗HF的独特之处就是年病死率下降35%，能显著降低猝死率41%～44%。

2.《CMA 2014中国心力衰竭治疗指南》中指出，所有NYHAⅡ～Ⅳ级慢性HF-REF患者明确适用的药物：

（1）血管紧张素转化酶抑制剂（ACEI）（Ⅰ，A）；
（2）β-受体阻滞剂（Ⅰ，A）；
（3）醛固酮拮抗剂（Ⅰ，A）；
（4）血管紧张素受体拮抗剂（ARB）（Ⅰ，A）；
（5）伊伐布雷：用来降低因HF再住院率（Ⅱa，B），替代用于不能耐受β-受体阻滞剂的患者（Ⅱb，C）。

3.《CMA 2014中国心力衰竭治疗指南》中指出，β-受体阻滞剂治疗HF的适应证：结构性心脏病，伴LVEF下降的无症状HF患者，无论有无MI，均可应用。有症状或曾经有症状的NYHAⅡ～Ⅲ级、LVEF下降、病情稳定的慢性HF患者必须终生应用，除非有禁忌证或不能耐受。NYHA Ⅳa级HF患者在严密监护和专科医师指导下也可应用。伴二度及以上房室传导阻滞、活动性哮喘和反应性呼吸道疾病患者禁用。

**指标类型：** 过程质量。

**表达方式：** 比率提高。

**信息采集：** 追溯性调查住院病历中病程记录、治疗单、护理记录和超声心动诊断报告等有关使用β-受体阻滞剂的内容，主要采集四项信息：

1.β-受体阻滞剂治疗禁忌证的选择

○A.心率＜60次/分钟；
○B.动脉收缩压＜100mmHg；
○C.中重度左心衰竭（≥ Killip Ⅲ级）；
○D.二度、三度房室传导阻滞或PR间期＞0.24秒；

○E.严重慢性阻塞性肺部疾病或哮喘；

○F.末梢循环灌注不良；

○G.其他（注明名称）。

2.β-受体阻滞剂治疗相对禁忌证的选择

○A.哮喘病史；

○B.周围血管疾病；

○C.胰岛素依赖性糖尿病；

○D.其他（注明名称）。

3.入院后使用首剂β-受体阻滞剂医嘱执行的时间。

4.常用β-受体阻滞剂药物的选择

○A.美托洛尔，或

○B.普萘洛尔，或

○C.阿替洛尔，或

○D.比索洛尔，或

○E.拉贝洛尔，或

○F.塞利洛尔，或

○G.卡维地洛，或

**分子：**入院24小时内使用首剂β-受体阻滞剂（A～C选项）的例数。

**分母：**有使用β-受体阻滞剂适应证（若无不良反应）心力衰竭住院例数。

**病例范围：**以第一诊断心力衰竭（HF）收入住院，符合ICD-10：I50.9，18岁以上的住院患者。

**除外病例：**

1.有β-受体阻滞剂禁忌证的病例。

2.住院24小时内出院的病例。

3.住院24小时内死亡的病例。

4.体内装有心脏起搏除颤装置的病例。

5.住院期曾参与不能使用β-受体阻滞剂的药物临床试验的病例。

6.住院时间超过120天的病例。

7.心脏移植术后的病例。

8.在病历中有医师记录不宜使用的其他原因。

**附件：**

用药时间计算

完成时间=获得β-受体阻滞剂时分－患者到达医院（急诊）时分。

注：“获得β-受体阻滞剂时分”应为药物通过不同途径进入患者机体的时间，而非医嘱下达，或录入治疗单的时间。

**为此建议：**为便于管理，可记录临床上首次使用的临时医嘱（单次即刻执行）的时间。

## 心力衰竭（HF）质量控制指标-5

**指标代码：** HF-5。

**指标名称：** 重度心力衰竭使用醛固酮受体阻滞剂（有适应证，无禁忌证者）。

**对象选择：** 全部住院治疗的重度心力衰竭成人患者。

**设置理由：**

1.《CMA 2007年慢性心力衰竭诊断治疗指南》中指出，醛固酮受体拮抗剂（Ⅰ类推荐，证据等级：B）适用于中、重度心力衰竭，NYHA心功能 Ⅲ级、Ⅳ级患者；AMI后并发心力衰竭，且LVEF＜40%的患者亦可应用。

2.《2013 ACCF/AHA心力衰竭管理指南》对醛固酮受体拮抗剂（ARA）的推荐：

（1）对于NYHA Ⅱ～Ⅳ 级和 LVEF≤35%的患者，如无禁忌证，推荐用ARA（盐皮质激素受体拮抗剂），以降低发病率和死亡率。NYHA Ⅱ级患者，如考虑ARA，应当获得既往因心血管病住院或BNP水平升高史。肌酐水平男性应＜2.5mg/dl，女性应＜2.0mg/dl[或eGFR＞30ml/（min · 1.73m$^2$）]，血钾应＜5.0 mEq/L。严密监测血钾、肾功能，利尿剂启动后应调整剂量，此后要密切随访，以减少高钾血症和肾功能不全的风险。（Ⅰ类推荐，证据水平：A）。

（2）对于AMI后LVEF＜40%、发生了HF症状或有糖尿病史的患者，如无禁忌证，推荐用ARA。（Ⅰ类推荐，证据水平：B）。

3.《2013 ACCF/AHA心力衰竭管理指南》中指出，指南导向药物治疗（GDMT）在CRT中已经证实的获益幅度提示，C阶段HFrEF药物治疗，使用醛固酮拮抗剂ARA（有适应证，若无不良反应）能使HF患者死亡率RRR（%）降低30%。HF住院RRR（%）降低35%。

4.《CMA 2014中国心力衰竭治疗指南》中指出，醛固酮受体拮抗剂适应证：LVEF≤35%、NYHA Ⅱ～Ⅳ级的患者；已使用ACEI（或ARB）和β-受体阻滞剂治疗，仍持续有症状的患者（Ⅰ类，A级）；AMI后、LVEF≤40%，有心力衰竭症状或既往有糖尿病史者（Ⅰ类，B级）。醛固酮受体拮抗剂与β-受体阻滞剂一样，具有降低心力衰竭患者心源性猝死率的有益作用。但应避免发生低血压、高血钾症、肾功能损害。

**指标类型：** 过程质量。

**表达方式：** 比率提高。

**信息采集：** 追溯性调查住院病历中病程记录、治疗单、护理记录和超声心动诊断报告等有关重度心力衰竭患者使用醛固酮受体拮抗剂的内容，主要采集三项信息：

1.醛固酮受体拮抗剂适用于

○A.中、重度心力衰竭，LVEF＜40%，或NYHA心功能 Ⅲ级、Ⅳ级患者；

○B.AMI后并发心力衰竭，LVEF＜40%，或Killip分级Ⅲ级、Ⅳ级患者。

2.入院后使用首剂醛固酮受体拮抗剂医嘱执行的时间。

3.常用醛固酮受体拮抗剂的选择

〇A.螺内酯（安体舒通），或

〇B.依普利酮（Eplerenone），或

〇C.其他醛固酮受体拮抗剂类药物：（列出药名）

**分子**：使用醛固酮受体拮抗剂（A～B选项）的例数。

**分母**：同期全部中、重度心力衰竭（LVEF＜40%、NYHA或Killip分级Ⅲ级、Ⅳ级患者），心力衰竭住院例数。

**病例范围**：

以第一诊断心力衰竭（HF）收入住院，符合ICD-10：I50.9，18岁以上的住院患者重度心力衰竭。

**除外病例**：

1.住院24小时内出院的病例。

2.住院24小时内死亡的病例。

3.体内装有心脏起搏除颤装置的病例。

4.住院期曾参与药物临床试验的病例。

5.住院时间超过120天的病例。

6.从外院转来的病例。

7.心脏移植术后的病例。

8.高钾血症和肾功能异常。

## 心力衰竭（HF）质量控制指标-6

**指标代码**：HF-6。

**指标名称**：有证据表明住院期间维持使用利尿剂、钾剂、ACEI或ARB、β-受体阻滞剂和醛固酮拮抗剂，有明确适应证，无禁忌证。★

**对象选择**：全部住院治疗的心力衰竭成人患者。

**设置理由**：《CMA 2014中国心力衰竭治疗指南》中指出，可改善预后的药物适用于所有NYHAⅡ～Ⅳ级慢性HF-REF患者明确适用的药物。

（1）血管紧张素转化酶抑制剂（ACEI）（Ⅰ，A）；

（2）β-受体阻滞剂（Ⅰ，A）；

（3）醛固酮拮抗剂（Ⅰ，A）；

（4）血管紧张素受体拮抗剂（ARB）（Ⅰ，A）；

（5）伊伐布雷：用来降低因心力衰竭再住院率（Ⅱa，B），替代用于不能耐受β-受体阻滞剂的患者（Ⅱb，C）。

**指标类型**：过程质量。

**表达方式**：比率提高。

**信息采集**：追溯性调查住院病历的病程记录、治疗单、医嘱单、护理记录中有相关心力衰竭患者住院期间继续使用药物治疗的记录，主要采集四项信息：

1.使用ACEI类药物的长期医嘱

○A.赖诺普利，或

○B.福辛普利（蒙诺），或

○C.培哚普利（雅施达），或

○D.依那普利，或

○E.西拉普利，或

○F.雷米普利（瑞泰），或

○G.咪达普利，或

○H.贝那普利（洛丁新），或

○I.卡托普利，或

2.或，使用ARB类药物的长期医嘱

○A.奥美沙坦

○B.替米沙坦（美卡素），或

○C.氯沙坦（科素亚），或

○D.缬沙坦（代文），或

○E.厄贝沙坦（安博维），或

3.使用β-受体阻滞剂类药物的长期医嘱

○A.美托洛尔，或

○B.普萘洛尔，或

○C.阿替洛尔，或

○D.比索洛尔，或

○E.拉贝洛尔，或

○F.塞利洛尔，或

○G.卡维地洛，或

4.使用醛固酮受体拮抗剂类药物的长期医嘱

○A.螺内酯（安体舒通），或

○B.依普利酮，或

○C.其他醛固酮受体拮抗剂类药物：（列出药名）

5.使用利尿剂药物的长期医嘱

○A.袢利尿剂：呋塞米又称速尿，或

○B.噻嗪类：氢氯噻嗪（又称双氢克尿噻DCT），或

○C.吲达帕胺，或

○D.阿米洛利，或

○E.其他利尿剂（列出药名）

**分子：**有使用利尿剂、钾剂、ACEI或ARB、β-受体阻滞剂和醛固酮拮抗剂（有适应证，若无不良反应）长期医嘱的例数。

**分母：**同期全部心力衰竭住院例数。

**病例范围：**

1.以第一诊断心力衰竭（HF）收入住院，符合ICD-10：I50.9。

2.18岁以上的住院患者。

3.无用药禁忌证的病例。

**除外病例：**

1.住院24小时内出院的病例。

2.住院24小时内死亡的病例。

3.体内装有心脏起搏除颤装置的病例。

4.住院期曾参与药物临床试验的病例。

5.住院时间超过120天的病例。

6.心脏移植术后的病例。

## 心力衰竭（HF）质量控制指标-7

**指标代码：** HF-7。

**指标名称：** 有证据表明出院时继续使用利尿剂、ACEI或ARB、β-受体阻滞剂和醛固酮受体阻滞剂，有明确适应证，无禁忌证。★

**对象选择：** 全部住院治疗的心力衰竭成人患者。

**设置理由：**

1.《2013 ACCF/AHA心力衰竭管理指南》指南导向药物治疗（GDMT）在CRT中已经证实的获益幅度提示，C阶段HF-EF药物治疗，使用ACEI/ARBs（有适应证，若无不良反应）能使HF患者死亡率RRR（%）降低17%。HF住院RRR（%）降低30%。

2.《CMA 2014中国心力衰竭治疗指南》中指出，ARB与β-受体阻滞剂或醛固酮受体拮抗剂联用：不能耐受ACEI的患者，ARB可代替应用。此时，ARB和β-受体阻滞剂的合用，以及在此基础上再加用醛固酮受体拮抗剂，类似于“黄金搭档”和“金三角”。

**指标类型：** 过程质量。

**表达方式：** 比率提高。

**信息采集：** 追溯性调查住院病历的病程记录、出院小结、护理记录及出院带药医嘱中有相关心力衰竭患者出院时继续使用住院期间的治疗药物（有适应证，若无不良反应）的信息记录。

1.有ACEI类药物的出院带药医嘱

○A.赖诺普利，或

○B.福辛普利（蒙诺），或

○C.培哚普利（雅施达），或

○D.依那普利，或

○E.西拉普利，或

○F.雷米普利（瑞泰），或

○G.咪达普利，或

○H.贝那普利（洛丁新），或

○I.卡托普利，或

2.或，有ARB类药物的出院带药医嘱

○A.奥美沙坦

○B.替米沙坦（美卡素），或

○C.氯沙坦（科素亚），或

○D.缬沙坦（代文），或

○E.厄贝沙坦（安博维），或

3.有β-受体阻滞剂类药物的出院带药医嘱

○A.美托洛尔，或

○B.普萘洛尔，或

○C.阿替洛尔，或

○D.比索洛尔，或

○E.拉贝洛尔，或

○F.塞利洛尔，或

○G.卡维地洛，或

4.有醛固酮受体拮抗剂类药物的出院带药医嘱

○A.螺内酯（安体舒通）

○B.依普利酮

○C.其他醛固酮受体拮抗剂类药物（列出药名）

5.有利尿剂类药物的出院带药医嘱

○A.袢利尿剂：呋塞米又称速尿

○B.噻嗪类：氢氯噻嗪（又称双氢克尿噻DCT）

○C.吲达帕胺

○D.阿米洛利

○E.其他利尿剂（列出药名）

**分子：**出院时有继续使用ACEI/ARB、β-受体阻滞剂和醛固酮拮抗剂（有适应证，若无不良反应）出院带药医嘱的例数。

**分母：**同期全部心力衰竭住院例数。

**病例范围：**

1.以第一诊断心力衰竭（HF）收入住院，符合ICD-10：I50.9。

2.18岁以上的住院患者。

3.无用药禁忌证的病例。

**除外病例：**

1.住院24小时内出院的病例。

2.住院24小时内死亡的病例。

3.体内装有心脏起搏除颤装置的病例。

4.住院期曾参与药物临床试验的病例。

5.住院时间超过120天的病例。

6.心脏移植术后的病例。

**特别提示：**

对出院时继续使用ACEI/ARBs、β-受体阻滞剂和醛固酮拮抗剂的患者，在出院小结记录中有带药的记录可明示。

未使用ACEI/ARBs的患者，在病历记录中对具体原因的记载。

## 心力衰竭（HF）质量控制指标-8

**指标代码：**HF-8。

**指标名称：**为患者提供健康教育。

**对象选择：**全部住院治疗的心力衰竭成人患者。

**设置理由：**

1.住院期间或出院前应对患者及其家庭成员进行心力衰竭相关教育，使其出院后顺利过渡到家庭护理。主要内容应涵盖：运动量、饮食及液体摄入量、出院用药、随访安排、体质量监测、出现心力衰竭恶化的应对措施、心力衰竭风险评估及预后、生活质量评估、家庭成员进行心肺复苏训练、寻求社会支持、心力衰竭的护理等。

2.强调坚持服用有临床研究证据、能改善预后药物的重要性，依从医嘱及加强随访可使患者获益。

**指标类型：**过程质量。

**表达方式：**比率提高。

**信息采集：**

追溯性调查住院病历的护理记录文件中（入院评估、非药物治疗前后指导及出院指导等书面记录文件）有相关心力衰竭患者实施健康教育的信息，包括有预防心力衰竭（危险因素控制）、避免心力衰竭诱因（控制液体入量、防治呼吸道感染等）、按时按量服药，及时发现心力衰竭恶化（定期随诊、体重监测等）、饮食（限盐）、戒烟、戒酒、适量运动、心理平衡等方面的内容指导。

**分为以下三个子项叙述：**

## HF-8.1入院评估内容有评估记录

**对象选择：**全部心力衰竭成人住院病例。

**设置理由：**

1.正确评估患者心功能情况和自理程度，可动态、持续、有针对性地指导患者活动范围（适量运动）。

（1）对心力衰竭功能受限程度的分级，应用最广泛的标准是NYHA功能分级。

（2）限制活动不仅可能影响运动能力，还可导致不良的心理影响并影响周围血管舒张反应。所以应当鼓励患者参加适当的体育锻炼。

（3）一些对照研究显示运动试验可减少症状，增加运动能力并改善生活质量，这种改善可与药物治疗获得的改善相媲美。

2.正确描述患者症状，观察并监测生命体征、出入量、体重、水肿及化验检查等情况，准确评估患者体液潴留程度，可动态、持续、有针对性地进行饮食（限盐）、控制液体入量、体位等方面的指导。

（1）患者的体重、血压、周围性水肿的程度和胸、腹水情况可评估心力衰竭患者体液潴留的严重程度。评价液体状态短期变化的最好方法是测量体重的变化。

（2）即使使用利尿剂可以控制水钠潴留，限制饮食中的盐含量以及每天测量体重可以减少利尿剂的使用，使其更安全有效。利尿剂通常与中度饮食食盐（每日3～4g）控制相结合。

（3）难治性终末期心力衰竭患者限制饮食中钠摄入（2g/d或更少）对保持容量平衡具有显著益处。限制钠盐并使用大量利尿剂仍持续或反复发生液体潴留的患者应将液体入量限制在2L/d。

3.评估患者烟酒嗜好，可从入院就开始进行健康指导，反复多次的宣教及医院的严格管理有利于患者改正不良习惯。

（1）据研究报道，仅戒烟，使心脏事件发生率下降7%～47%。

（2）冠脉疾病和其他血管疾病的二级预防：戒烟目标——彻底戒烟，避免被动吸烟。

（3）严格控制患者吸烟，酗酒。许多心力衰竭治疗计划均限制左心室功能异常患者的含酒精饮料摄入量。

4.心理疏导，心力衰竭患者因病程漫长，反复发作，心情十分忧郁，当生活不能自理时会产生悲观失望的情绪。以上情绪改变可使心力衰竭的发作率、再住院率、死亡率进一步提高，生活质量进一步恶化。因此在必要时进行有针对性的心理疏导，增强治疗的信心，将对提高患者的生活质量有积极的促进作用。

**指标类型：** 过程质量。

**表达方式：** 比率提高。

**信息采集：** 追溯性调查住院病历之病程记录、出院小结、护理记录中记录的相关信息（入院评估），并在现场复核抽查访问在院患者时，主要指导内容患者能够复述。主要采集四项9条信息：

1.正确评估患者心功能情况和自理程度3条

2.正确观察和描述患者症状3条

3.评估患者烟酒嗜好3条

4.心理疏导

**分子：** 入院评估内容有记录的例数。

**分母：** 同期全部心力衰竭成人住院例数。

**病例范围：** 全部。

**除外病例：** 无。

## HF-8.2 告知患者心力衰竭加重的临床表现和应避免的情况

**对象选择：** 全部心力衰竭成人住院例数。

**设置理由：** 患者住院期间和出院时医生、护士应向患者告知心力衰竭加重的临床表现和应避免的情况。

**指标类型：** 过程质量。

**表达方式：** 比率提高。

**信息采集：** 追溯性调查住院病历中病程记录、护理记录、出院小结中记录的相关信息，并在现场复核。抽查访问在院患者时，主要指导内容患者能够复述。主要采集三项8条信息：

1.让患者了解心力衰竭的基本症状和体征，知晓心力衰竭加重的临床表现

○A.疲乏加重、运动耐力降低、静息心率增加≥15次/分

○B.活动后气急加重、水肿（尤其下肢）再现或加重、体质量增加等

2.知晓应避免的情况

○C.过度劳累和体力活动、情绪激动和精神紧张等应激状态

○D.感冒、呼吸道及其他各种感染

○E.不依从医嘱，擅自停药、减量

○F.饮食不当，如食物偏咸等

3.交与患者“出院小结”的副本，并在出院时由医护人员再面授紧急情况时应如何求援救治

○G.明确告知如果心力衰竭加重的临床表现不能缓解，立即拨打“急救电话120”或其他“急救电话”，呼叫紧急救治

○H.交与患者心力衰竭健康教育的相关材料（小册子，教学片，视频，DVD等）

**分子：** 告知患者心力衰竭加重的临床表现和应避免的情况教育的例数。

**分母：** 同期全部心力衰竭成人住院例数。

**病例范围：** 全部。

**除外病例：** 无。

## HF-8.3出院带药如何使用

**指标名称：** 出院带药如何使用。

**对象选择：**同期全部心力衰竭成人住院例数。

**指标类型：**过程质量。

**表达方式：**比率提高。

**设置理由：**追溯性调查住院病历的病程记录、护理记录，依照“出院小结”记载，叮嘱患者如何使用出院带药及要求，正确药物、正确的使用方法。

**信息采集：**追溯性调查出院小结、护理记录或门诊病历中记录如何使用出院带药的相关信息，主要采集二项3条信息：

1.按照交与患者“出院小结”的副本，在出院时由医护人员向患者再面授出院带药，使用要求应逐项交代告知（若是只是笼统地告知患者“回家继续吃药”，则定“否”），使患者基本掌握自我调整基本治疗药物的方法，至少包括以下三条，但不限于

○A.出现心力衰竭加重征兆，应增加利尿剂剂量

○B.根据心率和血压调整β-受体阻滞剂、ACEI和（或）ARB、利尿剂等的剂量

○C.未经专科医生同意，擅自加用其他药物，如非甾体类抗炎药、激素、抗心律失常药物等

2.若患者认知障碍时，则向其亲属递交患者的“出院小结”副本、并叮嘱出院带药及使用要求，使其亲属基本掌握自我调整基本治疗药物的方法。

**分子：**获得出院带药如何使用教育的例数。

**分母：**同期全部心力衰竭成人住院例数。

**病例范围：**全部。

**除外病例：**无。

## 心力衰竭（HF）质量控制指标-9

## HF-9.1住院天数与费用、疗效

**指标代码：**HF-9.1。

**指标名称：**平均住院日与费用。

**对象选择：**全部住院治疗的心力衰竭成人患者。

**设置理由：**患者负担与转归。

**指标类型：**结果质量（数据）。

**表达方式：**缩短与降低，横向医院间比较。

**信息采集：**追溯性调查住院病历中病程记录、出院小结等相关信息。

**项目与结果数据：**

1.住院天数：1～120天。

2.离院方式

〇A.医嘱离院

〇B.医嘱转院

〇C.医嘱转社区卫生服务机构/乡镇卫生院

〇D.非医嘱离院

〇E.死亡

〇F.其他

3.住院费用（元）

（1）住院费用：总费用指患者住院期间发生的与诊疗有关的所有费用之和。

（2）药类：

〇A.西药费：包括有机化学药品、无机化学药品和生物制品费用（含抗菌药物）

〇B.中药费：包括中成药费、中草药费

〇C.血液和血液制品类：包括血费，白蛋白类、球蛋白类、凝血因子类、细胞因子类制品费

（3）手术治疗费：包括麻醉费及各种介入、孕产、手术治疗等费用。

（4）手术用一次性医用材料费：患者住院期间进行手术、介入操作时所使用的一次性医用材料费用。

**分子：**诊疗结果死亡的例数。

**分母：**同期全部心力衰竭成人住院例数。

**除外病例：**无

评价数据计算值：通过统计本院本年度心力衰竭患者住院日及住院费用（元）分析，获得以下信息：

1.住院日：“平均值”与“中位数、20百分位数、80百分位数”。

2.住院费用（元）：“平均值”与“中位数、20百分位数、80百分位数”。

**附件：**

**离院方式：**指患者本次住院出院的方式，主要包括：

1.医嘱离院：指患者本次治疗结束后，按照医嘱要求出院，回到住地进一步康复等情况。

2.医嘱转院：指医疗机构根据诊疗需要，将患者转往相应医疗机构进一步诊治，用于统计“双向转诊”开展情况。如果接收患者的医疗机构明确，需要填写转入医疗机构的名称。

3.医嘱转社区卫生服务机构/乡镇卫生院：指医疗机构根据患者诊疗情况，将患者转往相应社区卫生服务机构进一步诊疗、康复，用于统计“双向转诊”开展情况。如果接收患者的社区卫生服务机构明确，需要填写社区卫生服务机构/乡镇卫生院名称。

4.非医嘱离院：指患者未按照医嘱要求而自动离院，如：患者疾病需要住院治疗，但患者出于个人原因要求出院，此种出院并非由医务人员根据患者病情决定，属于非医

嘱离院。

5.死亡：指患者在住院期间死亡。

6.其他：指除上述5种出院去向之外的其他情况。

引自：《卫生部关于修订住院病案首页的通知》卫医政发〔2011〕84号 附件2.住院病案首页部分项目填写说明。

## HF-9.2出院前风险评估

**指标代码**：HF-9.2。

**指标名称**：出院前风险评估。

**对象选择**：同期全部住院治疗的心力衰竭成人患者。

**设置理由**：患者出院前应实施风险评估，对于预测出院后再发生心力衰竭或死亡的危险性，从而采取积极的预防和干预措施，具有重要的意义。

**指标类型**：过程质量。

**表达方式**：比率提高。

**信息采集**：追溯性调查住院病历中病程记录、出院小结等出院前危险评估的相关信息。主要采集四项信息

1．出院前X线胸片检查（末次）：评价出院前的肺淤血或肺水肿消退情况。

（1）X线胸片检查时间。

（2）肺淤血或肺水肿。

2．出院前超声心动图检查（末次）：评价出院前的左心室功能障碍程度。

（1）超声心动图检查时间。

（2）左心室射血分数值（LVEF），>40%与≤40%的病例。☆

（3）左心室内径。

3．出院前风险程度评估（末次）：评估患者出院前的危险程度。

○A.NYHA分级结果

○B.Killip分级（AMI）结果

○C.6分钟步行试验结果

4．出院前临床实验室生物标记物检测（末次）：（试行）。

○A.利钠肽（BNP和NT-proBNP）

○B.心肌钙蛋白（TnT或TnI）

5.风险因素（既往史）再评估

（1）年龄65岁以上；

（2）糖尿病（DM）和糖尿病并发症；

（3）冠状动脉搭桥术（CABG）手术史；

（4）充血性心力衰竭；

（5）慢性阻塞性肺疾病；

(6) 急性冠脉综合征；
(7) 终末期肾脏疾病或透析；
(8) 肾衰竭；
(9) 风湿性心脏瓣膜病；
(10) 偏瘫，截瘫，瘫痪；
(11) 血液病；
(12) 严重心律失常；
(13) 转移性癌和急性白血病；
(14) 癌症；
(15) 压疮或慢性皮肤溃疡；
(16) 严重哮喘；
(17) 痴呆和衰老；
(18) 血管或循环系统疾病；
(19) 药物/酒精滥用/依赖/精神病；
(20) 脑血管疾病；
(21) 肺炎；
(22) 冠状动脉粥样硬化/其他慢性缺血性心脏病；
(23) 曾有心绞痛/陈旧性心肌梗死；
(24) 曾有前壁心肌梗死；
(25) 曾有其他位置的心肌梗死。

**分子：**实施出院前风险评估（五项）的例数。

**病例范围：**全部。

**除外病例：**无。

**分母：**同期全部心力衰竭成人住院例数。

**病例范围：**全部。

**除外病例：**无。

## 心力衰竭（HF）质量控制指标-10（可选）

**指标代码：**HF-10。

**指标名称：**心脏再同步化（CRT、ICD）有适应证（可选指标）。

**对象选择：**全部住院治疗的心力衰竭成人患者。

**设置理由：**

1.《CMA 2007年慢性心力衰竭诊断治疗指南》：心脏再同步化治疗（CRT）（I类推荐，证据等级：A）：内科治疗加用CRT或CRT+ICD组，均能显著改善生活质量、心功能分级和运动耐量。近期关于CRT治疗的荟萃分析表明，CRT降低住院率的32%，降低总死亡率的25%。

2．《CMA 2007年慢性心力衰竭诊断治疗指南》中对埋藏式心律转复除颤器（ICD）（Ⅰ类推荐，证据等级：A）对预防心力衰竭患者的猝死非常重要，推荐应用于全部曾有致命性快速心律失常而预后较好的心力衰竭患者。

3.心脏再同步除颤器（CRT-D），同时具备CRT和ICD功能，治疗使病死率显著下降36%，ICD可以改善心力衰竭患者的生存率，特别是中度心力衰竭患者。

4．《CMA 2014心力衰竭治疗指南》中，对CRT适应证进行了扩展又加以严格限制。心功能条件放宽，由NYHA Ⅲ～Ⅳ及扩大到 NYHA Ⅱ级，EF≤35% 。对QRS宽度及形态有更严格的限制，强调LBBB图形和QRS时限（LBBB图形：QRS时限≥130ms，非LBBB图形：QRS≥150ms）。还要求临床决策前有3～6个月标准的药物治疗期。

**指标类型：**过程质量。

**表达方式：**比率适度。

**信息采集：**追溯性调查住院病历、病程记录、术前讨论、术前小结和手术记录、出院小结中有相关心力衰竭患者实施非药物治疗适应证与并发症的信息，如心脏同步化治疗等。

**分为以下三个子项叙述：**

## HF-10.1心脏再同步化治疗（CRT）有适应证（可选）

**指标类型：**过程质量。

**表达方式：**比率提高。

**信息采集：**追溯性调查住院病历、病程记录、术前讨论、术前小结和手术记录、出院小结中有关心脏再同步化治疗（CRT）适应证选择的执行情况，主要采集由《CMA 2014年心力衰竭治疗指南》推荐。

CRT临床应用的适应证（Ⅰ类，A级）：

适用于窦性心律，经标准和优化的药物治疗至少3～6个月仍持续有症状、LVEF降低，根据临床状况评估预期生存超过1年，且状态良好。

○NYHAⅢ或Ⅳa级患者：LVEF≤35%，且伴LBBB及QRS≥150ms，推荐置入CRT或CRT-D（Ⅰ类，A级）

○NYHAⅡ级患者：LVEF≤30%，伴LBBB及QRS≥150ms，推荐置入CRT，最好是CRT-D（Ⅰ类，A级）

**分子：**CRT临床应用适应证（Ⅰ类，A级）的例数。

**病例范围：**安装心脏再同步治疗（CRT）的患者。

**信息要点：**具有心脏再同步治疗（CRT）Ⅰ类A级适应证的。

分母：安装心脏再同步化（CRT）的例数。

**病例范围：**

以第一诊断心力衰竭（HF）收入住院，符合ICD-10：I50.9。

18岁以上的住院患者。

**除外病例：**

1.住院24小时内出院的病例。

2.住院24小时内死亡的病例。

3.体内已经装有心脏起搏除颤装置的病例。

4.住院期曾参与药物临床试验的病例。

5.住院时间超过120天的病例。

6.心脏移植术后的病例。

## HF-10.2埋藏式心律转复除颤器（ICD）有适应证（可选）

**指标类型：** 过程质量。

**表达方式：** 比率提高。

**信息采集：** 追溯性调查住院病历、病程记录、术前讨论、术前小结和手术记录中有关《CMA 2007年慢性心力衰竭诊断治疗指南》推荐的ICD临床应用适应证选择的执行情况：

ICD临床应用适应证（Ⅰ类，A级）

○1.心力衰竭伴低LVEF者，曾有心脏停搏、心室颤动（VF）或伴有血流动力学不稳定的室性心动过速（VT），推荐植入ICD作为二级预防以延长生存（Ⅰ类推荐，证据级别：A）

○2.缺血性心脏病患者，MI后至少40天，LVEF≤30%，长期优化药物治疗后NYHA心功能Ⅱ或Ⅲ级，合理预期生存期超过一年且功能良好，推荐植入ICD作为一级预防减少心脏性猝死，从而降低总死亡率（Ⅰ类推荐，证据级别：A）

○3.非缺血性心肌病患者，LVEF≤30%，长期最佳药物治疗后NYHA心功能Ⅱ级或Ⅲ级，合理预期生存期超过1年且功能良好，推荐植入ICD作为一级预防减少心脏性猝死从而降低总死亡率（Ⅰ类推荐，证据级别：B）

**分子：** 具有埋藏式心律转复除颤器（ICD）治疗适应证Ⅰ类A级、B级的例数。

**病例范围：** 安装心脏再同步治疗的病例。

**信息要点：** 具有埋藏式心律转复除颤器（ICD）治疗Ⅰ类A级、B级适应证的。

**分母：** 安装埋藏式心律转复除颤器（ICD）的患者例数。

**病例范围：**

以第一诊断心力衰竭（HF）收入住院，符合ICD-10：I50.9。

18岁以上的住院患者。

**除外病例：**

1.住院24小时内出院的病例。

2.住院24小时内死亡的病例。
3.体内已经装有心脏起搏除颤装置的病例。
4.住院期曾参与药物临床试验的病例。
5.住院时间超过120天的病例。
6.心脏移植术后的病例。



## HF-10.3住院期间非药物治疗前后健康教育实施有记录（可选）

**对象选择：**需进行特殊治疗的心力衰竭成人住院例数。

**设置理由：**

1.心室不同步导致心力衰竭患者死亡率增加。通过使用双心室起搏装置同步刺激左、右心室可治疗不同步收缩，称为心脏再同步化治疗（CRT）。它可提高心室收缩并减少继发性二尖瓣反流的程度。CRT治疗前后需给予患者CRT治疗的目的和方法、患肢活动范围及CRT植入后的注意事项等方面的指导。

2.左心室扩张、射血分数减少的患者常发生室性心动过速，死亡率高。曾有过心脏骤停或持续性室性心律失常的患者再次发生类似事件的危险性高，植入ICD可降低心脏骤停存活者的死亡率。但在植入ICD之前，应告知患者心脏预后，包括猝死与非猝死危险、ICD的有效性、安全性与危险以及ICD放电相关事件的发生。

**指标类型：**过程质量。

**表达方式：**比率提高。

**信息采集：**追溯性调查住院护理病历中记录的相关信息（特殊治疗前后的教育），并在抽查访问在院患者时，主要指导内容患者能够复述。

**分子：**实施非药物治疗前、后健康教育的例数。

**病例范围：**安装心脏再同步化（CRT），安装埋藏式心律转复除颤器（ICD）前、后，指导前、后教育的患者。

**除外病例：**无。

**分母：**同期全部安装CRT、ICD的患者。

**病例范围：**全部安装心脏再同步化（CRT）、安装埋藏式心律转复除颤器（ICD）的患者。

**除外病例：**无。

## 心力衰竭（HF）质量控制指标-11

**指标代码：**HF-11。

**指标名称：**患者对服务质量的评价。

**标准类型：**过程质量。

**表达方式：**比率提高。

**设置理由：** 通过对患方满意度的调查，可以了解整体医疗过程，有利于提高服务水平，调整服务方式，让患者得到更满意的服务。

**对象选择：** 全部HF住院患者。

**信息采集：** 请HF出院患者在办理完出院手续之后，填写服务满意程度调查表，或由专人在出院后一周内进行电话随访。可以从以下几个方面了解：

**特定（单）病种患者感受评价用表**

1.入病房时护士是否以口头或书面形式主动介绍住院环境、注意事项；
□ 5很满意□ 4满意□ 3一般□ 2不满意□ 1很不满意
2.医生诊断后是否主动告知治疗方案、预期结果及预计费用；
□ 5很满意□ 4满意□ 3一般□ 2不满意□ 1很不满意
3.对病房与床单的清洁舒适程度的评价；
□ 5很满意□ 4满意□ 3一般□ 2不满意□ 1很不满意
4.对病房的生活方便程度的总体印象；
□ 5很满意□ 4满意□ 3一般□ 2不满意□ 1很不满意
5.经过本次治疗后对病痛减轻与生活质量改善程度的评价；
□ 5很满意□ 4满意□ 3一般□ 2不满意□ 1很不满意
6.对此次住院医护人员提供服务的总体评价；
□ 5很满意□ 4满意□ 3一般□ 2不满意□ 1很不满意
7.对医生、护士提供本次所患疾病相关的防治与康复知识教育的评价。
□ 5很满意□ 4满意□ 3一般□ 2不满意□ 1很不满意

**附件：心力衰竭质量管理自我评价用简表**

病案号：__________入院日期：________出院日期：_________

| 编码 | 质量管理措施项目 | | 检查1<br>急诊记录 | 检查2<br>住院24小时内 | | 检查3<br>住院1~2周 | 检查4<br>出院前1周 | | 检查5<br>出院日 |
|---|---|---|---|---|---|---|---|---|---|
| 1 | 实施左心室功能评价 | 评价时机 | | | | | | | |
| | | 胸片 | 肺水肿： 有□ 无□ | | | | | | |
| | | 超声心动图 | LVEF值 ≥40%□ ≤40%□ | | | | | | |
| | NYHA心功能分级 | | Ⅰ级□ | Ⅱ级□ | | Ⅲ级□ | Ⅳ级□ | | 未查□ |
| | Killip分级（AMI） | | Ⅰ级□ | Ⅱ级□ | | Ⅲ级□ | Ⅳ级□ | | 未查□ |
| 2 | 利尿剂+钾剂 | | | | | | | | 禁忌□ |
| 3 | 血管紧张素转换酶（ACE）抑制剂或血管紧张素Ⅱ受体拮抗剂（ARB） | | 有 | | | | | | 禁忌□ |
| 4 | β-受体阻滞剂（有适应证，若无禁忌证者） CHF□ AHF□ | | | | | | | | 禁忌□ |
| 5 | 醛固酮拮抗剂（中、重度心力衰竭□） | | | | | | | | 禁忌□ |

续表

| | | | | | | | |
|---|---|---|---|---|---|---|---|
| 6 | 出院时继续使用（有适应证，若无禁忌证者）有明示 | | 利尿剂钾剂 | ACEI /ARBs | β-受体阻滞剂 | 醛固酮拮抗剂 | |
| | | | 是□ 否□ | 是□ 否□ | 是□ 否□ | 是□ 否□ | |
| 7 | 健康教育 | 入院评估内容有记录 | | | | | |
| | | 住院期间控制危险因素及诱因 | | | | | |
| | | 出院指导实施有记录 | | | | | |
| 8 | 住院总费用￥_____（元） | 其中药费￥_____（元） | CRT或ICD费用￥_____（元） | | | | |
| | 出院去向 | 转入外院□　回家休养□　自动出院□ | | | | | |
| | | 死亡□，　原因：心脏□　呼吸□　神经□　感染□　出血□　其他□ | | | | | |
| | 出院前风险评估 | 1．出院前X线胸片检查（末次）□ | | | | | |
| | | 2．出院前超声心动图检查（末次）□ | | | | | |
| | | 3.1出院前风险程度评估：NYHA分级□ | | | | | |
| | | 3.2出院前风险程度评估：Killip分级（AMI）□ | | | | | |
| | | 4.风险因素（既往史）再评估□ | | | | | |
| 9 | 非药物治疗要有严格适应证 | CRT临床应用适应证 | | | | | |
| | | ICD临床应用适应证 | | | | | |

**其他说明：**

_____________**复填表者/日期**_____________**复审者/日期**_____________

**自评结果：**采用在认同的“□ ”内打“√”。

**心力衰竭质量控制评价路径**

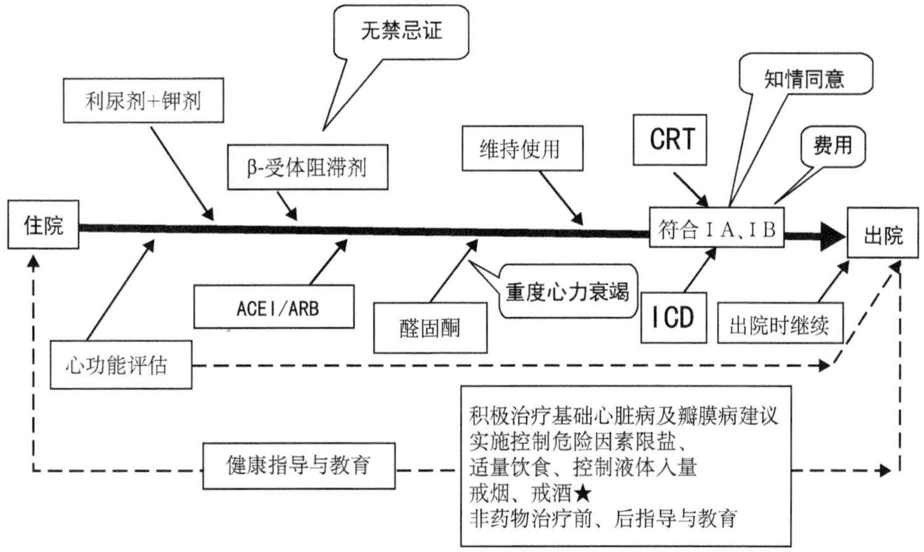

# 第三章　社区获得性肺炎（CAP）成人住院

## 第一节　概　述

住院社区获得性肺炎（community-acquired pneumonia，CAP）质量控制指标（成人住院），是以规范临床诊疗行为，促进临床服务质量管理的持续改进为目的。

社区获得性肺炎是指在医院外罹患的感染性肺实质（含肺泡壁，即广义上的肺间质）炎症，包括具有明确潜伏期的病原体在社区获得感染而在入院后在潜伏期内发病的肺炎（也可以称为医院发病的社区获得性肺炎）。CAP是威胁人类健康的常见感染性疾病之一，近年来，由于社会人口的老龄化、免疫损害宿主增加、病原体变迁和抗生素耐药率上升等原因，CAP的诊治面临许多新问题。

据原卫生部发布的城市医院住院患者前十位疾病构成中，呼吸系统疾病2006年为第1位，构成14.88%，2007年为第2位，构成11.49%；在2007年部分市县前十位疾病死亡专率及死因构成中，呼吸系统疾病为第4位，死亡专率80.94/100 000，构成13.10%；2005年卫生部门医院出院患者疾病转归情况：肺炎病死率0.8%，出院患者平均住院日7.6天，出院患者平均医疗费用2313.4元。

原卫生部2007年5月以卫应急发〔2007〕158号文件附件的形式，发布了中华医学会2006年《社区获得性肺炎诊断和治疗指南》（《中华结核和呼吸杂志》2006年10月）。

“住院社区获得性肺炎（CAP）质量控制”在原卫生部卫医发（2008）27号《医院管理评价指南2008版》和原卫生部卫医发〔2008〕28号《2008年—2010年“以病人为中心，以提高医疗服务质量为主题”的医院管理年活动方案》文件中被列入重点的工作。

“住院社区获得性肺炎（CAP）质量控制指标”已纳入原卫生部卫办医政函〔2009〕425号《第一批单病种质量控制指标》，并在《三级综合医院评审标准（2011版）》和《二级综合医院评审标准（2012版）》中，纳入标准的第七章质量指标之中。

# 第二节　质量控制指标

**社区获得性肺炎（CAP）成人住院 质量控制指标**

CAP-1判断是否符合入院标准。

CAP-2氧合评估。

CAP-3病原学诊断 ★

CAP-3.1住院24小时以内，采集血、痰培养；

CAP-3.2在首次抗菌药物治疗前，采集血、痰培养。

CAP-4抗菌药物时机

CAP-4.1入院8小时内接受抗菌药物治疗；

CAP-4.2入院4小时内接受抗菌药物治疗； ★

CAP-4.3入院6小时内接受抗菌药物治疗。

CAP-5起始抗菌药物选择符合规范 ★

CAP-5.1重症患者起始抗菌药物选择；

CAP-5.2非重症患者起始抗菌药物选择；

CAP-5.3目标抗菌药物的治疗选择。

CAP-6初始治疗72小时后无效者，重复病原学检查。

CAP-7抗菌药物疗程（平均天数）。

CAP-8为患者提供：戒烟咨询/健康辅导。

CAP-9符合出院标准及时出院。

CAP-10平均住院日/住院费用。

CAP-11患者对服务质量的评价（试行）。

引自：

1.卫生部卫办医政函〔2009〕425号《第一批单病种质量控制指标》。

2.卫生部卫医管发〔2011〕33号《三级综合医院评审标准（2011版）》。

3.卫生部卫医管发〔2012〕2号《二级综合医院评审标准（2012版）》。

“★”为核心（问责）质量监控指标（试行）项目，是从原卫生部发布指标中分出，单独设列的项目。

# 第三节　质量控制指标适用数据元素

## 一、社区获得性肺炎的统计定义为：

主要诊断ICD-10编码类目为 J13，J14，J15，J16，J18之一。

## 二、适用的病种名称与ICD-10编码（第一或第二诊断）

引自：原卫生部办公厅关于印发《疾病分类与代码（修订版）》的通知，卫办综发〔2011〕166号，2012-02-02。

原卫生部办公厅印发《关于推广应用疾病诊断相关分组（DRGs）开展医院评价工作的通知》附件1-编码字典库，卫办医管函〔2011〕683号，2011-08-02。

| 3位类目 | 病种名称 | 4位亚目 | 病种名称 |
|---|---|---|---|
| J13 | 链球菌性肺炎 | J13.x0 | 链球菌性肺炎 |
| J14 | 流感嗜血杆菌性肺炎 | J14.x0 | 流感嗜血杆菌性肺炎 |
| J15 | 细菌性肺炎，不可归类在他处者 | J15.0 | 肺炎杆菌性肺炎 |
| | | J15.1 | 假单胞菌性肺炎 |
| | | J15.2 | 葡萄球菌性肺炎 |
| | | J15.3 | B族链球菌性肺炎 |
| | | J15.4 | 其他链球菌性肺炎 |
| | | J15.5 | 大肠杆菌性肺炎 |
| | | J15.6 | 其他需氧的革兰阴性细菌性肺炎 |
| | | J15.7 | 肺炎支原体性肺炎 |
| | | J15.8 | 其他的细菌性肺炎 |
| | | J15.9 | 未特指的细菌性肺炎 |
| | | J15.902 | 社区获得性肺炎，非重症 |
| | | J15.903 | 社区获得性肺炎，重症 |
| J16 | 衣原体肺炎 | J16.0 | 衣原体肺炎 |
| | | J16.8 | 其他特指传染性病原体引起的肺炎 |
| J18 | 肺炎，病原体未特指 | J18.0 | 未特指的支气管肺炎 |
| | | J18.1 | 未特指的大叶性肺炎 |
| | | J18.2 | 未特指的坠积性肺炎 |
| | | J18.8 | 其他病原体未特指的肺炎 |
| | | J18.9 | 未特指的肺炎 |

## 三、除外病例

1.年龄小于18岁的病例。

2.由外院住院诊疗后转入本院。

3.参与临床药物与器械试验。

4.肺炎反复门诊抗生素治疗无效。

5.同一疾病30日内重复入院。

6.呼吸机相关性肺炎VAP。

7.护理相关性肺炎HCAP。

8.医院获得性肺炎HAP。

9.新生儿支气管肺炎，J18.005。

10.婴儿喘息性支气管肺炎J18.006。

11.婴儿支气管肺炎J18.007。

12.肺癌、矽肺不能除外。

13.本次住院时间超过120天的。

## 四、监测指标适用基本数据元素

| 基本数据元素 | 收集路径 |
|---|---|
| 医院代码 | |
| 医院报告病种代码 | |
| 入院日期-年、月、日 | 所有病历记录 |
| 到达急诊科-年、月、日、时、分 | 急诊入院病历记录 |
| 院内转入科日期-年、月、日、时、分 | 院内转入科病历记录 |
| 转外院日期-年、月、日、时、分 | 转外院病历记录 |
| 患者出生日期-年、月、日 | 所有病历记录 |
| 出院日期-年、月、日 | 所有病历记录 |
| 第一诊断ICD-10代码（四位） | 所有病历记录 |
| 与之适用的病种名称 | 所有病历记录 |
| 或，第一诊断扩展代码（六位） | 所有病历记录 |
| 与之适用的病种名称 | 所有病历记录 |
| 其他诊断ICD-10代码（四位） | 所有病历记录 |
| 与之适用的病种名称 | 所有病历记录 |
| 发病时间-日、时 | 所有病历记录 |
| 患者性别 | 所有病历记录 |
| 费用支付方式 | 所有病历记录 |
| 收入入院途径 | 所有病历记录 |
| 到院交通工具 | 所有病历记录 |

续表

| 基本数据元素 | 收集路径 |
| --- | --- |
| 患者住院号码 | 所有病历记录 |
| 患者住地邮政编码 | 所有病历记录 |

## 五、监测指标适用主要数据元素

| 主要数据元素 | 适用监测指标名称 |
| --- | --- |
| **入院日期：年、月** | CAP-1、CAP-2、CAP-3、CAP-4、CAP-9、CAP-10 |
| **入院时间：日、时** | CAP-1、CAP-2、CAP-3、CAP-4、CAP-9、CAP-10 |
| **符合重症肺炎诊断标准** | CAP-1 |
| ○1.意识障碍 | CAP-1 |
| ○2.呼吸频率≥30次/分。 | CAP-1 |
| ○3.$PaO_2$<60mmHg，$PaO_2/FiO_2$<300，需行机械通气治疗 | CAP-1 |
| ○4.动脉收缩压<90mmHg | CAP-1 |
| ○5.并发脓毒性休克 | CAP-1 |
| ○6.X线胸片显示双侧或多肺叶受累，或入院48小时内病变扩大≥50% | CAP-1 |
| ○7.少尿：尿量<20ml/h，或<80ml/4h，或并发急性肾衰竭需要透析治疗 | CAP-1 |
| ○8.需要进行机械通气 | CAP-1 |
| ○9.脓毒性休克 | CAP-1 |
| **符合入ICU标准** | CAP-1 |
| ○1.收缩压≤90mmHg | CAP-1 |
| ○2.多叶肺炎 | CAP-1 |
| ○3.$PaO_2/FiO_2$<250 | CAP-1 |
| ○4.需要进行机械通气 | CAP-1 |
| ○5.脓毒性休克 | CAP-1 |
| **严重度评估** | CAP-1 |
| 首次CURB-65评分数值______分 | CAP-1 |
| CURB-65 评分：≥2分的（中高危） | CAP-1 |
| 首次严重指数PSI评分数值______分 | CAP-1 |
| PSI评分：≥91分的（中高危） | CAP-1 |
| **氧合评估** | CAP-2 |

续表

| 主要数据元素 | 适用监测指标名称 |
|---|---|
| 首次检测动脉血气分析$PaO_2$的时间 | CAP-2 |
| 首次检测动脉血气分析测定值（mmHg） | CAP-2 |
| 首次检测动脉血气分析$PaCO_2$的时间 | CAP-2 |
| 首次检测动脉血气分析测定值（mmHg） | CAP-2 |
| 首次检测脉搏血氧饱和度$SatO_2$的时间 | CAP-2 |
| 首次检测脉搏血氧饱和度测定值（%） | CAP-2 |
| 首次计算氧合指数$PaO_2/FiO_2$的时间 | CAP-2 |
| 首次计算氧合指数$PaO_2/FiO_2$计算值 | CAP-2 |
| **病原学诊断** | CAP-3 |
| **1.非重症CAP住院后，或首剂抗菌药物治疗前首次采集痰、血培养标本** | CAP-3 |
| ○A.符合非重症的例数 | CAP-3 |
| ○B.住院后，或首剂抗菌药物治疗前首次采集血培养标本时间 | CAP-3 |
| ○C.住院后，或首剂抗菌药物治疗前首次采集痰培养标本时间 | CAP-3 |
| **2.重症CAP和入住ICU患者首次采集痰、血培养标本时间** | CAP-3 |
| ○A.符合重症肺炎（CURB-65：≥3分；或PSI≥91分的病例）和符合入住ICU标准的例数 | CAP-3 |
| ○B.住院后，或入住ICU后首次采集血培养标本时间 | CAP-3 |
| ○C.住院后，或入住ICU后首次采集痰培养标本时间 | CAP-3 |
| **3.实验室检查项目选择** | CAP-3 |
| A.红细胞沉降率（ESR） | CAP-3 |
| B.C反应蛋白（CRP）浓度 | CAP-3 |
| C.血清降钙素原（PCT）浓度 | CAP-3 |
| **4.合并胸腔积液** | CAP-3 |
| （1）诊断性胸腔穿刺适应证 | CAP-3 |
| A.经验性治疗无效或病情仍然进展者，特别是已经更换抗菌药物治疗1次以上时 | CAP-3 |
| B.怀疑特殊病原体感染，而采用常规方法获得的呼吸道标本无法明确致病原时 | CAP-3 |
| C.免疫抑制宿主罹患CAP、经抗菌药物治疗无效时 | CAP-3 |
| D.需要进行非感染性肺部浸润性病变鉴别诊断者 | CAP-3 |
| E.其他 | CAP-3 |
| （2）检测项目 | CAP-3 |

续表

| 主要数据元素 | 适用监测指标名称 |
|---|---|
| A.胸液常规 | CAP-3 |
| B.生化 | CAP-3 |
| C.病原学检查 | CAP-3 |
| **5.病原学检测结果** | CAP-3 |
| A.非重症CAP住院患者：同COP-5.3 | CAP-3 |
| B.重症CAP和入住ICU患者：同COP-5.3 | CAP-3 |
| **患者接受首剂抗菌药物治疗（注射剂输入/注射）月日** | CAP-4 |
| **患者接受首剂抗菌药物治疗（注射剂输入/注射）时分** | CAP-4 |
| **接受首剂抗菌药物使用时机 DTN（Door-To-Needle）** | CAP-4 |
| **使用首剂抗菌药物治疗途径** | CAP-4 |
| **重症/ICU患者起始抗菌药物的选择** | CAP-5.1 |
| A.有铜绿假单胞菌感染危险因素患者 | CAP-5.1 |
| B.无铜绿假单胞菌感染危险因素患者 | CAP-5.1 |
| **非重症患者起始抗菌药物选择** | CAP-5.2 |
| **目标治疗抗感染药物的选择** | CAP-5.3 |
| **（1）病原学诊断结果** | CAP-5.3 |
| **住院社区获得性肺炎常见病原菌名录** | CAP-5.1～3、CAP-6 |
| ○A.肺炎链球菌 | CAP-5.1～3、CAP-6 |
| ○B.流感嗜血杆菌、卡他莫拉菌 | CAP-5.1～3、CAP-6 |
| ○C1.甲氧西林敏感金黄色葡萄球菌（MSSA） | CAP-5.1～3、CAP-6 |
| ○C2.甲氧西林敏感凝固酶阴性葡萄球菌（MSCNS） | CAP-5.1～3、CAP-6 |
| ○D1.甲氧西林耐药金黄色葡萄球菌（MRSA） | CAP-5.1～3、CAP-6 |
| ○D2.甲氧西林耐药凝固酶阴性葡萄球菌（MRCNS） | CAP-5.1～3、CAP-6 |
| ○E.肠杆菌科细菌：不产生ESBLs菌 | CAP-5.1～3、CAP-6 |
| ○F.肠杆菌科细菌：产ESBLs菌 | CAP-5.1～3、CAP-6 |
| ○G.肠杆菌科细菌：产AmpC酶菌 | CAP-5.1～3、CAP-6 |
| ○H.铜绿假单胞菌（轻度者） | CAP-5.1～3、CAP-6 |
| ○I.铜绿假单胞菌 | CAP-5.1～3、CAP-6 |
| ○J.B族链球菌 | CAP-5.1～3、CAP-6 |
| ○K.厌氧菌 | CAP-5.1～3、CAP-6 |
| ○L.单核细胞增多性李斯特菌 | CAP-5.1～3、CAP-6 |
| ○M.嗜肺军团菌 | CAP-5.1～3、CAP-6 |

续表

| 主要数据元素 | 适用监测指标名称 |
|---|---|
| ○N.百日咳杆菌/肺炎支原体/衣原体 | CAP-5.1～3、CAP-6 |
| **（2）按目标选择抗感染药物治疗** | CAP-5.3 |
| **住院社区获得性肺炎常用抗菌药物名录** | CAP-5.1～3、CAP-6 |
| A.青霉素类 | CAP-5.1～3、CAP-6 |
| A1.青霉素G（penicillin G） | CAP-5.1～3、CAP-6 |
| A2.青霉素V（penicillin V） | CAP-5.1～3、CAP-6 |
| A3.氨苄西林（ampicillin） | CAP-5.1～3、CAP-6 |
| A4.阿莫西林（amoxicillin） | CAP-5.1～3、CAP-6 |
| A5.羧苄西林（carbenicillin） | CAP-5.1～3、CAP-6 |
| A6.美洛西林（mezlocillin） | CAP-5.1～3、CAP-6 |
| A7.哌拉西林（piperacillin） | CAP-5.1～3、CAP-6 |
| A8.苯唑西林（oxacillin） | CAP-5.1～3、CAP-6 |
| A9.氯唑西林（cloxacillin） | CAP-5.1～3、CAP-6 |
| A10.氨苄西林+舒巴坦（ampicillin/sulbactam） | CAP-5.1～3、CAP-6 |
| A11.阿莫西林+克拉维酸（amoxicillin/clavulanic acid） | CAP-5.1～3、CAP-6 |
| A12.替卡西林+克拉维酸（ticarcillin/clavulanic acid） | CAP-5.1～3、CAP-6 |
| A13.哌拉西林+他唑巴坦（piperacillin/tazobactam） | CAP-5.1～3、CAP-6 |
| A14.阿莫西林+舒巴坦（amoxicillin—sulbactam） | CAP-5.1～3、CAP-6 |
| A15.其他（列出药名） | CAP-5.1～3、CAP-6 |
| B.头孢菌素类 | CAP-5.1～3、CAP-6 |
| B1.头孢拉定（cefradine） | CAP-5.1～3、CAP-6 |
| B2.头孢唑啉（cefazolin） | CAP-5.1～3、CAP-6 |
| B3.头孢羟氨苄（cefadroxil） | CAP-5.1～3、CAP-6 |
| B4.头孢克洛（cefaclor） | CAP-5.1～3、CAP-6 |
| B5.头孢丙烯（cefprozil） | CAP-5.1～3、CAP-6 |
| B6.头孢地尼（cefdinir） | CAP-5.1～3、CAP-6 |
| B7.头孢呋辛（cefuroxime） | CAP-5.1～3、CAP-6 |
| B8.头孢噻肟（cefotaxime） | CAP-5.1～3、CAP-6 |
| B9.头孢曲松（ceftriaxone） | CAP-5.1～3、CAP-6 |
| B10.头孢哌酮（cefoperazone） | CAP-5.1～3、CAP-6 |
| B11.头孢他啶（ceftazidime） | CAP-5.1～3、CAP-6 |
| B12.头孢哌酮+舒巴坦（cefoperazone/sulbactam） | CAP-5.1～3、CAP-6 |

续表

| 主要数据元素 | 适用监测指标名称 |
|---|---|
| B13.头孢吡肟（cefepime） | CAP-5.1～3、CAP-6 |
| B14. 其他（列出药名） | |
| C.大环内酯类 | CAP-5.1～3、CAP-6 |
| C1.红霉素（erythromycin） | CAP-5.1～3、CAP-6 |
| C2.罗红霉素（roxithromycin） | CAP-5.1～3、CAP-6 |
| C3.阿奇霉素（azithromycin） | CAP-5.1～3、CAP-6 |
| C4.克拉霉素（clarithromycin） | CAP-5.1～3、CAP-6 |
| C5. 其他（列出药名） | |
| D.喹诺酮类 | CAP-5.1～3、CAP-6 |
| D1.左氧氟沙星 | CAP-5.1～3、CAP-6 |
| D2.莫西沙星 | CAP-5.1～3、CAP-6 |
| D3.吉米沙星 | CAP-5.1～3、CAP-6 |
| D4.环丙沙星 | CAP-5.1～3、CAP-6 |
| D5. 其他（列出药名） | |
| E.其他类 | CAP-5.1～3、CAP-6 |
| E1.多西环素（doxycycline） | CAP-5.1～3、CAP-6 |
| E2.万古霉素（vancomycin） | CAP-5.1～3、CAP-6 |
| E3.利奈唑胺（linezolid） | CAP-5.1～3、CAP-6 |
| E4.利福平（rifampicin） | CAP-5.1～3、CAP-6 |
| E5.氨曲南（aztreonam） | CAP-5.1～3、CAP-6 |
| E6.厄他培南（ertapenem） | CAP-5.1～3、CAP-6 |
| E7.亚胺培南（imipenem） | CAP-5.1～3、CAP-6 |
| E8.美罗培南（meropenem） | CAP-5.1～3、CAP-6 |
| E9.帕尼培南（panipenem） | CAP-5.1～3、CAP-6 |
| E10.克林霉素（clindamycin） | CAP-5.1～3、CAP-6 |
| E11.甲硝唑（metronidazole） | CAP-5.1～3、CAP-6 |
| **初始治疗72小时后评价无效** | CAP-6 |
| **重复病原学检查项目选择** | CAP-6 |
| ○A.痰细菌培养 | CAP-6 |
| ○B.胸水细菌培养 | CAP-6 |
| ○C.支气管灌洗液细菌培养 | CAP-6 |
| ○D.真菌培养 | CAP-6 |

续表

| 主要数据元素 | 适用监测指标名称 |
|---|---|
| ○E.抗酸杆菌检查 | CAP-6 |
| ○F.尿抗原检查 | CAP-6 |
| ○G.双份血清抗体检查 | CAP-6 |
| ○H.其他检查 | CAP-6 |
| **病原学诊断结果选择** | CAP-6 |
| **按目标选择抗感染治疗药物选择** | CAP-6 |
| 停用抗菌药物（注射剂）日期 | CAP-7 |
| 停用抗菌药物（注射剂）时间 | CAP-7 |
| 注射抗菌药物疗程（天数） | CAP-7 |
| 改用抗菌药物（口服剂）日期 | CAP-7 |
| 改用抗菌药物（口服剂）时间 | CAP-7 |
| 口服抗菌药物疗程（天数） | CAP-7 |
| **接受戒烟的建议与教育** | CAP-8 |
| 1.患者不吸烟的病例 | CAP-8 |
| 2.近一年内有吸烟史的病例，烟草使用状况 | CAP-8 |
| ○A.入院前的30天里每天抽的烟平均在5支或更多的香烟（≥1/4包） | CAP-8 |
| ○B.入院前的30天每天抽的烟平均在4支或更少的香烟（<1/4包） | CAP-8 |
| ○C.患者入院前的30天已不使用任何形式烟草 | CAP-8 |
| ○D.无法从医疗记录文件确定患者是否吸烟 | CAP-8 |
| 3.接受戒烟的建议或者戒烟治疗 | CAP-8 |
| ○A.烟草使用的治疗实践辅导 | CAP-8 |
| ○B.使用国家食品药品监督管理总局批准的戒烟药物实施戒烟治疗 | CAP-8 |
| ○C.拒绝接容烟草使用的治疗实践辅导 | CAP-8 |
| **符合出院标准出院** | CAP-9 |
| （1）体温正常超过24小时 | CAP-9 |
| （2）平静时心率≤100次/分 | CAP-9 |
| （3）平静时呼吸≤24次/分 | CAP-9 |
| （4）收缩压≥90mmHg | CAP-9 |
| （5）不吸氧情况下，动脉血氧饱和度正常 | CAP-9 |
| （6）可以接受口服药物治疗，无精神障碍等情况 | CAP-9 |
| **出院时风险评估（末次）** | CAP-9 |
| ○A.CURB-65评分的数值 | CAP-9 |

续表

| 主要数据元素 | 适用监测指标名称 |
|---|---|
| ○B.肺炎严重指数（PSI）评分的数值 | CAP-9 |
| **风险因素（既往史）再评估** | CAP-9 |
| 1.年龄65岁以上 | CAP-9 |
| 2.糖尿病（DM）和糖尿病并发症 | CAP-9 |
| 3.冠状动脉搭桥（CABG）手术历史 | CAP-9 |
| 4.充血性心力衰竭 | CAP-9 |
| 5.慢性阻塞性肺疾病 | CAP-9 |
| 6.急性冠脉综合征 | CAP-9 |
| 7.终末期肾脏疾病或透析 | CAP-9 |
| 8.肾衰竭 | CAP-9 |
| 9.风湿性心脏瓣膜病 | CAP-9 |
| 10.偏瘫，截瘫，瘫痪 | CAP-9 |
| 11.血液病 | CAP-9 |
| 12.心律失常 | CAP-9 |
| 13.转移性癌和急性白血病 | CAP-9 |
| 14.恶性实体肿瘤 | CAP-9 |
| 15.压疮或慢性皮肤溃疡 | CAP-9 |
| 16.哮喘 | CAP-9 |
| 17.痴呆和衰老 | CAP-9 |
| 18.血管或循环系统疾病 | CAP-9 |
| 19.药物/酒精滥用/依赖/精神病 | CAP-9 |
| 20.脑血管疾病 | CAP-9 |
| 21.肺纤维化和其他慢性肺部疾病 | CAP-9 |
| 22.胸腔积液/气胸 | CAP-9 |
| 23.其他肺部疾病 | CAP-9 |
| 24.椎体骨折 | CAP-9 |
| 25.其他严重外伤 | CAP-9 |
| 26.脾切除术后 | CAP-9 |
| 27.器官移植术后 | CAP-9 |
| 28.慢性酗酒或营养不良 | CAP-9 |
| 29.长期应用免疫抑制剂 | CAP-9 |
| **住院天数：（1～120天）** | CAP-10 |

续表

| 主要数据元素 | 适用监测指标名称 |
|---|---|
| 离院方式 | CAP-10 |
| ○A.医嘱离院 | CAP-10 |
| ○B.医嘱转院 | CAP-10 |
| ○C.医嘱转社区卫生服务机构/乡镇卫生院 | CAP-10 |
| ○D.非医嘱离院 | CAP-10 |
| ○E.死亡 | CAP-10 |
| ○F.其他 | CAP-10 |
| 1.住院总费用 | CAP-10 |
| 2.药类费用 | CAP-10 |
| （1）西药费 | CAP-10 |
| （2）中药费 | CAP-10 |
| （3）血液和血液制品类 | CAP-10 |
| 3.非手术治疗项目费 | CAP-10 |
| 4.治疗用一次性医用材料费 | CAP-10 |

## 六、主要参考资料


1.《医院管理评价指南》2008版，卫生部卫医发〔2008〕27号.

2.《2008年—2010年“以病人为中心，以提高医疗服务质量为主题”的医院管理年活动方案》卫生部卫医发（2008）28号.

3.《全国不明原因肺炎病例监测、排查和管理方案》卫生部卫应急发〔2007〕158号附件2：《社区获得性肺炎诊断和治疗指南》中华医学会（CMA），2006年.

4.中华医学会儿科学分会呼吸学组.儿童社区获得性肺炎管理指南（试行）.中华儿科杂志，2007，45（2～3）：83～90.

5.《质量手册》2.5版 CMS，2008年.

6.《CMS中心/国家医院质量激励示范（HQID）项目概述及一年调查结果》美国CMS中心/医院联合评审委员会（JCAHO），2006年4月.

7.《社区获得性肺炎（CAP）指南》IDSA/ATS，2007年.

8.《社区获得性肺炎诊断和治疗指南》2006年中华医学会（CMA）.

9. Fine MJ, Auble TE, Yealy DM, et al. A prediction rule to identify low-risk patients with community-acquired pneumonia. N Engl J Med, 1997, 336: 243-250.

10. Fine MJ. Risk stratification for patients with community-acquired pneumonia. Int J Clin Pract Suppl, 2000, 115: 14-17.

11.《抗菌药物临床应用指导原则》卫生部2006年P32.

12.Garnacho-Montero J，García-Cabrera E，Diaz-Martín A，et al. Determinants of outcome in patients with bacteraemic pneumococcal pneumonia: importance of early adequate treatment. Scand J Infect Dis，2010，42（3）：185-192.

13.《三级综合医院评审标准（2011版）》，卫生部卫医管发〔2010〕33号.

14.《三级综合医院评审标准（2011版）》实施细则，国家卫生部，卫办医管发〔2011〕148号.

15.《二级综合医院评审标准（2012版）》卫生部 卫医管发〔2012〕2号.

16.《二级综合医院评审标准（2012版）》及实施细则，卫生部，卫办医管发〔2012〕57号.

17.《质量手册》4.3版，CMS，2013年.

18.《2013年度美国医院质量报告》，JCAHO，2013年.

19.张宗久.中国医院评审实务.北京：人民卫生出版社，2013.

20.王建安.JCI评审攻略.北京：光明日报出版社，2013.

21.美国医疗机构评审委员会国际部编，张俊主译.JCI医院评审-应审指南.北京：北京大学医学出版社，2013.

22.《临床医疗认证（CCPC）标准》JCAHO，2013年.

23.《2013针对特定疾病认证手册》JCAHO，2013年.

24.《医院评审标准（学术医疗中心）》第5版，美国医院联合评审委员（JCI），2014年4月1日起生效.

25.《联合委员会国家质量核心的技术规格手册》v2015A，2014年.

## 第四节　质量控制指标之解释与计算公式

### 社区获得性肺炎（CAP）（成人住院）质量管理评价的目标

1.入院4小时内接受抗菌药物治疗。

2.起始抗菌药物选择符合规范。

3.病原学诊断得到重视。

### 住院社区获得性肺炎（CAP）质量指标-1

**指标代码：**CAP-1。

**指标名称：**判断是否符合入院标准。

**对象选择：** 全部住院治疗的社区获得性肺炎成人患者。

**设置理由：**

1.2007年5月10日在原卫生部关于印发《全国不明原因肺炎病例监测、排查和管理方案》通知，卫应急发〔2007〕 158号文件中附件2，正式发布了中华医学会呼吸病学分会《CMA 2006社区获得性肺炎诊断和治疗指南》。

2.《CMA 2006社区获得性肺炎诊断和治疗指南》中，规定住院治疗的成人CAP应符合“入院治疗标准及病情严重程度的评价”要求。

**指标类型：** 过程质量。

**表达方式：** 比率提高。

**信息采集：** 追溯性调查急诊病历与住院病历的病程记录、护理记录、影像学诊断及临床实验室检查报告中，与CAP入院治疗标准及病情严重程度评价相关的信息，主要采集四项信息：

1.住院治疗标准：满足所列标准之一（见附件），尤其是两种或两种以上条件并存时。

2.重症肺炎诊断标准：出现下列征象中 1 项或以上者可诊断为重症肺炎。

○1.意识障碍

○2.呼吸频率≥30次/分

○3.$PaO_2$<60mmHg，$PaO_2/FiO_2$<300，需行机械通气治疗

○4.动脉收缩压<90mmHg

○5.并发脓毒性休克

○6.X线胸片显示双侧或多肺叶受累，或入院48小时内病变扩大≥50%

○7.少尿：尿量<20ml/h，或<80ml/4h，或并发急性肾衰竭需要透析治疗

○8.需要进行机械通气

○9.脓毒性休克

3.严重度评估

（1）首次PSI评分数值：____分

（2）属于中危与高危组“PSI评分数值≥91分”的病例

（3）或首次CURB-65 评分数值：____分

（4）或属于中危与高危组“CURB-65评分数值≥2分”的病例

4.入ICU标准：满足所列标准之一

○1.收缩压≤90mmHg

○2.多叶肺炎

○3.$PaO_2/FiO_2$<250

○4.需要进行机械通气

○5.脓毒性休克

**分子：** X线胸片显示病变累及 1 个肺叶以上、出现空洞、病灶迅速扩散或出现胸腔积液。

**分母：**同期全部成人CAP住院的例数。

**病例范围：**

主要诊断ICD-10编码类目为J13，J14，J15，J16，J18之一。

18岁以上的住院患者。

**除外病例：**无。

**分子：**符合重症肺炎（或CURB-65≥3分；或PSI≥91分的病例）及入ICU标准的例数。

**病例范围：**全部。

**除外病例：**无。

**信息要点：**符合重症肺炎及入ICU标准（或CURB－65≥3分；或PSI≥90分）的病例。

**分母：**同期全部成人CAP住院的例数。

**病例范围：**

主要诊断ICD-10编码类目为 J13，J14，J15，J16，J18之一。

18岁以上的住院患者。

**除外病例：**无。

**附件：**

一、中华医学会呼吸病学分会：2006年社区获得性肺炎诊断和治疗指南

住院治疗标准：满足下列标准之一，尤其是两种或两种以上条件并存时，建议住院治疗。

（1）年龄≥50岁。

（2）存在以下基础疾病或相关因素之一：

1）慢性阻塞性肺疾病；

2）糖尿病；

3）慢性心、肾功能不全；

4）恶性实体肿瘤或血液病；

5）获得性免疫缺陷综合征（AIDS）；

6）吸入性肺炎或存在容易发生吸入的因素；

7）近1年内曾因CAP住院；

8）精神状态异常；

9）脾切除术后；

10）器官移植术后；

11）慢性酗酒或营养不良；

12）长期应用免疫抑制剂。

（3）存在以下异常体征之一：

1）呼吸频率≥30次/分；

2）脉搏≥120次/分；

3）动脉收缩压＜90mmHg（1mmHg＝0.133kPa）；

4）体温≥40℃或＜35℃；

5）意识障碍；

6）存在肺外感染病灶如败血症、脑膜炎。

（4）存在以下实验室和影像学异常之一：

1）WBC＞$10\times10^9$/L或＜$4\times10^9$/L，或中性粒细胞计数＜$1\times10^9$/L；

2）呼吸空气时$PaO_2$＜60mmHg，$PaO_2/FiO_2$＜300；

3）血肌酐（SCr）＞106μmol/L或血尿素氮（BUN）＞7.1mmol/L；

4）血红蛋白＜90g/L或红细胞压积（HCT）＜30%；

5）血浆白蛋白＜25g/L；

6）有败血症或弥漫性血管内凝血（DIC）的证据，如血培养阳性、代谢性酸中毒、凝血酶原时间（PT）和部分凝血活酶时间（APTT）延长、血小板减少；

7）X线胸片显示病变累及1个肺叶以上，出现空洞、病灶迅速扩散或出现胸腔积液。

二、CAP病情严重程度的评价：

IDSA/ATS 2007年CAP指南中主要包括CURB-65及肺炎严重指数（PSI）这两种评分体系。

1.CURB-65评分（最高分值为5分）

| 指标 | 得分值 |
|---|---|
| 意识障碍：对人、地点、时间的定向力障碍 | +1 |
| 氮质血症：尿素氮≥7mmol/L | +1 |
| 呼吸频率：≥30次/分 | +1 |
| 低 血 压：收缩压＜90mmHg，舒张压＜60mmHg | +1 |
| 年　　龄：≥65岁 | +1 |

0～1分患者：可以在门诊治疗。

2分以上的患者：需要住院。

3分以上的患者：可能需要在ICU治疗。

2.肺炎严重指数（PSI）评分

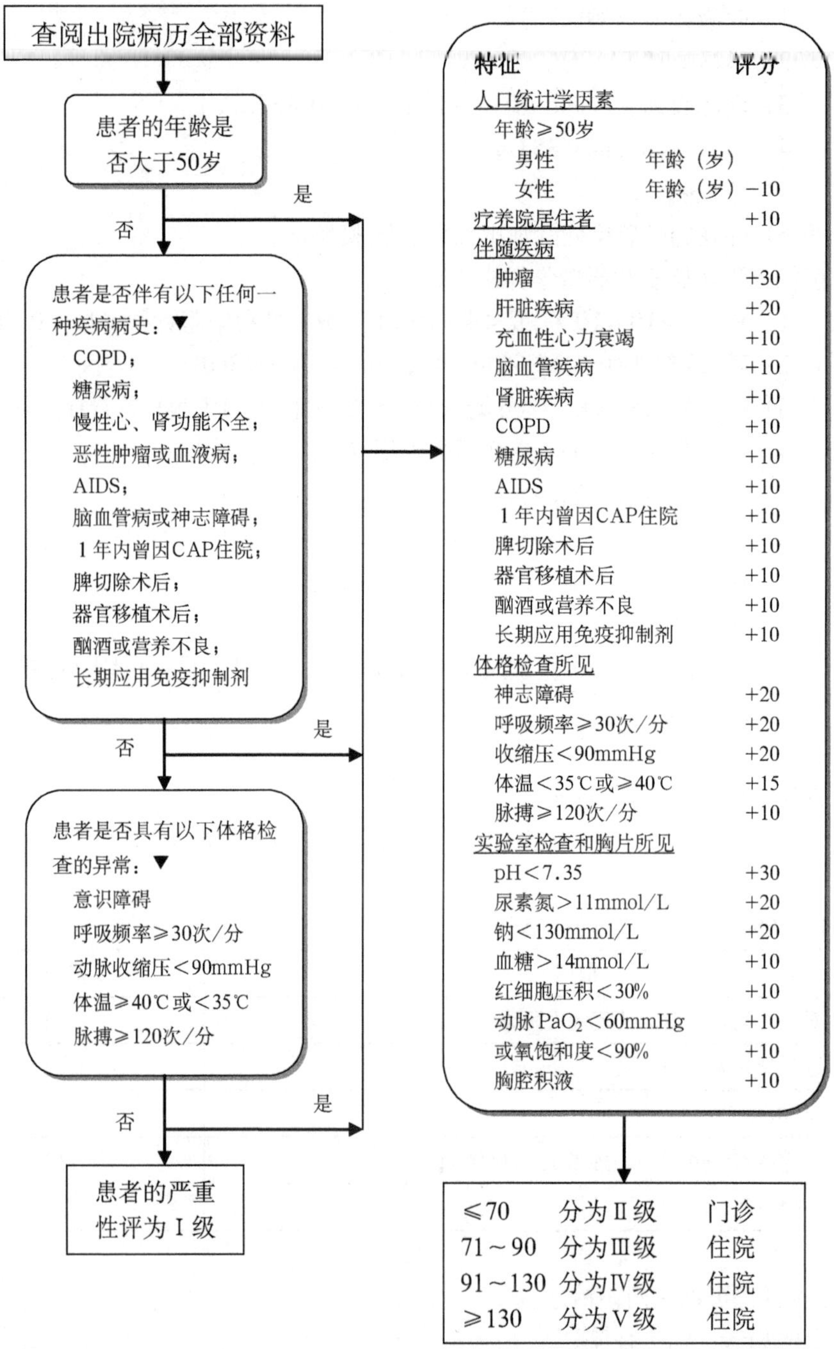

查阅出院病历全部资料
患者的年龄是否大于50岁
是
否
患者是否伴有以下任何一种疾病病史：▼
COPD；
糖尿病；
慢性心、肾功能不全；
恶性肿瘤或血液病；
AIDS；
脑血管病或神志障碍；
1年内曾因CAP住院；
脾切除术后；
器官移植术后；
酗酒或营养不良；
长期应用免疫抑制剂
是
否
患者是否具有以下体格检查的异常：▼
意识障碍
呼吸频率≥30次/分
动脉收缩压<90mmHg
体温≥40℃或<35℃
脉搏≥120次/分
是
否
患者的严重性评为Ⅰ级
特征 评分
人口统计学因素
年龄≥50岁
男性 年龄（岁）
女性 年龄（岁）−10
疗养院居住者 +10
伴随疾病
肿瘤 +30
肝脏疾病 +20
充血性心力衰竭 +10
脑血管疾病 +10
肾脏疾病 +10
COPD +10
糖尿病 +10
AIDS +10
1年内曾因CAP住院 +10
脾切除术后 +10
器官移植术后 +10
酗酒或营养不良 +10
长期应用免疫抑制剂 +10
体格检查所见
神志障碍 +20
呼吸频率≥30次/分 +20
收缩压<90mmHg +20
体温<35℃或≥40℃ +15
脉搏≥120次/分 +10
实验室检查和胸片所见
pH<7.35 +30
尿素氮>11mmol/L +20
钠<130mmol/L +20
血糖>14mmol/L +10
红细胞压积<30% +10
动脉PaO2<60mmHg +10
或氧饱和度<90% +10
胸腔积液 +10
≤70 分为Ⅱ级 门诊
71～90 分为Ⅲ级 住院
91～130 分为Ⅳ级 住院
≥130 分为Ⅴ级 住院


## 住院社区获得性肺炎（CAP）质量指标-2

**指标代码：**CAP-2。

**指标名称：**氧合评估。

**对象选择：** 全部住院治疗的社区获得性肺炎成人患者。

**设置理由：**

1.低氧血症是严重肺炎的一个重要指标，也是预后不良的独立危险因素，CAP死亡的危险性随低氧血症程度的加重而增加，吸氧可以降低低氧血症肺炎患者的病死率。

2.《CMA2006社区获得性肺炎诊断和治疗指南》在住院治疗标准中“氧合评估”的结果，都得到应用，例如：

（1）用作住院治疗标准之一：呼吸空气时$PaO_2$＜60mmHg，$PaO_2/FiO_2$＜300，或$PaCO_2$＞50mmHg（同CAP-1指标）。

（2）用作重症肺炎诊断标准之一：$PaO_2$＜60mmHg，$PaO_2/FiO_2$＜300，需行机械通气治疗（同CAP-1指标）。

（3）用作入住ICU标准之一：$PaO_2/FiO_2$＜250（同CAP-1指标）。

**指标类型：** 过程质量。

**表达方式：** 比率提高。

**信息采集：** 追溯性调查急诊病历与住院病历的病程记录、护理记录、临床实验室检测报告中首次接受脉搏血氧饱和度测定/动脉血气分析的记录时间，主要采集四项信息：

1.首次检测动脉血气分析$PaO_2$的时间与测定值（mmHg）。

2.首次检测动脉血气分析$PaCO_2$的时间与测定值（mmHg）。

3.首次检测脉搏血氧饱和度$SatO_2$的时间与测定值（%）。

4.首次计算氧合指数$PaO_2/FiO_2$的时间与计算值。

**分子：** 急诊或住院24小时内首次动脉血气分析/脉搏血氧饱和度测定的例数。

**病例范围：** 全部。

**除外病例：** 无。

**信息要点：** 氧合评估。

**分母：** 同期全部CAP住院的病例数。

**病例范围：**

主要诊断ICD-10编码类目为 J13，J14，J15，J16，J18之一。

18岁以上的住院患者。

**除外病例：** 无。

## 住院社区获得性肺炎（CAP）质量指标-3

**指标代码：** CAP-3。

**指标名称：** 病原学诊断。

**对象选择：** 全部住院治疗的社区获得性肺炎成人患者。

**设置理由：**

1.《CMA2006社区获得性肺炎诊断和治疗指南》对病原学诊断方法的选择。

（1）住院患者应同时进行常规血培养和呼吸道标本的病原学检查。凡合并胸腔积液并能够进行穿刺者，均应进行诊断性胸腔穿刺，抽取胸腔积液行胸液常规、生化及病原学检查。

（2）侵袭性诊断技术仅选择性地适用于以下CAP患者：

①经验性治疗无效或病情仍然进展者，特别是已经更换抗菌药物1次以上仍无效时；

②怀疑特殊病原体感染，而采用常规方法获得的呼吸道标本无法明确致病原时；

③免疫抑制宿主罹患CAP经抗菌药物治疗无效时；

④需要进行非感染性肺部浸润性病变鉴别诊断者。

2.IDSA/ATS 2007年CAP指南中指出：

（1）社区获得性肺炎患者应该进行有针对性的病原学检测，其重要意义在于当按照临床和流行病学资料推测的病原体被怀疑时，可以改变标准（经验性）的治疗方案。（强烈推荐Ⅱ级证据）

（2）对于具有临床适应证的住院患者，需要在治疗前做血培养和咳痰标本的涂片染色和培养（有咳痰的患者）。对于没有临床适应证的患者，这些检查是选择性的。（中等推荐，Ⅰ级证据）

（3）如果需要做治疗之前的痰涂片革兰染色和痰培养检查，则必须要是合格的痰标本，同时对于标本的收集、传运、处理也要符合要求。（中等推荐，Ⅱ级证据）

（4）对于重症CAP患者，至少要做血培养、肺炎军团菌和肺炎链球菌的尿抗原检查、咳痰标本培养。对于气管插管患者，需要留取气管内吸出物做病原学检查。（中等推荐，Ⅱ级证据）

**指标类型：**过程质量。

**表达方式：**比率提高。

**信息采集：**追溯性调查急诊病历与住院病历的病程记录、护理记录、临床实验室检测报告中首次接受痰、血等标本培养的时间记录，以及对病原学诊断信息应用的记录。主要采集以下四项信息：

1.非重症住院后，或首剂抗菌药物治疗前首次采集痰、血培养标本

○A.符合重症肺炎的例数

○B.住院后，或首剂抗菌药物治疗前首次采集血培养标本时间

○C.住院后，或首剂抗菌药物治疗前首次采集痰培养标本时间

2.重症CAP（CURB-65≥3分；或PSI≥91分的病例），或入住ICU患者首次采集痰、血培养标本时间

○A.符合重症CAP，或入住ICU标准的例数

○B.住院后，或入住ICU后首次采集血培养标本时间

○C.住院后，或入住ICU后首次采集痰培养标本时间

3.实验室检查

○A.红细胞沉降率（ESR）

○B.C反应蛋白（CRP）浓度

○C.血清降钙素原（PCT）浓度

4.合并胸腔积液

（1）诊断性胸腔穿刺适应证的选择

○A.经验性治疗无效或病情仍然进展者，特别是已经更换抗菌药物治疗1次以上时

○B.怀疑特殊病原体感染，而采用常规方法获得的呼吸道标本无法明确致病原时

○C.免疫抑制宿主罹患CAP，经抗菌药物治疗无效时

○D.需要进行非感染性肺部浸润性病变鉴别诊断者

○E.其他

（2）检测项目

○A.胸液常规

○B.生化

○C.病原学检查

5.病原学检测结果

○A.非重症患者：选择详见COP-5.3 附件2

○B.重症CAP，或入住ICU患者：选择详见COP-5.3 附件2

**分子：**非重症肺炎住院后，或首剂抗菌药物治疗前首次采集血、痰培养标本例数。

**分母：**同期非重症肺炎的例数。

**分子：**重症肺炎住院后（CURB-65≥3分，或PSI≥91分的病例）或入住ICU后首次采集血、痰培养标本例数。

**分母：**同期符合重症CAP或入住ICU标准的例数。

**分子：**实验室检查（ESR、CRP、PCT）的病例。

**分母：**同期全部CAP住院的例数。

**分子：**胸腔积液实验室检查（常规、生化、病原学）的病例。

**分母：**同期全部CAP住院合并胸腔积液的例数。

**病例范围：**

主要诊断ICD-10编码类目为 J13，J14，J15，J16，J18之一。

18岁以上的住院患者。

**除外病例：**无。

## 住院社区获得性肺炎（CAP）质量指标-4

**指标代码：**CAP-4。

**指标名称：**抗菌药物时机。

**对象选择：**全部住院治疗的社区获得性肺炎成人患者。

**设置理由：**

1.《CMA2006社区获得性肺炎诊断和治疗指南》要求：抗生素治疗要尽早开始，首剂抗生素治疗争取在诊断CAP后4小时内使用，以提高疗效，降低病死率，缩短住院时间。

2.在2010年发表的一项研究表明，入院到接受首剂抗生素治疗的时间超过4小时是CAP患者住院期间死亡（*HR*=2.62，*P*=0.037）及随访90天死亡（*HR*=2.28，*P*=0.048）的独立危险因素。我国指南建议首剂抗生素给药时机为诊断CAP后4小时内，具有循证医学依据。

**指标类型：**过程质量。

**表达方式：**比率提高。

**信息采集：**

追溯性调查急诊病历与住院病历的病程记录、护理记录、临床实验室检测报告中首次接受抗菌药物治疗的时间记录，是指患者接受抗菌药物进入机体（注射、口服）的实际时间。主要采集三项信息：

1.患者接受首剂抗菌药物治疗（注射剂输入/注射）时间。

2.接受首剂抗菌药物使用时机 DTN（Door-To-Needle）。

3.使用首剂抗菌药物治疗途径。

**分子：**入院4小时内接受首剂抗菌药物的病例数。☆

**分母：**同期全部CAP住院的例数。

**分子：**非重症肺炎入院4小时内接受首剂抗菌药物的病例数。

**分母：**同期非重症肺炎的例数。

**分子：**重症肺炎（CURB-65≥3分；或PSI≥91分的病例）或入住ICU患者4小时内接受首剂抗菌药物的病例数。☆

**分母：**同期符合重症CAP或入住ICU标准的例数。

**分子：**入院6小时内接受首剂抗菌药物的病例数。

**分母：**同期全部CAP住院的例数。

**分子：**入院8小时内接受首剂抗菌药物的病例数。

**分母：**同期全部CAP住院的例数。

## 住院社区获得性肺炎（CAP）质量指标-4c

**指标代码：**CAP-4c。

**指标名称：**入院后接受首剂抗菌药物使用时机（小时）的中位数（试用）。

**病例范围：**

主要诊断ICD-10编码类目为 J13，J14，J15，J16，J18之一。

18岁以上的住院患者。

**除外病例：**无。

**时间计算：**

接受首剂抗菌药物使用时机（h）=首剂抗菌药进入体内时间（住院）－入院时间。

**中位数：**

将本年度全部CAP病例的入院后接受首剂抗菌药物使用时机（小时），采用统计学方法，计算出中位数，前25百分位、后75百分位、平均值；作为与上年度纵向质量比较的依据。

**主要用途：**

1.建立本院的医疗、护理、临床药学服务质量管理的目标或标杆。

2.与医院间的纵向质量比较，与国内、国际先进水平比较。

3.运用PDCA原理及质量管理工具展示临床质量管理成效的变化趋势，制订有针对性的持续改进措施。



## 住院社区获得性肺炎（CAP）质量指标-5

**指标代码：** CAP-5。

**指标名称：** 起始抗菌药物选择。

**对象选择：** 全部住院治疗的社区获得性肺炎成人患者。

**设置理由：**

1.《CMA2006社区获得性肺炎诊断和治疗指南》中对起始经验性治疗抗菌药物的选择，应符合指南中有关“CAP感染特定病原体的危险因素与初始经验性抗感染治疗建议”的要求。

（1）易感染某些特定病原体的危险因素：如果患者合并某些危险因素或存在某些合并症，将有感染某种特定病原体的可能，治疗时应予以考虑。

（2）CAP初始经验性抗感染治疗的建议：我国幅员辽阔，各地自然环境及社会经济发展存在很大差异，CAP病原体流行病学分布和抗生素耐药率并不一致，需要进一步研究和积累资料，治疗建议仅是原则性的，须结合具体情况进行选择。

2.IDSA/ATS2007年CAP指南推荐：根据患者病情严重程度进行分级的经验性抗菌治疗，尤其强调对重症CAP的联合用药。目前的研究表明，CAP中有相当一部分为混合感染，因此对重症患者不推荐针对某单一病原体进行经验性治疗。为防止细菌耐药和提高治愈率，应使用更强效的抗菌药物组合。

**指标类型：** 过程质量。

**表达方式：** 比率提高。

**信息采集：** 追溯性调查住院病历中的病程记录、护理记录、治疗单、医嘱单中起始选择（临床经验性用药）五类抗菌药物（见本节附件1）的例数：

A.青霉素类

B.头孢菌素类

C.大环内酯类

D.喹诺酮类

E.其他类

**分子**：选择四类（A～D类）抗菌药物的例数。

**分母**：同期全部住院CAP的例数。

**病例范围**：

主要诊断ICD-10编码类目为 J13，J14，J15，J16，J18之一。

18岁以上的住院患者。

**分为以下三个子项叙述**：

## CAP-5.1 重症/入住ICU患者起始抗菌药物选择

**设置理由**：

1.《CMA 2006社区获得性肺炎诊断和治疗指南》对免疫功能正常重症ICU患者开始24小时抗菌药物的选择，应符合“需入住ICU的重症患者”的要求。对于危及生命的重症肺炎，建议早期采用广谱强效的抗菌药物治疗，待病情稳定后可根据病原学进行针对性治疗，或降阶梯治疗。

2.IDSA/ATS 2007年CAP指南推荐，ICU住院患者：β-内酰胺类药物（头孢噻肟，头孢曲松或氨苄西林/舒巴坦）联合阿奇霉素（二级证据）或氟喹诺酮类药物（一级证据）（强烈推荐）（对青霉素过敏患者，推荐呼吸氟喹诺酮类药物和氨曲南）。

**信息采集**：追溯性调查重症或入住ICU患者住院病历中的病程记录、护理记录、治疗单、医嘱单起始抗菌药物（临床经验性用药）选择的相关信息，主要采集两项信息：

1.无铜绿假单胞菌感染危险因素患者的起始抗菌药物选择（药名见本节附件1）（常见肺炎链球菌、需氧革兰阴性杆菌、嗜肺军团菌、肺炎支原体、流感嗜血杆菌、金黄色葡萄球菌等因素）。

2.有铜绿假单胞菌感染危险因素患者的起始抗菌药物选择（药名见本节附件1）（常见病原体+铜绿假单胞菌）。

**分子**：重症CAP，或入住ICU患者抗菌药物选择符合指南要求的例数。

**分母**：同期全部重症CAP，或入住ICU的病例数。

**病例范围**：

主要诊断ICD-10编码类目为 J13，J14，J15，J16，J18之一，并符合入住ICU标准和重症肺炎的病例（CURB-65≥3分；或PSI≥91分的病例）。

18岁以上的住院患者。

**除外病例**：无。

## CAP-5.2 非重症患者起始抗菌药物选择

**设置理由**：

1.《CMA2006社区获得性肺炎诊断和治疗指南》对非重症/ICU患者（免疫功能正常）起始抗菌药物的选择，应符合“不同人群CAP患者初始经验性抗感染治疗的建议”

的要求。

2.IDSA/ATS 2007年CAP指南推荐，非ICU治疗住院患者：呼吸喹诺酮类（强烈推荐；Ⅰ级证据）β-内酰胺类联合大环内酯类药物（强烈推荐；Ⅰ级证据）。

**信息采集：** 追溯性调查非重症肺炎患者住院病历中的病程记录、护理记录、治疗单、医嘱单起始抗菌药物（临床经验性用药）选择的相关信息，主要采集信息：

非重症肺炎：需入院治疗、但不必收住ICU患者的起始抗菌药物选择（药名见本节附件1）。

常见有肺炎链球菌、流感嗜血杆菌、复合菌（包括厌氧菌）、需氧革兰阴性杆菌、金黄色葡萄球菌、肺炎衣原体、呼吸道病毒等。

**分子：** 非重症肺炎患者起始抗菌药物选择符合指南要求的例数。

**分母：** 同期全部非重症肺炎的病例数。

**病例范围：**

主要诊断ICD-10编码类目为 J13，J14，J15，J16，J18之一。

18岁以上的住院患者。

**除外病例：** 入住ICU标准和重症肺炎的病例（CURB-65≥3分；或PSI≥91分的病例）。

## CAP-5.3 目标抗感染药物的治疗选择

**设置理由：**

1.《CMA2006社区获得性肺炎诊断和治疗指南》指出，经病原学诊断明确者，应按目标选择抗感染药物的治疗。

2.盲目的依从“实验室结果——病原学诊断”具有风险，在首选方案疗效不佳时，经病原学诊断明确者，要对目标性更改药物进行可靠性评估后（痰的细菌学检查可靠性差，即使是血液培养的结果也会因为发现细菌的不同而使可靠性有所不同），再选择适宜的抗感染药物。

3.IDSA/ATS 2007年CAP指南推荐，在可靠的微生物学方法基础上，一旦CAP病因明确，直接进行针对病原体的抗生素治疗。（中等推荐；Ⅲ级证据）

**信息采集：** 追溯性调查住院病历中的病程记录、护理记录、治疗单、医嘱单、病原学检测与药物敏感试验报告，抗菌药物选择的相关信息，主要采集两项信息：

1.病原学诊断结果

成人住院社区获得性肺炎常见病原菌的选择（见本节附件2）。

2.按目标选择抗感染药物治疗

临床医师应对病原学检测与药物敏感试验结果的可靠性进行评估后，再选择目标针对的抗菌药物。

成人住院社区获得性肺炎常用抗菌药物的选择（见本节附件1）。

**分子：** 按目标选择抗感染药物治疗的例数。

**分母**：同期经病原学诊断明确的全部CAP住院患者。

**病例范围**：

主要诊断ICD-10编码类目为 J13，J14，J15，J16，J18之一。

18岁以上的住院患者。

**除外病例**：无。

## 附件1：成人住院社区获得性肺炎常用抗菌药物名录

A.青霉素类

A1.青霉素G（penicillin G）

A2.青霉素V（penicillin V）

A3.氨苄西林（ampicillin）

A4.阿莫西林（amoxicillin）

A5.羧苄西林（carbenicillin）

A6.美洛西林（mezlocillin）

A7.哌拉西林（piperacillin）

A8.苯唑西林（oxacillin）

A9.氯唑西林（cloxacillin）

A10.氨苄西林+舒巴坦（ampicillin/sulbactam）

A11.阿莫西林+克拉维酸（amoxicillin/clavulanic acid）

A12.替卡西林+克拉维酸（ticarcillin/clavulanic acid）

A13.哌拉西林+他唑巴坦（piperacillin/tazobactam）

A14.阿莫西林+舒巴坦（amoxicillin/sulbactam）

B.头孢菌素类

B1.头孢拉定（cefradine）

B2.头孢唑啉（cefazolin）

B3.头孢羟氨苄（cefadroxil）

B4.头孢克洛（cefaclor）

B5.头孢丙烯（cefprozil）

B6.头孢地尼（cefdinir）

B7.头孢呋辛（cefuroxime）

B8.头孢噻肟（cefotaxime）

B9.头孢曲松（ceftriaxone）

B10.头孢哌酮（cefoperazone）

B11.头孢他啶（ceftazidime）

B12.头孢哌酮+舒巴坦（cefoperazone/culbactam）

B13.头孢吡肟（cefepime）

C.大环内酯类

C1.红霉素（erythromycin）
C2.罗红霉素（roxithromycin）
C3.阿奇霉素（azithromycin）
C4.克拉霉素（clarithromycin）
D.喹诺酮类
D1.左氧氟沙星（Levofloxacin）
D2.莫西沙星（moxifloxacin）
D3.吉米沙星（gemifioxacin）
D4.环丙沙星（ciprofloxacin）
E.其他类
E1.多西环素（doxycycline）
E2.万古霉素（vancomycin）
E3.利奈唑胺（linezolid）
E4.利福平（rifampin）
E5.氨曲南（aztreonam）
E6.厄他培南（ertapenem）
E7.亚胺培南（imipenem）
E8.美罗培南（meropenem）
E9.帕尼培南（panipenem）
E10.克林霉素（clindamycin）
E11.甲硝唑（metronidazole）

## 附件2：成人住院社区获得性肺炎常见病原菌名录

○A.肺炎链球菌
○B.流感嗜血杆菌、卡他莫拉菌
○C.甲氧西林敏感金黄色葡萄球菌（MSSA）、甲氧西林敏感凝固酶阴性葡萄球菌（MSCNS）
○D.甲氧西林耐药金黄色葡萄球菌（MRSA）、甲氧西林耐药凝固酶阴性葡萄球菌（MRCNS）
○E.肠杆菌科细菌：不产生ESBLs菌
○F.肠杆菌科细菌：产ESBLs菌
○G.肠杆菌科细菌：产AmpC酶菌
○H.铜绿假单胞菌（轻度者）
○I.铜绿假单胞菌
○J.B族链球菌
○K.厌氧菌
○L.单核细胞增多性李斯特菌

○M.嗜肺军团菌

○N.百日咳杆菌/肺炎支原体/衣原体

## 住院社区获得性肺炎（CAP）质量指标-6

**指标代码：**CAP-6。

**指标名称：**初始治疗72小时后无效者，重复病原学检查。

**对象选择：**全部住院治疗的社区获得性肺炎成人患者。

**设置理由：**

1.《CMA 2006社区获得性肺炎诊断和治疗指南》初始治疗后48～72小时应对病情和诊断进行评价。初始治疗72小时后症状无改善或一度改善又恶化，视为治疗无效。

2.要重复病原学（包括痰、胸水、支气管灌洗液细菌培养，真菌培养和抗酸杆菌检查；或尿抗原检查；或双份血清抗体检查）检查，审慎调整抗菌药物，并排除并发症或非感染因素。

**指标类型：**过程质量。

**表达方式：**比率提高。

**信息采集：**追溯性调查住院病历中的病程记录、护理记录、治疗单、医嘱单、病原学检测与药物敏感试验报告，抗菌药物选择的相关信息，主要采集三项信息：

1.病原学检查项目选择

○A.痰细菌培养

○B.胸水细菌培养

○C.支气管灌洗液细菌培养

○D.真菌培养

○E.抗酸杆菌检查

○F.尿抗原检查

○G.双份血清抗体检查

○H.其他检查

2.病原学诊断结果

成人住院社区获得性肺炎常见病原菌的选择（见CAP-5附件2）。

3.按目标选择抗感染药物治疗

成人住院社区获得性肺炎常用抗菌药物的选择（见CAP-5附件1）。

**分子：**初始治疗无效者，重复病原学检查CAP的例数。

**病例范围：**全部。

**除外病例：**无。

**信息要点：**初始治疗评价无效重复病原学检查。

**分母：**同期符合初始治疗无效的CAP病例数。

**病例范围：**

主要诊断ICD-10编码类目为 J13，J14，J15，J16，J18之一。

18岁以上的住院患者。

**除外病例：**无。

## 住院社区获得性肺炎（CAP）质量指标-7



**指标代码：**CAP-7。

**指标名称：**抗菌药物疗程（天数）。

**对象选择：**全部住院治疗的社区获得性肺炎成人患者。

**设置理由：**

1.《CMA 2006社区获得性肺炎诊断和治疗指南》抗菌药物疗程一般可于热退和主要呼吸道症状明显改善后3～5天停药，但视不同病原体、病情严重程度、有无基础疾病而异。

2.IDSA/ATS 2007年CAP指南推荐：静脉给药向口服治疗的转换。当患者血流动力学稳定，临床症状改善，能够口服药物及胃肠道功能正常时，给药方式应从静脉向口服转换（强烈推荐，Ⅱ级证据）。当患者临床体征稳定，无其他需要治疗的内科问题，有一个继续治疗的安全环境就应该出院，患者口服治疗时就没有必要住院观察。

**指标类型：**过程质量。

**表达方式：**抗菌药物治疗天数和口服用药的天数。

**信息采集：**追溯性调查住院病历中抗菌药物疗程及静脉途径用药改口服时间等四项信息。

1.停用抗菌药物（注射剂）日期与时间。

2.改用抗菌药物（口服剂）日期与时间。

3.注射抗菌药物疗程（天数）。☆

（1）停用抗菌药物（注射剂）日期与时间－患者接受首剂抗菌药物治疗（注射剂）日期与时间。

（2）改用抗菌药物（口服剂）日期与时间－患者接受首剂抗菌药物治疗（注射剂）日期与时间。

4.口服抗菌药物疗程（天数）。

**结果数值：**1～120天。

**病例范围：**

主要诊断ICD-10编码类目为 J13，J14，J15，J16，J18之一。

18岁以上的住院患者。

**除外病例：**本次住院时间超过120天的。

## 住院社区获得性肺炎（CAP）质量指标-8

**指标代码：**CAP-8。

**指标名称：**为患者提供戒烟咨询/健康辅导。

**对象选择：**全部住院治疗的社区获得性肺炎成人患者。

**设置理由：**

1.医院要对所有CAP住院的患者在住院期间进行有针对性的教育与培训，如拍背和咳痰方法以及吸烟等危险因素的控制，要使用患者易懂的语言与方式为患者提供服务，同样还应包括来自家庭成员、陪护人员的教育与培训，服务记录的内容个性化。

2.吸烟的肺炎患者在住院期间要接受戒烟的建议与教育。

3.医院要规范“拍背、咳痰方法、戒烟咨询/健康辅导、控制危险因素等”的服务内容与方法，要对从事健康教育的人员进行健康教育项目技能的岗位培训。

4.戒烟、避免酗酒等有助于预防肺炎的再发生。

**指标类型：**过程质量。

**表达方式：**比率提高。

**信息采集：**信息源自近一年内有吸烟史的患者住院病历中的病程记录、医嘱单，护理记录，或病程记录等，应追溯性调查住院病历中接受戒烟建议或者戒烟治疗记录的信息。

1.患者不吸烟。

2.近一年内有吸烟史，烟草使用状况

○A.入院前的30天里每天抽烟量平均在5支或更多（≥1/4包）。

○B.入院前的30天每天抽烟量平均在4支或更少（<1/4包）。

○C.患者入院前的30天已不使用任何形式烟草。

○D.无法从医疗记录文件确定患者是否吸烟。

3.接受戒烟的建议或者戒烟治疗

○A.烟草使用的治疗实践辅导。

○B.使用国家食品药品监督管理总局批准的戒烟药物实施戒烟治疗。

○C.拒绝接受烟草使用的治疗实践辅导。

**分子：**接受戒烟建议/戒烟治疗的例数。

**分母：**同期住院治疗CAP并于近一年内有吸烟史的例数。

## 住院社区获得性肺炎（CAP）质量指标-9

**指标代码：**CAP-9。

**指标名称：**符合出院标准及时出院。

**对象选择：**全部住院治疗的社区获得性肺炎成人患者。

**设置理由：**

1.CMA2006年CAP指南：出院标准：经有效治疗后，患者病情明显好转，同时满足6项标准时，可以及时出院（原有基础疾病可影响到以下标准判断者除外）。

2.可以降低住院时间，降低患者费用负担，改善预后。

**指标类型：**过程质量。

**表达方式：**比率提高。

**信息采集：**追溯性调查住院病历中病程记录、出院小结等相关信息，以及经有效治疗后，患者病情明显好转和出院时风险评估（末次）的内容，主要采集三项信息：

1.同时满足以下6项标准时，可以出院（原有基础疾病可影响到以下标准判断者除外）：

○A.体温正常超过24小时

○B.平静时心率≤100次/分

○C.平静时呼吸≤24次/分

○D.收缩压≥90mmHg

○E.不吸氧情况下，动脉血氧饱和度正常

○F.可以接受口服药物治疗，无精神障碍等情况

2.出院时风险评估（末次）

○A.CURB-65评分的数值

○B.肺炎严重指数（PSI）评分的数值

3.风险因素（既往史）再评估

**分子：**符合出院标准（同时满足以上6项标准）的CAP出院患者例数。

**分母：**同期全部CAP住院的例数 。

**分子：**出院时风险评估（末次）患者例数。

**分母：**同期全部CAP住院的例数。

**病例范围：**

主要诊断ICD-10编码类目为 J13，J14，J15，J16，J18之一。

18岁以上的住院患者。

**除外病例：**本次住院时间超过120天的。

## 住院社区获得性肺炎（CAP）质量指标-10

**指标代码：**CAP-10。

**指标名称：**平均住院日与费用。

**对象选择：**全部住院治疗的社区获得性肺炎成人患者。

**设置理由：**患者负担与转归。

**指标类型：**结果质量（数据）。

**表达方式：**缩短与降低，横向医院间比较。

**信息采集**：追溯性调查住院病历中病程记录、出院小结、费用记录等相关信息。

**项目与结果数据**：

1.住院天数：1～120。

2.离院方式

○A.医嘱离院

○B.医嘱转院

○C.医嘱转社区卫生服务机构/乡镇卫生院

○D.非医嘱离院

○E.死亡

○F.其他

3. 住院费用（元）

（1）住院费用：总费用指患者住院期间发生的与诊疗有关的所有费用之和。

（2）药类：

A.西药费：包括有机化学药品、无机化学药品和生物制品费用（含抗菌药物）

B.中药费：包括中成药费、中草药费

C.血液和血液制品类：包括血费，白蛋白类、球蛋白类、凝血因子类、细胞因子类制品费

（3）非手术治疗项目费：包括人工呼吸机等费用。

（4）治疗用一次性医用材料费：除“手术治疗”外的其他治疗中使用的耗材。

**分子**：诊疗结果死亡的例数。

**分母**：同期住院治疗CAP的例数。

**分子**：住院日为≤14天的例数。

**分母**：同期住院治疗CAP的例数。

**除外病例**：无。

**评价数据计算值**：通过统计本院本年度CAP（成人）患者住院日及住院费用（元）分析，获得以下信息。

**1.住院日：“平均值”与“中位数、20百分位数、80百分位数”。**

**2.住院费用（元）：“平均值”与“中位数、20百分位数、80百分位数”。**

**附件**：

**离院方式**：指患者本次住院出院的方式，主要包括：

1.医嘱离院：指患者本次治疗结束后，按照医嘱要求出院，回到住地进一步康复等情况。

2.医嘱转院：指医疗机构根据诊疗需要，将患者转往相应医疗机构进一步诊治，用于统计“双向转诊”开展情况。如果接收患者的医疗机构明确，需要填写转入医疗机构的名称。

3.医嘱转社区卫生服务机构/乡镇卫生院：指医疗机构根据患者诊疗情况，将患者转往相应社区卫生服务机构进一步诊疗、康复，用于统计“双向转诊”开展情况。如果接收患者的社区卫生服务机构明确，需要填写社区卫生服务机构/乡镇卫生院名称。

4.非医嘱离院：指患者未按照医嘱要求而自动离院，如患者疾病需要住院治疗，但患者出于个人原因要求出院，此种出院并非由医务人员根据患者病情决定，属于非医嘱离院。

5.死亡：指患者在住院期间死亡。

6.其他：指除上述5种出院去向之外的其他情况。

引自：《卫生部关于修订住院病案首页的通知》卫医政发〔2011〕84号 附件2.住院病案首页部分项目填写说明。



## 住院社区获得性肺炎（CAP）质量指标-11

**指标代码：** CAP-11。

**指标名称：** 患者对服务质量的评价。

**标准类型：** 过程质量。

**表达方式：** 比率提高。

**设置理由：** 通过对患方满意度的调查，可以了解整体医疗过程，有利于提高服务水平，调整服务方式，让患者得到更满意的服务。

**对象选择：** 同期全部CAP住院患者。

**信息采集：** 请CAP出院患者在办理完出院手续之后，填写服务满意程度调查表，或由专人在出院后一周内进行电话随访。可以从以下几个方面了解。

**特定（单）病种患者感受评价用表**

| |
|---|
| 1.入病房时护士是否以口头或书面形式主动介绍住院环境、注意事项；<br>□ 5很满意 □ 4满意 □ 3一般□ 2不满意□ 1很不满意 |
| 2.医生诊断后是否主动告知治疗方案、预期结果及预计费用；<br>□ 5很满意 □ 4满意 □ 3一般□ 2不满意□ 1很不满意 |
| 3.对病房与床单的清洁舒适程度的评价；<br>□ 5很满意 □ 4满意 □ 3一般□ 2不满意□ 1很不满意 |
| 4.对病房的生活方便程度的总体印象；<br>□ 5很满意 □ 4满意 □ 3一般□ 2不满意□ 1很不满意 |
| 5.经过本次治疗后对病痛减轻与生活质量改善程度的评价；<br>□ 5很满意 □ 4满意 □ 3一般□ 2不满意□ 1很不满意 |
| 6.对此次住院医护人员提供服务的总体评价；<br>□ 5很满意 □ 4满意 □ 3一般□ 2不满意□ 1很不满意 |
| 7.对医生、护士提供本次所患疾病相关的防治与康复知识教育的评价。<br>□ 5很满意 □ 4满意 □ 3一般□ 2不满意□ 1很不满意 |

# 第五节　社区获得性肺炎临床路径

（引自卫生部卫办医政发〔2009〕162号文件）

标准住院流程

## 一、社区获得性肺炎临床路径标准住院流程

（一）适用对象

第一诊断为社区获得性肺炎（非重症）（ICD-10：J15.901）。

（二）诊断依据

根据《临床诊疗指南呼吸病分册》（中华医学会，人民卫生出版社），《社区获得性肺炎诊断和治疗指南》（中华医学会呼吸病学分会，2006年）。

1.咳嗽、咳痰，或原有呼吸道疾病症状加重，并出现脓性痰，伴或不伴胸痛。

2.发热。

3.肺实变体征和（或）闻及湿性啰音。

4.白细胞数量$>10\times10^9$/L或$<4\times10^9$/L，伴或不伴细胞核左移。

5.胸部影像学检查显示片状、斑片状浸润性阴影或间质性改变。

以上1～4项中任何1项加第5项，并除外肺部其他疾病后，可明确临床诊断。

（三）治疗方案的选择

根据《临床诊疗指南呼吸病分册》（中华医学会，人民卫生出版社），《社区获得性肺炎诊断和治疗指南》（中华医学会呼吸病学分会，2006年）。

1.支持、对症治疗。

2.经验性抗菌治疗。

3.根据病原学检查及治疗反应调整抗菌治疗用药。

（四）标准住院日为7～14天

（五）进入路径标准

1.第一诊断必须符合ICD-10：J15.901社区获得性肺炎疾病编码。

2.当患者同时具有其他疾病诊断，但在治疗期间不需要特殊处理也不影响第一诊断的临床路径流程实施时，可以进入路径。

（六）入院后第1～3天

1.必需检查项目：

（1）血常规、尿常规、大便常规；

（2）肝肾功能、血糖、电解质、血沉、C反应蛋白（CRP）、感染性疾病筛查（乙肝、丙肝、梅毒、艾滋病等）；

（3）病原学检查及药敏；

（4）胸部正侧位片、心电图。

2.根据患者情况进行：血培养、血气分析、胸部CT、D-二聚体、血氧饱和度、B超、有创性检查等。

（七）治疗方案与药物选择

1.评估特定病原体的危险因素，入院后尽快（4～8小时）给予抗菌药物。

2.药物选择：根据《抗菌药物临床应用指导原则》（卫医发〔2004〕285号）和《社区获得性肺炎诊断和治疗指南》（中华医学会呼吸病学分会，2006年），结合患者病情合理使用抗菌药物。

3.初始治疗2～3天后进行临床评估，根据患者病情变化调整抗菌药物。

4.对症支持治疗：退热、止咳化痰、吸氧。

（八）出院标准

1.症状好转，体温正常超过72小时。

2.影像学提示肺部病灶明显吸收。

（九）变异及原因分析

1.伴有影响本病治疗效果的合并症，需要进行相关诊断和治疗，导致住院时间延长。

2.病情较重，符合重症肺炎标准，转入相应路径。

3.常规治疗无效或加重，转入相应路径。

## 临床路径表单

**适用对象：** 第一诊断为社区获得性肺炎（ICD-10：J15.901）

**患者姓名：**________性别：______年龄：______门诊号：______住院号：________

**住院日期：** ____年__月__日 出院日期：____年__月__日 标准住院日：7～14天

| 时间 | 住院第1～3天 | 住院期间 |
|---|---|---|
| 主要诊疗工作 | □ 询问病史及体格检查<br>□ 进行病情初步评估<br>□ 上级医师查房<br>□ 评估特定病原体的危险因素，进行初始经验性抗感染治疗<br>□ 开化验单，完成病历书写 | □ 上级医师查房<br>□ 核查辅助检查的结果是否有异常<br>□ 病情评估，维持原有治疗或调整抗菌药物<br>□ 观察药物不良反应<br>□ 住院医师书写病程记录 |
| 重点医嘱 | 长期医嘱：<br>□ 呼吸内科护理常规<br>□ 一至三级护理（根据病情）<br>□ 吸氧（必要时）<br>□ 抗菌药物<br>□ 祛痰剂<br>临时医嘱：<br>□ 血常规、尿常规、大便常规<br>□ 肝肾功能、电解质、血糖、血沉、CRP、感染性疾病筛查<br>□ 病原学检查及药敏<br>□ 胸正侧位X线片、心电图<br>□ 血气分析、胸部CT、血培养、B超、D-二聚体（必要时）<br>□ 对症处理 | 长期医嘱：<br>□ 呼吸内科护理常规<br>□ 一至三级护理（根据病情）<br>□ 吸氧（必要时）<br>□ 抗菌药物<br>□ 祛痰剂<br>□ 根据病情调整抗菌药物<br>临时医嘱：<br>□ 对症处理<br>□ 复查血常规<br>□ 胸部X线片检查（必要时）<br>□ 异常指标复查<br>□ 病原学检查（必要时）<br>□ 有创性检查（必要时） |
| 护理工作 | □ 介绍病房环境、设施和设备<br>□ 入院护理评估，护理计划<br>□ 随时观察患者情况<br>□ 静脉取血，用药指导<br>□ 进行戒烟、戒酒的建议和教育<br>□ 协助患者完成实验室检查及辅助检查 | □ 观察患者一般情况及病情变化<br>□ 注意痰液变化<br>□ 观察治疗效果及药物反应<br>□ 疾病相关健康教育 |
| 病情变异记录 | □ 无 □ 有，原因：<br>1.<br>2. | □ 无 □ 有，原因：<br>1.<br>2. |
| 护士签名 | | |
| 医师签名 | | |

| 时间 | 出院前1～3天 | 住院第7～14天（出院日） |
|---|---|---|
| 主要诊疗工作 | □ 上级医师查房<br>□ 评估治疗效果<br>□ 确定出院后治疗方案<br>□ 完成上级医师查房记录 | □ 完成出院小结<br>□ 向患者交代出院后注意事项<br>□ 预约复诊日期 |
| 重点医嘱 | 长期医嘱：<br>□ 呼吸内科护理常规<br>□ 二至三级护理（根据病情）<br>□ 吸氧（必要时）<br>□ 抗菌药物<br>□ 祛痰剂<br>□ 根据病情调整<br>临时医嘱：<br>□ 复查血常规、胸部X线片（必要时）<br>□ 根据需要，复查有关检查 | 出院医嘱：<br>□ 出院带药<br>□ 门诊随诊 |
| 主要护理工作 | □ 观察患者一般情况<br>□ 观察疗效、各种药物作用和不良反应<br>□ 恢复期生活和心理护理<br>□ 出院准备指导 | □ 帮助患者办理出院手续<br>□ 出院指导 |
| 病情变异记录 | □ 无 □ 有，原因：<br>1.<br>2.<br>3. | □ 无 □ 有，原因：<br>1.<br>2.<br>3. |
| 护士签名 | | |
| 医师签名 | | |

## 附件：肺炎（成人住院）质量管理自我评价用简表

病案号：__________入院日期：__________出院日期：__________

| 编码 | 质量管理措施项目 | | 检查1<br>急诊记录 | 检查2<br>入院24小时内 | 检查3<br>入院72小时内 | 检查4<br>治疗72小时之后 | 检查5<br>出院前1～2周 | 检查6<br>出院日 |
|---|---|---|---|---|---|---|---|---|
| 1 | 严重评估 | ○A.急诊或入院后首次CURB-65评分数值　　分<br>○B.急诊或入院后首次肺炎严重指数（PSI）评分数值　　分 | | | | | | |
| 2 | 氧合评估 | | | | | | | |
| 3 | 病原学检测 | 3.1住院24小时以内采集血、痰培养 | 是□　否□ | 在门诊已用抗菌药：是□ 否□ | | | | |
| | | 3.2在首次抗菌药物治疗前采集血、痰培养 | 是□　否□ | 在外院已用抗菌药：是□ 否□ | | | | |

续表

<table>
<tr><td rowspan="2">编码</td><td rowspan="2" colspan="3">质量管理措施项目</td><td>检查1</td><td>检查2</td><td>检查3</td><td>检查4</td><td>检查5</td><td>检查6</td></tr>
<tr><td>急诊记录</td><td>入院24小时内</td><td>入院72小时内</td><td>治疗72小时之后</td><td>出院前1～2周</td><td>出院日</td></tr>
<tr><td>4</td><td>抗菌药物时机</td><td colspan="2">入院后4小时、6小时、8小时内接受抗菌药物治疗</td><td>入院4小时内</td><td>是□<br>否□</td><td>入院6小时内</td><td>是□<br>否□</td><td>入院8小时内</td><td>是□<br>否□</td></tr>
<tr><td rowspan="3">5</td><td rowspan="3">起始抗菌药物选择</td><td colspan="2">□ 5.1 重症/ICU患者起始抗菌药物选择</td><td colspan="6" rowspan="3">□ 1.第二代头孢菌素单用或联用静脉注射大环内酯类<br>□ 2.呼吸喹诺酮类<br>□ 3.β-内酰胺类/β-内酰胺酶抑制剂（如阿莫西林/克拉维酸、氨苄西林/舒巴坦）单用或联用注射大环内酯类<br>□ 4.头孢噻肟、头孢曲松单用或联用注射大环内酯类<br>□ 5.其他</td></tr>
<tr><td colspan="2">□ 5.2 非重症患者起始抗菌药物选择</td></tr>
<tr><td colspan="2">□ 5.3目标抗菌药物的治疗选择</td></tr>
<tr><td>6</td><td colspan="3">初始治疗72小时后无效者，重复病原学检查</td><td colspan="4">是□ 否□</td><td colspan="2">有效 □</td></tr>
<tr><td>7</td><td colspan="3">抗菌药物疗程（天数）</td><td colspan="4">注射抗菌药 （天数）</td><td colspan="2">口服抗菌药 （天数）</td></tr>
<tr><td rowspan="2">8</td><td colspan="3">符合出院标准及时出院</td><td colspan="6">治愈□ 、好转□ 、自动出院□ 、无效□ 、死亡□</td></tr>
<tr><td colspan="3">出院时风险评估（末次）</td><td colspan="6">○A.末次CURB-65评分数值 分<br>○B.末次肺炎严重指数（PSI）评分数值 分</td></tr>
<tr><td rowspan="2">9</td><td rowspan="2">健康教育服务</td><td>戒烟咨询</td><td>不吸烟□</td><td colspan="2"></td><td></td><td></td><td></td><td></td></tr>
<tr><td colspan="2">出院风险因素再评估</td><td colspan="2"></td><td></td><td></td><td></td><td></td></tr>
<tr><td rowspan="3">10</td><td rowspan="2">出院去向</td><td colspan="8">≤14天□ ，≥15天□ ，转入外院□ 回家休养□ 自动出院□ 死亡□</td></tr>
<tr><td colspan="8">死亡原因：心脏□ 呼吸□ 神经□ 感染□ 出血 □ 其他□</td></tr>
<tr><td colspan="3">住院总费用￥ （元）</td><td colspan="6">其中药费：￥ （元）</td></tr>
</table>

**其他说明：**

______________**复填表者/日期**______________**复审者/日期**______________

**自评结果：**采用在认同的“□ ”内打“✓”。

**社区获得性肺炎质量控制评价路径**

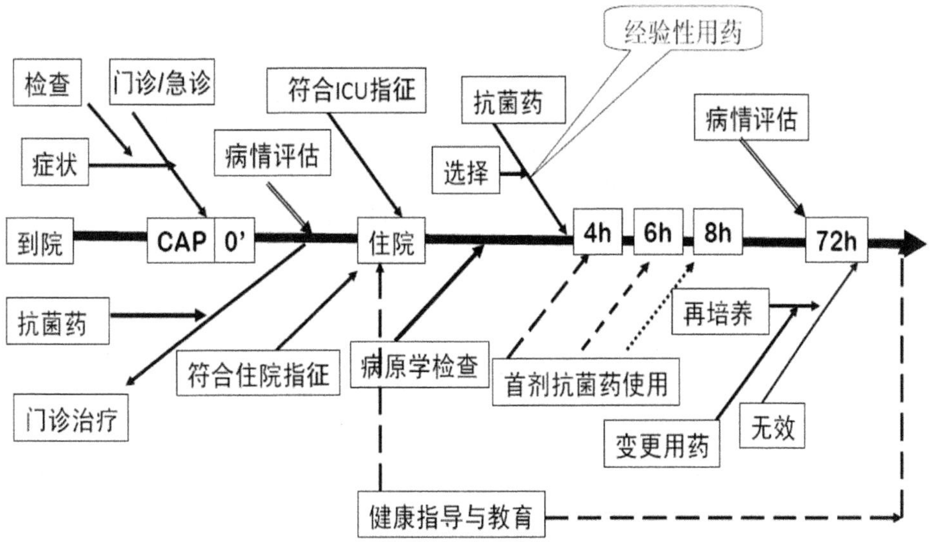

# 第四章　缺血性脑卒中/脑梗死（首次、住院）

## 第一节　概　述

“缺血性脑卒中/脑梗死质量控制指标”已纳入卫生部卫办医政函〔2009〕425号《第一批单病种质量控制指标》，并在《三级综合医院评审标准（2011版）》和《二级综合医院评审标准（2012版）》中，将“特定（单）病种质量管理及其监控指标”的相关内容，纳入医院评审标准的相关章节和第七章质量指标之中。

《缺血性脑卒中诊断和诊疗质量控制》WS/T398-2012已经作为国家行业标准正式发布，并于2013年3月起实施。

在卫生部发布的城市医院住院患者前十位疾病构成中，脑血管病2006年为第7位，构成比为4.70%，2007年为第7位，构成比为5.25%；在2007年部分市县前十位疾病死亡专率及死因构成中脑血管病为第 2位，死亡专率为111.47/100 000，构成比为18.04%。

据2003年原卫生部国家卫生服务总调查表明，脑卒中患者的直接住院费用达195.95亿元，加上门诊及自购药品费用，脑卒中患者的直接医疗费用达到374.52亿元，占同期我国医疗总费用和卫生总费用的比例分别为6.52%和5.68%。从1993年至2003年，脑卒中患者的直接医疗费用年平均增长幅度为18.04%，超过同期GDP增长8.95%的幅度。

在我国，脑卒中每年的新发病例为250万，而每年死于脑卒中的病例为150万，这意味着每12秒有一个中国人发生脑卒中，每21秒有一个中国人死于脑卒中，而在有幸存活的患者中，2/3留下了不同程度的残疾。该疾病严重危害中老年人的健康和生活质量，且目前有日益年轻化的趋势，加上其具有高发病率、高死亡率和高复发率的“三高”特点，无疑已经成为全世界范围内一个重大的公共卫生问题，其直接和间接的医疗花费以及由此造成的人财物损失也给世界各国带来沉重的经济负担。

在所有的脑卒中病例中，缺血性脑卒中占将近85%的比例。而对于这一严重的疾病除了在缺血发生3小时内静脉应用rt-PA溶栓治疗之外，目前尚没有其他循证医学证实有效的方法能够阻止脑卒中的发生。

缺血性脑卒中/脑梗死质量控制指标是以规范临床诊疗行为，促进临床服务质量管理的持续改进为目的。

## 第二节　质量控制指标



### 缺血性脑卒中/脑梗死质量控制指标

STK-1 脑卒中接诊流程。

STK-1.1按照脑卒中接诊流程；

STK-1.2神经功能缺损NIHSS评估；

STK-1.3 45分钟内完成头颅CT、血常规、急诊生化、凝血功能检查。

STK-2 心房纤颤患者的抗凝治疗。★

STK-3 组织纤溶酶原激活剂（rt-PA）或尿激酶应用的评估。★

STK-4 入院48小时内阿司匹林或氯吡格雷治疗。★

STK-5 评价血脂水平。

STK-6 评价吞咽困难。★

STK-7 预防深静脉血栓（DVT）。★

STK-8 出院时使用阿司匹林或氯吡格雷。★

STK-9 为患者提供：脑卒中的健康教育。

STK-10 住院24小时内接受血管功能评价。

STK-11 平均住院日/住院费用。

STK-12 提供早期康复医疗服务（试行）。

STK-13 出院时评估与告知（试行）。

STK-14 脑梗死的介入诊疗（试行）（可选）。

STK-15 患者对服务质量的评价（试行）。

引自：

1.卫生部卫办医政函〔2009〕425号《第一批单病种质量控制指标》。

2.卫生部卫医管发〔2011〕33号《三级综合医院评审标准（2011版）》。

3.卫生部卫医管发〔2012〕2号《二级综合医院评审标准（2012版）》。

“★”为核心（问责）质量监控指标（试行）项目，是从原卫生部发布指标中分出，单独设列的项目。

# 第三节　质量控制指标适用数据元素

## 一、适用的病种名称与ICD-10编码（第一诊断）

引自：卫生部办公厅关于印发《疾病分类与代码（修订版）》的通知，卫办综发〔2011〕166号，2012-02-02。

卫生部办公厅印发《关于推广应用疾病诊断相关分组（DRGs）开展医院评价工作的通知》附件1-编码字典库，卫办医管函〔2011〕683号，2011-08-02。

（一）4位亚目编码及名称

| 4位亚目 | 名称 |
| --- | --- |
| I63.0 | 入脑前动脉血栓形成引起的脑梗死 |
| I63.1 | 入脑前动脉栓塞引起的脑梗死 |
| I63.2 | 入脑前动脉未特指的闭塞或狭窄引起的脑梗死 |
| I63.3 | 大脑动脉血栓形成引起的脑梗死 |
| I63.4 | 大脑动脉栓塞引起的脑梗死 |
| I63.5 | 大脑动脉未特指的闭塞或狭窄引起的脑梗死 |
| I63.6 | 大脑静脉血栓形成引起的脑梗死 |
| I63.8 | 其他脑梗死 |
| I63.9 | 未特指的脑梗死 |

（二）或者选用，6位扩展代码及名称

| 6位扩展代码 | 名称 |
| --- | --- |
| I63.000 | 入脑前动脉血栓形成引起的脑梗死 |
| I63.001 | 基底动脉血栓形成脑梗死 |
| I63.002 | 颈动脉血栓形成脑梗死 |
| I63.003 | 椎动脉血栓形成脑梗死 |
| I63.100 | 入脑前动脉栓塞引起脑梗死 |
| I63.101 | 基底动脉栓塞脑梗死 |
| I63.102 | 颈动脉栓塞脑梗死 |
| I63.103 | 椎动脉栓塞脑梗死 |
| I63.200 | 入脑前动脉闭塞或狭窄引起脑梗死 |

续表

| 6位扩展代码 | 名 称 |
|---|---|
| I63.201 | 颈动脉狭窄脑梗死 |
| I63.202 | 颈动脉闭塞脑梗死 |
| I63.203 | 基底动脉闭塞脑梗死 |
| I63.204 | 基底动脉狭窄脑梗死 |
| I63.205 | 椎动脉闭塞脑梗死 |
| I63.206 | 椎动脉狭窄脑梗死 |
| I63.300 | 大脑动脉血栓形成性脑梗死 |
| I63.301 | 血栓形成性脑软化 |
| I63.302 | 血栓性偏瘫 |
| I63.400 | 大脑动脉栓塞脑梗死 |
| I63.401 | 栓塞性偏瘫 |
| I63.500 | 大脑动脉闭塞或狭窄引起脑梗死 |
| I63.501 | 大脑动脉狭窄脑梗死 |
| I63.502 | 大脑动脉闭塞脑梗死 |
| I63.600 | 大脑静脉血栓形成脑梗死 |
| I63.800 | 特指脑梗死 |
| I63.802 | 动脉硬化性脑软化 |
| I63.900 | 脑梗死 |
| I63.901 | 脑干梗死 |
| I63.902 | 大面积脑梗死 |
| I63.903 | 出血性脑梗死 |
| I63.905 | 多发性脑梗死 |
| I63.906 | 基底节脑梗死 |
| I63.907 | 丘脑梗死 |

## 二、实施介入诊疗的ICD-9-CM-3编码和名称选择

| 编码 | 名 称 |
|---|---|
| 00.61006 | 经皮基底动脉血管成形术 |
| 00.61007 | 经皮交通动脉血管成形术 |
| 00.61008 | 经皮颈总动脉球囊扩张血管成形术 |
| 00.61009 | 经皮颅外血管成形术 |
| 00.61010 | 经皮颅外血管粥样斑块切除术 |

续表

| 编码 | 名 称 |
|---|---|
| 00.61011 | 经皮椎动脉球囊扩张血管成形术 |
| 00.63003 | 经皮颈动脉非药物洗脱支架置入术 |
| 00.63004 | 经皮颈动脉支架置入术 |
| 00.64007 | 经皮基底动脉支架置入术 |
| 00.64008 | 经皮椎动脉非药物洗脱支架置入术 |
| 00.64009 | 经皮椎动脉支架置入术 |
| 00.64010 | 经皮锁骨下动脉药物洗脱支架置入术 |
| 00.64011 | 经皮椎动脉药物洗脱支架置入术 |
| 00.65006 | 经皮大脑中动脉支架置入术 |
| 00.65007 | 经皮颅内动脉非药物洗脱支架置入术 |
| 00.65008 | 经皮颅内动脉支架置入术 |
| 00.65009 | 经皮颅内血管支架置入术 |

## 三、除外病例

1.由外院诊疗后转入本院的病例。

2.参与临床药物与器械试验的病例。

3.18岁以下的病例。

4.非首次确诊急性脑梗死住院的患者。

5.脑梗死后遗症I69.3。

6.脑梗死反复门诊治疗无效。

7.同一疾病30日内重复入院。

8.腔隙性脑梗死。

9.小脑梗死。

10.出血性脑梗死。

11.本次住院超过120天。

## 四、监测指标适用基本数据元素

| 基本数据元素 | 收集路径 |
|---|---|
| 医院代码 | |
| 医院报告病种代码 | |
| 入院日期-年、月、日 | 所有住院病历记录 |
| 到达急诊科-年、月、日、时、分 | 急诊入院病历记录 |
| 院内转入科日期-年、月、日、时、分 | 院内转入科病历记录 |

续表

| 基本数据元素 | 收集路径 |
|---|---|
| 转外院日期-年、月、日、时、分 | 转外院病历记录 |
| 患者出生日期-年、月、日 | 所有住院病历记录 |
| 出院日期-年、月、日 | 所有住院病历记录 |
| 第一诊断ICD-10代码（亚目四位码） | 所有住院病历记录 |
| 与适用的病种名称 | 所有住院病历记录 |
| 或第一诊断扩展代码（六位） | 所有住院病历记录 |
| 适用的手术与操作名称 | 所有住院病历记录 |
| 其他诊断ICD-9-CM-3代码（亚目四位码） | 所有住院病历记录 |
| 发病时间-日、时 | 所有住院病历记录 |
| 患者性别 | 所有住院病历记录 |
| 费用支付方式 | 所有住院病历记录 |
| 收入入院途径 | 所有住院病历记录 |
| 到院交通工具 | 所有住院病历记录 |
| 患者住院号码 | 所有住院病历记录 |
| 患者住地邮政编码 | 所有住院病历记录 |

## 五、监测指标适用主要数据元素

| 主要数据元素 | 适用监测指标名称 |
|---|---|
| 到达急诊时间：时、分 | STK-1、STK-2、STK-4 |
| 入院日期-年、月、日、时 | STK-4、STK-5、STK-7、STK-10、STK-11 |
| 急诊科医师接诊时间：时、分 | STK-1.1 |
| 神经内科医师接诊时间：时、分 | STK-1.1 |
| **急诊或入院后首次神经功能缺损NIHSS评估** | STK-1.2 |
| 急诊首次神经功能缺损NIHSS评估时间：时、分 | STK-1.2 |
| 急诊首次神经功能缺损NIHSS评估值（评估值范围0～42） | STK-1.2 |
| 入院后首次神经功能缺损NIHSS评估时间：时、分 | STK-1.2 |
| 入院后首次神经功能缺损NIHSS评估值（评估值范围0～42） | STK-1.2 |
| 未进行神经功能缺损NIHSS检查 | STK-1.2 |
| **急诊或入院后首次头部影像学检查** | STK-1.3 |
| ○A.计算机断层扫描-非增强（NECT） | STK-1.3 |
| ○B.CT灌注成像（CTP） | STK-1.3 |

续表

| 主要数据元素 | 适用监测指标名称 |
|---|---|
| ○C.CT血管成像（CTA） | STK-1.3 |
| ○D.非增强磁共振（NEMR） | STK-1.3 |
| ○E.MR扩散加权成像（DWI） | STK-1.3 |
| ○F.MR灌注加权成像（PWI） | STK-1.3 |
| ○G.磁共振血管造影（MRA） | STK-1.3 |
| 急诊或入院后首次头颅CT报告时间：时、分 | STK-1.3 |
| 未进行头颅CT检查 | STK-1.3 |
| **急诊或入院后首次临床检验检查** | STK-1.4 |
| 血液学检验开单日期与时间 | STK-1.4 |
| ○A.全血细胞计数 | STK-1.4 |
| 凝血功能检验报告日期与时间 | STK-1.4 |
| ○A.血浆凝血酶原时间（PT） | STK-1.4 |
| ○B.纤维蛋白原（FIB） | STK-1.4 |
| ○C.活化部分凝血活酶时间（APTT） | STK-1.4 |
| ○D.血浆凝血酶时间（TT） | STK-1.4 |
| 生化检验报告日期与时间 | STK-1.4 |
| ○A.快速血糖 | STK-1.4 |
| ○B.血电解质 | STK-1.4 |
| 未进行临床检验检查 | STK-1.4 |
| **首次ECG检查** | STK-1.5 |
| ECG检查时间：时、分 | STK-1.5 |
| ECG检查结果 | STK-1.5 |
| ○A.正常ECG | STK-1.5 |
| ○B.异常ECG | STK-1.5 |
| ○B1.心房纤颤/心房扑动 | STK-1.5 |
| ○B2.缺血性改变 | STK-1.5 |
| ○B3.新发LBBB | STK-1.5 |
| ○B4.左心室肥厚 | STK-1.5 |
| ○B5.其他类型心律失常 | STK-1.5 |
| ○B6.其他诊断 | STK-1.5 |
| 未进行ECG检查 | STK-1.5 |
| **发病到达急诊“绿色通道”时间评估** | STK-2 |

续表

| 主要数据元素 | 适用监测指标名称 |
| --- | --- |
| 发病3小时以内 | STK-2 |
| 发病4.5小时以内 | STK-2 |
| 发病6小时以内 | STK-2 |
| 发病24小时以内 | STK-2 |
| 发病24小时以上或发病时间不明 | STK-2 |
| **在“绿色通道”检查结果** | STK-2 |
| ○A.NIHSS评估＞4 | STK-2 |
| ○B.常规CT检查：CT没有明显颅内出血证据 | STK-2 |
| ○C.常规CT检查：CT低密度区小于MCA供血范围的1/3 | STK-2 |
| ○D.多模式CT检查：rCBF＜0.2或CBV异常范围小于MCA供血范围1/3 | STK-2 |
| ○E.多模式CT检查：MTT/CBV不匹配区域大于20% | STK-2 |
| **溶栓治疗适应证** | STK-2 |
| ○A.年龄18～80岁 | STK-2 |
| ○B.发病4.5小时以内（rtPA）或发病6小时内（尿激酶） | STK-2 |
| ○C.脑功能损害的体征持续存在超过1小时，且比较严重 | STK-2 |
| ○D.脑CT已排除颅内出血，且无早期大面积脑梗死影像学改变 | STK-2 |
| ○E.患者或家属签署知情同意书 | STK-2 |
| **溶栓禁忌证** | STK-2 |
| ○A-1.既往有颅内出血，包括可疑蛛网膜下隙出血 | STK-2 |
| ○A-2.近3个月有头颅外伤史 | STK-2 |
| ○A-3.近3周内有胃肠或泌尿系统出血 | STK-2 |
| ○A-4.近2周内进行过大的外科手术 | STK-2 |
| ○A-5.近1周内有在不易压迫止血部位的动脉穿刺 | STK-2 |
| ○B.近3个月内有脑梗死或心肌梗死史，但不包括陈旧小腔隙梗死而未遗留神经功能体征 | STK-2 |
| ○C.严重心、肝、肾功能不全或严重糖尿病患者 | STK-2 |
| ○D.体检发现有活动性出血或外伤（如骨折）的证据 | STK-2 |
| ○E.已口服抗凝药，且INR＞1.5；48小时内接受过肝素治疗（APTT超出正常范围） | STK-2 |
| ○F.血小板计数低于$100\times10^9$/L，血糖＜2.7mmol/L | STK-2 |
| ○G.血压：收缩压＞180mmHg，或舒张压＞100mmHg | STK-2 |
| ○H.妊娠 | STK-2 |

续表

| 主要数据元素 | 适用监测指标名称 |
|---|---|
| ○I.不合作 | STK-2 |
| **溶栓治疗时间DTN（Door-To-Needle）** | STK-2 |
| ○A.到达本院急诊科时间 | STK-2 |
| ○B.血栓溶解药的注射或输注起始时分 | STK-2 |
| ○C.血栓溶解药的注射或输注终止时分 | STK-2 |
| **溶栓药选择** | STK-2 |
| ○A.组织型纤溶酶原激活剂（rtPA） | STK-2 |
| ○B.尿激酶 | STK-2 |
| ○C.其他血栓溶解药 | STK-2 |
| **血栓溶解药注射或输注的途径** | STK-2 |
| ○A.静脉途径 | STK-2 |
| ○B.动脉途径 | STK-2 |
| **溶栓后72小时神经功能缺损NIHSS评估（0～42分）** | STK-2 |
| ○A.溶栓后2小时NIHSS评估分值 | STK-2 |
| ○B.溶栓后24～48小时NIHSS评估分值 | STK-2 |
| ○C.溶栓后49～72小时NIHSS评估分值 | STK-2 |
| **溶栓后72小时影像学复查项目** | STK-2 |
| ○A.计算机断层扫描-非增强（NECT） | STK-2 |
| ○B.CT灌注成像（CTP） | STK-2 |
| ○C.CT血管成像（CTA） | STK-2 |
| ○D.非增强磁共振（NEMR） | STK-2 |
| ○E.MR扩散加权成像（DWI） | STK-2 |
| ○F.MR灌注加权成像（PWI） | STK-2 |
| ○G.磁共振血管造影（MRA） | STK-2 |
| **溶栓治疗院内延误时间超过1小时主要的原因** | STK-2 |
| ○A.CT扫描/报告延误 | STK-2 |
| ○B.CT判读延误 | STK-2 |
| ○C.药品供给延误 | STK-2 |
| ○D.服务流程延误 | STK-2 |
| ○E.知情同意延误 | STK-2 |
| ○F.其他原因延误 | STK-2 |
| **未能实施溶栓治疗的原因** | STK-2 |

续表

| 主要数据元素 | 适用监测指标名称 |
|---|---|
| ○A.有溶栓治疗的禁忌证 | STK-2 |
| ○B.超过溶栓治疗许可的时间窗（发病到医院时间） | STK-2 |
| ○C.患者经济支付能力问题 | STK-2 |
| ○D.患者知情同意问题 | STK-2 |
| ○E.医院管理系统（制度、流程）缺陷 | STK-2 |
| ○F.医院尚未开展脑卒中溶栓治疗 | STK-2 |
| ○G.其他 | STK-2 |
| **患者有心房纤颤/心房扑动史** | STK-3 |
| 心房纤颤患者脑卒中风险评估（CHA2DS2-VASc评分）值（范围0～9分） | STK-3 |
| ○年龄65～74岁　+1分 | STK-3 |
| ○年龄≥75岁　+2分 | STK-3 |
| ○充血性心力衰竭C　+1分 | STK-3 |
| ○高血压H　+1分 | STK-3 |
| ○糖尿病D　+1分 | STK-3 |
| ○卒中或TIA病史S　+2分 | STK-3 |
| ○外周动脉疾病或主动脉斑块Va　+1分 | STK-3 |
| ○女性S　+1分 | STK-3 |
| **实施抗凝治疗** | STK-3 |
| 抗凝治疗有禁忌证 | STK-3 |
| 入院前在用抗凝治疗 | STK-3 |
| 入院前未用抗凝治疗 | STK-3 |
| 住院期间继续抗凝治疗 | STK-3 |
| 住院期间未继续抗凝治疗 | STK-3 |
| 出院时带药继续抗凝治疗 | STK-3 |
| 出院时带药未继续抗凝治疗 | STK-3 |
| **抗凝药物选择** | STK-3、STK-7、STK-8 |
| ○A.华法林 | STK-3、STK-7、STK-8 |
| ○B.普通肝素 | STK-3、STK-7、STK-8 |
| ○C.低分子肝素 | STK-3、STK-7、STK-8 |
| ○D.达比加群酯 | STK-3、STK-7、STK-8 |
| ○E.利伐沙班 | STK-3、STK-7、STK-8 |

续表

| 主要数据元素 | 适用监测指标名称 |
| --- | --- |
| ○F.阿哌沙班 | STK-3、STK-7、STK-8 |
| ○G.其他 | STK-3、STK-7、STK-8 |
| **入院阿司匹林或氯吡格雷治疗** | STK-4 |
| **阿司匹林禁忌证** | STK-4 |
| ○A.阿司匹林过敏，尿酸高 | STK-4 |
| ○B.到达医院时或到达医院后24小时内活动性出血 | STK-4 |
| ○C.华法林作为预防用药 | STK-4 |
| ○D.医师记录有不给予阿司匹林的其他原因 | STK-4 |
| **入院后首剂阿司匹林/氯吡格雷给予时间** | STK-4 |
| ○A.非溶栓患者首剂药给予时间 | STK-4 |
| ○B.或，溶栓后患者首剂药给予时间 | STK-4 |
| **抗血小板聚集药物选择** | STK-4、STK-8 |
| ○A.阿司匹林（ASA） | STK-4、STK-8 |
| ○B.氯吡格雷 | STK-4、STK-8 |
| ○C.阿司匹林（ASA）+ 氯吡格雷 | STK-4、STK-8 |
| ○D.双嘧达莫 | STK-4、STK-8 |
| ○E.西洛他唑 | STK-4、STK-8 |
| ○F.其他 | STK-4、STK-8 |
| **评价血脂水平** | STK-5 |
| **评估时间** | STK-5 |
| ○A.入院前30天内已经做过血脂水平评估 | STK-5 |
| ○B.入院后首次血脂水平评估时间 | STK-5 |
| **血脂、血糖评估与结果** | STK-5 |
| ①血脂 | STK-5 |
| ○A. TG___mmol/L，标识 □ ↑/□ 正常/□ ↓ | STK-5 |
| ○B. TCHO___mmol/L，标识 □ ↑/□ 正常/□ ↓ | STK-5 |
| ○C. LDL-C___mmol/L，标识 □ ↑/□ 正常/□ ↓ | STK-5 |
| ○D. HDL-C___mmol/L，标识 □ ↑/□ 正常/□ ↓ | STK-5 |
| ②血糖 | STK-5 |
| ○A. GLU___mmol/L，标识 □ ↑/□ 正常/□ ↓ | STK-5 |
| ○B. HbA1c（伴糖尿病必做）___%，标识□ ↑/□ 正常/□ ↓ | STK-5 |
| **降脂治疗医嘱** | STK-5 |

续表

| 主要数据元素 | 适用监测指标名称 |
|---|---|
| ○A.医师记录有不需要降脂治疗的理由 | STK-5 |
| ○B.降脂治疗医嘱下达时间 | STK-5 |
| ○C.无降脂治疗医嘱 | STK-5 |
| 有实施降脂治疗医嘱 | STK-5、STK-8 |
| **他汀类常用药物的选择** | STK-5、STK-8 |
| ○A.阿托伐他汀 | STK-5、STK-8 |
| ○B.瑞舒伐他汀 | STK-5、STK-8 |
| ○C.辛伐他汀 | STK-5、STK-8 |
| ○D.匹伐他汀 | STK-5、STK-8 |
| ○E.洛伐他汀 | STK-5、STK-8 |
| ○F.普伐他汀 | STK-5、STK-8 |
| ○G.氟伐他汀 | STK-5、STK-8 |
| ○H.其他（列出药名） | STK-5、STK-8 |
| **非他汀类常用药物的选择** | STK-5、STK-8 |
| ○A.阿昔莫司 | STK-5、STK-8 |
| ○B.烟酸 | STK-5、STK-8 |
| ○C.苯扎贝特 | STK-5、STK-8 |
| ○D.非诺贝特 | STK-5、STK-8 |
| ○E.吉非贝特 | STK-5、STK-8 |
| ○F.其他（列出药名） | STK-5 |
| **吞咽困难评价** | STK-6 |
| **不进行吞咽困难评价的病例** | STK-6 |
| ○A.入院时正常进食与饮水的 | STK-6 |
| ○B.患者禁食的 | STK-6 |
| ○C.昏迷的 | STK-6 |
| ○D.呼吸困难的 | STK-6 |
| ○E.医师记录有不进入吞咽困难评价的其他原因 | STK-6 |
| **实施吞咽困难评价日期：月、日** | STK-6 |
| **实施吞咽困难评价方法选择** | STK-6 |
| ○1.临床床旁检查 | STK-6 |
| ○2.床旁吞咽评估 | STK-6 |
| ○3.床旁吞咽功能评估的简单标准化（SSA） | STK-6 |

续表

| 主要数据元素 | 适用监测指标名称 |
|---|---|
| ○4.减压吞水试验 | STK-6 |
| ○5.简单的吞水试验 | STK-6 |
| ○6.X线视频透视 | STK-6 |
| ○7.食管镜双重对比 | STK-6 |
| ○8.内窥镜检查 | STK-6 |
| ○9.测压法 | STK-6 |
| ○10.放射核素 | STK-6 |
| ○11.其他（列出名称） | STK-6 |
| **预防深静脉血栓（DVT）** | STK-7 |
| **入院后病情判定** | STK-7 |
| ○A.入院时下地行走 | STK-7 |
| ○B.入院48小时内出院 | STK-7 |
| ○C.入院第二天末，患者能下地行走 | STK-7 |
| ○D.入院第二天末，患者不能下地行走 | STK-7 |
| ○E.医师记录有不需要做预防DVT治疗的理由 | STK-7 |
| **药物预防DVT治疗医嘱执行的时间** | STK-7 |
| **抗凝治疗药物的选择** | STK-7、STK-8 |
| ○A.华法林 | STK-7、STK-8 |
| ○B.普通肝素 | STK-7、STK-8 |
| ○C.低分子肝素 | STK-7、STK-8 |
| ○D.达比加群酯 | STK-7、STK-8 |
| ○E.利伐沙班 | STK-7、STK-8 |
| ○F.阿哌沙班 | STK-7、STK-8 |
| ○G.其他抗凝治疗药物 | STK-7、STK-8 |
| **物理治疗医嘱执行的时间** | STK-7 |
| ○A.血栓泵 | STK-7 |
| ○B.弹力袜 | STK-7 |
| **康复治疗医嘱执行的时间** | STK-7 |
| ○A.肢体主动活动 | STK-7 |
| ○B.肢体被动活动 | STK-7 |
| **瘫痪程度重，长期卧床等脑卒中的患者实施特殊检查** | STK-7 |
| ○A.D-二聚体检测 | STK-7 |

续表

| 主要数据元素 | 适用监测指标名称 |
|---|---|
| ○B.多普勒超声检查 | STK-7 |
| ○C.磁共振血管造影（MRA）检查 | STK-7 |
| 出院时使用：抗血小板聚集治疗药物的医嘱 | STK-8 |
| 出院时使用：有心房纤颤/心房扑动动患者抗凝治疗药物的医嘱 | STK-8 |
| 出院时带药：降脂治疗药物的医嘱 | STK-8 |
| **入院时重点护理评估** | STK-9.1 |
| **行走评估** | STK-9.1 |
| ○A.自行走入院 | STK-9.1 |
| ○B.跛行 | STK-9.1 |
| ○C.扶拐 | STK-9.1 |
| ○D.平车 | STK-9.1 |
| ○E.轮椅 | STK-9.1 |
| **呼吸评估** | STK-9.1 |
| ○A.经鼻呼吸（正常呼吸） | STK-9.1 |
| ○B.张口呼吸 | STK-9.1 |
| ○C.异常呼吸 | STK-9.1 |
| **饮食评估** | STK-9.1 |
| ○A.正常饮食 | STK-9.1 |
| ○B.软食 | STK-9.1 |
| ○C.半流食 | STK-9.1 |
| ○D.流食 | STK-9.1 |
| ○E.鼻饲管饲食 | STK-9.1 |
| ○F.禁食 | STK-9.1 |
| **吞咽评估** | STK-9.1 |
| Ⅰ级：可一口喝完，无噎呛 | STK-9.1 |
| Ⅱ级：分两次以上喝完，无噎呛 | STK-9.1 |
| Ⅲ级：能一次喝完，但有噎呛 | STK-9.1 |
| Ⅳ级：分两次以上喝完，且有噎呛 | STK-9.1 |
| Ⅴ级：常常呛住，难以全部喝完 | STK-9.1 |
| **压疮评估（Braden评分）分值（6～23分）** | STK-9.1 |
| 告知预防压疮措施（评分≤17分患者） | STK-9.1 |
| **实施脑卒中健康教育有记录** | STK-9.2 |

续表

| 主要数据元素 | 适用监测指标名称 |
|---|---|
| 危险因素的控制 | STK-9.2 |
| 预防脑卒中的并发症 | STK-9.2 |
| **接受戒烟建议/戒烟治疗** | STK-9.3 |
| 1.患者不吸烟 | STK-9.3 |
| 2.近一年内有吸烟史，烟草使用状况 | STK-9.3 |
| ○A.入院前30天每天抽烟量平均在5支或更多（≥1/4包） | STK-9.3 |
| ○B.入院前30天每天抽烟量平均在4支或更少（<1/4包） | STK-9.3 |
| ○C.患者入院前的30天已不使用任何形式烟草 | STK-9.3 |
| ○D.无法从医疗记录文件确定患者是否吸烟 | STK-9.3 |
| 3.接受戒烟的建议或者戒烟治疗 | STK-9.3 |
| ○A.烟草使用的治疗实践辅导 | STK-9.3 |
| ○B.使用国家食品药品监督管理总局批准的戒烟药物实施戒烟治疗 | STK-9.3 |
| **血管功能评价** | STK-10 |
| 1.血管功能评估时间 | STK-10 |
| ○ A.入院前30天内已经接受过血管功能评价 | STK-10 |
| ○ B.入院后首次血管功能评价时间 | STK-10 |
| 2血管功能评价方法 | STK-10 |
| ○A.经颅多普勒超声（TCD） | STK-10 |
| ○B.CT血管成像（CTA） | STK-10 |
| ○C.磁共振血管造影（MRA） | STK-10 |
| ○D.其他 | STK-10 |
| **住院天数：（1～120天）** | STK-11 |
| **离院方式** | STK-11 |
| ○A.医嘱离院 | STK-11 |
| ○B.医嘱转院 | STK-11 |
| ○C.医嘱转社区卫生服务机构/乡镇卫生院 | STK-11 |
| ○D.非医嘱离院 | STK-11 |
| ○E.死亡 | STK-11 |
| ○F.其他 | STK-11 |
| 1.住院总费用 | STK-11 |
| 2.药类费用 | STK-11 |
| （1）西药费 | STK-11 |

续表

| 主要数据元素 | 适用监测指标名称 |
|---|---|
| （2）中药费 | STK-11 |
| （3）血液和血液制品类费用 | STK-11 |
| 3.手术治疗费：含介入 | STK-11 |
| 4.手术用一次性医用材料费 | STK-11 |
| **早期康复医疗服务** | STK-12 |
| 1.功能障碍评价时间与康复治疗项目选择 | STK-12 |
| ○发病或入院24小时内应用NIHSS评价卒中的缺损情况，并启动二级预防措施（I级推荐，A级证据） | STK-12 |
| 是□ | STK-12 |
| 否□ | STK-12 |
| ○A.运动功能障碍 | STK-12 |
| a. 肌力训练 | STK-12 |
| b. 痉挛的防治 | STK-12 |
| ○B.吞咽障碍 | STK-12 |
| ○C.语言和交流障碍 | STK-12 |
| ○D.触觉及本体感觉障碍 | STK-12 |
| ○E.认知障碍 | STK-12 |
| ○F.心理障碍 | STK-12 |
| ○G.尿便障碍 | STK-12 |
| ○H.心肺功能障碍 | STK-12 |
| 2.康复治疗适宜性评估结果 | STK-12 |
| ○A.由康复医师评估适宜进行康复 | STK-12 |
| ○B.由临床医师评估适宜进行康复 | STK-12 |
| ○C.有临床医师下达康复诊疗的医嘱 | STK-12 |
| ○D.住院病历记录有评估不适宜进行康复原因 | STK-12 |
| 3.康复治疗实施时间 | STK-12 |
| ○A.临床康复评价后72小时之内 | STK-12 |
| ○B.临床康复评价后72小时之后 | STK-12 |
| ○C.临床康复评价后未能进行康复治疗 | STK-12 |
| 4.实施康复治疗首席人员（以住院病历治疗记录为依据，多职种人员并存时，只以首席人员为主） | STK-12 |
| ○A.由家属或陪护人员施行床上或床边运动康复练习 | STK-12 |

续表

| 主要数据元素 | 适用监测指标名称 |
|---|---|
| ○B.由临床护士施行床上或床边运动康复练习 | STK-12 |
| ○C.由临床医师实施康复治疗 | STK-12 |
| ○D.由康复医师实施康复治疗 | STK-12 |
| ○E.由康复技师实施康复治疗 | STK-12 |
| ○F.由康复护士实施康复治疗 | STK-12 |
| 5.未能进行康复原因 | STK-12 |
| ○A.医院无专业的康复医师、技师和设施器材 | STK-12 |
| ○B.临床医师记录有不适宜进行康复原因的 | STK-12 |
| ○C.患者、家属拒绝 | STK-12 |
| **出院时评估与告知（试行）** | STK-13.1 |
| **出院时Essen卒中危险评分值（末次）（0～10分）** | STK-13.1 |
| ○A.年龄65～75岁　+1分 | STK-13.1 |
| ○B.年龄>75岁　+2分 | STK-13.1 |
| ○C.高血压　+1分 | STK-13.1 |
| ○D.糖尿病　+1分 | STK-13.1 |
| ○E.既往心肌梗死　+1分 | STK-13.1 |
| ○F.其他心血管疾病（除外心肌梗死和心心房纤颤动）　+1分 | STK-13.1 |
| ○G.周围血管病　+1分 | STK-13.1 |
| ○H.吸烟　+1分 | STK-13.1 |
| ○I.除本次事件之外的TIA或缺血性卒中　+1分 | STK-13.1 |
| **出院时神经功能缺损NIHSS评估值（末次）（6～42分）** | STK-13.1 |
| **风险因素（既往史）评估** | STK-13.1 |
| ○A.年龄65岁以上 | STK-13.1 |
| ○B.糖尿病（DM）和糖尿病并发症 | STK-13.1 |
| ○C.冠状动脉搭桥术（CABG）史 | STK-13.1 |
| ○D.充血性心力衰竭 | STK-13.1 |
| ○E.慢性阻塞性肺疾病 | STK-13.1 |
| ○F.急性冠脉综合征 | STK-13.1 |
| ○G.终末期肾脏疾病或透析 | STK-13.1 |
| ○H.肾衰竭 | STK-13.1 |
| ○I.风湿性心脏瓣膜病 | STK-13.1 |
| ○J.偏瘫，截瘫，瘫痪 | STK-13.1 |

续表

| 主要数据元素 | 适用监测指标名称 |
|---|---|
| ○K.血液病 | STK-13.1 |
| ○L.严重心律失常 | STK-13.1 |
| ○M.转移性癌和急性白血病 | STK-13.1 |
| ○N.癌症 | STK-13.1 |
| ○O.压疮或慢性皮肤溃疡 | STK-13.1 |
| ○P.严重哮喘 | STK-13.1 |
| ○Q.痴呆和衰老 | STK-13.1 |
| ○R.血管或循环系统疾病 | STK-13.1 |
| ○S.药物/酒精滥用、依赖/精神病 | STK-13.1 |
| ○T.脑血管疾病 | STK-13.1 |
| ○U.肺炎 | STK-13.1 |
| ○V.冠状动脉粥样硬化/其他慢性缺血性心脏病 | STK-13.1 |
| ○W.曾有心绞痛/陈旧性心肌梗死 | STK-13.1 |
| ○X.曾有前壁心肌梗死 | STK-13.1 |
| ○Y.曾有其他位置的心肌梗死 | STK-13.1 |
| **出院时教育与告知（试行）** | STK-13.2 |
| （1）告知发生紧急情况时求援救治途径 | STK-13.2 |
| ○1.明确告知如果突然麻木或下肢无力应立即拨打急救电话“120”或其他急救电话 | STK-13.2 |
| ○2.由医护人员再次面授紧急情况时应如何求援救治 | STK-13.2 |
| ○3.交与患者脑梗死健康教育的相关材料（小册子，教学片，视频，DVD） | STK-13.2 |
| （2）出院时教育与随访 | STK-13.2 |
| ○1.由医护人员再次面授脑卒中教育要求内容 | STK-13.2 |
| ○2.由医护人员再次告知随访要求与预约时间 | STK-13.2 |
| （3）出院带药 | STK-13.2 |
| ○1.出院时由医护人员向患者再次面授出院带药的用药要求，使用要求应逐项交代告知（若是只是笼统地告知患者“回家继续吃药”，则定“否”） | STK-13.2 |
| ○2.出院时若患者认知障碍（如昏迷，反应迟钝，迷糊，短期记忆丧失）时则向其亲属说明出院带药及使用要求 | STK-13.2 |
| （4）告知脑梗死风险因素 | STK-13.2 |
| 1.出院时由医护人员向患者/亲属告知应对中风危险因素的策略 | STK-13.2 |

续表

| 主要数据元素 | 适用监测指标名称 |
|---|---|
| 2.告知 Essen卒中危险评分结果 | STK-13.2 |
| (5) 警告何为中风的症状（紧急情况） | STK-13.2 |
| ○1.突然麻木或面部无力，手臂或腿部，尤其是在身体的一侧上举无力或困难 | STK-13.2 |
| ○2.突然意识不清，说话困难或不理解 | STK-13.2 |
| ○3.突然单眼或双眼视力不清 | STK-13.2 |
| ○4.突然行走困难，头晕，平衡或协调能力丧失 | STK-13.2 |
| ○5.突然剧烈头痛，没有已知的原因 | STK-13.2 |
| **脑梗死的介入诊疗（试行、可选）** | STK-14 |
| 1.患者病情 | STK-14 |
| ○A.重要血管栓塞 | STK-14 |
| ○B.NIHSS积分>18分 | STK-14 |
| ○C.MRI或CT灌注扫描提示有半暗区存活脑组织证据 | STK-14 |
| ○D.取得患者知情同意 | STK-14 |
| 2.介入治疗时间DTN（Door-To-Needle） | STK-14 |
| ○A.到达本院急诊科时间 | STK-14 |
| ○B.介入治疗起始时分 | STK-14 |
| ○C.介入治疗终止时分 | STK-14 |
| 3.取得神经血管介入诊疗技术资格的人员 | STK-14 |
| ○A.决定适应证医师姓名、职称 | STK-14 |
| ○B.介入主刀医师姓名、职称 | STK-14 |
| 4.实施介入诊疗的ICD-9-CM-3编码和名称选择 | STK-14 |

## 六、主要参考资料


1.《医院管理评价指南》2008版卫生部卫医发（2008）27号文件.

2.《2008年—2010年“以病人为中心，以提高医疗服务质量为主题”的医院管理年活动方案》卫生部卫医发（2008）28号文件.

3.《中国脑血管疾病防治指南》卫生部疾病预防控制局，2007年.

4.《中国胆固醇教育计划》第3版.卫生部疾病预防控制局，2006年.

5.《CMS中心/国家医院质量激励示范（HQID）项目概述及一年调查结果》美国CMS中心/医院联合评审委员会（JCAHO）2006年4月.

6.《卒中医疗服务评价手册》美国医院联合评审委员会（JCAHO）2005年.

7.《卒中医疗服务评价手册》美国医院联合评审委员会（JCAHO）2007年.

8.《缺血性卒中和短暂性脑缺血发作的治疗指南》欧洲卒中组织（ES0）执行委员会2008年.

9.中华医学会神经病学分会脑血管病学组急性缺血性脑卒中诊治指南撰写组.中国急性缺血性脑卒中诊治指南2010.中华神经科杂志，2010，43（2）：146-152.

10.《三级综合医院评审标准（2011版）》，卫生部卫医管发〔2010〕33号.

11.《三级综合医院评审标准（2011版）》实施细则，国家卫生部，卫办医管发〔2011〕148号.

12.《二级综合医院评审标准（2012版）》卫生部卫医管发〔2012〕2号.

13.《二级综合医院评审标准（2012版）》及实施细则，卫生部，卫办医管发〔2012〕57号.

14.《高级卒中中心要求》，美国医院联合评审委员JCAHO，2013年.

15.中华人民共和国国家质量监督检验检疫总局，中国国家标准化管理委员会.WS/T398-2012缺血性脑卒中诊断和诊疗质量控制.北京：中国标准出版社，2013.

16.《质量手册》4.3版，CMS，2013年.

17.《2013年度美国医院质量报告》，JCAHO，2013.

18.张宗久.中国医院评审实务.北京：人民卫生出版社，2013.

19.王建安.JCI评审攻略.北京：光明日报出版社，2013.

20.美国医疗机构评审联合委员会国际部编，张俊主译.JCI医院评审-应审指南.北京：北京大学医学出版社，2013.

21.《临床医疗认证（CCPC）标准》JCAHO，2013年.

22.《2013针对特定疾病认证手册》JCAHO，2013年.

23.《医院评审标准（学术医疗中心）》第5版，美国医院联合评审委员（JCI），2014年4月1日起生效.

24.《联合委员会国家质量核心的技术规格手册》v2015A，JCAHO，2014年.

# 第四节　质量控制指标之解释与计算公式

## 缺血性脑卒中/脑梗死质量控制指标-1

**指标代码：** STK-1。

**指标名称：** 脑卒中接诊流程。

**对象选择：** 全部缺血性脑卒中/脑梗死的住院病例。

**设置理由：**

1.《医院管理评价指南》2008版及2008年医院管理年活动方案的重点工作中要求：

建立急诊“绿色通道（Door-to-needle）”，科室间紧密协作。建立与医院功能任务相适应的重点病种（创伤、急性心肌梗死、心力衰竭、脑卒中等）急诊服务流程与规范，保障患者获得连贯医疗服务。

2.脑卒中接诊流程的最佳目标是：脑卒中患者“绿色通道”的上述服务全部时限目标为<60分钟，即患者到达医院急诊在5分钟内见到接诊医师、在10分钟内神经内科医师到达、在45分钟内完成所有必需的检测。

3.尤其是发病4.5～6小时，符合溶栓治疗指征的急性缺血性脑卒中/脑梗死患者在“绿色通道”停留时限（从抵达院到用rt-PA的时间）应<60分钟，争取宝贵的时间窗。

4.《中国急性缺血性脑卒中诊治指南2010》推荐意见：

（1）对疑似脑卒中患者进行快速诊断，尽可能在到达急诊室后60 分钟内完成脑CT等评估并做出治疗决定（Ⅰ级推荐）。

（2）对所有疑似脑卒中患者应进行头颅平扫CT或MRI检查（Ⅰ级推荐）。

（3）在溶栓等治疗前，应进行头颅平扫CT检查（Ⅰ级推荐）。

（4）应进行血液学、凝血功能和生化检查（Ⅰ级推荐）。

（5）所有脑卒中患者应进行心电图检查（Ⅰ级推荐）。

（6）用神经功能缺损量表评估病情程度（Ⅱ级推荐）。

（7）根据上述规范的诊断流程进行诊断（Ⅰ级推荐）。

**指标类型：**过程质量。

**表达方式：**比率提高。

**信息采集：**追溯性调查急诊病历与住院病历中记录的相关信息（检查报告单与病程记录）包括以下五个子项叙述。

## STK-1.1接诊时间（15分钟内）

**设置理由：**

1.脑卒中患者在到达医院急诊15分钟内获得服务（患者到达医院急诊在5分钟内见到接诊医师、在10分钟内神经内科医师到达），由神经内科专业医师或经脑卒中技能相关培训的其他医师，提供神经系统诊疗（记录包括：发病时间、到达医院时间，基础疾病、影响因素、神经系统功能评估的结果）服务。

2.《中国急性缺血性脑卒中诊治指南2010》推荐意见：对突然出现上述症状疑似脑卒中的患者，应进行简要评估和急救处理并尽快就近送往有条件的医院（Ⅰ级推荐）。

3.《中国急性缺血性脑卒中诊治指南2010》推荐意见：收治脑卒中患者的医院应尽可能建立卒中单元，所有急性缺血性脑卒中患者应尽早、尽可能收入卒中单元（Ⅰ级推荐，A级证据）或神经内科病房（Ⅱ级推荐）接受治疗。

**标准类型：**过程质量。

**表达方式：**比率提高。

**信息采集：**追溯性调查急诊病历与住院病历现病史中记录的时间信息。

**分子：**患者在“绿色通道”15分钟内获得神经内科或具有脑卒中相关技能医师服务的例数。

**分母：**急性缺血性脑卒中/脑梗死患者到达医院（急诊/门诊）收住院的例数。

**时间计算：**

1.时间段：到院急诊挂号时间至医师实施接诊时间。

2.时间计算：接诊时间=医师实施接诊时间－到院急诊挂号时间。

**病例范围：**

以第一诊断收入住院，符合ICD-10：I63缺血性脑卒中/脑梗死。

18岁以上的住院患者。



## STK-1.2急诊（或入院后）首次神经功能缺损NIHSS评估

**设置理由：**

1.每一位脑卒中患者在住院期间都应获得神经功能缺损（美国国家卫生研究院脑卒中量表）NIHSS评估，至少在到院急诊时或入院时和出院前有两次NIHSS评估记录内容可明示，为制定适宜的诊疗方案和预测风险以及转归提供支持。

2.《中国急性缺血性脑卒中诊治指南2010》推荐意见：用神经功能缺损量表评估病情程度（Ⅱ级推荐）。

3.《缺血性脑卒中诊断和诊疗质量控制》WS/T398-2012行业标准，“5.2.5应用神经功能缺损量表评估病情程度，如NIHSS量表”。

**指标类型：**过程质量。

**表达方式：**比率提高。

**信息采集：**信息源自神经功能缺损NIHSS评估表、急诊病历记录，或住院病历现病史，或病程记录。

**分子：**急诊（或入院后）首次神经功能缺损NIHSS评估的例数。

**分母：**急性缺血性脑卒中/脑梗死患者到达医院（急诊/门诊）收住院的例数。

**病例范围：**

以第一诊断收入住院，符合ICD-10：I63缺血性脑卒中/脑梗死。

18岁以上的住院患者。

## STK-1.3急诊（或入院后）首次头部神经影像检查

**设置理由：**

《中国急性缺血性脑卒中诊治指南2010》推荐意见：

1.对疑似脑卒中患者进行快速诊断，尽可能在到达急诊室后60分钟内完成脑CT等评估并做出治疗决定（Ⅰ级推荐）。

2.对所有疑似脑卒中患者应进行头颅平扫CT或MRI检查（Ⅰ级推荐）。

3.在溶栓等治疗前，应进行头颅平扫CT检查（Ⅰ级推荐）。

**指标类型**：过程质量。

**表达方式**：比率提高。

**信息采集**：信息源自急诊/首次头部影像学检查报告，或急诊病历记录，或住院病历现病史，或病程记录的信息：

1.首次头部影像学检查项目的选择：

○A.计算机断层扫描-非增强（NECT）☆

○B.CT灌注成像（CTP）

○C.CT血管成像（CTA）

○D.非增强磁共振（NEMR）

○E.MR扩散加权成像（DWI）

○F.MR灌注加权成像（PWI）

○G.磁共振血管造影（MRA）

2.急诊（或入院后）获得首次头部神经影像检查的时间

**时间计算（分钟）**：首次头部CT检查日期与时间-到达急诊就诊日期与时间。

**分子**：急诊（或入院后）45分钟内获得首次头部CT检查的例数。

**分母**：急性缺血性脑卒中/脑梗死患者到达医院（急诊/门诊）收住院的例数。

**病例范围**：

以第一诊断收入住院，符合ICD-10：I63缺血性脑卒中/脑梗死。

18岁以上的住院患者。

## STK-1.4急诊（或入院后）首次临床检验检查

**设置理由**：

《中国急性缺血性脑卒中诊治指南2010》推荐意见：应进行血液学、凝血功能和生化检查（Ⅰ级推荐）。

**指标类型**：过程质量。

**表达方式**：比率提高。

**信息采集**：信息源自急诊/首次临床检验报告，或急诊病历记录，或住院病历现病史，或病程记录的信息：

1.急诊血液学检验

（1）急诊血液学检查项目的选择

○A.全血细胞计数

（2）急诊血液学检验报告日期与时间[若无检验报告时间，血液学项目应自动为“N（否）”]。

2.急诊凝血功能检验

（1）急诊凝血功能检查项目的选择

〇A.血浆凝血酶原时间（PT）

〇B.纤维蛋白原（FIB）

〇C.活化部分凝血活酶时间（APTT）

〇D.血浆凝血酶时间（TT）

（2）急诊凝血功能检验报告日期与时间[若无检验报告时间，项目应自动为“N（否）”]。

3.急诊生化检验

（1）急诊生化检查项目的选择

〇A.快速血糖

〇B.血电解质

（2）急诊生化检验报告日期与时间[若无检验报告时间，血液学项目应自动为“N（否）”]。

**时间计算（分钟）：**首次检验报告日期与时间-到达急诊就诊日期与时间。

**分子：**急诊（或入院后）45分钟内获得首次急诊血液学检验报告的例数。

**分母：**急性缺血性脑卒中/脑梗死到达医院（急诊/门诊）收住院的例数。

**分子：**急诊（或入院后）45分钟内获得首次急诊凝血功能检验报告的例数。

**分母：**急性缺血性脑卒中/脑梗死到达医院（急诊/门诊）收住院的例数。

**分子：**急诊（或入院后）45分钟内获得首次急诊生化检验报告的例数。

**分母：**急性缺血性脑卒中/脑梗死到达医院（急诊/门诊）收住院的例数。

**病例范围：**

以第一诊断收入住院，符合ICD-10：I63缺血性脑卒中/脑梗死。

18岁以上的住院患者。

## STK-1.5急诊（或入院后）首次心电图（ECG）诊断

**设置理由：**

《中国急性缺血性脑卒中诊治指南2010》推荐意见：所有脑卒中患者应进行心电图检查（Ⅰ级推荐）。主要用于确认有无心房纤颤/心房扑动及心肌梗死。

**指标类型：**过程质量。

**表达方式：**比率提高。

**信息采集：**信息源自急诊/首次心电图（ECG）检查报告，或急诊病历记录，或住院病历现病史，或病程记录的信息：

1.ECG报告日期与时间[若无报告时间，项目应自动为“N（否）”]。

**时间计算（分钟）：**首次急诊ECG报告日期与时间－到达急诊就诊日期与时间。

2.ECG报告：

〇A.正常ECG

〇B.异常ECG

○B1.心房纤颤/心房扑动

○B2.缺血性改变

○B3.新发LBBB

○B4.左心室肥厚

○B5.其他类型心律失常

○B6.其他诊断

**分子：**急诊（或入院后）45分钟内获得首次急诊ECG报告的例数。

**分母：**急性缺血性脑卒中/脑梗死患者到达医院（急诊/门诊）收住院的例数。

**病例范围：**

以第一诊断收入住院，符合ICD-10：I63缺血性脑卒中/脑梗死。

18岁以上的住院患者。

## 缺血性卒中/脑梗死质量控制指标-2

**指标代码：**STK-2。

**指标名称：**重组组织型纤溶酶原激活剂（rt-PA）或尿激酶应用的评估。

**对象选择：**全部发病6小时内的缺血性脑卒中/脑梗死的住院病例。

**设置理由：**

《中国急性缺血性脑卒中诊治指南2010》指出：溶栓治疗是目前最重要的恢复血流措施，重组组织型纤溶酶原激活剂（rt-PA）和尿激酶（UK）是我国目前使用的主要溶栓药，目前认为有效抢救半暗带组织的时间窗为4.5小时内或6小时内。

**推荐意见：**

（1）对缺血性脑卒中发病3小时内（Ⅰ级推荐，A级证据）和3～4.5小时（Ⅰ级推荐，B级证据）的患者，应根据适应证严格筛选患者，尽快静脉给予rt-PA溶栓治疗。使用方法：rt-PA 0.9mg/kg（最大剂量为90mg）静脉滴注，其中10%在最初1分钟内静脉推注，其余持续滴注1小时，用药期间及用药24小时内应如前述严密监护患者（Ⅰ级推荐，A级证据）。

（2）发病6小时内的缺血性脑卒中患者，如不能使用rt-PA可考虑静脉给予尿激酶，应根据适应证严格选择患者。使用方法：尿激酶100万～150万IU，溶于生理盐水100～200ml，持续静脉滴注30分钟，用药期间应如前述严密监护患者（Ⅱ级推荐，B级证据）。

（3）可对其他溶栓药物进行研究，不推荐在研究以外使用（Ⅰ级推荐，C级证据）。

（4）发病6小时内由大脑中动脉闭塞导致的严重脑卒中且不适合静脉溶栓的患者，经过严格选择后可在有条件的医院进行动脉溶栓（Ⅱ级推荐，B级证据）。

（5）发病24小时内由后循环动脉闭塞导致的严重脑卒中且不适合静脉溶栓的患者，经过严格选择后可在有条件的单位进行动脉溶栓（Ⅲ级推荐，C级证据）。

（6）溶栓患者的抗血小板或特殊情况下溶栓后还需抗凝治疗者，应推迟到溶栓24小时后开始（Ⅰ级推荐，B级证据）。

**指标类型：**过程质量。

**表达方式：**比率提高。

**信息采集：**信息源自溶栓专项记录，急诊病历记录，或住院病历现病史，或病程记录等有关重组组织型纤溶酶原激活剂（rt-PA）或尿激酶应用的评估与实施的记录信息为依据，主要采集以下十项信息：

1.发病→到达急诊“绿色通道”时间评估

○A.发病3小时以内

○B.发病4.5小时以内

○C.发病6小时以内

○D.发病24小时以内

○E.发病24小时以上或发病时间不明

2.在“绿色通道”检查结果的选择

○A.NIHSS评估＞4

○B.常规CT检查：CT没有明显颅内出血证据

○C.常规CT检查：CT低密度区小于MCA供血范围的1/3

○D.多模式CT检查：rCBF＜0.2或CBV异常范围小于MCA供血范围的1/3

○E.多模式CT检查：MTT/CBV不匹配区域＞20%

3.溶栓治疗适应证

○A.年龄18～80岁

○B.发病4.5小时以内（rt-PA）或发病6小时内（尿激酶）

○C.脑功能损害的体征持续存在超过1小时，且比较严重

○D.脑CT已排除颅内出血，且无早期大面积脑梗死影像学改变

○E.患者或家属签署知情同意书

4.溶栓禁忌证

○A-1.既往有颅内出血，包括可疑蛛网膜下隙出血

○A-2.近3个月有头颅外伤史

○A-3.近3周内有胃肠或泌尿系统出血

○A-4.近2周内进行过大的外科手术

○A-5.近1周内有在不易压迫止血部位的动脉穿刺

○B.近3个月内有脑梗死或心肌梗死史，但不包括陈旧小腔隙梗死而未遗留神经功能体征

○C.严重心、肝、肾功能不全或严重糖尿病患者

○D.体检发现有活动性出血或外伤（如骨折）的证据

○E.已口服抗凝药，且INR＞1.5；48小时内接受过肝素治疗（APTT超出

正常范围）

○F.血小板计数低于$100\times10^9$/L，血糖<2.7mmol/L

○G.血压：收缩压>180mmHg，或舒张压>100mmHg

○H.妊娠

○I.不合作

5.溶栓治疗时间DTN（Door-To-Needle）

○A.到达本院急诊科时间

○B.血栓溶解药的注射或输注起始时分

○C.血栓溶解药的注射或输注终止时分

**时间计算：**溶栓治疗时间DTN（Door-To-Needle）=B-A

6.血栓溶解药与注射或输注的途径

○A.重组组织型纤溶酶原激活剂（rt-PA）：静脉途径，动脉途径

○B.尿激酶：静脉途径，动脉途径

○C.其他血栓溶解药：静脉途径，动脉途径

7.溶栓后72小时神经功能缺损NIHSS评估（0～42分）

○A.溶栓后2小时NIHSS评估分值

○B.溶栓后24～48小时NIHSS评估分值

○C.溶栓后49～72小时NIHSS评估分值

8.溶栓后72小时影像学复查项目

○A.计算机断层扫描-非增强（NECT）

○B.CT灌注成像（CTP）

○C.CT血管成像（CTA）

○D.非增强磁共振（NEMR）

○E.MR扩散加权成像（DWI）

○F.MR灌注加权成像（PWI）

○G.磁共振血管造影（MRA）

9.溶栓治疗（下达医嘱后）在院内延误时间超过1小时的主要原因

○A.CT扫描/报告延误

○B.CT判读延误

○C.药品供给延误

○D.服务流程延误

○E.知情同意延误

○F.其他原因延误

10.未能实施溶栓治疗的原因

○A.有溶栓治疗的禁忌证

○B.超过溶栓治疗许可的时间窗（发病到医院时间）

○C.患者经济支付能力问题

○D.患者知情同意问题

○E.医院管理系统（制度、流程）缺陷

○F.医院尚未开展脑卒中溶栓治疗

○G.其他

**分子与分母：**分为以下九个子项叙述：标有☆为重点

1.发病→到达急诊“绿色通道”时间评估

**分子：**发病6小时以内到医院急诊“绿色通道”的例数。

**分母：**同期急性缺血性脑卒中/脑梗死到达医院（急诊/门诊）收住院的例数。

2.在“绿色通道”检查的结果

**分子：**发病6小时以内到医院急诊“绿色通道”有检查结果的例数。

**分母：**同期急性缺血性脑卒中/脑梗死到达医院（急诊/门诊）收住院的例数。

3.评估溶栓治疗适应证☆

**分子：**具有溶栓治疗适应证的例数。

**分母：**同期发病6小时以内到医院急诊“绿色通道”收住院的例数。

4.评估溶栓禁忌证

**分子：**具有溶栓治疗禁忌证的例数。

**分母：**同期发病6小时以内到医院急诊“绿色通道”收住院的例数。

5.溶栓治疗时间☆

**分子：**急诊溶栓DTN（Door-To-Needle）≤1小时的例数。

**分母：**同期发病6小时以内到医院具有适应证（无禁忌证）实施溶栓的例数。

6.血栓溶解药与注射或输注的途径

**分子1：**血栓溶解药与静脉途径输注的例数。

**分子2：**血栓溶解药与动脉途径输注的例数。

**分母：**同期发病6小时以内到医院急诊“绿色通道”收住院的例数。

7.溶栓后72小时内神经功能缺损NIHSS评估

**分子：**溶栓后72小时内神经功能缺损NIHSS评估的例数。

**分母：**同期发病6小时以内到医院具有适应证（无禁忌证）实施溶栓的例数。

8.溶栓后72小时影像学复查项目

**分子：**溶栓后72小时内影像学复查的例数。

**分母：**同期发病6小时以内到医院具有适应证（无禁忌证）实施溶栓的例数。

9.因为院内的原因溶栓治疗延误时间超过1小时（下达医嘱后）

**分子：**由于院内原因溶栓治疗延误时间超过1小时的例数。

**分母：**同期发病6小时以内到医院具有适应证（无禁忌证）实施溶栓的例数。

**病例范围：**

1.以第一诊断收入住院，符合ICD-10：I63缺血性脑卒中/脑梗死。

2.18岁以上的住院患者。

## 缺血性卒中/脑梗死质量控制指标-2c

**指标代码：** STK-2c。

**指标名称：** 急诊溶栓治疗时间（分钟）的中位数（试用）。

**病例范围：**

本年度全部STK病例应具有急诊溶栓治疗适应证，无禁忌证的，并在到达医院后24小时（1440分）内进行急诊溶栓治疗的患者。

**测量值（分钟）：**

急诊溶栓治疗时间=实施溶栓开始时间－发病6小时以内到医院急诊时间（以急诊记录的时间为评价依据）。

**中位数：**

将本年度全部STK病例的急诊溶栓治疗DTN（Door-To-Needle）时间测量值（分钟），采用统计学方法，计算出中位数，前25百分位、后75百分位、平均值；作为与上年度进行纵向质量比较的依据。

**主要用途：**

1.建立本院的临床质量管理的目标或标杆。

2.与医院间的纵向质量比较，与国内、国际先进水平比较。

3.运用PDCA原理及质量管理工具展示临床质量管理成效的变化趋势，制订有针对性的持续改进措施。

## 缺血性脑卒中/脑梗死质量控制指标-3

**指标代码：** STK-3。

**指标名称：** 心房纤颤患者的抗凝治疗。

**对象选择：** 缺血性脑卒中/脑梗死住院患者伴有心房纤颤，无抗凝禁忌证的住院病例。

**设置理由：**

1.ES0 2008年《卒中指南》推荐：非瓣膜病性心房纤颤的患者每年发生脑卒中的危险性为3%～5%，大约占血栓栓塞性卒中的50%。缺血性脑卒中患者如果伴有心房纤颤，发病3小时以内，无抗凝治疗禁忌证的急性期的应给予抗凝治疗（口服华法林等）。

2.ES0 2008年《卒中指南》推荐：非瓣膜性心房纤颤患者，如年龄<65岁，无血管危险因素，建议服用阿司匹林（ESO：I类证据，A级建议）。心房纤颤患者，如不能接受口服抗凝剂，建议服用阿司匹林（ESO：I类证据，A级建议）。

**表达方式：** 比率提高。

**标准类型：** 过程质量。

**信息采集：** 信息必须引自住院病历既往史与现病史记录，或病程记录、出院小结、CHA2DS2-VASc评分用表，主要采集以下四项信息：

1.心房纤颤/心房扑动史：急诊或入院后首次心电图（ECG）诊断，或住院病历记录既往有心房纤颤/心房扑动使用抗凝药物史。

2.心房纤颤患者脑卒中风险评估（CHA2DS2-VASc评分）值（范围0～9分）

| | |
|---|---|
| ○年龄65～74岁 | 1分 |
| ○年龄≥75岁 | 2分 |
| ○充血性心力衰竭C | 1分 |
| ○高血压H | 1分 |
| ○糖尿病D | 1分 |
| ○脑卒中或TIA病史S | 2分 |
| ○外周动脉疾病或主动脉斑块Va | 1分 |
| ○女性S | 1分 |

3.使用抗凝药物的禁忌证。

4.常用抗凝药物的选择

○A.华法林

○B.普通肝素

○C.低分子肝素

○D.达比加群酯

○E.利伐沙班

○F.阿哌沙班

○G.其他

**分子：**缺血性脑卒中/脑梗死住院患者伴有心房纤颤/心房扑动，无抗凝禁忌证的例数。

**分母：**同期急性缺血性脑卒中/脑梗死收住院的例数。

**分子：**给予抗凝治疗的患者例数。

**分母：**同期缺血性脑卒中/脑梗死住院患者伴有心房纤颤/心房扑动，无抗凝禁忌证例数。

**病例范围：**

以第一诊断收入住院，符合ICD-10：I63缺血性脑卒中/脑梗死。

18岁以上的住院患者。

## 缺血性脑卒中/脑梗死质量控制指标-4

**指标代码：**STK-4。

**指标名称：**入院48小时内阿司匹林或氯吡格雷治疗。

**对象选择：**全部缺血性脑卒中/脑梗死的住院病例。

**设置理由：**

1.原卫生部2007年《中国脑血管疾病防治指南》提示：已经有一些研究验证阿司匹

林或其他抗血小板制剂治疗缺血性脑卒中的效果。两个大型研究结果（IST 、CAST）显示缺血性脑卒中早期使用阿司匹林对于降低死亡率和残疾率有一定效果，症状性脑出血无显著增加，但与溶栓药物同时应用可增加出血的危险。

2.原卫生部2007年《中国脑血管疾病防治指南》建议：多数无禁忌证的不溶栓患者应在脑卒中后尽早（最好48小时内）开始使用阿司匹林。溶栓的患者应在溶栓24小时后使用阿司匹林，或阿司匹林与潘生丁缓释剂的复合制剂。

3.《中国急性缺血性脑卒中诊治指南2010》推荐意见：

对于不符合溶栓适应证且无禁忌证的缺血性脑卒中患者应在发病后尽早给予口服阿司匹林150～300mg/d（Ⅰ级推荐，A级证据）。急性期后可改为预防剂量（50～150mg/d），详见二级预防指南。

溶栓治疗者，阿司匹林等抗血小板药物应在溶栓24小时后开始使用（Ⅰ级推荐，B级证据）。

对不能耐受阿司匹林者，可考虑选用氯吡格雷等抗血小板治疗（Ⅲ级推荐，C级证据）。

4.《2013抗血小板治疗中国专家共识》非心源性脑卒中的临床推荐：

（1）抗血小板药物优于口服抗凝药物。可选氯吡格雷（75mg/d）或阿司匹林（75～150mg/d）。对于高危患者，氯吡格雷优于阿司匹林。

（2）考虑出血风险，不推荐常规使用阿司匹林联合氯吡格雷；但对于ACS或1年内冠状动脉内支架置入患者，应联合氯吡格雷（75mg/d）和阿司匹林（100～300mg/d）。

**表达方式：**比率提高。

**指标类型：**过程质量。

**信息采集：**信息以既往史与现病史记录、临床检验报告、治疗单、医嘱单，或病程记录等相关的记录信息为依据，主要采集以下三项信息：

1.阿司匹林禁忌证

○A.阿司匹林过敏，尿酸高

○B.到达医院时或到达医院后24小时内活动性出血

○C.华法林作为预防用药

○D.医师记录有不给予阿司匹林的其他原因

2.入院后首剂阿司匹林/氯吡格雷给予时间

○A.非溶栓患者首剂药给予时间

○B.或，溶栓后患者首剂药给予时间

3.抗血小板聚集治疗药物

○A.阿司匹林（ASA）

○B.氯吡格雷

○C.阿司匹林（ASA）+氯吡格雷

○D.双嘧达莫

○E.西洛他唑

○F.其他

**分子：**入院48小时内使用阿司匹林/氯吡格雷治疗的例数。

**分母：**同期急性缺血性脑卒中/脑梗死收住院的例数。

**病例范围：**

以第一诊断收入住院，符合ICD-10：I63缺血性脑卒中/脑梗死。

18岁以上的住院患者。

**除外病例：**阿司匹林禁忌证。

**时间计算：**

1.时间段：脑卒中发病时间－入院时间－口服阿司匹林时间。

2.时间计算：

（1）阿司匹林时间=口服阿司匹林时间－脑卒中发病时间。

（2）阿司匹林时间=口服阿司匹林时间－入院时间。

注释：

（1）“到达医院时间”即是医院诊疗体系接触患者的时间，通常为到达急诊科分诊急诊挂号的时间或急诊当班医师开始接诊患者的时间。

（2）“口服阿司匹林时间”为患者实际口服到阿司匹林时间，而非医嘱下达时间。

## 缺血性卒中/脑梗死质量控制指标-5

**指标代码：**STK-5。

**指标名称：**评价血脂水平。

**对象选择：**全部缺血性脑卒中/脑梗死的住院病例。

**设置理由：**

1.大量研究已经证实血清总胆固醇（TC）、低密度脂蛋白（LDL）升高，高密度脂蛋白（HDL） 降低与心血管病有密切关系。近期国内外有不少研究表明，应用他汀类等降脂药物可降低脑卒中的发病率和死亡率。有3项关于他汀类药物的大规模二级预防研究（北欧的4S、美国的CARE以及澳大利亚的LIPID试验）显示他汀类药物预防治疗可使缺血性脑卒中发生的危险减少19%～31%。

2.缺血性脑卒中进行血脂水平评价，对LDH＞2.6 mol/L，且伴有高血压病、糖尿病等危险因素的患者，应使用他汀类药物进行强化降脂治疗，使LDL降低30%～40%。

**表达方式：**比率提高。

**指标类型：**过程质量。

**信息采集：**信息源自首次临床血脂检验报告，或住院病历现病史，或病程记录的信息，主要采集五项内容。

1.评估时间

○A.入院前30天内已经做过血脂水平评估

○B.入院后首次血脂水平评估时间

2.血脂评估项目

○A.总胆固醇

○B.甘油三酯

○C.HDL

○D.LDL

○E.糖化血红蛋白（糖尿病患者）

3.评价血脂水平（结果）

○A.正常

○B.LDL>2.6mmol/L

○C.伴有高血压病、糖尿病等危险因素

4.降脂治疗医嘱

○A.医师记录有不需要降脂治疗的理由

○B.降脂治疗医嘱下达时间

○C.无降脂治疗医嘱

5.降脂治疗药物选择

他汀类药物的选择

○A.阿托伐他汀

○B.瑞舒伐他汀

○C.辛伐他汀

○D.氟伐他汀

○E.洛伐他汀

○F.普伐他汀

○G.匹伐他汀

○H.其他

非他汀类药物的选择

○A.阿昔莫司

○B.烟酸

○C.苯扎贝特

○D.非诺贝特

○E.吉非贝特

○F.其他

**分子：**缺血性脑卒中患者住院期间进行血脂评价（LDL）的例数。

**分母：**同期急性缺血性脑卒中/脑梗死收住院的例数。

**分子：**使用他汀类药物治疗（A～H）的例数。

**分母：**同期急性缺血性脑卒中/脑梗死收住院的例数。

**分子：**使用非他汀类药物治疗（A～F）的例数。

**分母：**同期急性缺血性脑卒中/脑梗死收住院的例数。

**病例范围：**

以第一诊断收入住院，符合ICD-10：I63缺血性脑卒中/脑梗死。

18岁以上的住院患者。

## 缺血性脑卒中/脑梗死质量控制指标-6



**指标代码：**STK-6。

**标准名称：**吞咽困难评价。

**对象选择：**全部缺血性脑卒中/脑梗死的住院病例。

**设置理由：**

1.脑卒中患者入院时45%（30%～65%）存在吞咽困难，其中约一半于发病6个月时仍然不能恢复正常的吞咽功能。43%～54%有吞咽困难的脑卒中患者出现误吸；在这些患者中，37%进一步发展为肺炎，4%因肺炎而死亡。脑卒中患者病情越严重，吞咽困难越常见。此外，48%有吞咽困难的急性脑卒中患者产生营养不良。吞咽困难治疗的目的是预防吸入性肺炎，避免因饮食摄取不足导致的液体缺失和营养不良，以及重建吞咽功能。

2.所有脑卒中患者在给予饮食前均应确定有无吞咽困难或误吸的危险。吞咽功能应由经适当培训的医护专业人员，在入院24小时内用一种有效的临床方法进行评估。常用的、简单有效的床旁试验为吞咽水试验，而咽反射不能很好地预测误吸，故不采用咽反射。吞咽水试验能检查出大部分吞咽困难患者，但仍有20%～40%的患者漏诊。

3.《中国急性缺血性脑卒中诊治指南2010》指出，约50%的脑卒中患者入院时存在吞咽困难，3个月时降为15%左右。为防治脑卒中后肺炎与营养不良，应重视吞咽困难的评估与处理。

**推荐意见：**

（1）早期评估和处理吞咽困难和误吸问题，对意识障碍患者应特别注意预防肺炎（Ⅰ级推荐，C级证据）。

（2）疑有肺炎的发热患者应给予抗生素治疗，但不推荐预防性使用抗生素（Ⅱ级推荐，B级证据）。

**表达方式：**比率提高。

**指标类型：**过程质量。

**信息采集：**信息源自医嘱单，护理记录，或病程记录等吞咽困难评价相关的记录信息。主要采集以下三项信息：

1.不进行吞咽困难评价的病例

○A.入院时正常进食与饮水的

○B.患者禁食的

○C.昏迷的

○D.呼吸困难的

○E.医师记录有不进入吞咽困难评价的其他原因

2.入院后实施首次吞咽困难评价时间

3.评定患者吞咽能力常用方法

可应用不同的方法评定患者的吞咽状态，这些方法包括但不局限于：

○A.临床床旁检查

○B.床旁吞咽评估

○C.床旁吞咽功能评估的简单标准化（SSA）

○D.简单的吞水试验

○E.减压吞水试验

○F.视频透视

○G.食管镜双重对比

○H.放射核素研究

○I.测压法

○J.内镜检查

**分子：**在进食、口服药之前进行吞咽困难评价（A～J）的例数。

**分母：**同期急性缺血性脑卒中/脑梗死收住院的例数。

**分子：**吞咽困难评价阳性的例数。

**分母：**同期急性缺血性脑卒中/脑梗死收住院的例数。

**病例范围：**

以第一诊断收入住院，符合ICD-10：I63缺血性脑卒中/脑梗死。

18岁以上的住院患者。

## 缺血性脑卒中/脑梗死质量控制指标-7

**指标代码：**STK-7。

**指标名称：**预防深静脉血栓（DVT）。

**对象选择：**全部缺血性脑卒中/脑梗死的住院病例。

**设置理由：**

1.深静脉血栓（DVT）形成的危险因素包括静脉血流淤滞、静脉系统内皮损伤和血液高凝状态。脑卒中后DVT可出现于发病后第2天，高峰在4～7天。有症状的DVT发生率仅有2%。瘫痪程度重、年老及心房纤颤者发生DVT的比例更高。DVT最重要的并发症为肺栓塞（PE），脑卒中后约25%的急性期死亡是由PE引起的。

2.对于瘫痪程度重，长期卧床的脑卒中患者应重视DVT及PE的预防；可早期做D-二聚体筛选实验，阳性者可进一步进行多普勒超声、磁共振显影（MRI）等检查。

3.鼓励患者尽早活动、腿抬高、穿弹力袜或者间断应用血栓泵；尽量避免下肢静脉输液，特别是瘫痪侧肢体。

4.对于有发生DVT及PE风险的患者可预防性地给予药物治疗，首选低分子肝素抗凝治疗，物理治疗（血栓泵/弹力袜）、康复治疗（肢体主动/被动活动）。

5.《中国急性缺血性脑卒中诊治指南2010》推荐意见

（1）鼓励患者尽早活动、抬高下肢；尽量避免下肢（尤其是瘫痪侧）静脉输液（Ⅰ级推荐）。

（2）对于发生DVT及肺栓塞高风险且无禁忌者，可给予低分子肝素或普通肝素，有抗凝禁忌者给予阿司匹林治疗（Ⅰ级推荐，A级证据）。

（3）可联合加压治疗（弹力袜或交替式压迫装置）和药物预防DVT，不推荐常规单独使用加压治疗；但对有药物预防DVT治疗禁忌的缺血性脑卒中患者，推荐单独应用加压治疗预防DVT和肺栓塞（Ⅰ级推荐，A级证据）。

（4）对于无抗凝和溶栓禁忌的DVT或肺栓塞患者，首先建议肝素抗凝治疗，症状无缓解的近端DVT或肺栓塞患者可给予溶栓治疗（Ⅳ级推荐，D级证据）。



**表达方式：**比率提高。

**标准类型：**过程质量。

**信息采集：**信息源自医嘱单，护理记录或病程记录等相关的记录信息，对每一位缺血性脑卒中患者在病情评估记录内容中，是否需要进行“预防深静脉血栓（DVT）”应有明确的评估，预防DVT的措施记录可明示，主要采集以下五项信息：

1.入院后病情判定

○A.入院时下地行走

○B.入院48小时内出院

○C.入院第二天末，患者能下地行走

○D.入院第二天末，患者不能下地行走▲

○E.医师记录有不需要做预防DVT治疗的理由

2.药物预防DVT治疗医嘱执行的时间

○A.华法林

○B.普通肝素

○C.低分子肝素

○D.达比加群酯

○E.利伐沙班

○F.阿哌沙班

○G.其他

3.物理治疗医嘱执行的时间

○A.血栓泵

○B.弹力袜

4.康复治疗医嘱执行的时间

○A.肢体主动活动

○B.肢体被动活动

5.瘫痪程度重，长期卧床等脑卒中的患者实施特殊检查

○A.D-二聚体检测

○B.多普勒超声检查

○C.磁共振血管造影（MRA）检查

**分子**：有药物治疗预防DVT医嘱（A～G）的例数★。

**分母**：同期入院2天后卧床的缺血性脑卒中/脑梗死患者（D▲）的例数。

**分子**：有物理治疗预防DVT治疗医嘱（A～B）的例数。

**分母**：同期入院2天后卧床的缺血性脑卒中/脑梗死患者的例数。

**分子**：有康复预防DVT治疗医嘱（A～B）的例数。

**分母**：同期入院2天后卧床的缺血性脑卒中/脑梗死患者的例数。

**分子**：有实施特殊检查医嘱/或检查报告（A～C）的例数。

**分母**：同期入院2天后卧床的缺血性脑卒中/脑梗死患者的例数。

**病例范围**：

以第一诊断收入住院，符合ICD-10：I63缺血性脑卒中/脑梗死。

18岁以上的住院患者。

# 缺血性脑卒中/脑梗死质量控制指标-8

**指标代码**：STK-8。

**指标名称**：出院时使用阿司匹林或氯吡格雷。

**对象选择**：全部缺血性脑卒中/脑梗死的住院病例。

**设置理由**：

1.对于缺血性脑卒中的患者，建议使用抗血小板药物治疗。研究证明，缺血性脑卒中初次发作后早期应用阿司匹林能够显著降低脑卒中再发的风险。一项欧洲脑卒中预防试验（ESPS-2，European Stroke Prevention Trial）结果提示，阿司匹林和潘生丁缓释剂的联合应用比单独使用其中一种药物的预防效果更好，且不增加出血等不良反应。抗血小板药物的应用，需要根据患者的接受程度及实际情况（包括经济情况等）做出合理的选择。

2.缺血性脑卒中的患者出院时，如无禁忌证应继续首选阿司匹林，有禁忌证者可改用氯吡格雷进行二级预防。

**表达方式**：比率提高。

**指标类型**：过程质量。

**信息采集**：信息源自医嘱单，出院小结记录或护理记录，或病程记录等相关的记录信息，出院时有继续给予阿司匹林或氯吡格雷治疗，以及抗凝和降脂治疗的医嘱记录，主要采集以下三项信息：

1.抗血小板聚集治疗药物

○A.阿司匹林（ASA）

○B.氯吡格雷

○C.阿司匹林（ASA）+氯吡格雷

○D.双嘧达莫
○E.西洛他唑
○F.其他

2.抗凝治疗药物的选择
○A.华法林
○B.普通肝素
○C.低分子肝素
○D.达比加群酯
○E.利伐沙班
○F.阿哌沙班
○G.其他

3.降脂治疗药物选择
○A.他汀类药
○B.非他汀类药

**分子：**出院时给予阿司匹林或氯吡格雷抗血栓治疗（A～F）的例数。

**分母：**住院治疗缺血性脑卒中/脑梗死的例数。

**除外病例：**

有使用禁忌证记录的病例。

**分子：**出院时给予抗凝治疗药物治疗（A～G）的例数。

**分母：**住院治疗缺血性脑卒中/脑梗死的例数。

**除外病例：**

有使用禁忌证记录的病例。

**分子：**出院时给予降脂治疗药物治疗（A～B）的例数。

**分母：**住院治疗缺血性脑卒中/脑梗死的例数。

**除外病例：**

有使用禁忌证记录的病例。

## 缺血性脑卒中/脑梗死质量控制指标-9

**指标代码：**STK-9。

**指标名称：**脑卒中健康教育。

**对象选择：**全部缺血性脑卒中/脑梗死的住院病例。

**设置理由：**

对脑卒中患者入院时应有重点护理评估措施，健康教育与康复治疗在脑血管疾病整体治疗中的重要性已被国际公认。

**表达方式：**比率提高。

**指标类型：**过程质量。

**信息采集：**信息源自医嘱单，护理记录，或病程记录等相关实施重点护理评估与脑卒中健康教育记录的信息，分为以下三子项指标：

STK-9.1入院时重点护理评估措施（须有护理评估记录或病历记录为依据）

**对象选择：**同期全部缺血性脑卒中/脑梗死的住院病例。

**设置理由：**对脑卒中患者入院时应有重点护理评估措施，为后续脑卒中医疗护理方案制订与实施提供支持依据。

**表达方式：**比率提高。

**指标类型：**过程质量。

**信息采集：**信息源自医嘱单，护理记录或病程记录等相关实施重点护理评估记录的信息，主要采集以下六项信息：

1.行走评估

○A.自行走入院

○B.跛行

○C.扶拐

○D.平车

○E.轮椅

2.呼吸评估

○A.经鼻呼吸（正常呼吸）

○B.张口呼吸

○C.异常呼吸

○D.有吸烟史

3.饮食评估

○A.正常饮食

○B.软食

○C.半流食

○D.流食

○E.鼻饲管饲食

○F.禁食

4.吞咽评估

○Ⅰ级：可一口喝完，无噎呛

○Ⅱ级：分两次以上喝完，无噎呛

○Ⅲ级：能一次喝完，但有噎呛

○Ⅳ级：分两次以上喝完，且有噎呛

○Ⅴ级：常常呛住，难以全部喝完

5.实施压疮评估（Braden评分）（分值6～23分）

Braden压疮危险因素评估表

| 项目 | 1分 | 2分 | 3分 | 4分 |
|---|---|---|---|---|
| 感觉 | 完全受限 | 非常受限 | 轻度受限 | 未受损 |
| 潮湿 | 持续潮湿 | 潮湿 | 有时潮湿 | 很少潮湿 |
| 活动力 | 限制卧床 | 可以坐椅子 | 偶尔行走 | 经常行走 |
| 移动力 | 完全无法移动 | 严重受限 | 轻度受限 | 未受限 |
| 营养 | 非常差 | 可能不足够 | 足够 | 非常好 |
| 摩擦力和剪切力 | 有问题 | 有潜在问题 | 无明显问题 | |



引自：卫生部《临床护理实践指南（2011版）》。

6.告知预防压疮措施

评分≤17分，提示患者有发生压疮的危险，建议采取预防措施。

**分子：**接受行走、呼吸、饮食、吞咽四项评估的例数。

**分母：**同期住院治疗缺血性脑卒中/脑梗死的例数。

**分子：**接受告知预防压疮措施的患者（或家庭成员/陪护人员）例数。

**分母：**同期住院治疗缺血性脑卒中/脑梗死Braden评分≤17分的例数。

**病例范围：**

以第一诊断收入住院，符合ICD-10：I63缺血性脑卒中/脑梗死。

18岁以上的住院患者。

## STK-9.2脑卒中健康教育（危险因素的控制和预防并发症）

**设置理由：**脑卒中健康教育在脑血管疾病整体治疗中的重要性已被国际公认。

**表达方式：**比率提高。

**指标类型：**过程质量。

**信息采集：**

1.追溯性调查住院病历中实施的脑卒中健康教育，重点是危险因素的控制和如何预防脑卒中的并发症等相关方面的信息。

2.危险因素的控制：例如高血压、糖尿病、高脂血症、吸烟、饮食、体重超重等。

3.预防脑卒中的并发症：例如吸入性肺炎、压力性溃疡、痫性发作、跌倒、尿路感染和尿失禁、吞咽困难和喂食等。

**分子：**接受脑卒中教育的患者（或家庭成员/陪护人员）例数。

**分母：**同期住院治疗缺血性脑卒中/脑梗死的例数。

**病例范围：**

以第一诊断收入住院，符合ICD-10：I63缺血性脑卒中/脑梗死。

18岁以上的住院患者。

## STK-9.3接受戒烟建议/戒烟治疗

**设置理由：** 吸烟是公认的缺血性脑卒中的危险因素，大量前瞻性研究和病例对照研究结果证实，吸烟者发生缺血性脑卒中的相对危险度为2.5～5.6。

**表达方式：** 比率提高。

**指标类型：** 过程质量。

**信息采集：** 信息源自近1年内有吸烟史的患者住院病历中的病程记录、医嘱单，护理记录或病程记录等，应追溯性调查住院病历中接受戒烟建议或者戒烟治疗记录的信息。

1.患者不吸烟。

2.近1年内有吸烟史，烟草使用状况

○A.入院前的30天里每天抽烟量平均在5支或更多（≥1/4包）

○B.入院前的30天每天抽烟量平均在4支或更少（<1/4包）

○C.患者入院前的30天已不使用任何形式烟草

○D.无法从医疗记录文件确定患者是否吸烟

3.接受戒烟的建议或者戒烟治疗

○A.烟草使用的治疗实践辅导

○B.使用国家食品药品监督管理总局批准的戒烟药物实施戒烟治疗

**分子：** 接受戒烟建议/戒烟治疗的患者（或家庭成员/陪护人员）例数。

**分母：** 同期住院治疗缺血性脑卒中/脑梗死并于近1年内有吸烟史的例数。

**病例范围：**

以第一诊断收入住院，符合ICD-10：I63缺血性脑卒中/脑梗死。

18岁以上的住院患者。

## 缺血性脑卒中/脑梗死质量控制指标-10

**指标代码：** STK-10。

**指标名称：** 住院1周内接受血管功能评价。

**对象选择：** 全部缺血性脑卒中/脑梗死的住院病例。

**设置理由：**

1.住院的脑卒中患者应至少在1周内接受首次血管功能评价，对判断颅内外血管狭窄或闭塞、血管痉挛、侧支循环建立程度有帮助，指导诊疗活动。常用的有TCD/ CTA/ MRA等项目，在选用时强调适用性，避免医疗资源的过度使用及患者费用负担增加。

2.最常用的是经颅多普勒超声（TCD） 对判断颅内外血管狭窄或闭塞、血管痉挛、侧支循环建立程度有帮助。应用于溶栓治疗的监测，对预后判断有参考意义。

3.《中国急性缺血性脑卒中诊治指南2010》推荐意见：应进行血管病变检查（Ⅱ级推荐），但在症状出现6小时内，不过分强调此类检查。

**表达方式：**比率提高。

**指标类型：**过程质量。

**信息采集：**追溯性调查住院病历中住院24小时内（至少在一周内）接受首次血管功能检查的时间及临床医师对结果进行评价的记录。

1.血管功能评估时间

○A.入院前30天内已经接受过血管功能评价

○B.入院后首次血管功能评价时间

2.血管功能评价方法

○A.经颅多普勒超声（TCD）

○B.CT血管成像（CTA）

○C.磁共振血管造影（MRA）

○D.其他

**分子：**住院1周内接受首次血管功能评价的例数。

**分母：**同期住院治疗缺血性脑卒中/脑梗死的例数。

**病例范围：**

以第一诊断收入住院，符合ICD-10：I63缺血性脑卒中/脑梗死。

18岁以上的住院患者。

**时间计算：**

**1.时间段：**入院时间至首次血管功能检查信息评价时间。

**2.时间计算：**接受首次血管功能检查时间－入院时间。



## 缺血性脑卒中/脑梗死质量控制指标-11

**指标代码：**STK-11。

**指标名称：**平均住院日与费用。

**对象选择：**全部缺血性脑卒中/脑梗死的住院病例。

**设置理由：**患者负担与转归。

**指标类型：**结果质量（数据）。

**表达方式：**缩短与降低，横向医院间比较。

**信息采集：**追溯性调查住院病历中病程记录、出院小结等相关文件，主要采集以下六项信息与结果数据：

1.住院天数：1～120天。

2.离院方式

○A.医嘱离院

○B.医嘱转院

○C.医嘱转社区卫生服务机构/乡镇卫生院

○D.非医嘱离院

○E.死亡

○F.其他

3. 住院费用（元）

（1）住院费用：总费用指患者住院期间发生的与诊疗有关的所有费用之和。

（2）药类：

○A.西药费：包括有机化学药品、无机化学药品和生物制品费用（含抗菌药物）

○B.中药费：包括中成药费、中草药费

○C.血液和血液制品类费用：包括血费，白蛋白类、球蛋白类、凝血因子类、细胞因子类制品费

（3）非手术治疗项目费：包括人工呼吸机等费用。

（4）治疗用一次性医用材料费：除“手术治疗”外的其他治疗中使用的耗材。

**分子：**诊疗结果死亡的例数。

**分母：**同期住院治疗缺血性脑卒中/脑梗死的例数。

**病例范围：**

以第一诊断收入住院，符合ICD-10：I63缺血性脑卒中/脑梗死。

18岁以上的住院患者。

**评价数据计算值：**

通过统计本院本年度缺血性脑卒中/脑梗死患者住院日及住院费用（元）分析，获得以下信息：

1.住院日：“平均值”与“中位数、20百分位数、80百分位数”。

2.住院费用（元）：“平均值”与“中位数、20百分位数、80百分位数”。

**附件：**

**离院方式：**指患者本次住院出院的方式，主要包括：

1.医嘱离院：指患者本次治疗结束后，按照医嘱要求出院，回到住地进一步康复等情况。

2.医嘱转院：指医疗机构根据诊疗需要，将患者转往相应医疗机构进一步诊治，用于统计“双向转诊”开展情况。如果接收患者的医疗机构明确，需要填写转入医疗机构的名称。

3.医嘱转社区卫生服务机构/乡镇卫生院：指医疗机构根据患者诊疗情况，将患者转往相应社区卫生服务机构进一步诊疗、康复，用于统计“双向转诊”开展情况。如果接收患者的社区卫生服务机构明确，需要填写社区卫生服务机构/乡镇卫生院名称。

4.非医嘱离院：指患者未按照医嘱要求而自动离院，如患者疾病需要住院治疗，但患者出于个人原因要求出院，此种出院并非由医务人员根据患者病情决定，属于非医嘱离院。

5.死亡：指患者在住院期间死亡。

6.其他：指除上述5种出院去向之外的其他情况。

引自：《卫生部关于修订住院病案首页的通知》卫医政发〔2011〕84号 附件2.住院病案首页部分项目填写说明。

## 缺血性脑卒中/脑梗死质量控制指标-12



**指标代码：** STK-12。

**指标名称：** 提供早期康复医疗服务。

**对象选择：** 全部缺血性脑卒中/脑梗死的住院病例。

**设置理由：** 患者负担与转归。

1.康复对脑血管病整体治疗的效果和重要性已被国际公认。

2.脑卒中患者经康复后，第一年末约60%可达到日常生活活动自理，20%需要一定帮助，15%需要较多帮助，仅5%需要全部帮助；且30%在工作年龄的患者，在病后1年可恢复工作。

3.建议将急性脑卒中患者收住卒中单元以给予多学科协作的复康治疗（ESO：Ⅰ类证据，A级建议）。

**指标类型：** 过程质量。

**表达方式：** 比率提高，横向医院间比较。

**信息采集：** 对缺血性脑卒中无禁忌证的患者都需进行康复前评价和康复训练，追溯性调查住院病历中康复评价与实施的记录，主要采集以下五项信息：

1.功能障碍评价时间与康复治疗项目选择

发病或入院24小时内应用NIHSS评价卒中的缺损情况，并启动二级预防措施（Ⅰ级推荐，A级证据） 是□ ，否□

○A.运动功能障碍

a．肌力训练

b．痉挛的防治

○B.吞咽障碍

○C.语言和交流障碍

○D.触觉及本体感觉障碍

○E.认知障碍

○F.心理障碍

○G.尿便障碍

○H.心肺功能障碍

2.康复治疗适宜性评估结果

○A.由康复医师评估适宜进行康复

○B.由临床医师评估适宜进行康复

○C.或有临床医师下达康复诊疗的医嘱

〇D.住院病历记录有评估不适宜进行康复原因

3.康复治疗实施时间

〇A.临床康复评价后72小时之内

〇B.临床康复评价后72小时之后

〇C.临床康复评价后未能进行康复治疗

4.实施康复治疗首席人员（以住院病历治疗记录为依据，多职种人员并存时，只以首席人员为主）

〇A.由家属或陪护人员施行床上或床边运动康复练习

〇B.由临床护士施行床上或床边运动康复练习

〇C.由临床医师实施康复治疗

〇D.由康复医师实施康复治疗

〇E.由康复技师实施康复治疗

〇F.由康复护士实施康复治疗

5.未能进行康复原因

〇1.医院无专业的康复医师、技师和设施器材

〇2.临床医师记录有不适宜进行康复原因的

〇3.患者、家属拒绝

**分子：**实施康复治疗的患者例数。

**分母：**同期住院治疗缺血性脑卒中/脑梗死的例数。

**病例范围：**

以第一诊断收入住院，符合ICD-10：I63缺血性脑卒中/脑梗死。

18岁以上的住院患者。

临床医师记录有不适宜进行康复的原因。

## 缺血性脑卒中/脑梗死质量控制指标-13

**指标代码：**STK-13。

**指标名称：**出院时评估与告知（试行）。

**对象选择：**全部缺血性脑卒中/脑梗死的住院病例。

**设置理由：**

1.对脑卒中患者出院时应有重点出院评估措施与告知责任，这在脑血管疾病整体治疗中的重要性已被国际公认。

2.V5.0版《JCI医院评审标准的质量改进和病人安全》（QPS）章节中对医院住院患者质量改进的措施有明确的标准，出院时的告知是 “卒中”患者在出院时的五项要素之一。

**指标类型：**过程质量。

**表达方式：**比率提高，横向医院间比较。

**信息采集：**信息源自出院病程记录、护理记录等相关的记录信息，分为出院评估措施与告知责任两项分述。

## STK-13.1出院时风险评估（数据来源为住院病历、出院小结、评估用表）

（1）Essen卒中风险评分值（以下各项分值相加，0～10分）

○年龄65～75岁＝1分
○年龄＞75岁＝2分
○高血压＝1分
○糖尿病＝1分
○既往心肌梗死＝1分
○其他心血管疾病（心肌梗死和心房纤颤除外）＝1分
○周围血管病＝1分
○吸烟＝1分
○除本次事件之外的TIA或缺血性卒中＝1分

（2）神经功能缺损NIHSS评估值（6～42分）

（3）风险因素（既往史）

○A.年龄65岁以上
○B.糖尿病（DM）和糖尿病并发症
○C.冠状动脉搭桥术（CABG）手术史
○D.充血性心力衰竭
○E.慢性阻塞性肺疾病
○F.急性冠脉综合征
○G.终末期肾脏疾病或透析
○H.肾衰竭
○I.风湿性心脏瓣膜病
○J.偏瘫，截瘫，瘫痪
○K.血液病＜100 000
○L.严重心律失常
○M.转移性癌和急性白血病
○N.癌症
○O.压疮或慢性皮肤溃疡
○P.严重哮喘
○Q.痴呆和衰老
○R.血管或循环系统疾病
○S.药物/酒精滥用、依赖/精神病
○T.脑血管疾病
○U.肺炎

○V.冠状动脉粥样硬化/其他慢性缺血性心脏病
○W.曾有心绞痛/陈旧性心肌梗死
○X.曾有前壁心肌梗死
○Y.曾有其他位置的心肌梗死

**分子：**实施重点出院评估措施（两项要素）的患者例数。

**分母：**同期住院治疗缺血性脑卒中/脑梗死的例数。

**病例范围：**

以第一诊断收入住院，符合ICD-10：I63缺血性脑卒中/脑梗死。

18岁以上的住院患者。

## STK-13.2出院时教育与告知（试行）

（数据来源为住院病历、出院小结、护理记录）

按照患者带回“出院小结”中记录的内容，履行出院教育与告知责任，至少包含以下五项要素：

（1）告知发生紧急情况时求援救治途径

○1.明确告知如果突然麻木或下肢无力应立即拨打急救电话“120”或其他急救电话
○2.由医护人员再次面授紧急情况时应如何求援救治
○3.交与患者脑梗死健康教育的相关材料（小册子，教学片，视频，DVD）

（2）出院时教育与随访

○1.由医护人员再次面授脑卒中教育要求内容
○2.由医护人员再次告知随访要求与预约时间

（3）出院带药

○1.出院时由医护人员向患者再次面授出院带药的用药要求，使用要求应逐项交代告知（若只是笼统地告知患者“回家继续吃药”，则定“否”）
○2.出院时若患者认知障碍（如昏迷，反应迟钝，迷糊，短期记忆丧失）时则向其亲属说明出院带药及使用要求

（4）告知脑梗死风险因素

○1.出院时由医护人员向患者/亲属告知应对中风危险因素的策略
○2.告知 Essen卒中危险评分结果

（5）警告何为中风的症状（紧急情况）

①突然麻木或面部无力，手臂或腿部，尤其是在身体的一侧上举无力或困难
②突然意识不清，说话困难或不理解
③突然单眼或双眼视力不清

④突然行走困难，头晕，平衡或协调能力丧失
⑤突然剧烈头痛，没有已知的原因

**分子：**实施出院时教育与告知（五项要素）的患者例数。

**分母：**同期住院治疗缺血性脑卒中/脑梗死的例数。

**病例范围：**

以第一诊断收入住院，符合ICD-10：I63缺血性脑卒中/脑梗死。

18岁以上的住院患者。

## 缺血性脑卒中/脑梗死质量控制指标-14



**指标代码：**STK-14。

**指标名称：**脑梗死的介入诊疗（试行可选）。

**对象选择：**全部缺血性脑卒中/脑梗死的住院病例。

**设置理由：**

1.急性脑梗死缺血半暗带理论的提出，为急性脑梗死的介入治疗提供了理论依据。如何早期再通闭塞的脑血管，挽救缺血半暗带区的神经细胞，成为目前治疗的关键。

2.介入治疗途径包括静脉溶栓，动脉溶栓，动脉及静脉联合溶栓，溶栓治疗联合动脉成形或支架植入术，超声溶栓治疗以及动脉留置导管治疗等。

3.相关文献表明，对于重要血管栓塞，NIHSS积分大于18分，MRI或CT灌注扫描提示有半暗区存活脑组织证据，梗死前患者一般情况良好，前循环8小时内及后循环24小时内的脑梗死患者均可考虑行介入血管再通治疗。

4.本项在此仅作为可选项目，应严格按照卫生部办公厅《关于印发神经血管介入诊疗技术管理规范的通知》卫办医政发〔2012〕89号文件的要求，加强神经血管介入诊疗技术医疗质量管理与控制，保障医疗质量和医疗安全。对取得神经血管介入诊疗技术资格的医院与医师，应从严控制适应证，实施脑梗死的介入诊疗应确保患者安全。

**指标类型：**过程质量。

**表达方式：**比率提高，横向医院间比较。

**信息采集：**信息源自介入医疗记录，患者知情同意书，或病程记录等相关的记录信息，主要采集以下五项信息：

1.患者病情

○A.重要血管栓塞

○B.NIHSS积分＞18分

○C.MRI或CT灌注扫描提示有半暗区存活脑组织证据

○D.取得患者知情同意

2.介入治疗时间DTN（Door-To-Needle）

○A.到达本院急诊科时间

○B.介入治疗起始时分

○C.介入治疗终止时分

3.取得神经血管介入诊疗技术资格的人员

○A.决定适应证医师姓名、职称

○B.介入主刀医师姓名、职称

4.实施介入诊疗的ICD-9-CM-3编码和名称选择

○ 00.61006 经皮基底动脉血管成形术

○ 00.61007 经皮交通动脉血管成形术

○ 00.61008 经皮颈总动脉球囊扩张血管成形术

○ 00.61009 经皮颅外血管成形术

○ 00.61010 经皮颅外血管粥样斑块切除术

○ 00.61011 经皮椎动脉球囊扩张血管成形术

○ 00.63003 经皮颈动脉非药物洗脱支架置入术

○ 00.63004 经皮颈动脉支架置入术

○ 00.64007 经皮基底动脉支架置入术

○ 00.64008 经皮椎动脉非药物洗脱支架置入术

○ 00.64009 经皮椎动脉支架置入术

○ 00.64010 经皮锁骨下动脉药物洗脱支架置入术

○ 00.64011 经皮椎动脉药物洗脱支架置入术

○ 00.65006 经皮大脑中动脉支架置入术

○ 00.65007 经皮颅内动脉非药物洗脱支架置入术

○ 00.65008 经皮颅内动脉支架置入术

○ 00.65009 经皮颅内血管支架置入术

**分子：**实施脑梗死的介入诊疗的患者例数。

**分母：**同期住院治疗缺血性脑卒中/脑梗死的例数。

**病例范围：**

以第一诊断收入住院，符合ICD-10：I63缺血性脑卒中/脑梗死。

18岁以上的住院患者。

## STK-15：患者对服务的体验与评价-15

**指标代码：**STK-15。

**指标名称：**患者对服务质量的评价（试用）。

**标准类型：**过程质量。

**表达方式：**比率提高。

**设置理由：**通过对患方满意度的调查，可以了解整体医疗过程，有利于提高服务水平，调整服务方式，让患者得到更满意的服务。

**对象选择：**全部缺血性脑卒中/脑梗死的住院病例。

**信息采集：**请急性脑梗死（首次）出院患者在办理完出院手续之后，由患者（或其亲属）填写患者感受评价表，或由专人在出院后1周内通过电话随访方式获得评价信息。可以从以下几个方面了解：

**特定（单）病种患者感受评价用表**

1.入病房时护士是否以口头或书面形式主动介绍住院环境、注意事项；

□ 5很满意□ 4满意□ 3一般□ 2不满意□ 1很不满意

2.医生诊断后是否主动告知治疗方案、预期结果及预计费用；

□ 5很满意□ 4满意□ 3一般□ 2不满意□ 1很不满意

3.对病房与床单的清洁舒适程度的评价；

□ 5很满意□ 4满意□ 3一般□ 2不满意□ 1很不满意

4.对病房的生活方便程度的总体印象；

□ 5很满意□ 4满意□ 3一般□ 2不满意□ 1很不满意

5.经过本次治疗后对病痛减轻与生活质量改善程度的评价；

□ 5很满意□ 4满意□ 3一般□ 2不满意□ 1很不满意

6.对此次住院医护人员提供服务的总体评价；

□ 5很满意□ 4满意□ 3一般□ 2不满意□ 1很不满意

7.对医生、护士提供本次所患疾病相关的防治与康复知识教育的评价。

□ 5很满意□ 4满意□ 3一般□ 2不满意□ 1很不满意

**对象选择：**全部缺血性脑卒中/脑梗死的住院病例。

**分子：**被调查的所有满意以上的急性脑梗死（首次）住院的例数。

**分母：**同期全部急性脑梗死（首次）住院的例数。

**病例范围：**

以第一诊断收入住院，符合ICD-10：I63缺血性脑卒中/脑梗死。

18岁以上的住院患者。

# 第五节 NIHSS卒中量表

## 美国国立卫生研究院卒中量表（NIH Stroke Scale，NIHSS）

| 项目 | 评分标准 | 得分 |
|---|---|---|
| 1a.意识水平： | 0=清醒，反应灵敏 | |
| 即使不能全面评价（如气管插管、语言障碍、气管创伤及绷带包扎等），检查者也必须选择 1个反应。只在患者对有害刺激无反应时（不是反射）才能记录3分 | 1=嗜睡，轻微刺激能唤醒，可回答问题，执行指令 | |
| | 2=昏睡或反应迟钝，需反复刺激、强烈或疼痛刺激才有非刻板的反应 | |
| | 3=昏迷，仅有反射性活动或自发性反应或完全无反应、软瘫、无反射 | |
| 1b.意识水平提问： | 0=两项均正确 | |
| 月份、年龄。仅对初次回答评分。失语和昏迷者不能理解问题记 2分，因气管插管、气管创伤、严重构音障碍、语言障碍或其他任何原因不能完成者（非失语所致）记1分。可书面回答 | 1=一项正确 | |
| | 2=两项均不正确 | |
| 1c.意识水平指令： | 0=两项均正确 | |
| 睁闭眼；非瘫痪侧握拳松开。仅对最初反应评分，有明确努力但未完成的也给分。若对指令无反应，用动作示意，然后记录评分。对创伤、截肢或其他生理缺陷者，应予适当的指令 | 1=一项正确 | |
| | 2=两项均不正确 | |
| 2.凝视： | 0=正常 | |
| 只测试水平眼球运动。对随意或反射性眼球运动记分。若眼球偏斜能被随意或反射性活动纠正，记 1分。若为孤立的周围性眼肌麻痹记1分。对失语者，凝视是可以测试的。对眼球创伤、绷带包扎、盲人或有其他视力、视野障碍者，由检查者选择一种反射性运动来测试，确定眼球的联系，然后从一侧向另一侧运动，偶尔能发现部分凝视麻痹 | 1=部分凝视麻痹（单眼或双眼凝视异常，但无强迫凝视或完全凝视麻痹） | |
| | 2=强迫凝视或完全凝视麻痹（不能被头眼反射克服） | |
| 3.视野： | 0=无视野缺损 | |
| 若能看到侧面的手指，记录正常，若单眼盲或眼球摘除，检查另一只眼。明确的非对称盲（包括象限盲），记 1分。若全盲（任何原因）记3分。若濒临死亡记1分，结果用于回答问题11 | 1=部分偏盲 | |
| | 2=完全偏盲 | |
| | 3=双侧偏盲（包括皮质盲） | |

续表

| 项 目 | 评 分 标 准 | 得分 |
|---|---|---|
| 4.面瘫：<br>让患者“龇牙”“扬眉”“紧闭双眼”，失语或模糊的患者用伤害性刺激的反应评价 | 0=正常 | |
| | 1=轻微（微笑时鼻唇沟变平、不对称） | |
| | 2=部分（下面部完全或几乎完全瘫痪） | |
| | 3=完全（单或双侧瘫痪，上下面部缺乏运动） | |
| 5.上肢运动： | 上肢： | |
| 置肢体于合适的位置：坐位时上肢平举90°仰卧时上抬 45°，掌心向下，若上肢在10秒内下落，记1～4分。对失语者用语言或动作鼓励，不用有害刺激。依次检查每个肢体，从非瘫痪侧上肢开始。若为截肢或关节融合时，才记为无法测（UN），并解释写明原因 | 0=无下落，置肢体于90°（或45°）坚持10秒 | |
| | 1= 能抬起但不能坚持10秒，下落时不撞击床或其他支持物 | |
| | 2=试图抵抗重力，但不能维持坐位90°或仰位45° | |
| | 3=不能抵抗重力，肢体快速下落 | |
| | 4=无运动 | |
| | UN截肢或关节融合，解释： | |
| | 5a左上肢；5b右上肢 | |
| 6.下肢运动：<br>将肢体置于合适的位置：抬高30°（一定是仰卧位）、下肢在5秒内下落，记1～4分。对失语者用语言或动作鼓励，不用有害刺激。依次检查每个肢体，从非瘫痪侧上肢开始。若为截肢或关节融合时，才记为无法测（UN），并解释写明原因 | 下肢： | |
| | 0=无下落，于要求位置坚持5秒 | |
| | 1=5秒末下落，不撞击床 | |
| | 2=5秒内下落到床上，可部分抵抗重力 | |
| | 3=立即下落到床上，不能抵抗重力 | |
| | 4=无运动 | |
| | UN截肢或关节融合，解释： | |
| | 6a左下肢 ； 6b右下肢 | |
| 7. 肢体共济失调： | 0=无共济失调 | |
| 目的是发现一侧小脑病变。检查时睁眼，若有视力障碍，应确保检查在无视野缺损中进行。进行双侧指鼻试验、跟膝径试验，共济失调与无力明显不呈比例时记分。若患者不能理解或肢体瘫痪不记分。盲人用伸展的上肢摸鼻。若为截肢或关节融合时，才记为无法测（UN），并解释。盲人用伸展的上肢摸鼻 | 1=一个肢体有 | |
| | 2=两个肢体有，共济失调在： | |
| | 右上肢1=有，2=无 | |
| | UN截肢或关节融合，解释： | |
| | 左上肢1=有，2=无 | |
| | UN截肢或关节融合，解释： | |
| | 右上肢 1=有，2=无 | |
| | UN截肢或关节融合，解释： | |
| | 左下肢 1=有，2=无 | |
| | UN截肢或关节融合，解释： | |
| | 右下肢1=有，2=无 | |
| 8. 感觉： | 0=正常 | |

续表

| 项目 | 评分标准 | 得分 |
|---|---|---|
| 检查对针刺的感觉和表情，或意识障碍及失语者对有害刺激的躲避。只对与脑卒中有关的感觉缺失评分。偏身感觉丧失者需要精确检查，应测试身体多处［上肢（不包括手）、下肢、躯干、面部］确定有无偏身感觉缺失。严重或完全的感觉缺失记2分。昏睡或失语者记1分或0分。脑干卒中双侧感觉缺失记2分。无反应或四肢瘫痪者记2分。昏迷患者（1a=3）记2分 | 1=轻-中度感觉障碍，（患者感觉针刺不尖锐或迟钝，或针刺感缺失但有触觉） | |
| | 2=重度-完全感觉缺失（面、上肢、下肢无触觉） | |
| 9．语言： | 0 正常 | |
| 命名、阅读测试。若视觉缺损干扰测试，可让患者识别放在手上的物品，重复和发音。气管插管者手写回答。昏迷者记 3分。给恍惚或不合作者选择一个记分，但3分仅给不能说话且不能执行任何指令者 | 1=轻-中度失语：流利程度和理解能力部分下降，但表达无明显受限 | |
| | 2=严重失语，交流是通过患者破碎的语言表达，听者须推理、询问、猜测，交流困难 | |
| | 3=不能说话或者完全失语，无言语或听力理解能力 | |
| 10．构音障碍： | 0=正常 | |
| 读或重复表上的单词。若有严重的失语，评估自发语言时发音的清晰度。若因气管插管或其他物理障碍不能讲话时，才记为无法测（UN），并注明原因。不要告诉患者为什么做测试 | 1=轻-中度，至少有些发音不清，虽有困难但能被理解 | |
| | 2=言语不清，不能被理解，但无失语或与失语不成比例，或失音 | |
| | UN气管插管或其他物理障碍，解释 | |
| 11．忽视： | 0 正常 | |
| 在患者严重视觉缺失影响双侧视觉的同时检查，皮肤刺激正常，记为正常。若失语，但确实表现为对双侧的注意，记分正常。视空间忽视或疾病失认也可认为是异常的证据 | 1=视觉、触觉、听觉、空间或个人的忽视；或对一种感觉的双侧同时刺激忽视 | |
| | 2=严重的偏侧忽视或一种以上的偏侧忽视；不认识自己的手；只能对一侧空间定位 | |

本量表摘引自：《中国脑血管疾病防治指南》2007年。

**NIHSS卒中量表：姓名：_____ 住院号：___**

| | |
|---|---|
| 1.（A）意识水平：<br>清醒，反应敏锐 （ ）0<br>嗜睡 （ ）1<br>昏睡 （ ）2<br>昏迷 （ ）3 | 6a．右下肢肌力：<br>无晃动 （ ）0<br>有晃动 （ ）1<br>不能完全抵抗重力（ ）2<br>不能维持 （ ）3<br>不能移动 （ ）4 |
| （B）两项提问：<br>均回答正确 （ ）0<br>答对一项 （ ）1<br>均回答错误 （ ）2 | 6b．左下肢肌力：<br>无晃动 （ ）0<br>有晃动 （ ）1<br>不能完全抵抗重力（ ）2<br>不能维持 （ ）3<br>不能移动 （ ）4 |
| （C）两项指令：<br>均可正确完成 （ ）0<br>可正确完成一项 （ ）1<br>均不能完成 （ ）2 | 7．肢体共济障碍：<br>无 （ ）0<br>存在于上肢或下肢（ ）1<br>存在于上肢和下肢（ ）2 |
| 2．凝视：<br>正常 （ ）0<br>侧视动作受限 （ ）1<br>眼球固定偏向一侧（ ）2 | 8．感觉：<br>正常 （ ）0<br>部分缺失 （ ）1<br>严重缺失 （ ）2 |
| 3．视野：<br>无视野缺损 （ ）0<br>部分偏盲 （ ）1<br>完全偏盲 （ ）2<br>双侧偏盲 （ ）3 | 9.失语：<br>无 （ ）0<br>轻度失语 （ ）1<br>重度失语 （ ）2<br>完全失语 （ ）3 |
| 4．面瘫：<br>无 （ ）0<br>轻微面瘫 （ ）1<br>部分面瘫 （ ）2<br>完全面瘫 （ ）3 | 10．构音障碍：<br>正常发音 （ ）0<br>轻度构音障碍 （ ）1<br>严重构音障碍 （ ）2 |
| 5a.左上肢肌力：<br>无晃动 （ ）0<br>有晃动 （ ）1<br>不能完全抵抗重力（ ）2<br>不能维持 （ ）3<br>不能移动 （ ）4 | 11.忽视：<br>无 （ ）0<br>部分忽视 （ ）1<br>完全忽视 （ ）2 |
| 5b.右上肢肌力：<br>无晃动 （ ）0<br>有晃动 （ ）1<br>不能完全抵抗重力（ ）2<br>不能维持 （ ）3<br>不能移动 （ ）4 | 得分：____________<br>检查者签名：____________<br>时间：___年___月___日___时___分 |

## 附件：急性脑梗死（首次住院）质量管理自我评价用简表

**医院名称：**__________病案号：__________急诊时间：__________外院转入 □

**入院日期：**______________________________出院日期：______________

| 编号 | 项目名称 | | | 检查1<br>急诊记录 | 检查2<br>入住60分钟内 | 检查3<br>24小时内 | 检查4<br>48小时内 | 检查5<br>住院期间 | 检查6<br>出院日 |
|---|---|---|---|---|---|---|---|---|---|
| 1 | 卒中接诊流程 | 神经功能缺损评估 | NIHSS评估值 | | | | | | |
| | | | Glasgow分值 | | | | | | |
| | | 接受头颅CT检查 | | | | | | | |
| | | 血常规、急诊生化、凝血检查 | | | | | | | |
| 2 | 组织纤溶酶激活剂（t-PA）或尿激酶应用评估 | 发病3小时之内患者□ | | | | 无禁忌证 □ | | | |
| | | 评估 | | | | | | | |
| | | 应用 | | | | | | | |
| 3 | 心房纤颤患者的抗凝治疗 | 无心房纤颤□ | | | | | | | 禁忌□ |
| 4 | 住院期间使用阿司匹林或氯吡格雷 | 禁忌□ | | | | | | | |
| 5 | 血脂评价与使用他汀类药 | 评价时机 | | | | | | | |
| | | 他汀类药 | | | | | | | |
| | | LDL值 | | | ＜2.6 □ | | ≥2.6 □ | | |
| 6 | 吞咽困难评价（正常进食：是□ 否□） | 评价时间 | | | | | | | |
| | | 评价方法 | | 床旁吞水试验□ 其他方法□ | | | | | |
| | | 评价结果 | | 吞咽困难：是□ 否□ | | | | | |
| 7 | 预防深静脉血栓（正常行走：是□ 否□） | 预防措施 | | | | | | | |
| | | 用药医嘱 | | | | | | | |
| 8 | 康复评价与实施 | 评价 | | | | | | | |
| | | 实施 | | | | | | | |
| | 脑卒中健康教育 | 实施记录 | | | | | | | |
| | 戒烟（吸烟史：是□ 否□） | 指导教育 | | | | | | | |
| 9 | 出院时使用阿司匹林或氯吡格雷 | | | | | | | | |
| 10 | 血管功能评价 | 评价时间 | | | | | | | |
| | | 评价方法 | | TCD □ | | CTA □ | | MRA □ | |
| 11 | 住院总费用￥______（元） | 其中药费：￥______（元） | CT、NR费：￥______（元） | | | | | | |
| | 出院去向 | ≤14天□，≥15天□，转入外院□ 回家休养□ 自动出院□ 死亡□ | | | | | | | |
| | | 死亡原因：心脏□ 呼吸□ 神经□ 感染□ 出血 □ 其他□ | | | | | | | |

**其他说明：**

**复填表者/日期**______________**复审者/日期**______________

**自评结果：**采用在认同的“□ ”内打“√”。

# 第六节　急性脑梗死质量控制追踪评价流程与医院评审标准中直接关联的章节

对急性脑梗死质量控制指标，在进行控制成效的现场追踪评价的过程中，可涉众多的三级、二级综合医院评审标准与实施细则的相关章、节与条款，主要至少有下列章、节，但不限于此。

第二章　医院服务

三、急诊绿色通道管理

四、住院、转诊、转科服务流程管理

六、患者的合法权益

第三章　患者安全目标

一、确立查对制度，识别患者身份

二、确立在特殊情况下医务人员之间有效沟通的程序、步骤

三、确立手术安全核查制度，防止手术患者、手术部位及术式发生错误

四、执行手卫生规范，落实医院感染控制的基本要求

五、特殊药物的管理，提高用药安全

六、临床“危急值”报告制度

九、妥善处理医疗安全（不良）事件

十、患者参与医疗安全

第四章　医疗质量安全管理与持续改进

一、质量与安全管理组织

二、医疗质量管理与持续改进

三、医疗技术管理

四、临床路径与单病种质量管理与持续改进

五、住院诊疗管理与持续改进

八、急诊管理与持续改进

九、重症医学科管理与持续改进

十五、药事和药物使用管理与持续改进

二十、医院感染管理与持续改进

二十一、介入诊疗管理与持续改进

二十七、病历（案）管理与持续改进

第五章　护理管理与质量持续改进

三、临床护理质量管理与改进

四、护理安全管理
五、特殊护理单元质量管理与监测
第六章　医院管理
四、人力资源管理
九、医学装备管理
第七章　日常统计学评价
三、单病种质量指标
四、重症医学（ICU）质量监测指标

目的是验证其达标的真实性（可信度），现采用图示的方式展示（图4-1）。

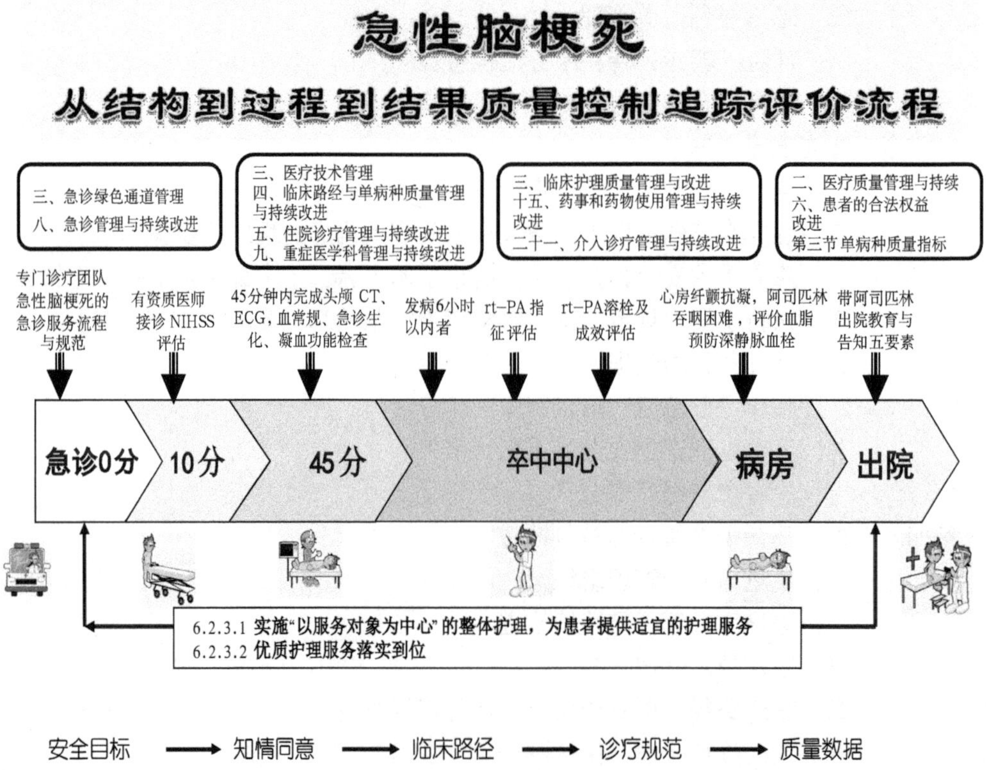


图4-1　急性脑梗死质量控制管理现场追踪评价路经

# 第五章　短暂性脑缺血发作（TIA）首次、住院（试行）

## 第一节　概　述

TIA和脑梗死是缺血性脑损伤这一动态过程的不同阶段，为了更好体现“短暂性脑缺血发作（TIA）”诊疗质量的特点，将其与原“缺血性卒中”分离，单独设置一章，仍采用缺血性卒中相关指标，但作为推荐临床质量控制的“试行”章节。

传统基于时间的短暂性脑缺血发作（TIA）概念源于20世纪50～60年代，其定义几经变更。1965年美国第四届脑血管病普林斯顿会议将TIA定义为“突然出现的局灶性或全脑的神经功能障碍，持续时间不超过24小时，且排除非血管源性原因”。美国国立卫生研究院脑血管病分类于1975年采用了普林斯顿会议关于TIA的定义。

随着神经影像学的发展，基于“时间和临床”的传统定义受到了诸多质疑。MRI显示传统定义的TIA患者可有缺血性脑损害的表现，约28%的TIA患者可以检出与症状相对应的梗死灶，而当TIA的持续时间＞1小时，梗死灶的检出率可高达80%。因此，美国TIA工作组在2002年提出了新的TIA定义：“由于局部脑或视网膜缺血引起的短暂性神经功能缺损发作，典型临床症状持续不超过1小时，且在影像学上无急性脑梗死的证据”。

一项荟萃分析表明，即使在症状持续时间＜1小时的TIA患者中，仍有33.6%在弥散加权成像（DWI）上显示出异常信号。在这种情况下，2009年6月，美国卒中协会（ASA）在Stroke上发布了TIA的新定义：“脑、脊髓或视网膜局灶性缺血所致的、不伴急性梗死的短暂性神经功能障碍”。这一定义认为有无梗死是鉴别诊断TIA或脑梗死的唯一依据，而不考虑症状持续时间。

传统观点认为TIA是良性、可逆性脑缺血综合征，复发风险低于脑梗死。然而，研究表明，TIA患者早期发生卒中的风险很高，TIA患者7天内的卒中风险为4%～10%，90天卒中风险为10%～20%（平均为11%）。而急性卒中90天内卒中复发的风险为2%～7%。此外，TIA患者不仅易发生脑梗死，也易发生心肌梗死和猝死。90天内TIA

复发、心肌梗死和死亡事件总的风险高达25%。因此，TIA是严重的、需紧急干预的卒中预警事件，是最为重要的急症，同时也是二级预防的最佳时机，必须重视。而目前我国TIA的诊治领域低估、误判现象严重；住院率仅约为6%，远低于发达国家30%左右的比例。

近3年来，国际上对TIA的概念、风险分层与评估、早期诊疗流程等方面发表了大量相关研究并颁布了最新的指南。短暂性脑缺血发作中国专家共识组就TIA概念、发病机制、临床评价与治疗决策等方面达成共识，形成共识发布了《短暂性脑缺血发作的中国专家共识更新版（2011年）》。

短暂性脑缺血发作质量控制指标解释与分析、计算公式、信息分析流程，分述如下。

## 第二节　质量控制指标

**短暂性脑缺血发作（TIA）质量控制指标（试用）**

STK-1接诊流程。

STK-2心房纤颤患者的抗凝治疗。★

STK-4入院48小时内阿司匹林或氯吡格雷治疗。★

STK-5评价血脂水平。

STK-8出院时使用阿司匹林或氯吡格雷。★

STK-9为患者提供卒中的健康教育。

STK-10住院24小时内接受血管功能评价。

STK-11平均住院日/住院费用。

STK-13出院时评估与告知。

STK-15患者对服务质量的评价。

引自：

1.卫生部卫办医政函〔2009〕425号《第一批单病种质量控制指标》。

2.卫生部卫医管发〔2011〕33号《三级综合医院评审标准（2011版）》。

3.卫生部卫医管发〔2012〕2号《二级综合医院评审标准（2012版）》。

“★”为核心（问责）质量监控指标（试行）项目，是从原卫生部发布指标中分出，单独设列的项目。

# 第三节　质量控制指标适用数据元素



## 一、适用的病种名称与ICD-10编码（第一诊断）

引自：卫生部办公厅关于印发《疾病分类与代码（修订版）》的通知，卫办综发〔2011〕166号，2012-02-02。

卫生部办公厅印发《关于推广应用疾病诊断相关分组（DRGs）开展医院评价工作的通知》附件1-编码字典库，卫办医管函〔2011〕683号，2011-08-02。

亚目4位编码及名称

| 亚目4位编码 | 名　称 |
|---|---|
| G45.0 | 椎基底动脉综合征 |
| G45.1 | 颈动脉综合征（大脑半球的） |
| G45.2 | 多发性和双侧入脑前动脉综合征 |
| G45.3 | 一过性黑矇 |
| G45.4 | 短暂性完全性遗忘 |
| G45.8 | 其他短暂性大脑缺血性发作和相关的综合征 |
| G45.9 | 未特指的短暂性大脑缺血性发作 |

【除外病例】

1.由外院诊疗后转入本院的病例。

2.参与临床药物与器械试验的病例。

3.18岁以下的病例。

4.同一疾病30日内重复入院。

5.本次住院超过120天。

## 二、监测指标适用基本数据元素

| 基本数据元素 | 收集路径 |
|---|---|
| 医院代码 | |
| 医院报告病种代码 | |
| 入院日期-年、月、日 | 所有住院病历记录 |
| 到达急诊科-年、月、日、时、分 | 急诊入院病历记录 |

续表

| 基本数据元素 | 收集路径 |
|---|---|
| 院内转入科日期-年、月、日、时、分 | 院内转入科病历记录 |
| 转外院日期-年、月、日、时、分 | 转外院病历记录 |
| 患者出生日期-年、月、日 | 所有住院病历记录 |
| 出院日期-年、月、日 | 所有住院病历记录 |
| 第一诊断ICD-10代码（亚目四位码） | 所有住院病历记录 |
| 与适用的病种名称 | 所有住院病历记录 |
| 或第一诊断扩展代码（六位） | 所有住院病历记录 |
| 适用的手术与操作名称 | 所有住院病历记录 |
| 其他诊断ICD-9-CM-3代码（亚目四位码） | 所有住院病历记录 |
| 发病时间-日、时 | 所有住院病历记录 |
| 患者性别 | 所有住院病历记录 |
| 费用支付方式 | 所有住院病历记录 |
| 收入入院途径 | 所有住院病历记录 |
| 到院交通工具 | 所有住院病历记录 |
| 患者住院号码 | 所有住院病历记录 |
| 患者住地邮政编码 | 所有住院病历记录 |

## 三、监测指标适用主要数据元素

| 主要数据元素 | 适用监测指标名称 |
|---|---|
| **入院日期-年、月、日、时** | STK-4、STK-5、STK-7、STK-10、STK-11 |
| **到达急诊时间：时、分** | STK-1、STK-2、STK-4 |
| **到达急诊室30分钟内完成首次ABCD2评分** | STK-1.1 |
| 急诊科医师接诊时间：时、分 | STK-1.1 |
| 或神经内科医师接诊时间：时、分 | STK-1.1 |
| 急诊首次ABCD2评估时间：时、分 | STK-1.1 |
| **急诊首次ABCD2评估值**（评估值范围0～42） | STK-1.1 |
| ○A年龄：＞60岁，+1分 | STK-1.1 |
| ○B血压：SBP＞140mmHg或DBP＞90mmHg，+1分 | STK-1.1 |
| ○C临床症状：单侧无力，+2分，或不伴无力的言语障碍，+1分 | STK-1.1 |
| ○D1症状持续时间：＞60分钟，+2分，或10～59分钟，+1分 | STK-1.1 |
| ○D2糖尿病：有，+1分 | STK-1.1 |

续表

| 主要数据元素 | 适用监测指标名称 |
|---|---|
| ○D3 双重（7天内）TIA发作：有，+2分 | STK-1.1 |
| **急诊或入院后首次头部影像学检查** | STK-1.2 |
| ○A.计算机断层扫描-非增强（NECT） | STK-1.2 |
| ○B.CT灌注成像（CTP） | STK-1.2 |
| ○C.CT血管成像（CTA） | STK-1.2 |
| ○D.非增强磁共振（NEMR） | STK-1.2 |
| ○E.MR扩散加权成像（DWI） | STK-1.2 |
| ○F.MR灌注加权成像（PWI） | STK-1.2 |
| ○G.磁共振血管造影（MRA） | STK-1.2 |
| 急诊或入院后首次头颅CT报告时间：时、分 | STK-1.2 |
| 未进行头颅CT检查 | STK-1.2 |
| **急诊或入院后首次临床检验检查** | STK-1.3 |
| 血液学检验开单日期与时间 | STK-1.3 |
| ○A.全血细胞计数 | STK-1.3 |
| 凝血功能检验报告日期与时间 | STK-1.3 |
| ○A.血浆凝血酶原时间（PT） | STK-1.3 |
| ○B.纤维蛋白原（FIB） | STK-1.3 |
| ○C.活化部分凝血活酶时间（APTT） | STK-1.3 |
| ○D.血浆凝血酶时间（TT） | STK-1.3 |
| 生化检验报告日期与时间 | STK-1.3 |
| ○A.快速血糖 | STK-1.3 |
| ○B.血电解质 | STK-1.3 |
| 未进行临床检验检查 | STK-1.3 |
| **急诊或入院后首次心脏评估** | STK-1.4 |
| ECG检查时间：时、分 | STK-1.4 |
| ECG检查结果 | STK-1.4 |
| ○A.心房纤颤/心房扑动 | STK-1.4 |
| ○B.心肌梗死（STEMI） | STK-1.5 |
| ○C.心肌梗死（ESTEMI） | STK-1.5 |
| ○D.新发LBBB | STK-1.5 |
| ○E.其他 | STK-1.5 |
| ○F.正常ECG | STK-1.5 |

续表

| 主要数据元素 | 适用监测指标名称 |
|---|---|
| 未进行ECG检查 | STK-1.5 |
| **心脏检查项目选择** | STK-1.5 |
| ○A.长程心电监测 | STK-1.5 |
| ○B.24小时动态心电监测 Holter | STK-1.5 |
| ○C.经胸超声心动图（TTE） | STK-1.5 |
| ○D.经食管超声心动图（TEE）检查 | STK-1.5 |
| 心脏检查诊断 | STK-1.5 |
| ○A.卵圆孔未闭 | STK-1.5 |
| ○B.主动脉弓粥样硬化 | STK-1.5 |
| ○C.瓣膜病 | STK-1.5 |
| ○D.其他 | STK-1.5 |
| ○E.正常 | STK-1.5 |
| **收入院诊疗符合指征** | STK-1.5 |
| ○A.ABCD2评分>3分 | STK-1.5 |
| ○B.ABCD2评分0～2分，但不能保证系统检查2天之内能在门诊完成的患者 | STK-1.5 |
| ○C.ABCD2评分0～2分，并有其他证据提示症状由局部缺血造成 | STK-1.5 |
| ○D.神经功能症状持续30分以上不缓解，实施“静脉rt-Ph的适应证”筛查 | STK-1.5 |
| **心房纤颤患者的抗凝治疗** | STK-3 |
| 患者有心房纤颤/心房扑动史 | STK-3 |
| **心房纤颤患者脑卒中风险评估（CHA2DS2-VASc评分）**值（范围0～9分） | STK-3 |
| ○年龄65～74岁　+1分 | STK-3 |
| ○年龄≥75岁　+2分 | STK-3 |
| ○充血性心力衰竭C　+1分 | STK-3 |
| ○高血压H　+1分 | STK-3 |
| ○糖尿病D　+1分 | STK-3 |
| ○卒中或TIA病史S　+2分 | STK-3 |
| ○外周动脉疾病或主动脉斑块Va　+1分 | STK-3 |
| ○女性S　+1分 | STK-3 |
| **抗凝治疗有禁忌证** | STK-3 |
| 入院前在用抗凝治疗 | STK-3 |

续表

| 主要数据元素 | 适用监测指标名称 |
|---|---|
| 入院前未用抗凝治疗 | STK-3 |
| 住院期间继续抗凝治疗 | STK-3 |
| 住院期间未继续抗凝治疗 | STK-3 |
| 出院时带药继续抗凝治疗 | STK-3 |
| 出院时未带药继续抗凝治疗 | STK-3 |
| **抗凝药物选择** | STK-3、STK-8 |
| ○A.华法林 | STK-3、STK-8 |
| ○B.普通肝素 | STK-3、STK-8 |
| ○C.低分子肝素 | STK-3、STK-8 |
| ○D.达比加群酯 | STK-3、STK-8 |
| ○E.利伐沙班 | STK-3、STK-8 |
| ○F.阿哌沙班 | STK-3、STK-8 |
| ○G.其他 | STK-3、STK-8 |
| **入院48小时内阿司匹林或氯吡格雷治疗** | STK-4 |
| 阿司匹林禁忌证 | STK-4 |
| ○A.阿司匹林过敏，尿酸高 | STK-4 |
| ○B.到达医院时或到达医院后24小时内活动性出血 | STK-4 |
| ○C.华法林作为预防用药 | STK-4 |
| ○D.医师记录有不给予阿司匹林的其他原因 | STK-4 |
| 入院后首剂阿司匹林/氯吡格雷给予时间 | STK-4 |
| ○A.非溶栓患者首剂药给予时间 | STK-4 |
| ○B.或，溶栓后患者首剂药给予时间 | STK-4 |
| **抗血小板聚集药物选择** | STK-4、STK-8 |
| ○A.阿司匹林（ASA） | STK-4、STK-8 |
| ○B.氯吡格雷 | STK-4、STK-8 |
| ○C.阿司匹林（ASA）＋氯吡格雷 | STK-4、STK-8 |
| ○D.双嘧达莫 | STK-4、STK-8 |
| ○E.西洛他唑 | STK-4、STK-8 |
| ○F.其他 | STK-4、STK-8 |
| 评价血脂水平 | STK-5 |
| 评估时间 | STK-5 |
| ○A.入院前30天内已经做过血脂水平评估 | STK-5 |

第五章

续表

| 主要数据元素 | 适用监测指标名称 |
| --- | --- |
| ○B.入院后首次血脂水平评估时间 | STK-5 |
| 血脂评估项目 | STK-5 |
| ○A.总胆固醇 | STK-5 |
| ○B.甘油三酯 | STK-5 |
| ○C.HDL | STK-5 |
| ○D.LDL | STK-5 |
| ○E.糖化血红蛋白（糖尿病患者） | STK-5 |
| 评价血脂水平（结果） | STK-5 |
| ○A.正常 | STK-5 |
| ○B.LDL＞2.6mmol/L | STK-5 |
| ○C.伴有高血压病、糖尿病等危险因素 | STK-5 |
| 降脂治疗医嘱 | STK-5 |
| ○A.医师记录有不需要降脂治疗的理由 | STK-5 |
| ○B.降脂治疗医嘱下达时间 | STK-5 |
| 有实施降脂治疗医嘱 | STK-5、STK-8 |
| 他汀类常用药物的选择 | STK-5、STK-8 |
| ○A.阿托伐他汀 | STK-5、STK-8 |
| ○B.瑞舒伐他汀 | STK-5、STK-8 |
| ○C.辛伐他汀 | STK-5、STK-8 |
| ○D.匹伐他汀 | STK-5、STK-8 |
| ○E.洛伐他汀 | STK-5、STK-8 |
| ○F.普伐他汀 | STK-5、STK-8 |
| ○G.氟伐他汀 | STK-5、STK-8 |
| ○H.其他（列出药名） | STK-5、STK-8 |
| 非他汀类常用药物的选择 | STK-5、STK-8 |
| ○A.阿昔莫司 | STK-5、STK-8 |
| ○B.非他汀类常用药物：烟酸 | STK-5、STK-8 |
| ○C.非他汀类常用药物：苯扎贝特 | STK-5、STK-8 |
| ○D.非他汀类常用药物：非诺贝特 | STK-5、STK-8 |
| ○E.非他汀类常用药物：吉非贝特 | STK-5、STK-8 |
| ○F.其他（列出药名） | STK-5 |
| **出院时使用阿司匹林或氯吡格雷** | STK-8 |

续表

| 主要数据元素 | 适用监测指标名称 |
| --- | --- |
| 出院时使用：抗血小板聚集治疗药物的医嘱 | STK-8 |
| 出院时使用：有心房纤颤/心房扑动患者抗凝治疗药物的医嘱 | STK-8 |
| 出院时带药：降脂治疗药物的医嘱 | STK-8 |
| **入院时重点护理评估** | STK-9 |
| 行走评估 | STK-9 |
| 呼吸评估 | STK-9 |
| 饮食评估 | STK-9 |
| 吞咽评估 | STK-9 |
| 压疮评估（Braden评分值） | STK-9 |
| 预防压疮告知 | STK-9 |
| **实施卒中健康教育有记录** | STK-9 |
| 1.危险因素的控制 | STK-9 |
| 2.预防卒中后的并发症 | STK-9 |
| **实施戒烟建议/戒烟治疗有记录** | STK-9 |
| 1.患者不吸烟 | STK-9 |
| 2.近一年内有吸烟史，烟草使用状况 | STK-9 |
| ○A.入院前30天里每天抽烟量平均5支或更多（≥1/4包） | STK-9 |
| ○B.入院前30天每天抽烟量平均4支或更少（＜1/4包） | STK-9 |
| ○C.患者入院前的30天已不使用任何形式烟草 | STK-9 |
| ○D.但无法确定从医疗记录文件中获知患者是否吸烟 | STK-9 |
| 3.接受戒烟的建议或者戒烟治疗 | STK-9 |
| A.烟草使用的治疗实践辅导 | STK-9 |
| B.使用国家食品药品监督管理总局批准的戒烟药物实施戒烟治疗 | STK-9 |
| **住院一周内接受血管功能评价** | STK-10 |
| 1.血管功能评估时间 | STK-10 |
| ○A.入院前30天内已经接受过血管功能评价 | STK-10 |
| ○B.入院后首次血管功能评价时间 | STK-10 |
| 2血管功能评价方法 | STK-10 |
| ○A.经颅多普勒超声（TCD） | STK-10 |
| ○B.CT血管成像（CTA） | STK-10 |
| ○C.磁共振血管造影（MRA） | STK-10 |
| ○D.其他 | STK-10 |

续表

| 主要数据元素 | 适用监测指标名称 |
|---|---|
| **住院天数：（1～120天）** | STK-11 |
| **离院方式** | STK-11 |
| ○A.医嘱离院 | STK-11 |
| ○B.医嘱转院 | STK-11 |
| ○C.医嘱转社区卫生服务机构/乡镇卫生院 | STK-11 |
| ○D.非医嘱离院 | STK-11 |
| ○E.死亡 | STK-11 |
| ○F.其他 | STK-11 |
| 1.住院总费用 | STK-11 |
| 2.药类费用 | STK-11 |
| （1）西药费 | STK-11 |
| （2）中药费 | STK-11 |
| （3）血液和血液制品类 | STK-11 |
| 3.手术治疗费 | STK-11 |
| 4.手术用一次性医用材料费 | STK-11 |
| **出院时评估与告知（试行）** | STK-13 |
| **出院时Essen卒中危险评分值（末次）** | STK-13.1 |
| 年龄65～75岁　+1分 | STK-13.1 |
| 年龄大于75岁　+2分 | STK-13.1 |
| 高血压　+1分 | STK-13.1 |
| 糖尿病　+1分 | STK-13.1 |
| 既往心肌梗死　+1分 | STK-13.1 |
| 其他心血管疾病（除外心肌梗死和心心房纤颤动）　+1分 | STK-13.1 |
| 周围血管病　+1分 | STK-13.1 |
| 吸烟　+1分 | STK-13.1 |
| 除本次事件之外的TIA或缺血性卒中　+1分 | STK-13.1 |
| **出院时神经功能缺损NIHSS评估值（末次）（6～42分）** | STK-13.1 |
| **风险因素（既往史）评估** | STK-13.1 |
| ○A.年龄65岁以上 | STK-13.1 |
| ○B.糖尿病（DM）和糖尿病并发症 | STK-13.1 |
| ○C.冠状动脉搭桥术（CABG）手术史 | STK-13.1 |
| ○D.充血性心力衰竭 | STK-13.1 |

续表

| 主要数据元素 | 适用监测指标名称 |
|---|---|
| ○E.慢性阻塞性肺疾病 | STK-13.1 |
| ○F.急性冠脉综合征 | STK-13.1 |
| ○G.终末期肾脏疾病或透析 | STK-13.1 |
| ○H.肾功能衰竭 | STK-13.1 |
| ○I.风湿性心脏瓣膜病 | STK-13.1 |
| ○J.偏瘫，截瘫，瘫痪 | STK-13.1 |
| ○K.血液病 | STK-13.1 |
| ○L.严重心律失常 | STK-13.1 |
| ○M.转移性癌和急性白血病 | STK-13.1 |
| ○N.癌症 | STK-13.1 |
| ○O.压疮或慢性皮肤溃疡 | STK-13.1 |
| ○P.严重哮喘 | STK-13.1 |
| ○Q.痴呆和衰老 | STK-13.1 |
| ○R.血管或循环系统疾病 | STK-13.1 |
| ○S.药物/酒精滥用/依赖/精神病 | STK-13.1 |
| ○T.脑血管疾病 | STK-13.1 |
| ○U.肺炎 | STK-13.1 |
| ○V.冠状动脉粥样硬化/其他慢性缺血性心脏病 | STK-13.1 |
| ○W.曾有心绞痛/陈旧性心肌梗死 | STK-13.1 |
| ○X.曾有前壁心肌梗死 | STK-13.1 |
| ○Y.曾有其他位置的心肌梗死 | STK-13.1 |
| **出院时教育与告知（试行）** | STK-13.2 |
| （1）告知发生紧急情况时求援救治途径 | STK-13.2 |
| ○1.明确告知如果突然麻木或下肢无力应立即拨打急救电话“120”或其他急救电话 | STK-13.2 |
| ○2.由医护人员再次面授紧急情况时应如何求援救治 | STK-13.2 |
| ○3.交与患者脑梗死健康教育的相关材料（小册子，教学片，视频，DVD） | STK-13.2 |
| （2）出院时教育与随访 | STK-13.2 |
| ○1.由医护人员再次面授脑卒中教育要求内容 | STK-13.2 |
| ○2.由医护人员再次告知随访要求与预约时间 | STK-13.2 |
| （3）出院带药 | STK-13.2 |

续表

| 主要数据元素 | 适用监测指标名称 |
|---|---|
| ○1.出院时由医护人员向患者再次面授出院带药的用药要求，使用要求应逐项交代告知（若是只是笼统地告知患者“回家继续吃药”，则定“否”） | STK-13.2 |
| ○2.出院时若患者认知障碍（如昏迷，反应迟钝，迷糊，短期记忆丧失）时则向其亲属说明出院带药及使用要求 | STK-13.2 |
| （4）告知脑梗死风险因素 | STK-13.2 |
| ○1.出院时由医护人员向患者/亲属告知应对中风危险因素的策略 | STK-13.2 |
| ○2.告知 Essen卒中危险评分结果 | STK-13.2 |
| （5）警告何为中风的症状（紧急情况） | STK-13.2 |
| ○1.突然麻木或面部无力，手臂或腿部，尤其是在身体的一侧上举无力或困难 | STK-13.2 |
| ○2.突然意识不清，说话困难或不理解 | STK-13.2 |
| ○3.突然单眼或双眼视力不清 | STK-13.2 |
| ○4.突然行走困难，头晕，平衡或协调能力丧失 | STK-13.2 |
| ○5.突然剧烈头痛，没有已知的原因 | STK-13.2 |

## 四、主要参考资料


1.《医院管理评价指南》2008版卫生部卫医发（2008）27号文件.

2.《2008年—2010年“以病人为中心，以提高医疗服务质量为主题”的医院管理年活动方案》卫生部卫医发（2008）28号文件.

3.《中国脑血管疾病防治指南》卫生部疾病预防控制局，2007年.

4.《中国胆固醇教育计划》第3版，卫生部疾病预防控制局，2006年.

5.《CMS中心/国家医院质量激励示范（HQID）项目概述及一年调查结果》美国CMS中心/医院联合评审委员会（JCAHO）2006年4月.

6.《卒中医疗服务评价手册》美国医院联合评审委员会（JCAHO）2005年.

7.《卒中医疗服务评价手册》美国医院联合评审委员会（JCAHO）2007年.

8.《缺血性卒中和短暂性脑缺血发作的治疗指南》欧洲卒中组织（ESO）执行委员会2008年.

9.中华医学会神经病学分会脑血管病学组急性缺血性脑卒中诊治指南撰写组.中国急性缺血性脑卒中诊治指南2010.中华神经科杂志，2010，43（2）：146-152.

10.《三级综合医院评审标准（2011版）》，卫生部卫医管发〔2010〕33号.

11.《三级综合医院评审标准（2011版）》实施细则，国家卫生部，卫办医管发〔2011〕148号.

12.《二级综合医院评审标准（2012版）》卫生部卫医管发〔2012〕2号.

13.《二级综合医院评审标准（2012版）》及实施细则，卫生部，卫办医管发

〔2012〕57号.

14.《短暂性脑缺血发作的中国专家共识更新版（2011年）》2011年.

15.《质量手册》4.3版，CMS，2013年.

16.《2013年度美国医院质量报告》，JCAHO，2013年.

17.张宗久.中国医院评审实务.北京：人民卫生出版社，2013.

18.王建安.JCI评审攻略.北京：光明日报出版社，2013.

19.美国医疗机构评审联合委员会国际部编，张俊主译.JCI医院评审-应审指南.北京：北京大学医学出版社，2013.

20.《临床医疗认证（CCPC）标准》JCAHO，2013年.

21.《2013针对特定疾病认证手册》JCAHO，2013年.

22.《医院评审标准（学术医疗中心）》第5版，美国医院联合评审委员（JCI），2014年4月1日起生效.

23.《联合委员会国家质量核心的技术规格手册》v2015A，JCAHO，2014年.



# 第四节　质量控制指标之解释与计算公式

## 缺血性卒中/脑梗死质量控制指标-1

**指标代码：** STK-1。

**指标名称：** 接诊流程。

**对象选择：** 全部短暂性脑缺血发作（TIA）的住院病例。

**设置理由：**

1.《医院管理评价指南》2008版及2008年医院管理年活动方案的重点工作中要求：建立急诊“绿色通道”，科间紧密协作。建立与医院功能任务相适应的重点病种（创伤、急性心肌梗死、心力衰竭、脑卒中等）急诊服务流程与规范，保障患者获得连贯医疗服务。

2.卒中接诊流程的最佳目标是：卒中患者“绿色通道（Door-to-needle）”的上述服务全部时限目标，为小于60分钟；即是患者到达医院急诊在5分钟内见到接诊医师、在10分钟内神经内科医师到达、在45分钟内完成所有必需的检测。

3.《CMA短暂性脑缺血发作的中国专家共识更新版（2011年）》指出，常用的TIA危险分层工具为ABCD评分系统（ABCD-1和ABCD-2），其中ABCD-2评分能很好地预测短期卒中的风险，应用最为广泛。最新的研究表明，在ABCD-2评分基础上增加TIA发作频率与影像学检查（ABCD-3和ABCD3-I），能更有效地评估TIA患者的早期卒中风险。建议怀疑TIA患者应早期行ABCD-2评估，并尽早进行全面检查与评估。评估的主要目的是判断导致TIA的病因和可能的发病机制，只有找到病因，才有可能做出最适宜的治疗和预防措施。

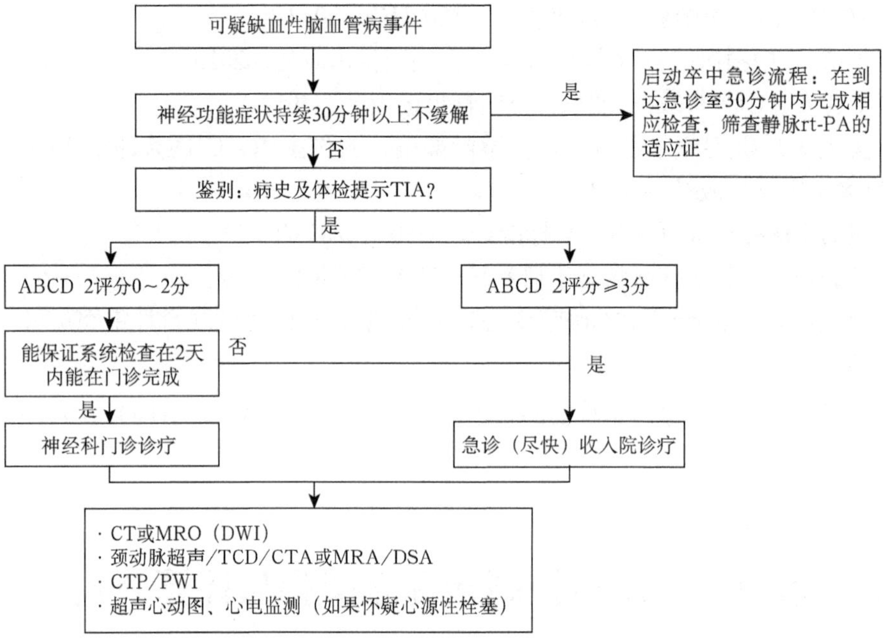


注：rt-PA：重组组织型颖溶酶原激活剂；DWI弥散加权成像；CTP：CT灌注成像；PWI：灌注加权成像；TCD：经颅彩色多普勒；TIA短暂性脑缺血发作；CTA：CT血管成像；MRA：磁共振血管成像；DSA：数字减影血管造影

**TIA早期评价与诊断流程**

## STK-1.1到达急诊室30分钟内完成首次ABCD2评分

**设置理由：**

《CMA短暂性脑缺血发作的中国专家共识更新版（2011年）》指出：

1. 常用的TIA危险分层工具为ABCD评分系统（ABCD-1和ABCD-2），其中ABCD-2评分能很好地预测短期卒中的风险，应用最为广泛。

2. 最新的研究表明，在ABCD-2评分基础上增加TIA发作频率与影像学检查（ABCD-3和ABCD3-I），能更有效地评估TIA患者的早期卒中风险。建议怀疑TIA患者应在早期行ABCD-2评估，并尽早进行全面检查与评估。

3. 评估的主要目的是判断导致TIA的病因和可能的发病机制，只有找到病因，才有可能做出最适宜的治疗和预防措施。

**指标类型：**过程质量。

**表达方式：**比率提高。

**信息采集：**信息源自ABCD2评估表、急诊病历记录，或住院病历现病史，或病程记录。主要采集四项信息

1.到院急诊挂号时间。

2.医师实施接诊时间。

3.医师实施首次ABCD2评估时间。

4.首次ABCD2评估分值（评估值范围0～9分）

○A年龄：>60岁，1分

○B血压：SBP>140或DBP>90mmHg，1分

○C临床症状：单侧无力，2分，或者，不伴无力的言语障碍，1分

○D1症状持续时间：>60分钟，2分，或者，10～59分钟，1分

○D2糖尿病：有，1分

○D3双重（7天内）TIA发作：有，2分

**分子：**急诊30分钟内获得首次ABCD2评估的例数。

**分母：**同期短暂性脑缺血发作（TIA）收住院的例数。

**病例范围：**

以第一诊断收入住院，符合ICD-10：G45.0-9短暂性脑缺血发作。

18岁以上的住院患者。



## STK-1.2急诊或入院后首次头部神经影像检查

**设置理由：**

《CMA短暂性脑缺血发作的中国专家共识更新版（2011年）》指出，血管检查：

所有TIA患者均应尽快进行血管评估，可利用CT血管成像（CTA）、磁共振血管成像（MRA）和数字减影血管造影（DSA）等血管成像技术进行血管检查。

《中国急性缺血性脑卒中诊治指南2010》推荐意见：

1.对疑似脑卒中患者进行快速诊断，尽可能在到达急诊室后60分钟内完成脑CT等评估并做出治疗决定（Ⅰ级推荐）。

2.对所有疑似脑卒中患者应进行头颅平扫CT或MRI检查（Ⅰ级推荐）。

3.在溶栓等治疗前，应进行头颅平扫CT检查（Ⅰ级推荐）。

**指标类型：**过程质量。

**表达方式：**比率提高。

**信息采集：**信息以急诊/首次头部影像学检查报告，或急诊病历记录，或住院病历现病史，或病程记录的信息为依据。首次头部影像学检查项目的选择：

○1.计算机断层扫描-非增强（NECT）

○2.CT灌注成像（CTP）

○3.CT血管成像（CTA）

○4.非增强磁共振（NEMR）

○5.MR扩散加权成像（DWI）

○6.MR灌注加权成像（PWI）

○7.磁共振血管造影（MRA）

**分子：**入院后获得首次头部影像学检查的例数。

**分母：**同期短暂性脑缺血发作（TIA）收住院的例数。

**病例范围：**

以第一诊断收入住院，符合ICD-10：G45.0-9短暂性脑缺血发作。

18岁以上的住院患者。

## STK-1.3急诊或入院后首次临床检验检查

**设置理由：**

《CMA短暂性脑缺血发作的中国专家共识更新版（2011年）》指出，应进行血液学、凝血功能和生化检查（Ⅰ级推荐）。

**指标类型：**过程质量。

**表达方式：**比率提高。

**信息采集：**

信息以急诊/首次临床检验报告，或急诊病历记录，或住院病历现病史，或病程记录的信息为依据，主要采集血液、凝血、生化三项检验报告的信息：

A.急诊血液学检查项目的选择

○全血细胞计数

B.急诊凝血功能检查项目的选择

○1.血浆凝血酶原时间（PT）

○2.纤维蛋白原（FIB）

○3.活化部分凝血活酶时间（APTT）

○4.血浆凝血酶时间（TT）

C.急诊生化检查项目的选择

○1.快速血糖

○2.血电解质

**分子：**急诊或入院后获得首次临床检验报告的例数。

**分母：**同期短暂性脑缺血发作（TIA）收住院的例数。

**病例范围：**

以第一诊断收入住院，符合ICD-10：G45.0-9短暂性脑缺血发作。

18岁以上的住院患者。

## 1.4急诊或入院后首次心脏评估

**设置理由：**

《CMA短暂性脑缺血发作的中国专家共识更新版（2011年）》指出，心脏评估：疑为心源性栓塞时，或>45岁患者颈部和脑血管检查及血液学筛选未能明确病因者，TIA发病后应尽快进行多种心脏检查。当最初脑影像检查和心电图不能确定病因时，应该进行长程心电监测或Holter。对于怀疑TIA的患者（尤其是其他检查不能确定病因时），应行经胸超声心动图（TTE）。经食管超声心动图（TEE）检查可用于诊断卵圆孔未闭、主动脉弓粥样硬化、瓣膜病，识别这些情况可能改变治疗决策。

《CMA中国急性缺血性脑卒中诊治指南2010》推荐意见：所有脑卒中患者应进行心电图检查（Ⅰ级推荐）。主要用于确认有无心房纤颤/心房扑动及心肌梗死。

**指标类型：**过程质量。

**表达方式：**比率提高。

**信息采集：**信息以急诊/首次心电图（ECG）检查报告，或急诊病历记录，或住院病历现病史，或病程记录的信息为依据，主要采集获得首次心脏评估的相关信息：

1.ECG报告日期与时间若无报告时间，项目应自动为"N（否）"。

**时间计算（分钟）：**首次急诊ECG报告日期与时间-到达急诊就诊日期与时间。

2.ECG报告：

○A.心房纤颤/心房扑动

○B.心肌梗死（STEMI）

○C.心肌梗死（ESTEMI）

○D.新发LBBB

○E.其他

○F.正常ECG

3.心脏检查指征

○A.疑为心源性栓塞时

○B.或>45岁患者颈部和脑血管检查及血液学筛选未能明确病因者

4.心脏检查项目选择

○A.长程心电监测

○B.24小时动态心电监测（Holter）

○C.经胸超声心动图（TTE）

○D.经食管超声心动图（TEE）检查

5.心脏检查诊断

○A.卵圆孔未闭

○B.主动脉弓粥样硬化

○C.瓣膜病

○D.其他

○E.正常

**分子：**急诊或入院后获得首次心脏评估报告的例数。

**分母：**同期短暂性脑缺血发作（TIA）收住院的例数。

**病例范围：**

以第一诊断收入住院，符合ICD-10：G45.0-9短暂性脑缺血发作。

18岁以上的住院患者。

## 1.5收入院诊疗符合指征

**设置理由：**

《CMA短暂性脑缺血发作的中国专家共识更新版（2011年）》早期诊断与评价流程：

1.对于新近发生的符合临床诊断TIA，虽有明确的脑急性梗死的证据，对于新近发生的符合临床诊断TIA，虽有明确的脑急性梗死的证据，但在临床症状再次发作时，若持续时间＞30分钟，仍然按照急性缺血性卒中的溶栓指南积极进行溶栓治疗。

2.建议新发TIA按急症处理，如果患者在症状发作72小时内并存在以下情况之一者，建议入院治疗：

（1）ABCD2评分＞3分；

（2）ABCD2评分0～2分，但不能保证系统检查2d之内能在门诊完成的患者；

（3）ABCD2评分0～2分，并有其他证据提示症状由局部缺血造成。

**指标类型：**过程质量。

**表达方式：**比率提高。

**信息采集：**信息以急诊病历记录，或住院病历现病史，或病程记录的信息为依据，主要采集获得首次ABCD2评分及收入住院符合以下指征的相关信息：

○A.ABCD2评分＞3分

○B.ABCD2评分0～2分，但不能保证系统检查2天之内能在门诊完成的患者

○C.ABCD2评分0～2分，并有其他证据提示症状由局部缺血造成

○D.神经功能症状持续30分钟以上不缓解，实施“静脉rt-Ph的适应证”筛查

**分子：**收入院诊疗符合指征的例数。

**分母：**同期短暂性脑缺血发作（TIA）收住院的例数。

**病例范围：**

以第一诊断收入住院，符合ICD-10：G45.0-9短暂性脑缺血发作。

18岁以上的住院患者。

## 短暂性脑缺血发作质量控制指标-3

**指标代码：**STK-3。

**指标名称：**心房纤颤患者的抗凝治疗。

**对象选择：**全部短暂性脑缺血发作（TIA）伴有心房纤颤/心房扑动，无抗凝禁忌

证的住院病例。

**设置理由：**

1.ESO 2008年《卒中指南》推荐：非瓣膜病性心房纤颤的患者每年发生脑卒中的危险性为3%～5%，大约占血栓栓塞性卒中的50%。缺血性卒中患者如果伴有心房纤颤，发病3小时以内，无抗凝治疗禁忌证的急性期的应给予抗凝治疗（口服华法林等）。

2.ESO 2008年《卒中指南》推荐：非瓣膜性心房纤颤患者，如年龄小于65岁，无血管危险因素，建议服用阿司匹林（ESO：Ⅰ类证据，A级建议）。心房纤颤患者，如不能接受口服抗凝剂，建议服用阿司匹林（ESO：Ⅰ类证据，A级建议）。

3.《CMA中国急性缺血性脑卒中诊治指南2010》推荐意见：

（1）对大多数急性缺血性脑卒中患者，不推荐无选择地早期进行抗凝治疗（Ⅰ级推荐，A级证据）。

（2）关于少数特殊患者的抗凝治疗，可在谨慎评估风险、效益比后慎重选择（Ⅳ级推荐，D级证据）。

（3）特殊情况下溶栓后还需抗凝治疗的患者，应在24h后使用抗凝剂（Ⅰ级推荐，B级证据）。

**表达方式：**比率提高。

**标准类型：**过程质量。

**信息采集：**信息必须引自住院病历既往史与现病史记录，或病程记录、出院小结、CHA2DS2-VASc评分用表，主要采集以下四项信息：

1.心房纤颤/心房扑动史：急诊或入院后首次心电图（ECG）诊断，或住院病历记录既往有心房纤颤/心房扑动使用抗凝药物史。

2.心房纤颤患者卒中风险评估（CHA2DS2-VASc评分）值。

| | |
|---|---|
| ○年龄65～74岁 | 1分 |
| ○年龄≥75岁 | 2分 |
| ○充血性心力衰竭C | 1分 |
| ○高血压H | 1分 |
| ○糖尿病D | 1分 |
| ○卒中或TIA病史S | 2分 |
| ○外周动脉疾病或主动脉斑块Va | 1分 |
| ○女性S | 1分 |

3.使用抗凝药物的禁忌证

4.常用抗凝药物的选择

A.华法林

B.普通肝素

C.低分子肝素

D.新型抗凝剂（达比加群酯、利伐沙班、阿哌沙班）

E.其他

**分子：**给予抗凝治疗的患者例数。

**分母：**同期短暂性脑缺血发作（TIA）伴有心房纤颤/心房扑动收住院例数。

**病例范围：**

以第一诊断收入住院，符合ICD-10：G45.0-9短暂性脑缺血发作。

18岁以上的住院患者。

## 短暂性脑缺血发作质量控制指标-4

**指标代码：**STK-4。

**指标名称：**入院48小时内阿司匹林或氯吡格雷治疗。

**对象选择：**全部短暂性脑缺血发作（TIA）的住院病例。

**设置理由：**

1.原卫生部2007年《中国脑血管疾病防治指南》提示：已经有一些研究验证阿司匹林或其他抗血小板制剂治疗缺血性卒中的效果。两个大型研究结果（IST 、CAST） 显示缺血性卒中早期使用阿司匹林对于降低死亡率和残疾率有一定效果，症状性脑出血无显著增加，但与溶栓药物同时应用可增加出血的危险。

2.原卫生部2007年《中国脑血管疾病防治指南》建议：多数无禁忌证的不溶栓患者应在卒中后尽早（最好48小时内）开始使用阿司匹林。溶栓的患者应在溶栓24小时后使用阿司匹林，或阿司匹林与潘生丁缓释剂的复合制剂。

3.《中国急性缺血性脑卒中诊治指南2010》推荐意见：对于不符合溶栓适应证且无禁忌证的缺血性脑卒中患者应在发病后尽早给予口服阿司匹林150～300 mg/d（Ⅰ级推荐，A级证据）。急性期后可改为预防剂量（50～150mg/d），详见二级预防指南。

溶栓治疗者，阿司匹林等抗血小板药物应在溶栓24小时后开始使用（Ⅰ级推荐，B级证据）。

对不能耐受阿司匹林者，可考虑选用氯吡格雷等抗血小板治疗（Ⅲ级推荐，C级证据）。

4.《CMA短暂性脑缺血发作的中国专家共识更新版（2011年）》建议对其进行长期的抗血小板治疗。

（1）阿司匹林（50～325mg/d）单药治疗和氯吡格雷（75mg/d）单药治疗，均是初始治疗的可选方案Ⅲ。

（2）但对于24小时内联合应用氯吡格雷（首次300mg/d负荷剂量后续75mg/d）和阿司匹林治疗（首次162mg/d负荷剂量后续81mg/d）90天，有降低短期（90天）卒中复发的趋势，出血风险有所增加，但差异无统计学意义。

5.《2013抗血小板治疗中国专家共识》非心源性卒中的临床推荐：

（1）抗血小板药物优于口服抗凝药物。可选氯吡格雷（75mg/d）或阿司匹林（75～150mg/d）。对于高危患者，氯吡格雷优于阿司匹林。

（2）考虑出血风险，不推荐常规使用阿司匹林联合氯吡格雷；但对于ACS或1年内冠状动脉内支架置入患者，应联合氯吡格雷（75mg/d）和阿司匹林（100～300mg/d）。

**表达方式：**比率提高。

**指标类型：**过程质量。

**信息采集：**信息以既往史与现病史记录、临床检验报告、治疗单、医嘱单，或病程记录等相关的记录信息为依据，主要采集以下三项信息：

1.阿司匹林禁忌证

○A.阿司匹林过敏，尿酸高

○B.到达医院时或到达医院后24小时内活动性出血

○C.华法林作为预防用药

○D.医师记录有不给予阿司匹林的其他原因

2.入院后首剂阿司匹林/氯吡格雷给予时间

（1）非溶栓患者首剂药给予时间

（2）溶栓后患者首剂药给予时间

3.抗血小板聚集治疗药物

○A.阿司匹林（ASA）

○B.氯吡格雷

○C.阿司匹林（ASA）+氯吡格雷

○D.双嘧达莫

○E.西洛他唑

○F.其他

**分子：**入院48小时内使用阿司匹林/氯吡格雷治疗的例数。

**分母：**同期短暂性脑缺血发作（TIA）收住院例数。

**病例范围：**

以第一诊断收入住院，符合ICD-10：G45.0-9短暂性脑缺血发作。

18岁以上的住院患者。

**除外病例：**阿司匹林禁忌证。

**时间计算：**

1.时间段：TIA发病时间－入院时间－口服阿司匹林时间。

2.时间计算：

（1）阿司匹林时间=口服阿司匹林时间－卒中发病时间。

（2）阿司匹林时间=口服阿司匹林时间－入院时间。

**注释：**

（1）“到达医院时分”即是医院诊疗体系接触患者的时间，通常为到达急诊科分诊急诊挂号的时间或急诊当班医师开始接诊患者的时间

（2）“口服阿司匹林时分”为患者实际口服到阿司匹林时间，而非医嘱下达时间。

## 短暂性脑缺血发作质量控制指标-5

**指标代码：**STK-5。

**指标名称：**评价血脂水平。

**对象选择：**全部短暂性脑缺血发作（TIA）的住院病例。

**设置理由：**

1.大量研究已经证实血清总胆固醇（TC）、低密度脂蛋白（LDL）升高，高密度脂蛋白（HDL） 降低与心血管病有密切关系。近期国内外有不少研究表明，应用他汀类等降脂药物可降低脑卒中的发病率和死亡率。有3 项关于他汀类药物的大规模二级预防研究（北欧的4S、美国的CARE以及澳大利亚的LIPID试验）显示他汀类药物预防治疗可使缺血性卒中发生的危险减少19%～31%。

2.缺血性卒中进行血脂水平评价，对LDH＞2.6 mol/L，且伴有高血压病、糖尿病等危险因素的患者，应使用他汀类药物进行强化降脂治疗，使LDL降低30%～40%。

**表达方式：**比率提高。

**指标类型：**过程质量。

**信息采集：**信息以首次临床血脂检验报告，或住院病历现病史，或病程记录的信息为依据，主要采集五项内容：

1.评估时间

（1）入院前30天内已经做过血脂水平评估。

（2）入院后首次血脂水平评估时间。

2.血脂评估项目

①总胆固醇。

②甘油三酯。

③HDL。

④LDL。

⑤糖化血红蛋白（糖尿病患者）。

3.评价血脂水平（结果）

○A.正常

○B.LDL＞2.6mmol/L

○C.伴有高血压病、糖尿病等危险因素

4.降脂治疗医嘱

○A.医师记录有不需要降脂治疗的理由

○B.降脂治疗医嘱下达时间

5.降脂治疗药物选择

（1）他汀类药物

○A.阿托伐他汀

○B.瑞舒伐他汀
○C.辛伐他汀
○D.氟伐他汀
○E.洛伐他汀
○F.普伐他汀
○G.匹伐他汀

（2）非他汀类药物

○H.阿昔莫司
○I.烟酸
○J.苯扎贝特
○K.非诺贝特
○L.吉非贝特



**分子：**同期短暂性脑缺血发作患者住院期间进行血脂评价（LDL）的例数。

**分母：**同期短暂性脑缺血发作（TIA）收住院例数。

**分子：**使用他汀类药物治疗的例数。

**分母：**同期短暂性脑缺血发作（TIA）收住院例数。

**病例范围：**

以第一诊断收入住院，符合ICD-10：G45.0-9短暂性脑缺血发作。

18岁以上的住院患者。

## 短暂性脑缺血发作质量控制指标-8

**指标代码：**STK-8。

**指标名称：**出院时使用阿司匹林或氯吡格雷。

**对象选择：**全部短暂性脑缺血发作（TIA）的住院病例。

**设置理由：**

1.对于缺血性卒中后的患者，建议使用抗血小板药物治疗。研究证明，缺血性卒中初次发作后早期应用阿司匹林能够显著降低卒中再发的风险。一项欧洲卒中预防试验（ESPS-2，European Stroke Prevention Trial）结果提示，阿司匹林和潘生丁缓释剂的联合应用比单独使用其中一种药物的预防效果更好，且不增加出血等不良反应。抗血小板药物的应用，需要根据患者的接受程度及实际情况（包括经济情况等）做出合理的选择。

2.缺血性卒中的患者出院时，如无禁忌证应继续首选阿司匹林，有禁忌证者可改用氯吡格雷进行二级预防。

**表达方式：**比率提高。

**指标类型：**过程质量。

**信息采集：**信息以医嘱单，出院小结记录或护理记录，或病程记录等相关的记录信息为依据，有继续给予阿司匹林或氯吡格雷带药，以及降脂治疗的医嘱记录，进行二级预防的要求，主要采集以下两项信息：

1.抗血小板聚集治疗药物

A.阿司匹林（ASA）

B.氯吡格雷

C.阿司匹林（ASA）+氯吡格雷

D.双嘧达莫

E.西洛他唑

F.其他

2.降脂治疗药物选择

○他汀类药

○非他汀类药

**分子：**出院时给予阿司匹林或氯吡格雷抗血栓治疗的例数。

**分母：**同期短暂性脑缺血发作（TIA）收住院例数。

**病例范围：**

以第一诊断收入住院，符合ICD-10：G45.0-9短暂性脑缺血发作。

18岁以上的住院患者。

病例除外

有使用阿司匹林禁忌证记录的病例除外。

## 短暂性脑缺血发作质量控制指标-9

**指标代码：**STK-9。

**指标名称：**卒中健康教育。

**对象选择：**全部短暂性脑缺血发作（TIA）的住院病例。

**设置理由：**

对卒中患者，入院时应有重点护理评估措施，健康教育与康复治疗在脑血管疾病整体治疗中的重要性已被国际公认。

**表达方式：**比率提高。

**指标类型：**过程质量。

**信息采集：**信息源自医嘱单，护理记录，或病程记录等相关实施重点护理评估与卒中健康教育记录的信息为依据，分为以下两个子项指标。

## STK-9.1卒中健康教育（危险因素的控制和预防并发症）

**设置理由：**卒中健康教育是脑血管疾病整体治疗中的重要性已被国际公认。

**表达方式：**比率提高。

**指标类型：**过程质量。

**信息采集：**追溯性调查住院病历中实施卒中健康教育，重点是危险因素的控制和如何预防卒中后的并发症等相关方面记录的信息。

1.危险因素的控制：例如高血压、糖尿病、高脂血症、吸烟、饮食、体重超重等。

2.预防卒中后的并发症：例如吸入性肺炎、压力性溃疡、痫性发作、跌倒、尿路感染和尿失禁、吞咽困难和喂食等。

**分子：**接受卒中教育的患者（或家庭成员/陪护人员）例数。

**分母：**同期短暂性脑缺血发作（TIA）收住院例数。

**病例范围：**

以第一诊断收入住院，符合ICD-10：G45.0-9短暂性脑缺血发作。

18岁以上的住院患者。



## STK-9.2接受戒烟建议/戒烟治疗

**设置理由：**

吸烟是一个公认的缺血性脑卒中的危险因素，大量前瞻性研究和病例对照研究结果证实，吸烟者发生缺血性卒中的相对危险度为2.5～5.6。

**表达方式：**比率提高。

**指标类型：**过程质量。

**信息采集：**信息源自医嘱单，护理记录，或病程记录等对近一年内有吸烟史的患者，应追溯性调查住院病历中接受戒烟的建议或者戒烟治疗记录的信息。

1.患者不吸烟。

2.近一年内有吸烟史，烟草使用状况：

　　○A.入院前的30天里每天抽烟量平均在5支或更多（≥1/4包）

　　○B.入院前的30天每天抽烟量平均在4支或更少（＜1/4包）

　　○C.患者入院前的30天已不使用任何形式烟草

　　○D.无法从医疗记录文件确定患者是否吸烟

3.接受戒烟的建议或者戒烟治疗

　　A.烟草使用的治疗实践辅导

　　B.使用国家食品药品监督管理总局批准的戒烟药物实施戒烟治疗

**分子：**接受戒烟建议/戒烟治疗的例数。

**分母：**同期短暂性脑缺血发作（TIA）近一年内有吸烟史的例数。

**病例范围：**

以第一诊断收入住院，符合ICD-10：G45.0-9短暂性脑缺血发作。

18岁以上的住院患者。

## 短暂性脑缺血发作质量控制指标-10

**指标代码：** STK-10。

**指标名称：** 住院一周内接受血管功能评价。

**对象选择：** 全部短暂性脑缺血发作（TIA）的住院病例。

**设置理由：**

1.住院的卒中患者应至少在一周内接受首次血管功能评价，对判断颅内外血管狭窄或闭塞、血管痉挛、侧支循环建立程度有帮助，指导诊疗活动。常用的有TCD、CTA、MRA等项目，在选用时强调适用性，避免医疗资源的过度使用及患者费用负担增加。

2.最常用的是经颅多普勒超声（TCD），对判断颅内外血管狭窄或闭塞、血管痉挛、侧支循环建立程度有帮助。应用于溶栓治疗的监测，对预后判断有参考意义。

3.《中国急性缺血性脑卒中诊治指南2010》推荐意见：应进行血管病变检查（Ⅱ级推荐），但在症状出现6h内，不过分强调此类检查。

**表达方式：** 比率提高。

**指标类型：** 过程质量。

**信息采集：** 追溯性调查住院病历中住院24小时内（至少在一周内）接受首次血管功能检查时间及临床医师对结果进行评价的记录。

1.血管功能评估时间

○A.入院前30天内已经接受过血管功能评价

○B.入院后首次血管功能评价时间

2血管功能评价方法

○A.经颅多普勒超声（TCD）

○B.CT血管成像（CTA）

○C.磁共振血管造影（MRA）

○D.其他

**分子：** 一周内接受首次血管功能评价的例数。

**分母：** 同期短暂性脑缺血发作（TIA）收住院例数。

**病例范围：**

以第一诊断收入住院，符合ICD-10：G45.0-9短暂性脑缺血发作。

18岁以上的住院患者。

**时间计算：**

1.时间段：入院时间至对首次血管功能检查信息评价时间。

2.时间计算：接受首次血管功能检查时间－入院时间。

## 短暂性脑缺血发作质量控制指标-11



**指标代码：**STK-11。

**指标名称：**平均住院日与费用。

**对象选择：**全部短暂性脑缺血发作（TIA）的住院病例。

**设置理由：**患者负担与转归。

**指标类型：**结果质量（数据）。

**表达方式：**缩短与降低，医院间横向比较。

**信息采集：**追溯性调查住院病历中病程记录、出院小结等相关文件，主要采集以下五项信息与结果数据：

1.住院天数：1～120天。

2.离院方式

〇A.医嘱离院

〇B.医嘱转院

〇C.医嘱转社区卫生服务机构/乡镇卫生院

〇D.非医嘱离院

〇E.死亡

〇F.其他

3. 住院费用（元）

（1）住院费用：总费用指患者住院期间发生的与诊疗有关的所有费用之和。

（2）药类：

A.西药费：包括有机化学药品、无机化学药品和生物制品费用（含抗菌药物）

B.中药费：包括中成药费、中草药费

C.血液和血液制品类：包括血费，白蛋白类、球蛋白类、凝血因子类、细胞因子类制品费

（3）手术治疗项目费：包括介入等费用。

（4）手术治疗用一次性医用材料费：手术、介入治疗中使用的耗材。

**分子：**诊疗结果死亡的例数。

**分母：**同期短暂性脑缺血发作（TIA）收住院例数。

**病例范围：**

以第一诊断收入住院，符合ICD-10：G45.0-9短暂性脑缺血发作。

18岁以上的住院患者。

**评价数据计算值：**

通过统计本院本年度短暂性脑缺血发作（TIA）患者住院日及住院费用（元）分析，获得以下信息：

**1.住院日：“平均值”与“中位数、20百分位数、80百分位数”。**

**2.住院费用（元）：“平均值”与“中位数、20百分位数、80百分位数”。**

**附件：**

**离院方式：**指患者本次住院出院的方式，主要包括：

1.医嘱离院：指患者本次治疗结束后，按照医嘱要求出院，回到住地进一步康复等情况。

2.医嘱转院：指医疗机构根据诊疗需要，将患者转往相应医疗机构进一步诊治，用于统计“双向转诊”开展情况。如果接收患者的医疗机构明确，需要填写转入医疗机构的名称。

3.医嘱转社区卫生服务机构/乡镇卫生院：指医疗机构根据患者诊疗情况，将患者转往相应社区卫生服务机构进一步诊疗、康复，用于统计“双向转诊”开展情况。如果接收患者的社区卫生服务机构明确，需要填写社区卫生服务机构/乡镇卫生院名称。

4.非医嘱离院：指患者未按照医嘱要求而自动离院，如：患者疾病需要住院治疗，但患者出于个人原因要求出院，此种出院并非由医务人员根据患者病情决定，属于非医嘱离院。

5.死亡：指患者在住院期间死亡。

6.其他：指除上述5种出院去向之外的其他情况。

引自：《卫生部关于修订住院病案首页的通知》卫医政发〔2011〕84号 附件2.住院病案首页部分项目填写说明。

## 短暂性脑缺血发作质量控制指标-13

**指标代码：**STK-13。

**指标名称：**出院时评估与告知（试行）。

**对象选择：**全部短暂性脑缺血发作（TIA）的住院病例。

**设置理由：**

1.对卒中患者出院时应有重点出院评估措施与告知责任，这在脑血管疾病整体治疗中的重要性已被国际公认。

2.V5.0版JCI医院评审标准的质量改进和患者安全（QPS）章节中对医院住院患者质量的措施有明确的标准，出院时的告知作为“卒中”患者出院时的五项要素之一。

**指标类型：**过程质量。

**表达方式：**比率提高，横向医院间比较。

**信息采集：**信息以出院病程记录、护理记录等相关的记录信息为依据，分为出院评估措施与告知责任两项分述。

1.出院时评估：数据来源，为住院病历、出院小结、评估用表。

（1）Essen卒中风险评分值（以下各项分值相加，0～10分）。

| |
|---|
| ○年龄65～75岁＝1分 |
| ○年龄大于75岁＝2分 |
| ○高血压＝1分 |
| ○糖尿病＝1分 |
| ○既往心肌梗死＝1分 |
| ○其他心血管疾病（除外心肌梗死和心房纤颤动）＝1分 |
| ○周围血管病＝1分 |
| ○吸烟＝1分 |
| ○除本次事件之外的TIA或缺血性卒中＝1分 |

（2）神经功能缺损NIHSS评估值（6～42分）。

（3）风险因素（既往史）：

○A.年龄65岁以上

○B.糖尿病（DM）和糖尿病并发症

○C.冠状动脉搭桥术（CABG）手术的历史

○D.充血性心力衰竭

○E.慢性阻塞性肺疾病

○F.急性冠脉综合征

○G.终末期肾脏疾病或透析

○H.肾功能衰竭

○I.风湿性心脏瓣膜病

○J.偏瘫，截瘫，瘫痪

○K.血液病

○L.严重心律失常

○M.转移性癌和急性白血病

○N.癌症

○O.褥疮或慢性皮肤溃疡

○P.严重哮喘

○Q.痴呆和衰老

○R.血管或循环系统疾病

○S.药物/酒精滥用/依赖/精神病

○T.脑血管疾病

○U.肺炎

○V.冠状动脉粥样硬化/其他慢性缺血性心脏病

○W.曾有心绞痛/陈旧性心肌梗死

○X.曾有前壁心肌梗死

○Y.曾有其他位置的心肌梗死

**分子**：实施重点出院时评估（末次）措施（三项要素）的患者例数。

**分母**：同期短暂性脑缺血发作（TIA）收住院例数。

**病例范围**：

以第一诊断收入住院，符合ICD-10：G45.0-9短暂性脑缺血发作。

18岁以上的住院患者。

2.出院时教育与告知（试行）：数据来源，住院病历、出院小结、护理记录。

**信息采集**：信息以出院病程记录、护理记录和患者带回 “出院小结”中记录的内容为依据，履行出院教育与告知责任，至少包含以下五项要素：

（1）告知发生紧急情况时求援救治途径

○1.明确告知如果突然麻木或下肢无力立即拨打急救电话“120”或其他急救电话

○2.由医护人员再面授紧急情况时应如何求援救治

○3.交与患者脑梗死健康教育的相关材料（小册子，教学片，视频，DVD）

（2）出院时教育与随访

○1.由医护人员再面授卒中教育要求内容

○2.由医护人员再告知随访要求与预约时间

（3）出院带药

○1.出院时由医护人员向患者再面授出院带药，使用要求应逐项交代告知（若是只是笼统地告知患者“回家继续吃药”，则定“否”）

○2.出院时若患者认知障碍（如昏迷，反应迟钝，迷糊，短期记忆丧失）时则向其亲属交代出院带药及使用要求

（4）告知脑梗死风险因素

○1.出院时由医护人员向患者/亲属告知应对中风危险因素的策略

○2.告知 Essen卒中危险评分结果

（5）警告何为中风的症状（紧急情况）

○1.突然麻木或面部无力，手臂或腿部，尤其是在身体的一侧上举无力或困难

○2.突然意识不清，说话困难或不理解

○3.突然单眼或双眼视力不清

○4.突然行走困难，头晕，平衡或协调能力丧失

○5.突然剧烈头痛，没有已知的原因

**分子**：实施出院时教育与告知（五项要素）的患者例数。

**分母**：同期短暂性脑缺血发作（TIA）收住院例数。

**病例范围**：

以第一诊断收入住院，符合ICD-10：G45.0-9短暂性脑缺血发作。

18岁以上的住院患者。

## STK-15：患者对服务的体验与评价

**指标代码：**STK-15。

**指标名称：**患者对服务质量的评价（试用）。

**标准类型：**过程质量。

**表达方式：**比率提高。

**设置理由：**通过对患方满意度的调查，可以了解整体医疗过程，有利于提高服务水平，调整服务方式，让患者得到更满意的服务。

**对象选择：**全部急性脑梗死（首次）住院患者。

**信息采集：**请出院患者在办理完出院手续之后，由患者填写患者感受评价表，或由专人在出院后一周内通过电话随访方式获得评价信息。可以从以下几个方面了解：



**特定（单）病种患者感受评价用表**

| |
|---|
| 1.入病房时护士是否以口头或书面形式主动介绍住院环境、注意事项；<br>□ 5很满意□ 4满意□ 3一般□ 2不满意□ 1很不满意 |
| 2.医生诊断后是否主动告知治疗方案、预期结果及预计费用；<br>□ 5很满意□ 4满意□ 3一般□ 2不满意□ 1很不满意 |
| 3.对病房与床单的清洁舒适程度的评价；<br>□ 5很满意□ 4满意□ 3一般□ 2不满意□ 1很不满意 |
| 4.对病房的生活方便程度的总体印象；<br>□ 5很满意□ 4满意□ 3一般□ 2不满意□ 1很不满意 |
| 5.经过本次治疗后对病痛减轻与生活质量改善程度的评价；<br>□ 5很满意□ 4满意□ 3一般□ 2不满意□ 1很不满意 |
| 6.对此次住院医护人员提供服务的总体评价；<br>□ 5很满意□ 4满意□ 3一般□ 2不满意□ 1很不满意 |
| 7.对医生、护士提供本次所患疾病相关的防治与康复知识教育的评价。<br>□ 5很满意□ 4满意□ 3一般□ 2不满意□ 1很不满意 |

**对象选择：**急性脑梗死（首次）住院的患者。

**分子：**被调查的所有满意以上的TIA（首次）住院的例数。

**分母：**同期短暂性脑缺血发作（TIA）收住院例数。

**病例范围：**

以第一诊断收入住院，符合ICD-10：G45.0-9短暂性脑缺血发作。

18岁以上的住院患者。

# 第六章　髋、膝关节置换术

## 第一节　概　述

髋/膝关节置换术是临床治疗股骨颈骨折，髋关节骨关节炎及股骨头坏死等疾病的常用手术方法；膝关节置换通常用在骨关节病长期病损而造成的关节炎，如：膝关节创伤，骨折，类风湿性关节炎和先天性疾病等，所致的骨或关节原发与继发病变；在其他治疗方法无效，严重影响日常生活工作时，就需进行髋/膝关节置换手术治疗。除了骨关节手术的并发症外，由于任何人工关节都有一定的使用寿命，随着当今人群预期寿命的不断提高，髋/膝人工关节的翻修率乃至多次翻修率的升高已是不争的事实。

髋/膝关节置换术质量控制指标，是以规范临床诊疗行为，促进临床服务质量管理的持续改进为目的。

“髋/膝关节置换术质量控制”在原在卫生部卫医发（2008）27号《医院管理评价指南2008版》和卫生部卫医发（2008）28号《2008年—2010年“以病人为中心，以提高医疗服务质量为主题”的医院管理年活动方案》文件中被列入重点的工作之一。

髋/膝关节置换术是原卫生部列入严格准入管理的诊疗技术，加强髋/膝人工关节的诊疗质量管理势在必行。

“髋/膝关节置换术质量控制指标”已纳入原卫生部卫办医政函〔2009〕425号《第一批单病种质量控制指标》，并在《三级综合医院评审标准（2011版）》和《二级综合医院评审标准（2012版）》中，已将“特定（单）病种质量管理及其监控指标”的相关内容，纳入医院评审标准的相关章节和第七章质量指标之中。

原卫生部卫办医政发〔2012〕68号发布《人工髋关节置换技术管理规范（2012版）》及卫办医政发〔2012〕93号《人工膝关节置换技术管理规范（2012年版）》中均明确要求，“髋、膝关节置换质量标准应达到卫生部《第一批单病种质量控制指标》（卫办医政函〔2009〕425号）中‘髋关节置换术质量控制指标’和《关于开展单病种质量管理控制工作有关问题的通知》（卫办医政函〔2009〕757号）的相关规定，如实记录各项指标”。

## 第二节　髋/膝关节置换术质量控制指标

H/K-1实施手术前功能评估（属二次，或翻修，或高难复杂全髋）。
H/K-2预防抗菌药应用时机。★
H/K-3预防术后深静脉血栓形成。★
H/K-4手术输血量＞400ml。
H/K-5术后康复治疗。
H/K-6内科原有疾病治疗。
H/K-7手术后出现并发症（深静脉血栓和肺栓塞等生理和代谢紊乱）。★
H/K-8为患者提供：髋与膝关节置换术的健康教育。
H/K-9切口愈合：Ⅰ/甲。
H/K-10住院21天内出院。
H/K-11平均住院日/住院费用。
H/K-12围手术期疼痛管理（试用）。
H/K-13患者对服务质量的评价（试用）。

引自：

1.卫生部卫办医政函〔2009〕425号《第一批单病种质量控制指标》。
2.卫生部卫医管发〔2011〕33号《三级综合医院评审标准（2011版）》。
3.卫生部卫医管发〔2012〕2号《二级综合医院评审标准（2012版）》。

“★”为核心（问责）质量监控指标（试行）项目，是从原卫生部发布指标中分出，单独设列的项目。

## 第三节　质量控制指标适用数据元素

### 一、适用的病种名称与ICD-10编码（第一诊断）

（一）髋关节置换术（THR）

1.髋关节置换术适用ICD-9-CM-3编码与手术名称

引自《国际疾病分类：手术与操作ICD-9-CM-9》2011版人民军医出版社。

续表

| ICD-9-CM-3 | 手术名称 |
|---|---|
| 81.51 | 全部髋关节置换 |
| | 双股骨头和髋臼用假体置换 |
| 81.52 | 髋关节部分置换 |
| | 双极内用假体 |
| 81.53 | 髋关节置换修正术MOS |
| | 髋置换修正术，未指出替换成分（髋臼的，股骨的或两者） |

2.髋关节置换术选用病种名称与ICD-10编码

引自：卫生部办公厅关于印发《疾病分类与代码（修订版）》的通知，卫办综发〔2011〕166号，2012-02-02。

原卫生部办公厅印发《关于推广应用疾病诊断相关分组（DRGs）开展医院评价工作的通知》附件1-编码字典库，卫办医管函〔2011〕683号，2011-08-02。

| 6位扩展代码 | 病种名称 |
|---|---|
| M16.000 | 原发性双侧髋关节病 |
| M16.100 | 特指原发性髋关节病 |
| M16.101 | 原发性单侧髋关节病 |
| M16.200 | 发育异常性双侧髋关节病 |
| M16.300 | 特指发育异常性髋关节病 |
| M16.301 | 发育异常性单侧髋关节病 |
| M16.400 | 创伤后双侧髋关节病 |
| M16.500 | 特指创伤后髋关节病 |
| M16.501 | 创伤后单侧髋关节病 |
| M16.600 | 继发性双侧髋关节病 |
| M16.700 | 特指继发性髋关节病 |
| M16.701 | 继发性单侧髋关节病 |
| M16.900 | 髋关节病 |
| M16.901 | 老年性髋关节病 |
| M87.500 | 股骨头坏死（Ficat Ⅲ～Ⅳ期，严重疼痛伴功能障碍） |
| T93.102 | 陈旧性股骨颈骨折 |
| S72.000 | 股骨颈骨折 |

3.髋关节置换术后翻修术适用病种与ICD-10编码

引自：卫生部办公厅关于印发《疾病分类与代码（修订版）》的通知，卫办综发〔2011〕166号，2012-02-02。

| 6位扩展代码 | 病种名称 |
|---|---|
| T84.000 | 内部关节假体机械性并发症 |
| T84.001 | 关节假体并发症 |
| T84.002 | 髋关节假体松动 |
| T84.003 | 髋关节假体障碍 |
| T84.501 | 髋关节假体植入感染 |
| T84.806 | 髋关节置换术后疼痛 |

（二）膝关节置换术（TKR）

1.膝关节置换术适用ICD-9-CM-3编码与手术名称

引自《国际疾病分类：手术与操作ICD-9-CM-9》2011版人民军医出版社。

| ICD-9-CM-3 | 手术名称 |
|---|---|
| 81.54 | 全膝关节三间室置换术 |
| | 双间隔的 |
| | 部分膝置换 |
| | 三间室的 |
| | 单间室的（半关节） |
| 81.55 | 膝关节置换修正术NOS |

2.膝关节置换术选用病种名称与ICD-10编码

引自：卫生部办公厅关于印发《疾病分类与代码（修订版）》的通知，卫办综发〔2011〕166号，2012-02-02。

原卫生部办公厅印发《关于推广应用疾病诊断相关分组（DRGs）开展医院评价工作的通知》附件1-编码字典库，卫办医管函〔2011〕683号，2011-08-02。

| 6位扩展代码 | 病种名称 |
|---|---|
| M17.000 | 原发性双侧膝关节病 |
| M17.100 | 特指原发性膝关节病 |
| M17.101 | 原发性单侧膝关节病 |
| M17.200 | 创伤后双侧膝关节病 |
| M17.300 | 特指创伤后膝关节病 |
| M17.301 | 创伤后单侧膝关节病 |
| M17.400 | 继发性双侧膝关节病 |
| M17.500 | 特指继发性膝关节病 |
| M17.501 | 继发性单侧膝关节病 |
| M17.900 | 膝关节病 |

3.膝关节置换术后翻修术适用病种与ICD-10编码

引自：卫生部办公厅关于印发《疾病分类与代码（修订版）》的通知，卫办综发〔2011〕166号，2012-02-02。

| 6位扩展代码 | 病种名称 |
|---|---|
| T84.000 | 内部关节假体机械性并发症 |
| T84.001 | 关节假体并发症 |
| T84.004 | 膝关节假体障碍 |
| T84.502 | 膝关节假体植入感染 |
| T84.807 | 膝关节置换术后疼痛 |

## 二、除外病例

1.参与临床药物与器械试验的手术病例。

2.同一疾病30日内重复入院的术后病例。

3.本次住院时间超过120天的手术病例。

## 三、监测指标适用基本数据元素

| 基本数据元素 | 收集路径 |
|---|---|
| 医院代码 | |
| 医院报告病种代码 | |
| 住院病历编码（住院号） | |
| 入院日期-年、月、日 | 所有病历记录 |
| 到达急诊科-年、月、日、时、分 | 急诊入院病历记录 |
| 院内转入科日期-年、月、日、时、分 | 院内转入科病历记录 |
| 转外院日期-年、月、日、时、分 | 转外院病历记录 |
| 患者出生日期-年、月、日 | 所有病历记录 |
| 出院日期-年、月、日 | 所有病历记录 |
| 第一诊断ICD-10扩展代码（六位） | 所有病历记录 |
| 与适用的病种名称 | 所有病历记录 |
| 第一手术与操作ICD-9-CM-3代码 | 所有病历记录 |
| 适用的手术与操作名称 | 所有病历记录 |
| 发病时间-日、时 | 所有病历记录 |
| 患者性别 | 所有病历记录 |
| 费用支付方式 | 所有病历记录 |
| 收入入院途径 | 所有病历记录 |
| 到院交通工具 | 所有病历记录 |

续表

| 基本数据元素 | 收集路径 |
|---|---|
| 患者住院号码 | 所有病历记录 |
| 患者住地邮政编码 | 所有病历记录 |

## 四、监测指标适用主要数据元素

| 主要数据元素 | 适用监测指标名称 |
|---|---|
| **右髋关节：**Harris评估分值 | H/K-1 |
| **左髋关节：**Harris评估分值 | H/K-1 |
| **右膝关节：**HSS评分值 | H/K-1 |
| **左膝关节：**HSS评分值 | H/K-1 |
| **手术类型** | H/K-1 |
| ○1.左侧 | H/K-1 |
| ○2.右侧 | H/K-1 |
| ○3.双侧 | H/K-1 |
| **决定手术方案的医师** | H/K-1 |
| ○A.具有髋、膝关节置换术资质的骨科主任医师 | H/K-1 |
| ○B.具有髋、膝关节置换术资质的骨科副主任医师 | H/K-1 |
| ○C.骨科中级（主治）及以上医师 | H/K-1 |
| **伴随内科原有疾病** | H/K-1 |
| ○A.心血管系统疾病 | H/K-1 |
| ○B.神经系统疾病 | H/K-1 |
| ○C.呼吸系统疾病 | H/K-1 |
| ○D.内分泌系统疾病 | H/K-1 |
| ○E.泌尿系统疾病 | H/K-1 |
| ○F.造血系统疾病 | H/K-1 |
| ○G.其他系统疾病 | H/K-1 |
| **适应证的选择** | H/K-1 |
| （1）人工髋关节置换术适应证的选择 | H-1 |
| ○A.原发性或继发性髋关节骨关节炎 | H-1 |
| ○B.股骨头缺血性坏死 | H-1 |
| ○C.类风湿性关节炎累及髋关节 | H-1 |
| ○D.强直性脊柱炎累及髋关节 | H-1 |
| ○E.髋部创伤骨折的老龄患者 | H-1 |

续表

| 主要数据元素 | 适用监测指标名称 |
|---|---|
| ○F.骨关节肿瘤 | H-1 |
| ○G.血友病性关节炎等多种疾患 | H-1 |
| （2）人工膝关节置换术适应证的选择 | K-1 |
| ○A.膝关节各种炎性关节炎，如骨关节炎、类风湿性关节炎、强直性脊柱炎膝关节病变、血友病性关节炎等 | K-1 |
| ○B.膝关节创伤性关节炎 | K-1 |
| ○C.静息状态的感染性关节炎 | K-1 |
| ○D.部分老年患者的髌股关节炎 | K-1 |
| ○E.原发性或继发性骨软骨坏死性疾患等 | K-1 |
| **预防性抗菌药物的选择** | H/K-2 |
| ○1.青霉素类（青霉素、阿莫西林等） | H/K-2 |
| ○2.多西环素（强力霉素） | H/K-2 |
| ○3.大环内酯类 | H/K-2 |
| ○4.第一代或第二代头孢菌素（头孢呋辛、头孢丙烯、头孢克洛等） | H/K-2 |
| ○5.喹诺酮类（如左氧氟沙星、莫西沙星等） | H/K-2 |
| ○6.β-内酰胺类/β-内酰胺酶抑制剂（如阿莫西林/克拉维酸、氨苄西林/舒巴坦） | H/K-2 |
| ○7.其他（需注明抗菌药名称） | H/K-2 |
| ○8.围手术期未选择使用预防性抗菌药物 | H/K-2 |
| **麻醉类型** | H/K-2 |
| ○A.连续硬膜外 | H/K-2 |
| ○B.全身麻醉 | H/K-2 |
| 麻醉开始时间：时（0~23）、分（0~59） | H/K-2 |
| 手术切皮时间：时（0~23）、分（0~59） | H/K-1、H/K-2、H/K-3 |
| 手术结束时间：时（0~23）、分（0~59） | H/K-1、H/K-2、H/K-3 |
| **首剂预防性抗菌药物使用时间：时（0~23）、分（0~59）** | H/K-2 |
| 1.术中应当对患者追加合理剂量抗菌药物的选择 | H/K-2 |
| ○A.若手术时间超过3小时 | H/K-2 |
| ○B.或者失血量大于1500ml的 | H/K-2 |
| ○C.或者手术时间长于所用抗菌药物半衰期的 | H/K-2 |
| ○D.或者双侧关节同时手术的 | H/K-2 |
| 2.术中追加合理剂量的抗菌药物 | H/K-2 |

续表

| 主要数据元素 | 适用监测指标名称 |
| --- | --- |
| **术后72小时后继续使用主要原因** | H/K-2 |
| 1.在主要或次要诊断中术前有感染，或具备潜在高危感染因素者 | H/K-2 |
| 2.术前24～48小时已经接受抗菌药物治疗，术后仍需继续治疗者 | H/K-2 |
| 3.在手术后两天，被确诊为感染者并行治疗，术后仍需继续治疗者 | H/K-2 |
| 4.病程记录中有上级医师认定继续用药的其他原因（用文字说明原因） | H/K-2 |
| **术者资质** | H/K-2 |
| ○1.具有髋、膝关节置换术资质的骨科主任医师 | H/K-2 |
| ○2.具有髋、膝关节置换术资质的骨科副主任医师 | H/K-2 |
| ○3.高年主治医师 | H/K-2 |
| **使用止血带（膝关节）** | TKR-2 |
| ○1.1小时 | TKR-2 |
| ○2.大于1小时 | TKR-2 |
| ○3.放松半小时后再次使用 | TKR-2 |
| **髋关节假体类型（THR）** | THR-2 |
| ○1.生物型 | THR-2 |
| ○2.混合型 | THR-2 |
| ○3.骨水泥 | THR-2 |
| ○4.其他（用文字说明） | THR-2 |
| **膝关节假体类型（TKR）** | TKR-2 |
| ○1.固定平台 | TKR-2 |
| ○2.活动平台 | TKR-2 |
| ○3.PCL：保留 | TKR-2 |
| ○4.PCL：不保留 | TKR-2 |
| ○5.股骨髓腔：封闭 | TKR-2 |
| ○6.股骨髓腔：不封闭 | TKR-2 |
| **假体生产厂家** | TKR-2 |
| **抗凝药物禁忌证** | H/K-3 |
| ○A.出血性疾病的病例 | H/K-3 |
| ○B.实验室血液系统检查有异常的病例 | H/K-3 |
| ○C.临床医师记录有其他禁忌证的病例 | H/K-3 |
| **预防性地给予药物治疗的选择** | H/K-3 |
| ○A.华法林 | H/K-3 |

第六章

续表

| 主要数据元素 | 适用监测指标名称 |
|---|---|
| ○B.普通肝素 | H/K-3 |
| ○C.低分子肝素 | H/K-3 |
| ○D.达比加群 | H/K-3 |
| ○E.利伐沙班 | H/K-3 |
| ○F.阿哌沙班 | H/K-3 |
| ○G.其他（请注明） | H/K-3 |
| ○H.围手术期未选择上述药物 | H/K-3 |
| 首剂抗凝药物使用日期：月、日 | H/K-3 |
| 首剂抗凝药物使用时间：时、分 | H/K-3 |
| 抗凝药物使用终止日期：月、日 | H/K-3 |
| 抗凝药物使用终止时间：时、分 | H/K-3 |
| **基本预防措施的选择** | H/K-3 |
| ○A.术后抬高患肢 | H/K-3 |
| ○B.尽早肢体、足、趾的主动与被动活动 | H/K-3 |
| ○C.离床活动，穿弹力袜 | H/K-3 |
| **机械预防措施的选择** | H/K-3 |
| ○A.静脉足泵 | H/K-3 |
| ○B.间歇充气加压装置 | H/K-3 |
| ○C.压力梯度长袜 | H/K-3 |
| 术中出血量（ml） | H/K-4 |
| 术后出血量（引流）（ml） | H/K-4 |
| 术中输血量（ml） | H/K-4 |
| 术后输血量（ml） | H/K-4 |
| **输血类别** | H/K-4 |
| ○A.全血（ml） | H/K-4 |
| ○B.成分血（ml） | H/K-4 |
| ○C.血浆（ml） | H/K-4 |
| ○D.自体输血（ml） | H/K-4 |
| ○E.术中回收血（ml） | H/K-4 |
| **康复治疗前评估** | H/K-5 |
| ○A.适宜康复治疗 | H/K-5 |
| ○B.不适宜康复治疗 | H/K-5 |

续表

| 主要数据元素 | 适用监测指标名称 |
|---|---|
| 首次接受康复治疗日期 | H/K-5 |
| 治疗时机（天）=首次接受康复治疗日期-手术日期 | H/K-5 |
| **手术后康复方式** | H/K-5 |
| ○A.康复医师 | H/K-5 |
| ○B.康复护士 | H/K-5 |
| ○C.CPM | H/K-5 |
| ○D.人工手法 | H/K-5 |
| **内科原有疾病治疗** | H/K-6 |
| ○A.心血管系统疾病 | H/K-6 |
| ○B.神经系统疾病 | H/K-6 |
| ○C.呼吸系统疾病 | H/K-6 |
| ○D.内分泌系统疾病 | H/K-6 |
| ○E.泌尿系统疾病 | H/K-6 |
| ○F.造血系统疾病 | H/K-6 |
| ○G.其他系统疾病 | H/K-6 |
| **影响程度** | H/K-6、H/K-7 |
| ○A.按时出院 | H/K-6、H/K-7 |
| ○B.延迟出院 | H/K-6、H/K-7 |
| ○C.转科/转院治疗 | H/K-6、H/K-7 |
| ○D.死亡 | H/K-6、H/K-7 |
| **手术后并发症** | H/K-7 |
| 深静脉栓塞 | H/K-7 |
| 肺栓塞 | H/K-7 |
| 感染 | H/K-7 |
| 其他并发症 | H/K-7 |
| **入院宣教** | H/K-8 |
| ○A.护理记录中有病房环境及规章制度宣教的记录 | H/K-8 |
| ○B.护理记录中有术前检查及注意事项宣教的记录，包括饮食指导、戒烟、建议医师停用阿司匹林、活血化淤类药物 | H/K-8 |
| ○C.护理记录中有术前康复训练宣教的记录，包括拐杖的使用、并发症预防、术后适应性锻炼（深呼吸、咳痰、床上大小便） | H/K-8 |
| ○D.护理记录中有病房环境及规章制度宣教的记录 | H/K-8 |

续表

| 主要数据元素 | 适用监测指标名称 |
|---|---|
| **术前一日的健康教育** | H/K-8 |
| ○A.护理记录中有术前宣教的记录，包括皮试、配血、皮肤准备、肠道准备及手术日早晨的注意事项等 | H/K-8 |
| ○B.护理记录中有预防性应用抗生素、药物疗效及不良反应健康指导的记录 | H/K-8 |
| ○C.护理记录中有对患者进行心理护理的记录 | H/K-8 |
| **术后6小时内的健康教育** | H/K-8 |
| ○A.在护理记录中有对患者进行麻醉复苏后注意事项宣教的记录 | H/K-8 |
| ○B.在护理记录中有对患者进行术后体位摆放及预防压疮宣教的记录 | H/K-8 |
| ○C.在护理记录中有各种管路管理的宣教记录，包括尿管、引流管、吸氧管、CAP、输液管 | H/K-8 |
| ○D.在护理记录中有对患者进行早期功能锻炼宣教的记录 | H/K-8 |
| **术后6～12小时的健康教育** | H/K-8 |
| ○A.护理记录中有早期并发症预防指导的记录，包括脂肪栓塞、出血、关节脱位等 | H/K-8 |
| ○B.护理记录中有术后早期功能锻炼指导的记录 | H/K-8 |
| ○C.护理记录中有患者自控式镇痛泵及止痛药物使用指导的记录 | H/K-8 |
| ○D.护理记录中有饮食及活动健康教育的记录 | H/K-8 |
| ○E.护理记录中有抗凝药物用药指导的记录 | H/K-8 |
| **术后一周内健康教育** | H/K-8 |
| ○A.护理记录中有按康复计划进行功能锻炼指导的记录 | H/K-8 |
| ○B.护理记录中有近期并发症预防的健康教育记录，包括血栓形成、感染、神经与血管的损伤等 | H/K-8 |
| **术后一周后健康教育** | H/K-8 |
| ○A.护理记录中有按康复计划进行功能锻炼、禁忌活动宣教的记录 | H/K-8 |
| ○B.护理记录中有中晚期并发症预防健康宣教的记录 | H/K-8 |
| **出院前健康教育** | H/K-8 |
| ○A.护理记录中有出院宣教的记录，包括正确的姿势及活动方法，注意日常生活安全 | H/K-8 |
| ○B.护理记录中有预防人工关节感染健康教育的记录 | H/K-8 |
| **手术切口Ⅰ甲** | H/K-9 |
| **住院21天内出院的病例** | H/K-10 |
| **住院天数：1～120天** | H/K-11 |

续表

| 主要数据元素 | 适用监测指标名称 |
|---|---|
| **离院方式** | H/K-11 |
| ○A.医嘱离院 | H/K-11 |
| ○B.医嘱转院 | H/K-11 |
| ○C.医嘱转社区卫生服务机构/乡镇卫生院 | H/K-11 |
| ○D.非医嘱离院 | H/K-11 |
| ○E.死亡 | H/K-11 |
| （1）住院总费用 | H/K-11 |
| （2）药类 | H/K-11 |
| A.西药费 | H/K-11 |
| B.中药费 | H/K-11 |
| C.血液和血液制品类 | H/K-11 |
| （3）手术治疗费 | H/K-11 |
| （4）手术用一次性医用材料费 | H/K-11 |
| **围手术期疼痛管理** | H/K-12 |
| **常见疼痛强度评估方法的选择** | H/K-12 |
| ○A.视觉模拟评分（visual analogue scale，VAS） | H/K-12 |
| ○B.面部疼痛表情量表（FPS-R） | H/K-12 |
| ○C.数字评价量表（numerical rating scale，NRS） | H/K-12 |
| ○D.语言评价量表（verbal description scale，VDS） | H/K-12 |
| **疼痛评估结果（推荐VAS）** | H/K-12 |
| （1）实施镇痛前VAS疼痛评分值 | H/K-12 |
| （2）实施镇痛后VAS疼痛评分值 | H/K-12 |
| **使用NSAIDs的危险因素评估** | H/K-12 |
| **上消化道评估** | H/K-12 |
| ○A.高龄≥65岁 | H/K-12 |
| ○B.长期用NSAIDs | H/K-12 |
| ○C.应用糖皮质激素 | H/K-12 |
| ○D.上消化道溃疡、出血病史 | H/K-12 |
| ○E.使用抗凝药 | H/K-12 |
| ○F.酗酒史 | H/K-12 |
| **心、脑、肾评估** | H/K-12 |
| ○A.高龄≥65岁 | H/K-12 |

续表

| 主要数据元素 | 适用监测指标名称 |
| --- | --- |
| ○B.脑血管病史（有卒中史或目前有一过性脑缺血发作） | H/K-12 |
| ○C.心血管病史 | H/K-12 |
| ○D.同时使用ACEI及利尿剂 | H/K-12 |
| ○E.冠脉搭桥手术前禁用NSAIDs | H/K-12 |
| **药物多模式选择** | H/K-12 |
| ○A.NSAIDs类药物 | H/K-12 |
| ○B.选择性COX-2抑制剂类药物 | H/K-12 |
| ○C.对乙酰氨基酚类药物 | H/K-12 |
| **镇痛用药多途径的选择** | H/K-12 |
| ○A.术前镇痛 | H/K-12 |
| ○B.术中局部药物注射 | H/K-12 |
| ○C.神经阻滞镇痛 | H/K-12 |
| ○D.椎管内脂质体吗啡应用 | H/K-12 |
| ○E.患者自控性镇痛 | H/K-12 |
| ○F.其他镇痛方法 | H/K-12 |

## 五、主要参考资料

1.《CMS中心/国家医院质量激励示范（HQID）项目概述及一年调查结果》美国CMS中心/医院联合评审委员会（JCAHO）2006年.

2.《质量手册》2.5版，CMS，2008年.

3.中华医学会骨科学分会.预防骨科大手术后深静脉血栓形成的专家建议（草案）.中华骨科杂志，2005，27（10）：790-792.

4.《抗菌药物临床应用指导原则》国家卫生部，2005年.

5.毛宾尧.髋关节外科学.北京：人民卫生出版社，1998，70-102.

6.杜克，王守志.骨科护理学.北京：人民卫生出版社，1995.

7.徐卫东，吴岳嵩.人工关节手术与康复.上海：第二军医大学出版社，2000.

8.中华医学会骨科学分会.骨科常见疼痛的处理专家建议.中华骨科杂志，2008，27（1）：78-81.

9.《第一批单病种质量控制指标》卫生部卫办医政函〔2009〕425号.

10.《三级综合医院评审标准（2011版）》，国家卫生部，卫医管发〔2010〕33号.

11.《三级综合医院评审标准（2011版）》实施细则，国家卫生部，卫办医管发〔2011〕148号.

12.《股骨头坏死、髋关节发育不良、髋关节骨关节炎临床路径》卫生部卫办医政发〔2011〕54号，2011.

13.《重度膝关节骨关节炎、股骨颈骨折临床路径》卫生部卫办医政发〔2009〕162号文件，2009.

14.《人工髋关节置换技术管理规范（2012版）》卫生部卫办医政发〔2012〕68号，2012-05-29.

15.《人工膝关节置换技术管理规范（2012年版）》卫生部卫办医政发〔2012〕93号，2012-07-24.

16.《质量手册》4.3版，CMS，2013年.

17.《骨科围手术期疼痛管理论坛纪要》第十五届骨科学术会议，COA 2013.

18.《2013年度美国医院质量报告》，JCAHO，2013年.

19.张宗久.中国医院评审实务.北京：人民卫生出版社，2013.

20.王建安.JCI评审攻略.北京：光明日报出版社，2013.

21.《临床医疗认证（CCPC）标准》JCAHO，2013年.

22.《医院评审标准（医学中心）》V5.0，2014年4月1日起执行，美国医院联合评审委员JCI，2013年.

23.《2013针对特定疾病认证手册》JCAHO，2013年.

24.美国医疗机构评审委员会国际部编，张俊主译.JCI医院评审-应审指南.北京：北京大学医学出版社，2013.

25.《联合委员会国家质量核心的技术规格手册》v2015A，JCAHO，2014年.



# 第四节　质量控制指标之解释与计算公式

## 髋/膝关节置换术质量控制指标-1

**指标代码：** H/K-1。

**指标名称：** 实施手术前功能评估。

**对象选择：** 全部住院治疗的全髋/膝关节置换术成人患者。

**设置理由：**

1.原卫生部《人工髋关节置换技术管理规范（2012版）》《人工膝关节置换技术管理规范（2012年版）》在技术管理基本要求中明确规定：人工髋、膝关节置换手术由2名以上具有人工髋关节置换技术临床应用能力的、具有副主任医师以上专业技术职务任职资格的本院在职医师决定，术者由具有人工髋关节置换技术临床应用能力的本院医师担任。

2.要为每一位需要髋/膝关节置换手术的患者，实施手术前功能评估，对髋（或）膝关节功能受损情况做出正确的评价，以便选择适当手术方式，提高手术质量与功能康复。

**指标类型：** 过程质量。

**表达方式**：比率提高。

**信息采集**：追溯性调查住院病历之病程记录、手术前记录、手术前功能评估用表等相关记录，实施手术前功能评估结果，主要采集三项信息：

1.关节功能评估

（1）髋关节Harris评分值：右侧、左侧。

（2）膝关节HSS评分值：右侧、左侧。

2.手术类型

○A.左侧

○B.右侧

○C.双侧

3.决定手术方案的医师

○A.具有髋、膝关节置换术资质的骨科副主任医师

○B.具有髋、膝关节置换术资质的骨科主任医师

○C.骨科中级（主治）及以上医师

4.伴随内科原有疾病

○A.心血管系统疾病

○B.神经系统疾病

○C.呼吸系统疾病

○D.内分泌系统疾病

○E.泌尿系统疾病

○F.造血系统疾病

○G.其他系统疾病

**分子**：实施手术前功能Harris评分的例数。

**分母**：同期全髋关节置换手术的住院例数。

**分子**：实施手术前功能HSS评分的例数。

**分母**：同期全膝关节置换手术的住院例数。

**除外病例**：无。

## 髋/膝关节置换术质量控制指标-2

**指标代码**：H/K-2。

**指标名称**：预防性抗菌药应用时机。

**对象选择**：全部住院治疗的全髋/膝关节置换术成人患者。

**设置理由**：在围手术期预防性使用抗菌药物，应按照《抗菌药物临床应用指导原则》的Ⅰ类切口手术预防性抗菌药物应用原则。

**标准类型**：过程质量。

**表达方式**：比率提高。

**信息采集**：追溯性调查住院病历、麻醉与手术记录中相关预防抗菌药使用（预防抗菌药选择与应用时机）等信息。主要采集六项信息。

## H/K-2.1使用预防性抗菌药物的选择

**信息采集**：按照《卫生部抗菌药物临床应用指导原则》的要求，首选使用第一、第二代头孢菌素作为预防性抗菌药。耐甲氧西林葡萄球菌发生率高的医疗机构，可选用去甲万古霉素预防感染。追溯性调查住院病历之病程记录、手术前医嘱、麻醉记录、手术记录及治疗单等相关记录预防性抗菌药物选择的结果。

围手术期预防性抗菌药物的选择

○A.青霉素类（青霉素、阿莫西林等）

○B.多西环素（强力霉素）

○C.大环内酯类

○D.第一代或第二代头孢菌素（头孢呋辛、头孢丙烯、头孢克洛等）

○E.喹诺酮类（如左氧氟沙星、莫西沙星等）

○F.β-内酰胺类/β-内酰胺酶抑制剂（如阿莫西林/克拉维酸、氨苄西林/舒巴坦）

○G.其他：列出药名

○H.围手术期未选择使用预防性抗菌药物

**分子**：首选使用第一、第二代头孢菌素（A-F选项）的例数。

**分母**：同期全髋关节置换手术的全部例数。

**分子**：首选使用第一、第二代头孢菌素（A-F选项）的例数。

**分母**：同期全膝关节置换手术的全部例数。

## H/K-2.2手术前1小时开始使用

**信息采集**：围手术期预防性抗菌药物通常是在手术前1小时开始使用，若将万古霉素或喹诺酮类药物用于预防，则为手术前2小时。追溯性调查住院病历之病程记录、手术前医嘱、麻醉记录、手术记录及治疗单等相关记录，首剂预防性抗菌药物使用的时间等信息。

1.麻醉类型

○A.连续硬膜外

○B.全身麻醉

2.麻醉开始时间：时（0～23）、分（0～59）。

3.手术切皮时间：时（0～23）、分（0～59）。

4.手术结束时间：时（0～23）、分（0～59）。

5.首剂预防性抗菌药物使用时间：时（0～23）、分（0～59）。

6.未使用预防性抗菌药物。

**分子：**手术前一小时开始使用首剂预防性抗菌药物的例数。

**分母：**同期全髋关节置换手术的全部例数。

**分子：**手术前1小时开始使用首剂预防性抗菌药物的例数。

**分母：**同期全膝关节置换手术的全部例数。

**除外病例：**

1.在病历中的主要诊断与次要诊断为感染者。

2.有记录明示手术前患者正处在使用抗菌药物治疗感染的进程之中。

3.临床医师认为有使用抗菌药物治疗的禁忌证者。

## H/K-2.3手术时间超过3小时须追加一次

**信息采集：**若手术时间超过3小时，或者手术时间长于所用抗菌药物半衰期的，或者失血量大于1500ml的，或双侧关节同时手术的，手术中应当对患者追加合理剂量的抗菌药物。追溯性调查住院病历之病程记录、手术前医嘱、麻醉记录、手术记录及治疗单等相关记录，术中应加用抗菌药物的信息。

1.术中应当对患者追加合理剂量抗菌药物的

〇A.若手术时间超过3小时

〇B.或者失血量大于1500ml的

〇C.或者手术时间长于所用抗菌药物半衰期的

〇D.或者双侧关节同时手术的

2.术中追加合理剂量的抗菌药物

**分子：**手术中追加一次的例数。

**分母：**同期全髋关节置换手术时间超过3小时或术中出血量超过1500ml的例数。

**分子：**手术中追加一次的例数。

**分母：**同期全膝关节置换手术时间超过3小时或术中出血量超过1500ml的例数。

## H/K-2.4术后72小时内结束使用

**信息采集：**骨关节置换手术后无感染临床表现者，在手术结束后72小时内停止预防性抗生素使用。追溯性调查住院病历之病程记录、医嘱单、治疗单等相关记录，停止使用抗菌药物的信息。

预防性抗菌药物结束使用时间（小时）=停止使用时间－首剂使用时间

**分子：**术后72小时内结束使用的例数。

**分母：**同期全髋关节置换手术的全部例数。

**分子：**术后72小时内结束使用的例数。

**分母：**同期全膝关节置换手术的全部例数。

## H/K-2.5术后72小时后继续使用

**信息采集：**骨关节置换手术后无感染临床表现者，在手术结束后72小时后继续预防性使用抗生素。追溯性调查住院病历之病程记录、医嘱单、治疗单等相关记录，手术后继续预防性使用抗菌药物的信息。

**分子：**术后72小时后继续使用的例数。

**分母：**同期全髋关节置换手术的全部例数。

**分子：**术后72小时后继续使用的例数。

**分母：**同期全膝关节置换手术的全部例数。

**除外病例：**

1.在主要或次要诊断中术前有感染或具备潜在高危感染因素者。

2.术前24～48小时内已经接受抗菌药物治疗，术后仍需继续治疗者。

3.在手术后两天，被确诊为感染者并行治疗，术后仍需继续治疗者。

4.病程记录中有上级医师认定继续用药的其他原因（用文字说明原因）。



## H/K-2.6手术相关信息

**信息采集：**追溯性调查住院病历之病程记录、手术前医嘱、麻醉记录、手术记录及治疗单等相关记录，与手术直接相关的信息。

1.术者资质

○1.主任医师

○2.副主任医师

○3.高年主治医师

2.膝关节使用止血带（TKR）

○1.1小时

○2.大于1小时

○3.放松半小时后再次使用

3.膝关节假体类型（TKR）

○1.固定平台

○2.活动平台

○3.PCL：保留

○4.PCL：不保留

○5.股骨髓腔：封闭

○6.股骨髓腔：不封闭

4.髋关节假体类型（THR）

○1.生物型

○2.混合型

○3.骨水泥

○4.其他（用文字说明）

5.假体生产厂家：厂名或名牌名称。

## 髋/膝关节置换术质量控制指标-3

**指标代码：** H/K-3。

**指标名称：** 预防术后深静脉血栓（DVT）形成。

**对象选择：** 全部住院治疗的全髋/膝关节置换术成人患者。

**设置理由：**

1.据美国胸科医师协会报道，骨科大手术后深静脉血栓总发生率 ：人工髋关节置换术为42%～57%、人工膝关节置换术为41%～85%。

2.据2003年 AIDA研究结果显示，亚洲（包括中国）骨科大手术患者的深静脉血栓发生率与西方国家相近，其骨科大手术后深静脉血栓的发生率为43.2%（120/278 ），许多骨科大手术后由于对深静脉血栓形成缺少必要的防治措施，少数造成致死性肺栓塞而导致患者死亡。

3.中华骨科杂志2005年《预防骨科大手术后深静脉血栓形成的专家建议》提出了“人工全髋关节置换术DVT的药物预防与人工全膝关节置换术 DVT的药物预防方案”，并对开始预防的时间与时限提出具体要求。

**指标类型：** 过程质量。

**表达方式：** 比率提高。

**信息采集：** 追溯性调查住院病历之病程记录、医嘱单、治疗单等相关记录，主要采集预防深静脉栓塞形成医嘱内容与执行时间的五项信息。

1.禁忌证

○A.出血性疾病的病例

○B.实验室血液系统检查有异常的病例

○C.临床医师记录有其他禁忌证的病例

2.预防深静脉栓塞形成医嘱执行时间：年-月-日-时-分。

3.预防性地给予药物治疗的选择

○A.华法林

○B.普通肝素

○C.低分子肝素

○D.达比加群

○E.利伐沙班

○F.阿哌沙班

○G.其他（请注明）

○H.围手术期未选择使用上述（A～F）药物

4.基本预防措施

○A.术后抬高患肢

○B.尽早肢体、足、趾的主动与被动活动

○C.离床活动，穿弹力袜

○H.围手术期未选择使用上述（A～C）措施

5.机械预防措施

○A.静脉足泵

○B.间歇充气加压装置

○C.压力梯度长袜

○H.围手术期未选择使用上述（A～C）措施

**分子：**有预防深静脉栓塞形成医嘱执行时间的例数。

**分母：**同期全髋关节置换手术的全部例数。

**分子：**有预防深静脉栓塞形成医嘱执行时间的例数。

**分母：**同期全膝关节置换手术的全部例数。

**除外病例：**有出血性疾病或实验室血液系统检查有异常等其他禁忌证的病例。



## 髋/膝关节置换术质量控制指标-4

**指标代码：**H/K-4。

**指标名称：**手术输血量大于400ml。

**对象选择：**全部住院治疗的全髋/膝关节置换术成人患者。

**设置理由：**评价手术质量的内容之一。

**指标类型：**过程质量。

**表达方式：**比率降低。

**信息采集：**追溯性调查住院病历之病程记录、医嘱单、治疗单、麻醉记录、手术记录、输血记录等相关记录，主要采集手术操作出血与补充情况，单侧手术（包括术中与术后）输血量大于400ml/或双侧手术（包括术中与术后）输血量大于800ml的信息。

1.手术中出血量（ml）。

2.手术后引流量（ml）。

3.手术中输血量（ml）。

4.手术后输血量（ml）。

5.输血类别

○A.全血（ml）

○B.成分血（ml）

○C.血浆（ml）

○D.自体输血（ml）

○E.术中回收血（ml）

**分子：**手术（包括术中与术后）不输血的例数。

**分母：**同期全髋关节置换手术的例数。

**分子：**单侧手术输血量大于400ml（或）双侧800ml例数。

**分母：**同期全髋关节置换手术的例数。

**分子：**手术（包括术中与术后）不输血的例数。

**分母：**同期全膝关节置换手术的例数。

**分子：**单侧手术输血量大于400ml（或）双侧800ml例数。

**分母：**同期全膝关节置换手术的例数。

**除外病例：**无。

## 髋/膝关节置换术质量控制指标-5

**指标代码：**H/K-5。

**指标名称：**术后康复治疗。

**对象选择：**全部住院治疗的髋/膝关节置换术成人患者。

**设置理由：**术后康复治疗是术后尽早恢复关节功能的重要途径，减少并发症，提高治愈率。

**指标类型：**过程质量。

**表达方式：**比率降低。

**信息采集：**追溯性调查住院病历之病程记录、医嘱单、治疗单、康复治疗记录等相关记录，主要采集实施早期康复的信息。

1.康复治疗前评估

○A.适宜康复治疗

○B.不适宜康复治疗

2.首次接受康复治疗日期

手术后时机（天）=首次接受康复治疗日期－手术日期

3.手术后康复方式

○A.康复医师

○B.康复护士

○C.CPM

○D.人工手法

○E.围手术期未选择使用上述（A～D）康复措施

**分子：**有实施早期康复医嘱执行时间的例数。

**分母：**同期全髋关节置换手术的例数。

**分子：**有实施早期康复医嘱执行时间的例数。

**分母：**同期全膝关节置换手术的例数。

**除外病例：**

医师记录中有认定因术前伴随的内科疾病，而不适宜康复治疗的病例。

## 髋/膝关节置换术质量控制指标-6

**指标代码：** H/K-6。

**指标名称：** 内科原有疾病治疗（可选）。

**对象选择：** 全部住院治疗的髋/膝关节置换术成人患者。

**设置理由：** 术前伴随原有内科疾患是影响关节手术安全与增加术后功能康复难度的重要因素。

**指标类型：** 过程质量。

**表达方式：** 比率降低。

**信息采集：** 追溯性调查住院病历记录之病程记录、医嘱单、治疗单中有关对术前伴随原有内科疾患的病情严重程度评估与治疗的信息。



1.内科原有疾病治疗

○A.心血管系统疾病

○B.神经系统疾病

○C.呼吸系统疾病

○D.内分泌系统疾病

○E.泌尿系统疾病

○F.造血系统疾病

○G.其他系统疾病

○H.无上述（A～G）伴随的原有内科疾病

2.影响程度

○A.按时出院

○B.延迟出院

○C.转科继续治疗

○D.死亡

**分子：** 伴随原有内科疾病的例数。

**分母：** 同期全髋关节置换手术的例数。

**分子：** 伴随原有内科疾病的例数。

**分母：** 同期全膝关节置换手术的例数。

**除外病例：** 无。

## 髋/膝关节置换术质量控制指标-7

**指标代码：** H/K-7。

**指标名称：**手术后出现并发症。

**对象选择：**全部住院治疗的髋/膝关节置换术成人患者。

**设置理由：**手术后出现并发症是影响关节手术安全与增加术后功能康复难度的重要因素。

**指标类型：**过程质量。

**表达方式：**并发症比率减少，提高治愈率。

**信息采集：**追溯性调查住院病历记录之病程记录、医嘱单、治疗单中有关术后出现并发症的信息。

1.术后并发症

○A.深静脉栓塞

○B.肺栓塞

○C.感染

○D.生理和代谢紊乱

○E.其他（用文字说明）

2.影响程度

○A.按时出院

○B.延迟出院

○C.转科继续治疗

○D.死亡

**分子：**手术后出现并发症的例数。

**分母：**同期全髋关节置换手术的例数。

**分子：**手术后出现并发症的例数。

**分母：**同期全膝关节置换手术的例数。

**除外病例：**无。

## 髋/膝关节置换术质量控制指标-8

**指标代码：**H/K-8。

**指标名称：**为患者提供髋与膝关节置换术的健康教育。

**对象选择：**全部住院治疗的髋/膝关节置换术成人患者。

**设置理由：**健康教育是诊疗活动重要组成部分，促进早期康复，减少并发症。

**指标类型：**过程质量。

**表达方式：**比率提高。

**信息采集：**追溯性调查住院病历记录中有关健康教育的记录，分为以下七个子项叙述。

## H/K-8.1入院宣教

**信息采集**：追溯性调查住院病历记录之病程记录、护理记录、医嘱单、治疗单中有关接受入院宣教教育的记录，主要采集三项信息：

○A.护理记录中有病房环境及规章制度宣教的记录

○B.护理记录中有术前检查及注意事项宣教的记录，包括饮食指导、戒烟、建议医师停用阿司匹林、活血化淤类药物

○C.护理记录中有术前康复训练宣教的记录，包括拐杖的使用、并发症预防、术后适应性锻炼（深呼吸、咳痰、床上大小便）

**分子**：接受入院宣教教育的例数。

**分母**：同期全髋关节置换手术的例数。

**分子**：接受入院宣教教育的例数。

**分母**：同期全膝关节置换手术的例数。

**除外病例**：无。



## H/K-8.2术前一日的健康教育

**信息要点**：追溯性调查住院病历记录之病程记录、护理记录、医嘱单、治疗单中有关接受术前一日教育的记录，主要采集三项信息：

○A.护理记录中有术前宣教的记录，包括皮试、配血、皮肤准备、肠道准备及手术日早晨的注意事项等

○B.护理记录中有预防性应用抗生素、药物疗效及不良反应健康指导的记录

○C.护理记录中有对患者进行心理护理的记录

**分子**：接受术前一日的健康教育的例数。

**分母**：同期全髋关节置换手术的例数。

**分子**：接受术前一日的健康教育的例数。

**分母**：同期全膝关节置换手术的例数。

## H/K-8.3术后6小时内的健康教育

**信息要点**：追溯性调查住院病历记录之病程记录、护理记录、医嘱单、治疗单中有关接受术后6小时内教育的记录，主要采集四项信息：

○A.在护理记录中有对患者进行麻醉复苏后注意事项宣教的记录

○B.在护理记录中有对患者进行术后体位摆放及预防压疮宣教的记录

○C.在护理记录中有各种管路管理的宣教记录，包括尿管、引流管、吸氧管、CAP、输液管

〇D.在护理记录中有对患者进行早期功能锻炼宣教的记录

**分子：**接受术后6小时内的健康教育的例数。

**分母：**同期全髋关节置换手术的例数。

**分子：**接受术后6小时内的健康教育的例数。

**分母：**同期全膝关节置换手术的例数。

**除外病例：**无。

## H/K-8.4术后6小时至24小时的健康教育

**信息要点：**追溯性调查住院病历记录之病程记录、护理记录、医嘱单、治疗单中有关接受术后6～24小时教育的记录，主要采集五项信息：

〇A.护理记录中有早期并发症预防指导的记录，包括脂肪栓塞、出血、关节脱位等

〇B.护理记录中有术后早期功能锻炼指导的记录

〇C.护理记录中有患者自控式镇痛泵及止痛药物使用指导的记录

〇D.护理记录中有饮食及活动的健康教育的记录

〇E.护理记录中有抗凝药物用药指导的记录

**分子：**接受术后6～24小时的健康教育的例数。

**分母：**同期全髋关节置换手术的例数。

**分子：**接受术后6～24小时的健康教育的例数。

**分母：**同期全膝关节置换手术的例数。

**除外病例：**无。

## H/K-8.5术后一周内健康教育

**信息要点：**追溯性调查住院病历记录之病程记录、护理记录、医嘱单、治疗单中有关接受术后一周内教育的记录，主要采集两项信息：

〇A.护理记录中有按康复计划进行功能锻炼指导的记录

〇B.护理记录中有近期并发症预防的健康教育记录，包括血栓形成、感染、神经与血管的损伤等

**分子：**接受术后一周内健康教育的例数。

**分母：**同期全髋关节置换手术的例数。

**分子：**接受术后一周内健康教育的例数。

**分母：**同期全膝关节置换手术的例数。

**除外病例：**无。

## H/K-8.6术后一周后健康教育

**信息要点：** 追溯性调查住院病历记录之病程记录、护理记录、医嘱单、治疗单中有关接受术后一周后教育的记录，主要采集两项信息：

○A.护理记录中有按康复计划进行功能锻炼、禁忌活动宣教的记录

○B.护理记录中有中晚期并发症预防健康宣教的记录

**分子：** 接受术后一周后健康教育的例数。

**分母：** 同期全髋关节置换手术的例数。

**分子：** 接受术后一周后健康教育的例数。

**分母：** 同期全膝关节置换手术的例数。

**除外病例：** 无。

## H/K-8.7为患者提供出院前健康教育

**信息要点：** 追溯性调查住院病历记录之病程记录、护理记录、出院小结中有关接受出院前健康教育的记录，主要采集三项信息：

○A.护理记录中有出院宣教的记录，包括正确的姿势及活动方法，注意日常生活安全

○B.护理记录中有预防人工关节感染健康教育的记录

○C.护理记录中有饮食指导的记录，包括合理饮食，控制体重

**分子：** 接受出院前健康教育的例数。

**分母：** 同期全髋关节置换手术的例数。

**分子：** 接受出院前健康教育的例数。

**分母：** 同期全膝关节置换手术的例数。

**除外病例：** 无。

## 髋/膝关节置换术质量控制指标-9

**指标代码：** H/K-9。

**指标名称：** 手术切口Ⅰ甲。

**对象选择：** 全部住院治疗的髋/膝关节置换术成人患者。

**设置理由：** 是手术质量的重要指标之一。

**指标类型：** 过程质量。

**表达方式：** 比率提高。

**信息采集：** 追溯性调查住院病历之病历首页、病程记录及出院小结中有关手术切口愈合的记录。

**分子：** Ⅰ甲愈合的例数。

**分母：**同期全髋关节置换手术的例数。

**分子：**Ⅰ甲愈合的例数。

**分母：**同期全膝关节置换手术的例数。

**除外病例：**无

## 髋/膝关节置换术质量控制指标-10

**指标代码：**H/K-10。

**指标名称：**住院21天内出院。

**对象选择：**全部住院治疗的髋/膝关节置换术成人患者。

**设置理由：**缩短手术前的住院时间，评价手术效果，是否已经达到不再限制自由活动，对首次、单侧、无伴随内科疾病继续治疗的患者应住院21天内出院。

**指标类型：**过程质量。

**表达方式：**比率提高。

**信息采集：**追溯性调查住院病历之病历首页、病程记录及出院小结中有关住院天数的记录。

**分子：**住院21天内的例数。

**分母：**同期全髋关节置换手术的例数。

**分子：**住院21天内的例数。

**分母：**同期全膝关节置换手术的例数。

**除外病例：**因术前伴随内科疾病继续治疗，而在术后需转内科的患者，但不含拆线后继续留住骨科治疗的病例。

## 髋/膝关节置换术质量控制指标-11

**指标代码：**H/K-11。

**指标名称：**平均住院日与费用。

**对象选择：**全髋/膝关节置换手术的例数。

**设置理由：**患者负担与转归。

**指标类型：**结果质量（数据）。

**表达方式：**缩短与降低，横向医院间比较。

**信息采集：**追溯性调查住院病历中病历首页、病程记录、出院小结、费用记录等相关信息。

**项目与结果数据：**

1.住院天数：1～120天。

2.离院方式

○A.转入外院继续康复治疗

〇B.转入社区医院继续康复治疗

〇C.转入康复机构治疗

〇D.转入护理院

〇E.回家休养

〇F.其他

3.住院费用（元）

（1）住院费用：总费用指患者住院期间发生的与诊疗有关的所有费用之和。

（2）药类：

A.西药费：包括有机化学药品、无机化学药品和生物制品费用（含抗菌药物）

B.中药费：包括中成药费、中草药费

C.血液和血液制品费：包括血费，白蛋白类、球蛋白类、凝血因子类、细胞因子类制品费

（3）手术治疗费：包括麻醉费及各种介入、孕产、手术治疗等费用。

（4）手术用一次性医用材料费：患者住院期间进行手术、介入操作时所使用的一次性医用材料费用。

**分子：**治疗结果死亡的例数。

**分母：**同期全髋关节置换手术的例数。

**分子：**治疗结果死亡的例数。

**分母：**同期全膝关节置换手术的例数。

**除外病例：**无。

**评价数据计算值：**

通过统计本院本年度全髋、膝关节置换手术患者住院日及住院费用（元）分析，获得以下信息：

1.住院日：“平均值”与“中位数、20百分位数、80百分位数”。

2.住院费用（元）：“平均值”与“中位数、20百分位数、80百分位数”。

**附件：**

**离院方式：**指患者本次住院出院的方式，主要包括：

1.医嘱离院：指患者本次治疗结束后，按照医嘱要求出院，回到住地进一步康复等情况。

2.医嘱转院：指医疗机构根据诊疗需要，将患者转往相应医疗机构进一步诊治，用于统计“双向转诊”开展情况。如果接收患者的医疗机构明确，需要填写转入医疗机构的名称。

3.医嘱转社区卫生服务机构/乡镇卫生院：指医疗机构根据患者诊疗情况，将患者转往相应社区卫生服务机构进一步诊疗、康复，用于统计“双向转诊”开展情况。如果接收患者的社区卫生服务机构明确，需要填写社区卫生服务机构/乡镇卫生院名称。

4.非医嘱离院：指患者未按照医嘱要求而自动离院，如：患者疾病需要住院治疗，但患者出于个人原因要求出院，此种出院并非由医务人员根据患者病情决定，属于非医嘱离院。

5.死亡：指患者在住院期间死亡。

6.其他：指除上述5种出院去向之外的其他情况。

引自：《卫生部关于修订住院病案首页的通知》卫医政发〔2011〕84号 附件2.住院病案首页部分项目填写说明。

## 髋/膝关节置换术质量控制指标-12（试行）

**指标代码：** H/K-12。

**指标名称：** 围手术期疼痛管理（试用）。

**对象选择：** 全部住院治疗的髋/膝关节置换术成人患者。

**设置理由：** COA 2013：骨科围手术期疼痛管理论坛纪要中指出：世界卫生组织（WHO）将疼痛确定为继血压、呼吸、脉搏、体温之后的“第五大生命体征”，体现了疼痛管理的重要性，而疼痛也是患者最关心的问题。

无痛，是现代外科的发展要求，“无痛病房”概念的提出，不仅体现了医生对患者的人文关怀，同时也显示了医学理念的进步。

对于骨科手术患者，其最关心的是术后疼痛，其次才是手术质量。良好的镇痛有助于患者的肢体功能锻炼、加快康复、缩短住院时间，更重要的是其可有效改善目前紧张的医患关系。

**指标类型：** 过程质量。

**表达方式：** 比率提高。

**信息采集：** 追溯性调查住院病历之病程记录、护理记录、医嘱单、治疗单中在围手术期疼痛管理的信息，主要采集五项信息：

1.常见疼痛强度评估方法

○A.视觉模拟评分（visual analogue scale，VAS）

○B.面部疼痛表情量表（FPS-R）

○C.数字评价量表（numerical rating scale，NRS）

○D.语言评价量表（verbal description scales，VDS）

○E.无上述（A～D）评估

2.疼痛评估结果（推荐VAS）

（1）实施镇痛前VAS疼痛评分值；

（2）实施镇痛后VAS疼痛评分值。

3.使用NSAIDs的危险因素评估

上消化道评估：

○A.高龄≥65岁

○B.长期用NSAIDs
○C.应用糖皮质激素
○D.上消化道溃疡、出血病史
○E.使用抗凝药
○F.酗酒史

心、脑、肾评估：
○A.高龄≥65岁
○B.脑血管病史（有卒中史或目前有一过性脑缺血发作）
○C.心血管病史
○D.同时使用ACEI及利尿剂
○E.冠脉搭桥围手术前禁用NSAIDs

4.药物选择多模式
○A.NSAIDs类药物
○B.选择性COX-2抑制剂类药物
○C.对乙酰氨基酚类药物

5.镇痛用药多途径的选择
○A.术前镇痛
○B.术中局部药物注射
○C.神经阻滞镇痛
○D.椎管内脂质体吗啡应用
○E.患者自控性镇痛
○F.其他镇痛方法



**分子：**术后实施疼痛评估（VAS疼痛评分）的例数。
**分母：**同期全髋关节置换手术的例数。
**分子：**术后实施多模式镇痛的例数。
**分母：**同期全髋关节置换手术的例数。
**分子：**术后实施疼痛评估（VAS疼痛评分）的例数。
**分母：**同期全膝关节置换手术的例数。
**分子：**术后实施多模式镇痛的例数。
**分母：**同期全膝关节置换手术的例数。
**除外病例：**无。

**附件：**

1.常见疼痛强度评估方法
（1）视觉模拟评分（visual analogue scale，VAS）；
（2）数字评价量表（numerical rating scale，NRS）；
（3）语言评价量表（verbal description scales，VDS）；

（4）面部疼痛表情量表（FPS-R）。

2．视觉模拟评分（visual analogue scale，VAS）

视觉模拟评分法为0～10分：该法比较灵敏，有可比性。

具体做法是：

（1）是将疼痛的程度用0～10共11个数字表示，0表示无痛，10代表最痛，患者根据自身疼痛程度在这11个数字中挑选一个数字代表疼痛程度。

（2）使用前需要对患者做详细的解释工作，让患者理解该方法的概念以及此法测痛与真正疼痛的关系，然后让患者在直线上标出自己疼痛的相应位置。

（3）可使用正面有0和10之间游动的标尺，背面有0～10数字的视觉模拟评分尺，如果患者移动标尺，医生能够立即在尺的背面看到具体数字，可以精确到毫米。

（4）不宜用于老年人，因为老年人准确标定坐标位置的能力不足。

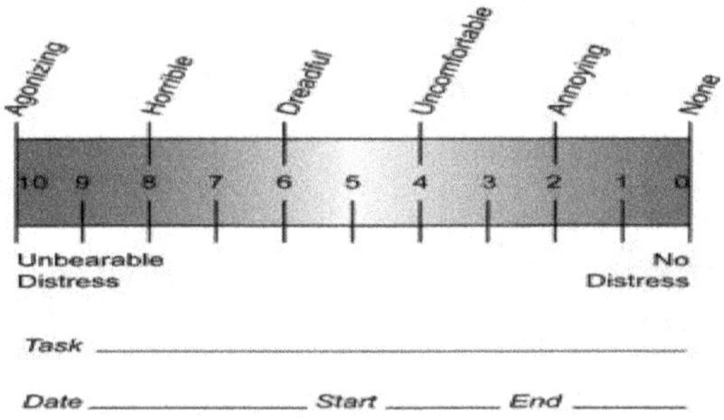


3．数字评价量表（numerical rating scale，NRS）

用0～10数字的刻度标示出不同程度的疼痛强度等级，“0”为无痛，“10”为最剧烈的疼痛，“4”以下轻度疼痛（疼痛不影响睡眠），“4～6”为中度疼痛，“7”以上重度疼痛（疼痛导致不能入睡，或从睡眠中痛醒）。

4.语言评价量表（verbal description scale，VDS）

将描述疼痛强度的词汇，通过口述方式来表达“无痛”“轻度疼痛”“中度疼痛”“重度疼痛”。

5.面部疼痛表情量表（FPS-R）

FPS较为客观且方便，是在模拟法的基础上发展而来，使用从快乐到哭泣的6个不同表现的面容，见下图，简单易懂，适用面相对较广，即使不能完全用语言表达清楚的幼儿也可供临床参考。

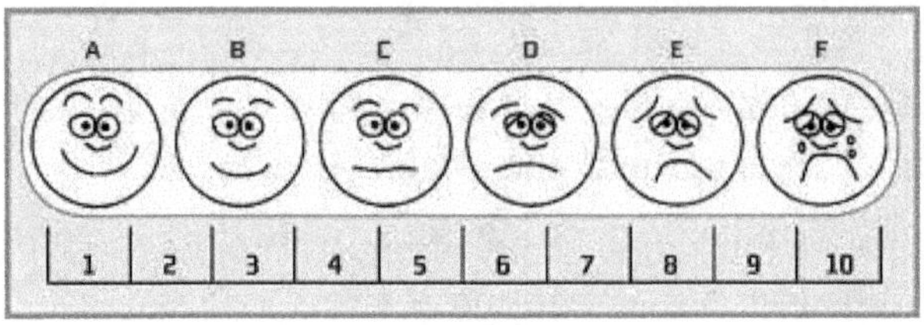

疼痛强度评估结果判定：

（1）无痛（0分）；

（2）轻度疼痛（3分以下）：有轻微的疼痛，能忍受；平均值为2.57±1.04；

（3）中度疼痛（4~6分）：患者疼痛并影响睡眠，尚能忍受；平均值为5.18±1.41；

（4）重度疼痛（7~10分）：患者有渐强烈的疼痛，疼痛难忍，影响食欲，影响睡眠；平均值为8.41±1.35。

## 髋/膝关节置换术质量控制指标-13（试行）

**指标代码**：H/K-13。

**指标名称**：患者对服务质量的评价（试用）。

**标准类型**：过程质量。

**表达方式**：比率提高。

**设置理由**：通过对患方满意度的调查，可以了解整体医疗过程，有利于提高服务水平，调整服务方式，让患者得到更满意的服务。

**对象选择**：全部髋/膝关节置换术住院患者。

**信息采集**：请髋/膝关节置换术出院患者在办理完出院手续之后，填写服务满意程度调查表，或由专人在出院后一周内进行电话随访。可以从以下几个方面了解：

**特定（单）病种患者感受评价用表**

| |
|---|
| 1.入病房时护士是否以口头或书面形式主动介绍住院环境、注意事项；<br>□5很满意□4满意□3一般□2不满意□1很不满意 |
| 2.医生诊断后是否主动告知治疗方案、预期结果及预计费用；<br>□5很满意□4满意□3一般□2不满意□1很不满意 |
| 3.对病房与床单的清洁舒适程度的评价；<br>□5很满意□4满意□3一般□2不满意□1很不满意 |
| 4.对病房的生活方便程度的总体印象；<br>□5很满意□4满意□3一般□2不满意□1很不满意 |
| 5.经过本次治疗后对病痛减轻与生活质量改善程度的评价；<br>□5很满意□4满意□3一般□2不满意□1很不满意 |
| 6.对此次住院医护人员提供服务的总体评价；<br>□5很满意□4满意□3一般□2不满意□1很不满意 |
| 7.对医生、护士提供本次所患疾病相关的防治与康复知识教育的评价。<br>□5很满意□4满意□3一般□2不满意□1很不满意 |

第六章

# 第五节 适用的临床路径

## 重度膝关节骨关节炎临床路径

（引自原卫生部卫办医政发〔2009〕162号文件）

### 一、标准住院流程

（一）适用对象

第一诊断为重度膝关节骨关节炎（ICD-10：M17）。

行全膝关节置换术（ICD-9-CM-3：81.54）。

（二）诊断依据

根据《临床诊疗指南-骨科学分册》（中华医学会编著，人民卫生出版社），《骨关节炎诊治指南》（2007年版），《现代人工关节外科学》（人民卫生出版社）。

1.病史：膝关节间断疼痛多年，近期加重伴活动受限。

2.体检有明确体征：膝关节肿胀，出现屈曲挛缩及内翻或者外翻畸形，膝关节活动度不同程度受限，过屈过伸时疼痛明显。

3.辅助检查：膝关节负重位X线片可见明显的髌股关节病变，内侧、外侧或双侧关节间隙明显变窄或消失。

（三）治疗方案的选择及依据

根据《临床诊疗指南-骨科学分册》（中华医学会编著，人民卫生出版社），《骨关节炎诊治指南》（2007年版），《现代人工关节外科学》（人民卫生出版社）。

1.无全身或局部的近期感染。

2.无严重的合并症。

3.术前生活质量及活动水平评估。

（四）标准住院日为14～20天

（五）进入路径标准

1.第一诊断必须符合ICD-10：M17重度膝关节骨关节炎疾病编码。

2.当患有其他疾病，但在住院期间不需要特殊处理也不影响第一诊断的临床路径流程实施时，可以进入路径。

（六）术前准备3～5天

1.必需的检查项目

（1）血常规、尿常规；

（2）肝肾功能、电解质、血糖、血脂；

（3）血沉、C反应蛋白；

（4）凝血功能；

（5）感染性疾病筛查（乙肝、丙肝、艾滋病、梅毒等）；
（6）胸部X线片、心电图；
（7）双侧膝关节正侧位X线片及髌骨轴位片。
2.根据患者病情可选择
（1）必要时行负重位X线片或双下肢全长片；
（2）超声心动图、血气和肺功能；
（3）腰椎或颈椎正侧位X线片、MRI检查（病史或体检提示有脊柱病变者）；
（4）术前配血；
（5）有相关疾病者及时请相关科室会诊。
（七）选择用药
抗菌药物：按照《抗菌药物临床应用指导原则》（卫医发〔2004〕285号）执行。
（八）手术日为入院第3～5天
1.麻醉方式：神经阻滞麻醉、椎管内麻醉或全麻。
2.手术方式：全膝关节置换术。
3.手术内植物：人工膝关节假体、骨水泥。
4.输血：视术中放松止血带后出血情况而定。
（九）术后住院恢复10～14天
1.必须复查的检查项目：血常规、双膝正侧位X线片。
2.必要时查凝血功能、血沉、CRP、D-Dimer、双下肢深静脉彩超/CTPA。
3.术后处理
（1）抗菌药物：按照《抗菌药物临床应用指导原则》（卫医发〔2004〕285号）执行；
（2）术后预防静脉血栓栓塞症处理：参照《中国骨科大手术后静脉血栓栓塞症预防指南》；
（3）术后康复：以主动锻炼为主，被动锻炼为辅；
（4）术后镇痛：参照《骨科常见疼痛的处理专家建议》。
（十）出院标准
1.体温正常，常规化验指标无明显异常（血沉、CRP除外）。
2.伤口愈合良好：引流管拔除，伤口无感染征象（或可在门诊处理的伤口情况）、无皮瓣坏死。
3.膝关节功能改善。
4.无需住院处理的并发症和（或）合并症。
（十一）变异及原因分析
1.内科合并症：晚期重度骨关节炎的患者常合并内科基础疾病，围手术期需要详细检查内科情况并请相关科室会诊，术前准备时间需延长；同时使用相关药物，将增加住院费用。
2.围手术期并发症：患者骨质条件、畸形类型、关节炎病变的严重程度差异，有可能出现手术相关并发症，如骨折、韧带损伤、神经血管损伤、深静脉血栓形成、感染等。术后需要延长下地和康复时间，可能造成住院日延长和费用增加。

3.人工膝关节假体的选择：目前可供选择的人工膝关节假体较多，适用于不同类型的关节病损，可导致住院费用存在差异。

## 二、临床路径表单

适用对象：第一诊断为重度膝关节骨关节炎（ICD-10：M17）。

行全膝关节置换术（ICD-9-CM-3：81.54）

患者姓名：________性别：________年龄：________门诊号：________住院号：________

住院日期：____年__月__日__　　出院日期：____年__月__日　　标准住院日14～20天

| 时间 | 住院第1天 | 住院第2天（术前日） | 住院第3～5天（手术日） |
|---|---|---|---|
| 主要诊疗工作 | □询问病史及体格检查<br>□完成住院志、首次病程、上级医师查房等病历书写<br>□完善术前检查<br>□上级医师查房与术前评估<br>□初步确定手术方式和日期 | □上级医师查房<br>□完成必要的相关科室会诊<br>□完成术前准备与术前评估<br>□根据症状、体检、膝关节X线片及术前各项化验，行术前讨论，确定手术方案<br>□完成术前小结、上级医师查房记录等病历书写<br>□向患者及家属交代病情和围手术期注意事项，签署手术知情同意书、自费用品协议书、输血同意书等 | □手术<br>□术者完成手术记录<br>□向患者及家属交代手术过程概况及术后注意事项<br>□完成术后病程<br>□上级医师查房 |
| 重点医嘱 | **长期医嘱：**<br>□骨科护理常规<br>□二级护理<br>□饮食<br>□脚癣患者每日碘酊涂患处<br><br>**临时医嘱：**<br>□血常规、尿常规<br>□凝血功能<br>□感染性疾病筛查、肝肾功能、电解质、血糖、血脂<br>□血沉、CRP<br>□胸片、心电图<br>□双膝负重正侧位X线片及髌骨轴位片<br>□肺功能、超声心动（视患者情况而定）<br>□必要时行腰椎或颈椎MRI | **长期医嘱：（增加）**<br>□患者既往内科疾病基础用药<br><br>**临时医嘱：**<br>□术前医嘱：常规准备明日在<br>◎神经阻滞麻醉<br>◎椎管内麻醉<br>◎全麻下行人工全膝关节置换术<br>□术前禁食水<br>□抗生素（视病情）<br>□术前留置导尿管<br>□术前备皮<br>□术前灌肠<br>□其他特殊医嘱 | **长期医嘱：**<br>□骨科术后护理常规<br>□明日普食<br>□引流管记引流量<br>□尿管记尿量<br><br>**临时医嘱：**<br>□今日在<br>◎神经阻滞麻醉<br>◎椎管内麻醉<br>◎全麻下进行人工全膝关节置换术<br>□心电监护、吸氧<br>□补液（视病情）<br>□胃黏膜保护剂<br>□抗生素<br>□术后抗凝 |
| 主要护理工作 | □入院宣教：介绍病房环境、设施和设备<br>□入院护理评估 | □宣教、备皮等术前准备<br>□提醒患者明晨禁水 | □观察患者病情变化<br>□术后心理与生活护理 |
| 病情变异记录 | □无 □有，原因：<br>1.<br>2. | □无 □有，原因：<br>1.<br>2. | □无 □有，原因：<br>1.<br>2. |

续表

| | | | |
|---|---|---|---|
| 护士签名 | | | |
| 医师签名 | | | |

| 时间 | 住院第4～7天（术后1～2天） | 住院第6～8天（术后3～4天） | 住院第8～20天（术后5～14天） |
|---|---|---|---|
| 主要诊疗工作 | □上级医师查房，注意病情变化<br>□完成常规病程记录<br>□注意引流量<br>□注意观察体温、血压等 | □上级医师查房<br>□完成常规病程记录<br>□根据引流情况决定是否拔除引流管<br>□观察伤口情况，是否存在渗出、红肿等情况<br>□复查血常规、凝血功能，如贫血严重及时输血<br>□开始CPM等功能康复练习 | □（出院日）上级医师查房，进行手术及伤口评估，确定有无手术并发症和伤口愈合不良情况，明确是否出院<br>□完成出院记录、病案首页、出院诊断证明书等<br>□向患者交代出院后的注意事项，如：复诊的时间、地点，发生紧急情况时处理等 |
| 重点医嘱 | **长期医嘱：**<br>□骨科术后护理常规<br>□一级/二级护理<br>□普食<br>□引流管记引流量<br>□尿管记尿量<br>□抗生素<br>□术后抗凝<br><br>**临时医嘱：**<br>□止吐<br>□镇痛<br>□伤口换药（必要时） | **长期医嘱：**<br>□骨科术后护理常规<br>□普食<br>□二级护理<br>□停引流记量<br>□拔除尿管<br>□术后抗凝<br><br>**临时医嘱：**<br>□伤口换药<br>□抗生素（预防性使用1～3天）<br>□功能锻炼<br>□复查血尿常规、肝肾功能、电解质（必要时） | **出院医嘱：**<br>□出院带药<br>□嘱___日后拆线换药（根据出院时间决定）<br>□门诊复查<br>□如有不适，随时来诊 |
| 主要护理工作 | □观察患者情况<br>□术后心理与生活护理<br>□指导患者术后功能锻炼 | □观察患者情况<br>□术后心理与生活护理<br>□指导患者术后功能锻炼 | □指导患者办理出院手续 |
| 病情变异记录 | □无 □有，原因：<br>1.<br>2. | □无 □有，原因：<br>1.<br>2. | □无 □有，原因：<br>1.<br>2. |
| 护士签名 | | | |
| 医师签名 | | | |

# 股骨颈骨折临床路径

（引自原卫生部卫办医政发〔2009〕162号文件）

## 一、标准住院流程

（一）适用对象

第一诊断为股骨颈骨折（ICD-10：S72.00）。

行髋关节置换术（ICD-9-CM-3：81.51-81.52）。

（二）诊断依据

根据《临床诊疗指南——骨科学分册》（中华医学会编著，人民卫生出版社），《外科学（下册）》（8年制和7年制教材临床医学专用，人民卫生出版社）。

1.病史：外伤史。

2.体检有明确体征：患侧髋关节肿胀、疼痛、活动受限、下肢短缩外旋畸形。

3.辅助检查：髋关节X线片显示股骨颈骨折。

（三）治疗方案的选择及依据

根据《临床诊疗指南——骨科学分册》（中华医学会编著，人民卫生出版社），《外科学（下册）》（8年制和7年制教材临床医学专用，人民卫生出版社）。

1.年龄65岁以上且骨折按Garden分型为Ⅲ型、Ⅳ型的患者。

2.无严重的并发症。

3.术前生活质量及活动水平较好。

4.术前生活质量及活动水平差，或相对高龄患者建议行半髋关节置换术。

（四）标准住院日10～18天

（五）进入路径标准

1.第一诊断必须符合ICD-10：S72.00股骨颈骨折疾病编码。

2.当患者同时具有其他疾病诊断，但在住院期间不需要特殊处理也不影响第一诊断的临床路径流程实施时，可以进入路径。

3.单纯闭合性股骨颈骨折。

4.除外病理性骨折。

（六）术前准备1～5天

1.必需的检查项目

（1）血常规、尿常规、大便常规；

（2）肝肾功能、电解质、血糖、血脂；

（3）凝血功能；

（4）感染性疾病筛查（乙型肝炎、丙型肝炎、艾滋病、梅毒等）；

（5）髋关节正侧位X线片；

（6）胸片、心电图。

2.根据患者病情可选择

（1）必要时行下肢深静脉超声检查；

(2) 超声心动图、血气分析和肺功能（高龄或既往有心、肺病史者）；

(3) 有相关疾病者必要时请相关科室会诊。

（七）选择用药

1.抗菌药物：按照《抗菌药物临床应用指导原则》（卫医发〔2004〕285号）执行。

2.预防静脉血栓栓塞症处理：参照《中国骨科大手术后静脉血栓栓塞症预防指南》。

3.术前抗骨质疏松治疗：参照《骨质疏松骨折诊疗指南》。

（八）手术日为入院第1～5天

1.麻醉方式：神经阻滞麻醉、椎管内麻醉或全麻。

2.手术方式：半髋或全髋髋关节置换术。

3.手术内植物：人工髋关节假体、骨水泥。

4.输血：视术中出血情况而定。

（九）术后住院恢复6～14天

1.必须复查的检查项目：血常规、髋关节正侧位X线片。

2.必要时查凝血功能、肝肾功能、电解质、D-Dimer、双下肢深静脉彩超/CTPA。

3.术后处理

(1) 抗菌药物：按照《抗菌药物临床应用指导原则》（卫医发〔2004〕285号）执行；

(2) 术后预防静脉血栓栓塞症处理：参照《中国骨科大手术后静脉血栓栓塞症预防指南》；

(3) 术后抗骨质疏松治疗：参照《骨质疏松骨折诊疗指南》；

(4) 术后镇痛：参照《骨科常见疼痛的处理专家建议》；

(5) 术后康复：以主动锻炼为主，被动锻炼为辅。

（十）出院标准

1.体温正常，常规化验指标无明显异常。

2.伤口愈合良好：引流管拔除，伤口无感染征象（或可在门诊处理的伤口情况），无皮瓣坏死。

3.术后X线片证实假体位置满意，置换侧髋关节稳定。

4.没有需要住院处理的并发症和（或）合并症。

（十一）变异及原因分析

1.围手术期并发症：深静脉血栓形成、伤口感染、骨折、脱位、神经血管损伤等造成住院日延长和费用增加。

2.内科合并症：老年患者常合并其他内科疾病，如脑血管或心血管病、糖尿病、血栓等，骨折手术可能导致这些疾病加重而需要进一步治疗，从而延长治疗时间，并增加住院费用。

3.人工髋关节假体的选择：由于患者病情不同，选择不同的关节假体类型，可能导致住院费用存在差异。

## 二、临床路径表单

适用对象：第一诊断为股骨颈骨折（ICD-10：S72.00）。

行髋关节置换术（ICD-9-CM-3：81.51全髋，01.52半髋）。

患者姓名：________性别：________年龄：________门诊号：________住院号：________

住院日期：____年__月__日　　出院日期：____年__月__日　　标准住院日10～18天

| 时间 | 住院第1天 | 住院第2天 | 住院第3～5天（术前日） |
|---|---|---|---|
| 主要诊疗工作 | □询问病史及体格检查<br>□上级医师查房<br>□初步诊断和治疗方案<br>□住院医师完成住院志、首次病程、上级医师查房等病历书写<br>□完善术前检查<br>□患肢皮牵引 | □上级医师查房<br>□继续完成术前化验检查<br>□完成必要的相关科室会诊 | □上级医师查房，术前评估<br>□决定手术方案<br>□完成上级医师查房记录等<br>□向患者及（或）家属交代围手术期注意事项并签署手术知情同意书、输血同意书、委托书（患者本人不能签字时）、自费用品协议书<br>□麻醉医师查房，并与患者及（或）家属交代麻醉注意事项并签署麻醉知情同意书<br>□完成各项术前准备 |
| 重点医嘱 | **长期医嘱：**<br>□骨科护理常规<br>□一级/二级护理，饮食<br>□患肢皮牵引<br>□术前抗凝<br>□术前抗骨质疏松治疗<br>**临时医嘱：**<br>□血、尿常规；凝血功能；肝肾功能、电解质、血糖、血脂；感染性疾病筛查；胸部X线片、心电图<br>□髋关节正侧位X线片<br>□根据病情：双下肢血管超声、肺功能、超声心动图、血气分析 | **长期医嘱：**<br>□骨科护理常规<br>□一级/二级护理<br>□饮食<br>□患肢皮牵引<br>□术前抗凝<br>□术前抗骨质疏松治疗<br>□患者既往内科基础疾病用药<br>**临时医嘱：**<br>□根据会诊科室要求安排检查和化验单<br>□镇痛等对症处理 | 长期医嘱：同前<br>**临时医嘱：**<br>□术前医嘱：准备明日在<br>◎神经阻滞麻醉<br>◎椎管内麻醉<br>◎全麻下行人工髋关节置换术<br>□术前禁食水<br>□术前抗生素皮试<br>□术前留置导尿管<br>□术区备皮<br>□术前灌肠<br>□配血<br>□其他特殊医嘱 |
| 主要护理工作 | □入院宣教<br>□介绍病房环境、设施设备<br>□入院护理评估<br>□防止皮肤压疮护理 | □观察患者病情变化<br>□防止皮肤压疮护理<br>□心理和生活护理 | □做好备皮等术前准备<br>□提醒患者术前禁食水<br>□术前心理护理 |
| 病情变异记录 | □无　□有，原因：<br>1.<br>2. | □无　□有，原因：<br>1.<br>2. | □无　□有，原因：<br>1.<br>2. |
| 护士签名 | | | |
| 医师签名 | | | |

续表

| 时间 | 住院第1～5天（手术日） | 住院第6天（术后第1天） | 住院第7天（术后第2天） |
| --- | --- | --- | --- |
| 主要诊疗工作 | □手术<br>□向患者及（或）家属交代手术过程概况及术后注意事项<br>□术者完成手术记录<br>□完成术后病程<br>□上级医师查房<br>□麻醉医师查房<br>□观察有无术后并发症并做相应处理 | □上级医师查房<br>□完成常规病程记录<br>□观察伤口、引流量、体温、生命体征情况等并做出相应处理 | □上级医师查房<br>□完成病程记录<br>□拔除引流管，伤口换药<br>□指导患者功能锻炼 |
| 重点医嘱 | **长期医嘱：**<br>□骨科术后护理常规<br>□一级护理<br>□饮食<br>□患肢抬高<br>□留置引流管并记引流量<br>□抗生素<br>□术后抗凝<br>□抗骨质疏松治疗<br>□其他特殊医嘱<br><br>**临时医嘱：**<br>□今日在<br>◎神经阻滞麻醉<br>◎椎管内麻醉<br>◎全麻下行人工髋关节置换术<br>□心电监护、吸氧（根据病情需要）<br>□补液<br>□胃黏膜保护剂<br>□止吐、镇痛等对症处理<br>□急查血常规<br>□输血（根据病情需要） | **长期医嘱：**<br>□骨科术后护理常规<br>□一级护理<br>□饮食<br>□患肢抬高<br>□留置引流管并记引流量<br>□抗生素<br>□术后抗凝<br>□抗骨质疏松治疗<br>□其他特殊医嘱<br><br>**临时医嘱：**<br>□复查血常规<br>□输血及（或）补晶体、胶体液（根据病情需要）<br>□换药<br>□镇痛等对症处理 | **长期医嘱：**<br>□骨科术后护理常规<br>□一级护理<br>□饮食<br>□患肢抬高<br>□留置引流管并记引流量<br>□抗生素<br>□术后抗凝<br>□抗骨质疏松治疗<br>□其他特殊医嘱<br><br>**临时医嘱：**<br>□复查血常规（必要时）<br>□输血及或补晶体、胶体液（必要时）<br>□换药，拔引流管<br>□镇痛等对症处理 |
| 主要护理工作 | □观察患者病情变化并及时报告医生<br>□术后心理与生活护理<br>□指导患者术后功能锻炼 | □观察患者病情并做好引流量等相关记录<br>□术后心理与生活护理<br>□指导患者术后功能锻炼 | □观察患者病情变化<br>□术后心理与生活护理<br>□指导患者术后功能锻炼 |
| 病情变异记录 | □无　□有，原因：<br>1.<br>2. | □无　□有，原因：<br>1.<br>2. | □无　□有，原因：<br>1.<br>2. |
| 护士签名 | | | |
| 医师签名 | | | |

第六章

续表

| 时间 | 住院第8天<br>（术后第3天） | 住院第9天<br>（术后第4天） | 住院第10～18天<br>（术后第5～13天） |
|---|---|---|---|
| 主要诊疗工作 | □上级医师查房<br>□住院医师完成病程记录<br>□伤口换药（必要时）<br>□指导患者功能锻炼 | □上级医师查房<br>□住院医师完成病程记录<br>□伤口换药（必要时）<br>□指导患者功能锻炼<br>□摄患侧髋关节正侧位X线片 | □上级医师查房，进行手术及伤口评估，确定有无手术并发症和伤口愈合不良情况，明确是否出院<br>□完成出院志、病案首页、出院诊断证明书等所有病历资料<br>□向患者交代出院后的康复锻炼及注意事项，如：复诊的时间、地点，发生紧急情况时的处理等 |
| 重点医嘱 | **长期医嘱：**<br>□骨科术后护理常规<br>□二级护理<br>□饮食<br>□抗生素<br>□术后抗凝<br>□其他特殊医嘱<br>□术后功能锻炼<br><br>**临时医嘱：**<br>□复查血尿常规、肝肾功能、电解质（必要时）<br>□补液（必要时）<br>□伤口换药（必要时）<br>□镇痛等对症处理 | **长期医嘱：**<br>□骨科术后护理常规<br>□二级护理<br>□饮食<br>□抗生素（如体温正常，伤<br>□情况良好，无明显红肿时可以停止抗生素治疗）<br>□术后抗凝<br>□其他特殊医嘱<br>□术后功能锻炼<br><br>**临时医嘱：**<br>□复查血尿常规、肝肾功能、电解质（必要时）<br>□补液（必要时）<br>□伤口换药（必要时）<br>□镇痛等对症处理 | **出院医嘱：**<br>□出院带药<br>□____日后拆线换药（根据伤口愈合情况，预约拆线时间）<br>□一月后门诊复查<br>□如有不适，随时来诊 |
| 主要护理工作 | □观察患者病情变化<br>□术后心理与生活护理<br>□指导患者功能锻炼 | □观察患者病情变化<br>□指导患者功能锻炼<br>□术后心理和生活护理 | □指导患者办理出院手续<br>□出院宣教 |
| 病情变异记录 | □无 □有，原因：<br>1.<br>2. | □无 □有，原因：<br>1.<br>2. | □无 □有，原因：<br>1.<br>2. |
| 护士签名 | | | |
| 医师签名 | | | |

# 股骨头坏死临床路径

（引自卫生部卫办医政发〔2011〕54号）

## 一、股骨头坏死临床路径标准住院流程

（一）适用对象

第一诊断为股骨头坏死（FicatⅢ～Ⅳ期，严重疼痛伴功能障碍）（ICD-10：M87.-5）。

行全髋关节置换术（ICD-9-CM-3：M81.51）。

（二）诊断依据

根据《临床诊疗常规——骨科学分册》（中华医学会编著，人民卫生出版社）。

1.病史：慢性病程，髋关节疼痛或活动受限逐渐加重；可有外伤史、肾上腺皮质激素类药物使用史、酗酒既往史。

2.体格检查：患髋疼痛、活动受限，跛行步态。

3.辅助检查：X线检查符合股骨头坏死。

（三）选择治疗方案的依据

根据《临床诊疗常规——骨科学分册》（中华医学会编著，人民卫生出版社）。

1.股骨头坏死严重影响生活质量及活动水平。

2.股骨头病变终末期，股骨头变形，关节面退变。

3.全身状况允许手术。

（四）标准住院日为≤18天

（五）进入路径标准

1.第一诊断必须符合ICD-10：M87.0股骨头坏死疾病编码。

2.股骨头坏死终末期，已出现股骨头塌陷变形。

3.除外股骨近端肿瘤及骨折。

4.当患者合并其他疾病，但住院期间不需要特殊处理也不影响第一诊断的临床路径流程实施时，可以进入路径。

5.病变影响患者生活质量，患者有改善患髋疼痛及活动度的要求。

（六）术前准备（术前评估）3～5天

1.必需的检查项目

（1）术前完成功能量表（Harris评分）；

（2）血常规、血型（ABO血型+Rh因子）、尿常规；

（3）肝功能、肾功能、凝血功能检查、传染性疾病筛查（乙肝、丙肝、梅毒、艾滋病）；

（4）胸部X线片、心电图；

（5）手术部位X线检查：双髋正位+患髋侧位。

2.根据患者病情可选择的检查项目：手术部位CT检查、血沉、CRP、血气分析、肺功能检查、超声心动图、双下肢血管彩色超声等。

3.根据具体情况，预防下肢深静脉血栓形成（参照《中国骨科大手术后静脉血栓栓塞症预防指南》）。

（七）预防性抗菌药物选择与使用时机

1.按照《抗菌药物临床应用指导原则》（卫医发〔2004〕285号）执行，并根据患者的病情决定抗菌药物的选择与使用时间。建议使用第一、第二代头孢菌素，头孢曲松。

2.术前30分钟预防性用抗菌药物；手术超过3小时加用1次抗菌药物；术中出血量大于1500ml时加用一次。

3.术后3天内停止使用预防性抗菌药物，可根据患者切口、体温等情况适当延长使用时间。

（八）手术日为入院第4～6天

1.麻醉方式：椎管内麻醉或全身麻醉。

2.手术方式：全髋关节置换术。

3.手术内植物：人工全髋关节假体、骨水泥、异体骨、螺钉。

4.术中用药：麻醉用药、抗菌药。

5.输血：视术中具体情况而定。

（九）术后住院恢复6～12天

1.必须复查的项目：血常规、手术部位X线检查。

2.必要时复查的项目：下肢静脉彩超。

3.术后用药：

（1）抗菌药物使用：按照《抗菌药物临床应用指导原则》（卫医发〔2004〕285号）执行，并根据患者的病情决定抗菌药物的选择与使用时间。建议使用第一、第二代头孢菌素，头孢曲松；

（2）术后镇痛：参照《骨科常见疼痛的处理专家建议》（《中华骨科杂志》，2008年1月，28卷.1期）；

（3）预防静脉血栓栓塞症处理：参照《中国骨科大手术后静脉血栓栓塞症预防指南》；

（4）其他药物：消肿等。

4.功能锻炼。

（十）出院标准

1.体温正常，血常规无明显异常。

2.伤口无感染征象（或可在门诊处理的伤口情况）。

3.术后X线片证实假体位置满意。

4.没有需要住院处理的并发症和（或）合并症。

（十一）变异及原因分析

1.并发症：术中或术后骨折、术后关节脱位、大量出血需输血、深静脉血栓形成或肺栓塞、肺部及泌尿系统感染、伤口并发症或假体周围感染等造成住院时间延长和医疗费用增加。

2.合并症：如骨质疏松、糖尿病、心脑血管疾病等，需同时治疗而导致住院时间延长和医疗费用增加。

3.内植物选择：根据患者髋臼及股骨骨质条件选择生物型假体、骨水泥型假体或混合型假体。如选择生物型假体，可根据患者年龄选择不同摩擦界面假体，可能导致住院费用存在差异。

## 二、股骨头坏死临床路径表单

适用对象：第一诊断为股骨头坏死（ICD-10：M87.0）。

行全髋关节置换术（ICD-9-CM-3：M81.51）。

患者姓名：________性别：________年龄：________门诊号：________住院号：________

住院日期：____年__月__日　　出院日期：____年__月__日　　标准住院日≤18天

| 时间 | 住院第1天 | 住院第2天 | 住院第3～5天（术前日） |
|---|---|---|---|
| 主要诊疗工作 | □询问病史及体格检查<br>□上级医师查房<br>□初步的诊断和治疗方案<br>□完成住院志、首次病程、上级医师查房等病历书写<br>□开检查检验单<br>□必要时请相关科室会诊<br>□功能量表评分 | □上级医师查房与手术前评估<br>□确定诊断和手术方案<br>□完成上级医师查房记录<br>□完善术前检查项目<br>□收集检查检验结果并评估病情<br>□相关科室会诊 | □上级医师查房，明确手术方案，完成上级医师查房记录<br>□向患者及（或）家属交代围手术期注意事项并签署手术知情同意书、输血同意书、委托书、自费用品协议书<br>□麻醉医师查房并与患者及（或）家属交代麻醉注意事项并签署麻醉知情同意书、麻醉药品使用知情同意书<br>□完成各项术前准备 |
| 重点医嘱 | **长期医嘱：**<br>□骨科护理常规<br>□二级护理<br>□饮食<br><br>**临时医嘱：**<br>□血常规、尿常规<br>□血型、凝血功能、肝肾功能<br>□传染性疾病筛查<br>□胸部X线片、心电图<br>□双髋正位+患髋侧位X线片<br>□根据病情选择：下肢血管超声、肺功能、超声心动图、血气分析（根据病情需要） | **长期医嘱：**<br>□骨科护理常规<br>□二级护理<br>□饮食<br>□患者既往内科基础疾病用药<br><br>**临时医嘱：**<br>□根据会诊科室要求安排检查、化验和用药 | **长期医嘱：同前**<br><br>**临时医嘱：**<br>□术前医嘱<br>□明日在椎管内或全麻下行人工全髋关节置换术<br>□术前禁食水<br>□术前用抗菌药物皮试<br>□术前备导尿包及抗菌药物<br>□术区备皮<br>□术前灌肠<br>□配血<br>□其他特殊医嘱 |
| 主要护理工作 | □入院介绍（病房环境、设施等）<br>□入院护理评估<br>□观察患肢情况及护理 | □观察患者病情变化<br>□防止皮肤压疮护理<br>□心理和生活护理 | □做好备皮等术前准备<br>□提醒患者术前禁食水<br>□术前心理护理 |
| 病情变异记录 | □无　□有，原因：<br>1.<br>2. | □无　□有，原因：<br>1.<br>2. | □无　□有，原因：<br>1.<br>2. |
| 护士签名 | | | |
| 医师签名 | | | |

第六章

续表

| 时间 | 住院第4～6天<br>（手术日） | 住院第5～7天<br>（术后第1天） | 住院第6～8天<br>（术后第2天） |
| --- | --- | --- | --- |
| 主要诊疗工作 | □手术<br>□向患者及（或）家属交代手术过程概况及术后注意事项<br>□术者完成手术记录<br>□完成术后病程<br>□上级医师查房<br>□麻醉医师查房<br>□观察有无术后并发症并做处理 | □上级医师查房<br>□完成常规病程记录<br>□观察伤口、引流量、体温、生命体征情况等并做出相应处理<br>□指导/辅助患者床上康复锻炼<br>□交代术后患肢安全体位及禁忌动作（如禁止患髋屈曲>90°及内收内旋） | □上级医师查房<br>□完成病程记录<br>□指导/辅助患者床上功能锻炼<br>□拍摄双髋正位+患髋侧位X线片（平车转运）<br>□指导/辅助患者坐床边（根据康复进度）<br>□交代术后生活注意事项（如穿裤、袜、如厕、洗浴等） |
| 重点医嘱 | **长期医嘱：**<br>□骨科术后护理常规<br>□一级护理<br>□饮食<br>□患肢抬高外展中立位<br>□留置引流管并记引流量<br>□抗菌药物<br>□抗凝<br>□下肢静脉泵/抗血栓弹力袜<br>□其他特殊医嘱<br><br>**临时医嘱：**<br>□今日在椎管内或全麻下行全髋关节置换术<br>□心电监护、吸氧（根据病情需要）<br>□补液<br>□胃黏膜保护剂（酌情）<br>□止吐、镇痛等对症处理（视情况）<br>□急查血常规<br>□输血（根据病情需要） | **长期医嘱：**<br>□骨科术后护理常规<br>□一级护理<br>□饮食<br>□患肢抬高外展中立位<br>□抗菌药物<br>□抗凝<br>□下肢静脉泵<br>□其他特殊医嘱<br><br>**临时医嘱：**<br>□复查血常规（必要时）<br>□输血及（或）补晶体、胶体液（根据病情需要）<br>□换药，拔除引流（或根据具体病情适当延长留置时间）<br>□镇痛等对症处理 | **长期医嘱：**<br>□骨科术后护理常规<br>□一级护理<br>□饮食<br>□患肢抬高外展中立位<br>□抗菌药物<br>□抗凝<br>□下肢静脉泵<br>□其他特殊医嘱<br><br>**临时医嘱：**<br>□复查血常规（必要时）<br>□输血及（或）补晶体、胶体液（必要时）<br>□镇痛等对症处理 |
| 主要护理工作 | □观察患者病情变化并及时报告医师<br>□术后心理与生活护理<br>□指导术后患者功能锻炼 | □观察患者病情并做好引流量等相关记录<br>□术后心理与生活护理<br>□指导术后患者功能锻炼 | □观察患者病情变化<br>□术后心理与生活护理<br>□指导术后患者功能锻炼 |
| 病情变异记录 | □无 □有，原因：<br>1.<br>2. | □无 □有，原因：<br>1.<br>2. | □无 □有，原因：<br>1.<br>2. |
| 护士签名 | | | |
| 医师签名 | | | |

续表

| 时间 | 住院第7～9天<br>（术后第3天） | 住院第8～10天<br>（术后第4天） | 住院第9～18天<br>（术后第5～12天） |
|---|---|---|---|
| 主要诊疗工作 | □上级医师查房<br>□住院医师完成病程记录<br>□伤口换药（必要时）<br>□指导/辅助患者床上功能锻炼<br>□指导/辅助患者坐床边<br>□指导/辅助患者下地站立（部分负重） | □上级医师查房<br>□住院医师完成病程记录<br>□伤口换药（必要时）<br>□指导/辅助患者从床上-下地功能锻炼 | □上级医师查房，进行手术及伤口评估，确定有无手术并发症和切口愈合不良情况，明确是否出院<br>□完成出院志、病案首页、出院诊断证明书等病历<br>□向患者交代出院后的康复锻炼及注意事项，如复诊的时间、地点，发生紧急情况时的处理等 |
| 重点医嘱 | **长期医嘱：**<br>□骨科术后护理常规<br>□二级护理<br>□饮食<br>□患肢抬高外展中立位<br>□抗菌药物：如体温正常，伤口情况良好，无明显红肿时可以停止抗菌药物治疗<br>□抗凝<br>□下肢静脉泵<br>□其他特殊医嘱<br>**临时医嘱：**<br>□复查血尿常规、生化（必要时）<br>□补液（必要时）<br>□换药（必要时）<br>□镇痛等对症处理 | **长期医嘱：**<br>□骨科术后护理常规<br>□二级护理<br>□饮食<br>□抗菌药物：如体温正常，伤口情况良好，无明显红肿时可以停止抗菌药物治疗<br>□抗凝<br>□其他特殊医嘱<br>**临时医嘱：**<br>□复查血尿常规、生化（必要时）<br>□补液（必要时）<br>□换药（必要时）<br>□镇痛等对症处理 | **出院医嘱：**<br>□出院带药<br>□_____日后拆线换药（根据伤口愈合情况，预约拆线时间）<br>□1个月后门诊或康复科复查<br>□不适随诊 |
| 主要护理工作 | □观察患者病情变化<br>□术后心理与生活护理<br>□指导患者功能锻炼 | □观察患者病情变化<br>□指导患者功能锻炼<br>□术后心理和生活护理 | □指导患者办理出院手续<br>□出院宣教 |
| 病情变异记录 | □无 □有，原因：<br>1.<br>2. | □无 □有，原因：<br>1.<br>2. | □无 □有，原因：<br>1.<br>2. |
| 护士签名 | | | |
| 医师签名 | | | |

第六章

# 髋关节发育不良临床路径

（引自卫生部卫办医政发〔2011〕54号）

## 一、髋关节发育不良临床路径标准住院流程

（一）适用对象

第一诊断为髋关节发育不良继发骨关节炎或髋关节高位脱位（ICD-10：M16.2/M16.3）。

行全髋关节置换术（ICD-9-CM-3：81.51）。

（二）诊断依据

根据《临床诊疗常规-骨科学分册》（中华医学会编著，人民卫生出版社），《外科学（下册）》（8年制和7年制临床医学专用教材，人民卫生出版社，2005年8月第1版）。

1.病史：髋关节疼痛或跛行、腰部疼痛，疼痛加重，关节功能障碍。

2.体格检查：髋关节活动不同程度受限，活动时髋关节周围疼痛。

3.辅助检查：X线检查发现髋关节发育不良，股骨头不同程度脱位或半脱位，骨关节炎改变。

（三）选择治疗方案的依据

根据《临床诊疗常规-骨科学分册》（中华医学会编著，人民卫生出版社），《外科学（下册）》（8年制和7年制临床医学专用教材，人民卫生出版社，2005年8月第1版）。

1.无全身其他部位感染。

2.无严重的合并症。

3.术前生活质量及活动水平评估，完成髋关节功能量表。

（四）标准住院日为≤21天

（五）进入路径标准

1.第一诊断必须符合ICD-10：M16.2/M16.3髋关节发育不良继发骨关节炎或髋关节高位脱位疾病编码。

2.当患者合并其他疾病，但住院期间不需要特殊处理也不影响第一诊断的临床路径流程实施时，可以进入路径。

（六）术前准备（术前评估）3～5天

1.必需的检查项目

（1）血常规、血型（ABO血型+Rh因子）、尿常规；

（2）肝功能、肾功能、凝血功能检查、传染性疾病筛查（乙型肝炎、丙型肝炎、梅毒、艾滋病）；

（3）胸部X线片、心电图；

（4）双髋关节正位及患髋侧位X线检查。

2.根据患者病情可选择的检查项目：必要时行髋关节CT检查；腰椎（病史、查体提示脊柱有病变时）X线检查；双下肢全长X线片；血沉、C反应蛋白、血气分析、肺功能检查、超声心动图、动态心电图、双下肢血管彩色超声等。

3.有相关疾病时请相应专业科室会诊协助诊治。

（七）预防性抗菌药物选择与使用时机

1.按照《抗菌药物临床应用指导原则》（卫医发〔2004〕285号）执行，并根据患者的病情决定抗菌药物的选择与使用时间。建议使用第一、第二代头孢菌素，头孢曲松。

2.术前30分钟预防性用抗菌药物；手术超过3小时加用1次抗菌药物。

（八）手术日为入院后第4～6天

1.麻醉方式：椎管内麻醉或全身麻醉。

2.手术方式：全髋关节置换术。

3.手术内植物：人工全髋关节假体、骨水泥、螺钉、异体骨、钢丝/捆绑带。

4.术中用药：麻醉用药、抗菌药等。

5.输血：根据术中出血情况决定是否需要输血。

（九）术后住院恢复7～15天

1.必须复查的项目：血常规、手术部位X线检查。

2.必要时复查的项目：肝功能、肾功能、血沉、C反应蛋白，下肢血管彩超，D-二聚体等。

3.术后用药

（1）抗菌药物：按照《抗菌药物临床应用指导原则》（卫医发〔2004〕285号）执行，并根据患者的病情决定抗菌药物的选择与使用时间。建议使用第一、第二代头孢菌素，头孢曲松；

（2）术后镇痛：参照《骨科常见疼痛的处理专家建议》（《中华骨科杂志》，2008年1月，28卷，1期）；

（3）术后康复：以主动锻炼为主，被动锻炼为辅；

（4）术后预防深静脉血栓栓塞症的处理：参照《中国骨科大手术后静脉血栓栓塞症预防指南》。

（十）出院标准

1.体温正常，血常规无明显异常。

2.伤口无感染征象（或可在门诊处理的伤口情况）。

3.髋关节功能改善。

4.没有需要住院处理的并发症和（或）合并症。

（十一）变异及原因分析

1.并发症：术中或术后骨折、术后关节脱位、大量出血需输血、深静脉血栓形成或肺栓塞、肺部或泌尿系统感染、伤口并发症或假体周围感染等造成住院时间延长和医疗费用增加。

2.合并症：如骨质疏松、糖尿病、心脑血管疾病等，需同时治疗而导致住院时间延长和医疗费用增加。

3.内植物选择：根据患者髋臼及股骨骨质条件选择生物型假体、骨水泥型假体或混合型假体。如选择生物型假体，可根据患者年龄选择不同摩擦界面假体，可能导致住院费用存在差异。

## 二、髋关节发育不良临床路径表单

适用对象：第一诊断为髋关节发育不良继发骨关节炎或髋关节高位脱位（ICD-10：M16.2/M16.3）。

行全髋关节置换术（ICD-9-CM-3：81.51）。

患者姓名：________性别：________年龄：________门诊号：________住院号：________

住院日期：____年__月__日　　出院日期：____年__月__日　　标准住院日≤21天

| 时间 | 住院第1天 | 住院第2天 | 住院第3～5天（术前日） |
|---|---|---|---|
| 主要诊疗工作 | □询问病史及体格检查<br>□上级医师查房<br>□初步的诊断和治疗方案<br>□完成住院志、首次病程、上级医师查房等病历书写<br>□开检查检验单<br>□完成必要的相关科室会诊<br>□行患肢牵引或制动 | □上级医师查房与手术前评估<br>□确定诊断和手术方案<br>□完成上级医师查房记录<br>□收集检查检验结果并评估病情<br>□收回实验室检查结果<br>□请相关科室会诊 | □上级医师查房，术前评估和决定手术方案<br>□完成上级医师查房记录等<br>□向患者及（或）家属交代围手术期注意事项并签署手术知情同意书、输血同意书、委托书（患者本人不能签字时）、自费用品协议书<br>□麻醉医师查房并与患者及（或）家属交代麻醉注意事项并签署麻醉知情同意书<br>□完成各项术前准备 |
| 重点医嘱 | **长期医嘱：**<br>□骨科护理常规<br>□一级护理<br>□饮食<br>□患肢牵引、制动<br><br>**临时医嘱：**<br>□血常规、血型、尿常规<br>□凝血功能<br>□肝肾功能<br>□传染性疾病筛查<br>□胸部X线片、心电图<br>□手术部位X线检查<br>□根据病情：下肢血管超声、肺功能、超声心动图、血气分析等<br>□股骨全长正侧位（必要时） | **长期医嘱：**<br>□骨科护理常规<br>□一级护理<br>□饮食<br>□患者既往内科基础疾病用药<br><br>**临时医嘱：**<br>□根据会诊科室要求安排检查和化验<br>□镇痛等对症处理 | **长期医嘱：同前**<br><br>**临时医嘱：**<br>□术前医嘱<br>□明日在椎管内麻醉或全麻下行人工全髋关节置换术<br>□术前禁食水<br>□术前用抗菌药物皮试<br>□术前留置导尿管<br>□术区备皮<br>□术前灌肠<br>□配血<br>□其他特殊医嘱 |
| 主要护理工作 | □入院介绍（病房环境、设施等）<br>□入院护理评估<br>□观察患肢牵引、制动情况及护理情况 | □观察患者病情变化<br>□防止皮肤压疮护理<br>□心理和生活护理 | □做好备皮等术前准备<br>□提醒患者术前禁食水<br>□术前心理护理 |
| 病情变异记录 | □无　□有，原因：<br>1.<br>2. | □无 □有，原因：<br>1.<br>2. | □无　□有，原因：<br>1.<br>2. |
| 护士签名 | | | |
| 医师签名 | | | |

续表

| 时间 | 住院第4～6天<br>（手术天） | 住院第5～7天<br>（术后第1天） | 住院第6～8天<br>（术后第2天） |
|---|---|---|---|
| 主要诊疗工作 | □手术<br>□向患者及（或）家属交代手术过程概况及术后注意事项<br>□术者完成手术记录<br>□完成术后病程<br>□上级医师查房<br>□麻醉医师查房<br>□观察有无术后并发症并做相应处理 | □上级医师查房<br>□完成常规病程记录<br>□观察伤口、引流量、体温、生命体征情况等并做出相应处理 | □上级医师查房<br>□完成病程记录<br>□拔除引流管，伤口换药<br>□指导患者功能锻炼 |
| 重点医嘱 | **长期医嘱：**<br>□骨科术后护理常规<br>□一级护理<br>□饮食<br>□患肢抬高<br>□留置引流管并记引流量<br>□抗菌药物<br>□其他特殊医嘱<br><br>**临时医嘱：**<br>□今日在椎管内麻醉或全麻下行人工全髋关节置换术<br>□心电监护、吸氧（根据病情需要）<br>□补液<br>□胃黏膜保护剂（必要时）<br>□止吐、止痛等对症处理（必要时）<br>□急查血常规<br>□输血（根据病情需要） | **长期医嘱：**<br>□骨科术后护理常规<br>□一级护理<br>□饮食<br>□患肢抬高<br>□留置引流管并记引流量<br>□抗菌药物<br>□其他特殊医嘱<br><br>**临时医嘱：**<br>□复查血常规（必要时）<br>□输血及（或）补晶体、胶体液（根据病情需要）<br>□换药<br>□镇痛等对症处理 | **长期医嘱：**<br>□骨科术后护理常规<br>□一级护理<br>□饮食<br>□患肢抬高<br>□抗菌药物<br>□其他特殊医嘱<br><br>**临时医嘱：**<br>□复查血常规（必要时）<br>□输血及或补晶体、胶体液（必要时）<br>□换药，拔引流管<br>□止痛等对症处理 |
| 主要护理工作 | □观察患者病情变化并及时报告医师<br>□术后心理与生活护理<br>□指导术后患者功能锻炼 | □观察患者病情并做好引流量等相关记录<br>□术后心理与生活护理<br>□指导术后患者功能锻炼 | □观察患者病情变化<br>□术后心理与生活护理<br>□指导术后患者功能锻炼 |
| 病情变异记录 | □无 □有，原因：<br>1.<br>2. | □无 □有，原因：<br>1.<br>2. | □无 □有，原因：<br>1.<br>2. |
| 护士签名 | | | |
| 医师签名 | | | |

续表

| 时间 | 住院第7～9天<br>（术后第3天） | 住院第8～10天<br>（术后第4天） | 住院第9～21天<br>（术后第5～15天） |
|---|---|---|---|
| 主要诊疗工作 | □上级医师查房<br>□住院医师完成病程记录<br>□伤口换药（必要时）<br>□指导/辅助患者床上功能锻炼<br>□指导/辅助患者坐床边<br>□指导/辅助患者下地站立（部分负重） | □上级医师查房<br>□住院医师完成病程记录<br>□伤口换药（必要时）<br>□指导/辅助患者从床下地功能锻炼 | □上级医师查房，进行手术及伤口评估，确定有无手术并发症和切口愈合不良情况，明确是否出院<br>□完成出院志、病案首页、出院诊断证明书等病历<br>□向患者交代出院后的康复锻炼及注意事项，复诊的时间、地点，发生紧急情况时的处理等 |
| 重点医嘱 | **长期医嘱：**<br>□骨科术后护理常规<br>□二级护理<br>□饮食<br>□患肢抬高外展中立位<br>□抗菌药物：如体温正常，伤口情况良好，无明显红肿时可以停止抗菌药物治疗<br>□抗凝<br>□其他特殊医嘱<br><br>**临时医嘱：**<br>□复查血尿常规、生化（必要时）<br>□补液（必要时）<br>□换药（必要时）<br>□镇痛等对症处理 | **长期医嘱：**<br>□骨科术后护理常规<br>□二级护理<br>□饮食<br>□抗菌药物：如体温正常，伤口情况良好，无明显红肿时可以停止抗菌药物治疗<br>□抗凝<br>□其他特殊医嘱<br><br>**临时医嘱：**<br>□复查血尿常规、生化（必要时）<br>□补液（必要时）<br>□换药（必要时）<br>□镇痛等对症处理 | **出院医嘱：**<br>□出院带药<br>□___日后拆线换药（根据伤口愈合情况，预约拆线时间）<br>□1个月后门诊或康复科复查<br>□不适随诊 |
| 主要护理工作 | □观察患者病情变化<br>□术后心理与生活护理<br>□指导患者功能锻炼 | □观察患者病情变化<br>□指导患者功能锻炼<br>□术后心理和生活护理 | □指导患者办理出院手续<br>□出院宣教 |
| 病情变异记录 | □无 □有，原因：<br>1.<br>2. | □无 □有，原因：<br>1.<br>2. | □无 □有，原因：<br>1.<br>2. |
| 护士签名 | | | |
| 医师签名 | | | |

# 髋关节骨关节炎临床路径

（引自原卫生部卫办医政发〔2011〕54号）

## 一、髋关节骨关节炎临床路径标准住院流程

（一）适用对象

第一诊断为髋关节骨关节炎（原发性或继发性）（ICD-10：M16）。

行全髋关节置换术（ICD-9-CM-3：81.51）。

（二）诊断依据

根据《临床诊疗常规——骨科学分册》（中华医学会编著，人民卫生出版社），《外科学（下册）》（8年制和7年制临床医学专用教材，人民卫生出版社，2005年8月第1版）。

1.病史：慢性病程，髋关节疼痛、僵硬、功能障碍逐渐加重；肥胖、髋关节既往创伤、感染、先天畸形等病史。

2.体格检查：患髋屈曲、外旋和内收畸形，髋关节前方压痛，患侧髋活动受限、跛行步态。

3.辅助检查：X线检查关节间隙变窄，符合髋关节骨关节炎。



（三）选择治疗方案的依据

根据《临床诊疗常规——骨科学分册》（中华医学会编著，人民卫生出版社），《外科学（下册）》（8年制和7年制临床医学专用教材，人民卫生出版社，2005年8月第1版）。

选择全髋关节置换术适应证：

1.原发性骨关节炎原则上年龄在50岁以上。

2.症状严重影响患者生活质量及活动水平。

3.使用药物及其他非手术治疗措施，疼痛和活动受限不能缓解。

4.全身状况允许手术。

（四）标准住院日为≤18天

（五）进入路径标准

1.第一诊断必须符合ICD-10：M16髋关节骨关节炎（原发性或继发性）疾病编码。

2.当患者合并其他疾病，但住院期间不需要特殊处理也不影响第一诊断的临床路径流程实施时，可以进入路径。

（六）术前准备（术前评估）3～6天

1.必需的检查项目

（1）术前完成功能量表（Harris评分）；

（2）血常规、血型（ABO血型+Rh因子）、尿常规；

（3）肝功能、肾功能、凝血功能检查、感染性疾病筛查（乙型肝炎，丙型肝炎，梅毒，艾滋病）；

（4）胸部X线片、心电图；

（5）手术部位X线检查。

2.根据患者病情可选择的检查项目：如手术部位CT检查、血沉、CRP、血气分析、肺功能检查、超声心动图、动态心电图、双下肢血管彩色超声等。

（七）预防性抗菌药物选择与使用时机

1.按照《抗菌药物临床应用指导原则》（卫医发〔2004〕285号）执行，并根据患者的病情决定抗菌药物的选择与使用时间。建议使用第一、第二代头孢菌素，头孢曲松。

2.术前30分钟预防性用抗菌药物；手术超过3小时加用1次抗菌药物；术中出血量大于1500ml时加用一次。

3.术后3天内停止使用预防性抗菌药物，可根据患者切口、体温等情况适当延长使用时间。

（八）手术日为入院第4～7天

1.麻醉方式：椎管内麻醉或全身麻醉。

2.手术方式：全髋关节置换术。

3.手术内植物：人工全髋关节假体、骨水泥、异体骨、螺钉、钢丝/捆绑带。

4.术中用药：麻醉用药、抗菌药等。

5.输血：视术中具体情况而定。

（九）术后住院恢复6～11天

1.必须复查的项目：血常规、双髋正位+患髋侧/斜位X线片。

2.必要时复查的项目：双下肢血管彩超等。

3.术后用药：

（1）抗菌药物使用：按照《抗菌药物临床应用指导原则》（卫医发〔2004〕285号）执行，并根据患者的病情决定抗菌药物的选择与使用时间。建议使用第一、第二代头孢菌素，头孢曲松；

（2）术后抗凝：参考《中国骨科大手术静脉血栓栓塞症预防指南》，对于高龄（年龄＞60岁）患者可考虑术后12～24小时后给予抗凝治疗；

（3）术后镇痛：参照《骨科常见疼痛的处理专家建议》（《中华骨科杂志》，2008年1月，28卷，1期）；

（4）其他药物：消肿等。

4.功能锻炼。

（十）出院标准

1.体温正常，血常规无明显异常。

2.伤口无感染征象（或可在门诊处理的伤口情况）。

3.髋关节功能改善。

4.没有需要住院处理的并发症和（或）合并症。

（十一）变异及原因分析

1.并发症：术中或术后骨折、术后关节脱位、大量出血需输血、深静脉血栓形成或肺栓塞、肺部或泌尿系统感染、伤口并发症或假体周围感染等造成住院时间延长和医疗费用增加。

2.合并症：如骨质疏松、糖尿病、心脑血管疾病等，需同时治疗而导致住院时间延长和医疗费用增加。

3.内植物选择：根据患者髋臼及股骨骨质条件选择生物型假体、骨水泥型假体或混合型假体。如选择生物型假体，可根据患者年龄选择不同摩擦界面假体，可能导致住院费用存在差异。

## 二、髋关节骨关节炎临床路径表单

适用对象：第一诊断为髋关节骨关节炎（ICD-10：M16）。

行全髋关节置换术（ICD-9-CM-3：81.51）。

患者姓名：________性别：________年龄：________门诊号：________住院号：________

住院日期：____年__月__日　　出院日期：____年__月__日　　标准住院日≤18天

| 时间 | 住院第1天 | 住院第2天 | 住院第3～6天（术前日） |
|---|---|---|---|
| 主要诊疗工作 | □询问病史及体格检查<br>□上级医师查房<br>□初步的诊断和治疗方案<br>□完成住院志、首次病程、上级医师查房等病历书写<br>□开检查检验单<br>□必要时请相关科室会诊 | □上级医师查房与手术前评估<br>□确定诊断和手术方案<br>□完成上级医师查房记录<br>□完善术前检查项目<br>□收集检查检验结果并评估病情<br>□相关科室会诊（酌情） | □上级医师查房，决定手术<br>□完成上级医师查房记录等<br>□向患者及（或）家属交代围手术期注意事项并签署手术知情同意书、输血同意书、委托书、自费用品协议书<br>□麻醉医师查房并与患者及（或）家属交代麻醉注意事项并签署麻醉知情同意书、麻醉药品使用知情同意书<br>□完成各项术前准备 |
| 重点医嘱 | **长期医嘱：**<br>□骨科护理常规<br>□二级护理<br>□饮食<br><br>**临时医嘱：**<br>□血常规、血型、尿常规<br>□凝血功能、肝肾功能<br>□感染性疾病筛查<br>□胸部X线片、心电图<br>□双髋正位+患髋侧位<br>□根据患者病情选择：下肢血管超声、肺功能、超声心动图、血气分析（必要时） | **长期医嘱：**<br>□骨科护理常规<br>□二级护理<br>□饮食<br>□患者既往内科基础疾病用药<br><br>**临时医嘱：**<br>□根据会诊科室要求安排检查、检验和用药 | **长期医嘱：同前**<br><br>**临时医嘱：**<br>□术前医嘱：<br>□明日在椎管内/全麻下行全髋关节置换术<br>□术前禁食水<br>□术前用抗菌药物皮试<br>□术前备导尿包及抗菌药物<br>□术区备皮<br>□术前灌肠<br>□配血<br>□其他特殊医嘱 |
| 主要护理工作 | □入院介绍（病房环境、设施等）<br>□入院护理评估<br>□观察步态和患肢活动情况 | □观察患者病情变化<br>□防止皮肤压疮护理<br>□心理和生活护理 | □做好备皮等术前准备<br>□提醒患者术前禁食水<br>□术前心理护理 |
| 病情变异记录 | □无　□有，原因：<br>1.<br>2. | □无 □有，原因：<br>1.<br>2. | □无　□有，原因：<br>1.<br>2. |
| 护士签名 | | | |
| 医师签名 | | | |

续表

| 时间 | 住院第4～7天<br>（手术天） | 住院第5～8天<br>（术后第1天） | 住院第6～9天<br>（术后第2天） |
|---|---|---|---|
| 主要诊疗工作 | □手术<br>□向患者及（或）家属交代手术过程概况及术后注意事项<br>□术者完成手术记录<br>□完成术后病程<br>□上级医师查房<br>□麻醉医师查房<br>□观察有无术后并发症并做处理 | □上级医师查房<br>□完成常规病程记录<br>□观察伤口、引流量、体温、生命体征情况等并做出相应处理<br>□指导/辅助患者床上康复锻炼<br>□交代术后患肢安全体位及禁忌动作（如禁止患髋屈曲＞90°、内收、内旋） | □上级医师查房<br>□完成病程记录<br>□指导/辅助患者床上功能锻炼<br>□拍摄双髋正位+患髋侧位X线片（平车转运）<br>□指导/辅助患者坐床边（根据康复进度）<br>□交代术后生活注意事项（如穿裤、袜、如厕、洗浴等） |
| 重点医嘱 | **长期医嘱：**<br>□骨科术后护理常规<br>□一级护理<br>□饮食<br>□患肢抬高外展中立位<br>□留置引流管并计引流量<br>□抗菌药物<br>□抗凝<br>□下肢静脉泵/抗血栓弹力袜<br>□其他特殊医嘱<br><br>**临时医嘱：**<br>□今日在椎管内/全麻下行全髋关节置换术<br>□心电监护、吸氧（根据病情需要）<br>□补液<br>□胃黏膜保护剂（必要时）<br>□止吐、镇痛等对症处理<br>□急查血常规<br>□输血（根据病情需要） | **长期医嘱：**<br>□骨科术后护理常规<br>□一级护理<br>□饮食<br>□患肢抬高外展中立位<br>□抗菌药物<br>□抗凝<br>□下肢静脉泵（酌情）<br>□其他特殊医嘱<br><br>**临时医嘱：**<br>□复查血常规（必要时）<br>□输血及（或）补晶体、胶体液（根据病情需要）<br>□换药/拔除引流（或根据具体病情适当延长留置时间）<br>□镇痛等对症处理 | **长期医嘱：**<br>□骨科术后护理常规<br>□一级护理<br>□饮食<br>□患肢抬高外展中立位<br>□抗菌药物<br>□抗凝<br>□下肢静脉泵（酌情）<br>□其他特殊医嘱<br><br>**临时医嘱：**<br>□复查血常规（必要时）<br>□输血及或补晶体、胶体液（必要时）<br>□镇痛等对症处理 |
| 主要护理工作 | □观察患者病情变化并及时报告医师<br>□术后心理与生活护理<br>□指导术后患者功能锻炼 | □观察患者病情并做好引流量等相关记录<br>□术后心理与生活护理<br>□指导术后患者功能锻炼 | □观察患者病情变化<br>□术后心理与生活护理<br>□指导术后患者功能锻炼 |
| 病情变异记录 | □无 □有，原因：<br>1.<br>2. | □无 □有，原因：<br>1.<br>2. | □无 □有，原因：<br>1.<br>2. |
| 护士签名 | | | |
| 医师签名 | | | |

续表

| 时间 | 住院第7～10天<br>（术后第3天） | 住院第8～11天<br>（术后第4天） | 住院第9～18天<br>（出院日） |
|---|---|---|---|
| 主要诊疗工作 | □上级医师查房<br>□住院医师完成病程记录<br>□伤口换药（必要时）<br>□指导/辅助患者床上功能锻炼<br>□指导/辅助患者坐床边<br>□指导/辅助患者下地站立 | □上级医师查房<br>□住院医师完成病程记录<br>□伤口换药（必要时）<br>□指导/辅助患者下地功能锻炼 | □上级医师查房，进行手术及伤口评估，确定有无手术并发症和切口愈合不良情况，明确是否出院<br>□完成出院志、病案首页、出院诊断证明书等病历<br>□向患者交代出院后的康复锻炼及注意事项，如复诊的时间、地点，发生紧急情况时的处理等 |
| 重点医嘱 | **长期医嘱：**<br>□骨科术后护理常规<br>□二级护理<br>□饮食<br>□患肢抬高外展中立位<br>□抗菌药物：如体温正常，伤口情况良好，无明显红肿时可以停止抗菌药物治疗<br>□抗凝<br>□下肢静脉泵（酌情）<br>□其他特殊医嘱<br><br>**临时医嘱：**<br>□复查血尿常规、生化（必要时）<br>□补液（必要时）<br>□换药（必要时）<br>□镇痛等对症处理 | **长期医嘱：**<br>□骨科术后护理常规<br>□二级护理<br>□饮食<br>□抗菌药物：如体温正常，伤口情况良好，无明显红肿时可以停止抗菌药物治疗<br>□抗凝<br>□其他特殊医嘱<br><br>**临时医嘱：**<br>□复查血尿常规、生化（必要时）<br>□补液（必要时）<br>□换药（必要时）<br>□镇痛等对症处理 | **出院医嘱：**<br>□出院带药<br>□_____日后拆线换药（根据伤口愈合情况，预约拆线时间）<br>□1个月后门诊或康复科复查<br>□不适随诊 |
| 主要护理工作 | □观察患者病情变化<br>□术后心理与生活护理<br>□指导患者功能锻炼 | □观察患者病情变化<br>□指导患者功能锻炼<br>□术后心理和生活护理 | □指导患者办理出院手续<br>□出院宣教 |
| 病情变异记录 | □无 □有，原因：<br>1.<br>2. | □无 □有，原因：<br>1.<br>2. | □无 □有，原因：<br>1.<br>2. |
| 护士签名 | | | |
| 医师签名 | | | |

## 附件：髋□/膝□关节置换术质量管理自评价用简表

病案号：______入院日期：______出院日期：______手术日期______

| 编码 | 质量管理措施项目 | | 检查1 | 检查2 | 检查3 | 检查4 | 检查5 | 检查6 | 检查7 |
|---|---|---|---|---|---|---|---|---|---|
| | | | 术前 | 术中 | 术后72小时 | 120小时之内 | 21天之内 | 21天之后 | 出院日 |
| 1 | 手术选择 | □首次手术 | □或翻修手术 | | | | □或双侧手术 | | |
| | | □或二次手术 | □或高难复杂手术 | | | | | | |
| | □ 髋关节置换术Harris评分 | | 左______分， | | | 右______分 | | | |
| | □ 膝关节置换术Hss评分 | | 左______分， | | | 右______分 | | | |
| 2 | 预防抗菌药选择 | 第一、第二代头孢 | | | | | | | |
| | | 其他类药 | | | | | | | |
| | 手术前1小时开始使用 | | | | | | | | |
| | 手术时间≥3小时追加一次 | | | □ | | | □手术时间≤3h | | |
| | 术中出血量≥1500ml追加一次 | | | □ | | | □出血量≤1500ml | | |
| | 术后24小时内结束使用□ | | 术后72小时内结束使用□ | | | 术后5天内结束使用□ | | | |
| | 术后48小时内结束使用□ | | 术后96小时内结束使用□ | | | 术后5天后继续使用□ | | | |
| 3 | 预防术后深静脉血栓形成 | | | | | | | | |
| 4 | 单侧手术输血量≥400ml（双侧800ml） | | 输血量______ml | | | | | | |
| 5 | 术后专业康复治疗 | | | | | | | | |
| 6 | 内科基础疾病治疗 | 心脑血管系统 | | | | | | | |
| | | 神经系统 | | | | | | | |
| | | 糖尿病 | | | | | | | |
| | | 其他 | | | | | | | |
| 7 | 手术后并发症治疗 | 深静脉和肺栓塞 | | | | | | | |
| | | 感染 | | | | | | | |
| | | 其他并发症 | | | | | | | |
| 8 | 健康教育 | 手术前 | | | | | | | |
| | | 手术后 | | | | | | | |
| 9 | 切口愈合 | Ⅰ甲 □ | Ⅰ乙 □ | | Ⅱ甲 □ | | Ⅱ乙 □ | | |

续表

| 编码 | 质量管理措施项目 | | 检查1<br>术前 | 检查2<br>术中 | 检查3<br>术后72小时 | 检查4<br>120小时之内 | 检查5<br>21天之内 | 检查6<br>21天之后 | 检查7<br>出院日 |
|---|---|---|---|---|---|---|---|---|---|
| 10 | 出院去向 | 住院21天内出院□ | 住院21天之后出院□ | | | | | | |
| | | 转入外院□　回家休养□　自动出院□　　死亡□ | | | | | | | |
| | | 死亡原因：心脏□呼吸□神经□感染□出血　□其他□ | | | | | | | |
| 11 | 住院总费¥____元 | 其中药费¥__________元 | | | 其中植入假体¥_________元 | | | | |

**其他说明：**

**填表者/日期_____________复审者/日期_____________**

自评结果：采用在认同的“□”内打钩“√”。

## 髋与膝关节置换术质控评价路径

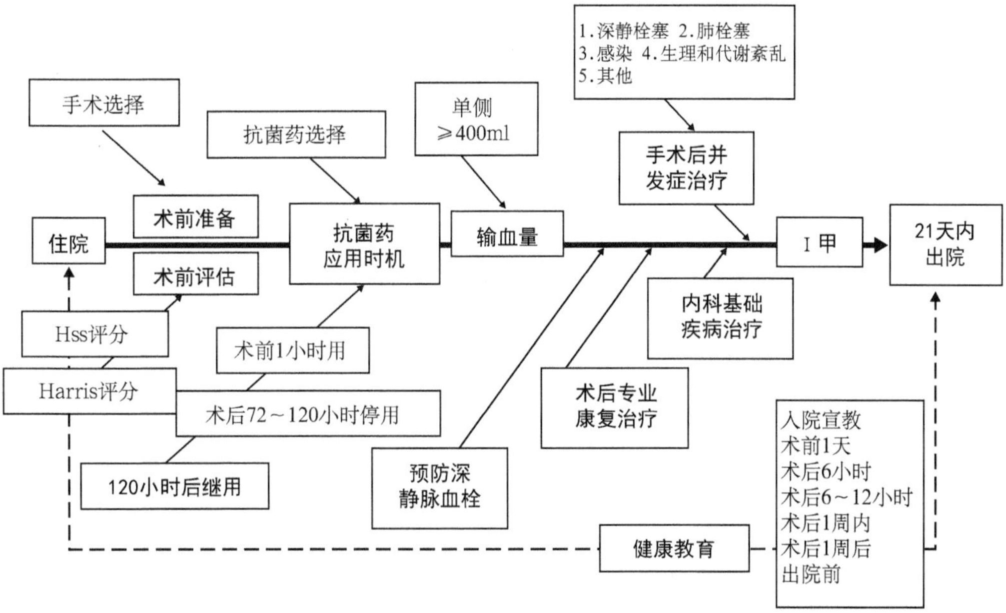

# 第七章　冠状动脉旁路移植术（CABG）

## 第一节　概　述

“冠状动脉旁路移植术（CABG）质量控制”是以规范临床诊疗行为，促进临床服务质量管理的持续改进为目的的。

“冠状动脉旁路移植术（CABG）质量控制”在卫生部卫医发（2008）27号《医院管理评价指南2008版》和原卫生部卫医发（2008）28号《2008年—2010年“以病人为中心，以提高医疗服务质量为主题”的医院管理年活动方案》文件中被列入重点的工作之一。

据2006年中国卫生事业发展情况统计公报，2006年部分市前10位疾病死亡专率及死亡原因构成为：第3位，心脏病，死亡专率90.7/10万，构成17.1%。2005年卫生部门市医院住院患者前10位疾病构成（ICD-10）为：第9位缺血性心脏病，构成3.01%。2005年卫生部门医院出院患者疾病转归情况为：缺血性心脏病，构成2.9%，死亡率2.5%，平均住院11.6天，平均费用7415.6元。

冠状动脉旁路移植术（CABG）即是通过外科手术的途径将自体血管作为旁路移植材料，绕过狭窄或闭塞的冠状动脉，恢复缺血区域的心肌血液供应。近年来，随着外科手术条件的改善和手术技术的提高，以及麻醉和体外循环技术的改进，冠状动脉搭桥术已成为常见的心脏外科手术，也是患者愿意接受的一种常规心脏外科手术。在我国每年完成的各类心脏外科手术中，冠状动脉旁路移植术的病例数已经上升至第1位，同时，还有更多的患者接受了经皮腔内冠状动脉成形术经皮冠状动脉腔内血管成形术（PTCA）和支架植入术。无论CABG还是PTCA治疗均是冠状动脉性心脏病变的结果，而无法控制疾病的进程。临床上选择任何治疗方法都必须严格掌握适应证，以期达到最佳的近远期治疗效果。

“冠状动脉旁路移植术（CABG）质量控制指标”已纳入原卫生部卫办医政函〔2009〕425号《第一批单病种质量控制指标》，并在《三级综合医院评审标准（2011版）》和《二级综合医院评审标准（2012版）》中，将“特定（单）病种质量管理及其监控指标”的相关内容，纳入医院评审标准的相关章节和第七章质量指标之中。

# 第二节　质量控制指标

### 冠状动脉旁路移植术（CABG）质量控制指标

CABG-1到达医院后即刻使用阿司匹林与内科再灌注治疗。

CABG-2手术适应证与急症手术指征。

CABG-3使用左乳房内动脉（左侧胸廓内动脉）。★

CABG-4预防性抗菌药物应用时机。★

CABG-5术后活动性出血或血肿再手术。★

CABG-6手术后并发症治疗。★

CABG-7为患者提供冠状动脉旁路移植术（CABG）的健康教育。

CABG-8手术野皮肤准备与切口愈合：Ⅰ/甲。

CABG-9住院21天内出院。

CABG-10平均住院日/住院费用。

CABG-11手术后第1天和第2天早6点术后血糖不高于200mg/dl（试用，可选）。

CABG-12患者对服务质量的评价（试用）。

引自：

1.卫生部卫办医政函〔2009〕425号《第一批单病种质量控制指标》.

2.卫生部卫医管发〔2011〕33号《三级综合医院评审标准（2011版）》.

3.卫生部卫医管发〔2012〕2号《二级综合医院评审标准（2012版）》.

“★”为核心（问责）质量监控指标（试行）项目，是从原卫生部发布指标中分出，单独设列的项目。

# 第三节　质量控制指标适用数据元素

### 一、适用ICD-9-CM-3编码与手术名称

（引自《国际疾病分类：手术与操作ICD-9-CM-9》2011版人民军医出版社）

| ICD-9-CM-3 | 手术名称 |
|---|---|
| 36.10001 | 主动脉-冠状动脉搭桥术 |
| 36.12001 | 主动脉-二支冠状动脉搭桥术 |

续表

| ICD-9-CM-3 | 手术名称 |
|---|---|
| 36.13001 | 主动脉-三支冠状动脉搭桥术 |
| 36.14001 | 主动脉-多支冠状动脉搭桥术 |
| 36.15001 | 单侧乳内动脉-冠状动脉搭桥术 |
| 36.16001 | 双侧乳内动脉-冠状动脉搭桥术 |
| 36.17001 | 胃网膜动脉-冠状动脉搭桥术 |

## 二、适用的病种名称与ICD-10编码（第一诊断）

引自：卫生部办公厅关于印发《疾病分类与代码（修订版）》的通知，卫办综发〔2011〕166号，2012-02-02.

| 4位亚目 | 病种名称 |
|---|---|
| I25.1 | 动脉硬化性心脏病 |
| I25.2 | 陈旧性心肌梗死 |

或

| 6位扩展码 | 病种名称 |
|---|---|
| I25.100 | 动脉硬化性心脏病 |
| I25.101 | 冠状动脉狭窄 |
| I25.102 | 冠状动脉粥样硬化 |
| I25.103 | 冠状动脉粥样硬化性心脏病 |
| I25.200 | 陈旧性心肌梗死 |

## 三、监测指标适用基本数据元素

| 基本数据元素 | 收集路径 |
|---|---|
| 医院代码 | |
| 医院报告病种代码 | |
| 入院日期-年、月、日 | 所有病历记录 |
| 到达急诊科-年、月、日、时、分 | 急诊入院病历记录 |
| 院内转入科日期-年、月、日、时、分 | 院内转入科病历记录 |
| 转外院日期-年、月、日、时、分 | 转外院病历记录 |
| 患者出生日期-年、月、日 | 所有病历记录 |
| 出院日期-年、月、日 | 所有病历记录 |
| 第一诊断ICD-10代码（四位） | 所有病历记录 |
| 与之适用的病种名称 | 所有病历记录 |
| 或第一诊断ICD-10代码（六位） | 所有病历记录 |

续表

| 基本数据元素 | 收集路径 |
|---|---|
| 与之适用的病种名称 | 所有病历记录 |
| 第一手术与操作ICD-9-CM-3代码 | 所有病历记录 |
| 适用的手术与操作名称 | 所有病历记录 |
| 发病时间-日、时 | 所有病历记录 |
| 患者性别 | 所有病历记录 |
| 费用支付方式 | 所有病历记录 |
| 收入入院途径 | 所有病历记录 |
| 到院交通工具 | 所有病历记录 |
| 患者住院号码 | 所有病历记录 |
| 患者住地邮政编码 | 所有病历记录 |

## 四、监测指标适用主要数据元素

| 主要数据元素 | 适用监测指标名称 |
|---|---|
| **术前首次超声心电图检查** | CABG-1.1 |
| 1.左心室射血分数（LVEF）测量值：　% | CABG-1.1 |
| ○A.>50% | CABG-1.1 |
| ○B.30%～50% | CABG-1.1 |
| ○C.<30% | CABG-1.1 |
| 2.左心室舒张末内径测量值：　mm（35～56） | CABG-1.1 |
| 3.左心室室壁瘤 | CABG-1.1 |
| 4.肺动脉收缩压测量值：　% | CABG-1.1 |
| ○A.≤60mmHg | CABG-1.1 |
| ○B.>60mmHg | CABG-1.1 |
| **术前首次冠状动脉造影检查** | CABG-1.2 |
| 1.冠状动脉病变数量 | CABG-1.2 |
| ○A.1支 | CABG-1.2 |
| ○B.2支 | CABG-1.2 |
| ○C.3支 | CABG-1.2 |
| ○D.≥4支 | CABG-1.2 |
| 2.血管病变主要位置 | CABG-1.2 |
| ○A.左主干LM病变（病变狭窄超过50%） | CABG-1.2 |
| ○B.前降支LAD系统病变（含左前降支、对角支、中间支病变狭窄超过50%） | CABG-1.2 |



第七章

续表

| 主要数据元素 | 适用监测指标名称 |
|---|---|
| ○C.回旋支LCX系统病变（含回旋支、钝缘支病变狭窄超过50%） | CABG-1.2 |
| ○D.右冠状动脉RCA系统病变（含右冠状动脉、后降支、左心室后支病变狭窄超过50%） | CABG-1.2 |
| ○E.血管桥病变 | CABG-1.2 |
| **成人心脏手术术前危险因素评分量表评分值（首次）** | CABG-1.3 |
| 1.年龄 | CABG-1.3 |
| 2.性别 | CABG-1.3 |
| 3.慢性肺部疾病（是/否） | CABG-1.3 |
| 4.心外动脉病（是/否） | CABG-1.3 |
| 5.神经系统障碍（是/否） | CABG-1.3 |
| 6.既往心脏手术史（是/否） | CABG-1.3 |
| 7.1术前血清肌酐≤200 μ mol/L | CABG-1.3 |
| 7.2术前血清肌酐＞200 μ mol/L | CABG-1.3 |
| 8.感染性心内膜炎（是/否） | CABG-1.3 |
| 9.术前危重状态（是/否） | CABG-1.3 |
| 10.不稳定性心绞痛（是/否） | CABG-1.3 |
| 11.1左心室功能不全＞50% | CABG-1.3 |
| 11.2左心室功能不全30%～50% | CABG-1.3 |
| 11.3左心室功能不全＜30% | CABG-1.3 |
| 12.1近期心肌梗死（无或 ≥90天） | CABG-1.3 |
| 12.2近期心肌梗死（＜90天） | CABG-1.3 |
| 13.1肺动脉高压≤60mmHg | CABG-1.3 |
| 13.2肺动脉高压＞60mmHg | CABG-1.3 |
| 14.急诊手术（是/否） | CABG-1.3 |
| 15.1单纯性CABG | CABG-1.3 |
| 15.2非CABG心脏手术 | CABG-1.3 |
| 15.3 CABG+非CABG心脏手术 | CABG-1.3 |
| 16.胸主动脉手术（是/否） | CABG-1.3 |
| 17.心肌梗死后室间隔穿孔（是/否） | CABG-1.3 |
| **手术前准备过程中有常用药的医嘱** | CABG-1.4 |
| 1.静脉硝酸酯类药（术前24小时以内） | CABG-1.4 |
| 2.β-受体阻滞剂（术前24小时以内） | CABG-1.4 |

续表

| 主要数据元素 | 适用监测指标名称 |
|---|---|
| 3.钙离子（$Ca^{2+}$）拮抗剂（术前24小时以内） | CABG-1.4 |
| 4.ACEI或ARB（术前24小时以内） | CABG-1.4 |
| 5静脉使用儿茶酚胺类药物（术前48小时以内） | CABG-1.4 |
| 6.阿司匹林（术前5天以内） | CABG-1.4 |
| 7.波立维（术前5天以内） | CABG-1.4 |
| 8.他汀类（术前5天以内） | CABG-1.4 |
| 9非他汀类降脂药（术前7天以内） | CABG-1.4 |
| **急症CABG手术指征的选择** | CABG-2 |
| ①直接PCI失败或不能实施 | CABG-2 |
| ②冠脉病变解剖适合进行CABG治疗 | CABG-2 |
| ③患者在静息状态下有大面积心肌持续缺血和（或）血流动力学障碍，非手术治疗无效 | CABG-2 |
| ④须同时治疗心肌梗死后相关机械性并发症（如室间隔穿孔、二尖瓣反流或游离壁破裂等） | CABG-2 |
| ⑤患者出现心源性休克 | CABG-2 |
| ⑥严重左主干或3支血管病变，出现危及生命的室性心律失常，并考虑由心肌缺血所致 | CABG-2 |
| **CABG手术适应证** | CABG-2 |
| ○A.狭窄大于50%的左主干或类左主干病变 | CABG-2 |
| ○B.冠状动脉三支病变狭窄大于75% | CABG-2 |
| ○C.冠状动脉病变合并有左心室功能受损，通过心肌血运重建能改善症状及心功能者 | CABG-2 |
| ○D.心肌梗死并发症如室壁瘤，室间隔穿孔，二尖瓣反流等需要同时手术矫治者 | CABG-2 |
| ○E.介入治疗后再狭窄或并发症者 | CABG-2 |
| **伴有心肌梗死并发症** | CABG-2 |
| ○A.左心室室壁瘤 | CABG-2 |
| ○B.房间隔破裂 | CABG-2 |
| ○C.室间隔破裂 | CABG-2 |
| ○D.缺血性二尖瓣反流 | CABG-2 |
| ○E.其他 | CABG-2 |
| **手术方法的选择** | CABG-2 |
| ○A.单纯CABG | CABG-2 |

续表

| 主要数据元素 | 适用监测指标名称 |
|---|---|
| ○B.CABG+非CABG心脏手术 | CABG-2 |
| ○C.杂合（hybrid）手术（冠状动脉搭桥术的同时在手术室辅以内科介入手术） | CABG-2 |
| ○D.微创冠状动脉搭桥手术（MIDCAB） | CABG-2 |
| **手术时间（分）** | CABG-3、CABG-4 |
| （1）手术切皮时间：时（0～23）、分（0～59） | CABG-3、CABG-4 |
| （2）手术结束时间：时（0～23）、分（0～59） | CABG-3、CABG-4 |
| **体外循环使用时间（分）** | CABG-3、CABG-4 |
| （1）体外循环起始时间：时（0～23）、分（0～59） | CABG-3、CABG-4 |
| （2）体外循环结束时间：时（0～23）、分（0～59） | CABG-3、CABG-4 |
| **选择CABG非体外循环的原因** | CABG-3 |
| ○A.是医师选择 | CABG-3 |
| ○B.是患者选择 | CABG-3 |
| ○C.有体外循环禁忌 | CABG-3 |
| ○D.其他原因（用文字说明） | CABG-3 |
| **术中转为体外循环原因的选择** | CABG-3 |
| ○A.是血流动力学不稳定 | CABG-3 |
| ○B.是顽固性心律失常 | CABG-3 |
| ○C.是显露不佳 | CABG-3 |
| ○D.血管条件不佳 | CABG-3 |
| ○E.出血 | CABG-3 |
| **术中是否使用冠脉内分流器** | CABG-3 |
| 3.6冠脉固定装置 | CABG-3 |
| ○A.吸引装置 | CABG-3 |
| ○B.压迫装置 | CABG-3 |
| ○C.丝线或网兜 | CABG-3 |
| ○D.其他方法（用文字说明） | CABG-3 |
| **乳内动脉游离方式** | CABG-3 |
| ○A.未使用乳内动脉 | CABG-3 |
| ○B.胸腔镜 | CABG-3 |
| ○C.直视 | CABG-3 |
| ○D.胸腔镜加直视 | CABG-3 |

续表

| 主要数据元素 | 适用监测指标名称 |
|---|---|
| ○E.其他方法（用文字说明） | CABG-3 |
| **首根血管桥选择** | CABG-3 |
| ○A.左乳房内动脉 | CABG-3 |
| ○B.右乳房内动脉 | CABG-3 |
| ○C.桡动脉 | CABG-3 |
| ○D.大隐静脉 | CABG-3 |
| ○E.小隐静脉 | CABG-3 |
| ○F.胃网膜动脉 | CABG-3 |
| **血管桥远端吻合口位置** | CABG-3 |
| ○A.左主干 | CABG-3 |
| ○B.左前降支 | CABG-3 |
| ○C.对角支 | CABG-3 |
| ○D.中间支 | CABG-3 |
| ○E.回旋支 | CABG-3 |
| ○F.钝缘支 | CABG-3 |
| ○G.右主干 | CABG-3 |
| ○H.后降支 | CABG-3 |
| ○I.左心室后支 | CABG-3 |
| **血管桥数量** | CABG-3 |
| ○A.1支 | CABG-3 |
| ○B.2支 | CABG-3 |
| ○C.3支 | CABG-3 |
| ○D.≥4支 | CABG-3 |
| **预防性抗菌药物的选择** | CABG-4 |
| ○A.青霉素类（青霉素、阿莫西林等） | CABG-4 |
| ○B.多西环素（强力霉素） | CABG-4 |
| ○C.大环内酯类 | CABG-4 |
| ○D.第一代或第二代头孢菌素（头孢呋辛、头孢丙烯、头孢克洛等） | CABG-4 |
| ○E.喹诺酮类（如左氧氟沙星、莫西沙星等） | CABG-4 |
| ○F.β-内酰胺类/β-内酰胺酶抑制剂（如阿莫西林/克拉维酸、氨苄西林/舒巴坦） | CABG-4 |

第七章

续表

| 主要数据元素 | 适用监测指标名称 |
|---|---|
| 麻醉开始时间：时（0～23）、分（0～59） | CABG-4 |
| 麻醉结束时间：时（0～23）、分（0～59） | CABG-4 |
| 首剂预防性抗菌药物使用时间：时（0～23）、分（0～59） | CABG-4 |
| 预防性抗菌药物结束使用时间：时（0～23）、分（0～59） | CABG-4 |
| 手术时间超过3小时的 | CABG-4 |
| 术中出血量超过150ml的 | CABG-4 |
| 术中加用抗菌药物 | CABG-4 |
| **72小时后继续预防性使用抗菌药物原因的选择** | CABG-4 |
| ○A.在主要或次要诊断中术前有感染，或具备潜在高危感染因素者 | CABG-4 |
| ○B.术前24～48小时已经接受抗菌药物治疗，术后仍需继续治疗者 | CABG-4 |
| ○C.在手术后两天，被确诊为感染者并行治疗，术后仍需继续治疗者 | CABG-4 |
| ○D.病程记录中有上级医师认定继续用药的其他原因（用文字说明原因） | CABG-4 |
| **术后活动性出血或血肿** | CABG-5 |
| ○A.术后第一小时引流≥400ml | CABG-5 |
| ○B.或术后连续3小时每小时引流≥150ml | CABG-5 |
| ○C.或血肿形成 | CABG-5 |
| **再手术指征的选择** | CABG-5 |
| ○A.出血或心包填塞再手术 | CABG-5 |
| ○B.旁路血管栓塞再手术 | CABG-5 |
| ○C.因胸骨裂开或钢丝切割再手术 | CABG-5 |
| ○D.因瓣膜功能不全再手术 | CABG-5 |
| ○E因其他心脏问题再手术（用文字说明） | CABG-5 |
| ○F.因其他非心脏问题再手术（用文字说明） | CABG-5 |
| **预防深静脉栓塞形成禁忌证** | CABG-6.1 |
| ○A.出血性疾病的病例 | CABG-6.1 |
| ○B.实验室血液系统检查有异常的病例 | CABG-6.1 |
| ○C.临床医师记录有其他禁忌证的病例 | CABG-6.1 |
| **预防深静脉栓塞形成医嘱执行时间** | CABG-6.1 |
| **预防性地给予药物治疗的选择** | CABG-6.1 |
| ○A.华法林 | CABG-6.1 |

续表

| 主要数据元素 | 适用监测指标名称 |
| --- | --- |
| ○B.普通肝素 | CABG-6.1 |
| ○C.低分子肝素 | CABG-6.1 |
| ○D.达比加群 | CABG-6.1 |
| ○E.利伐沙班 | CABG-6.1 |
| ○F.阿哌沙班 | CABG-6.1 |
| ○G.其他（请注明） | CABG-6.1 |
| ○H.围手术期未选择上述（A～F）药物 | |
| **康复治疗的选择** | CABG-6.1 |
| ○A.血栓泵 | CABG-6.1 |
| ○B.弹力袜 | CABG-6.1 |
| ○C.围手术期未选择上述（A～B）治疗 | |
| **物理治疗的选择** | CABG-6.1 |
| ○A.肢体主动 | CABG-6.1 |
| ○B.被动活动 | CABG-6.1 |
| ○C.围手术期未选择上述（A～B）治疗 | |
| 1.心脏相关并发症 | CABG-6.2 |
| ○A.低心排 | CABG-6.2 |
| ○B.围手术期心肌梗死 | CABG-6.2 |
| ○C.新发心房纤颤 | CABG-6.2 |
| ○D.新发Ⅲ度房室传导阻滞 | CABG-6.2 |
| ○E.心搏骤停或室颤 | CABG-6.2 |
| ○F.心包填塞 | CABG-6.2 |
| 2.神经系统相关并发症 | CABG-6.2 |
| ○G.持续昏迷24小时以上 | CABG-6.2 |
| ○H.卒中 | CABG-6.2 |
| 3.肾脏相关并发症 | CABG-6.2 |
| ○I.肾衰 | CABG-6.2 |
| 4.感染相关并发症 | CABG-6.2 |
| ○J.肢体切口感染 | CABG-6.2 |
| ○K.胸部切口感染 | CABG-6.2 |
| ○L.胸腔深部切口感染 | CABG-6.2 |
| ○M.败血症 | CABG-6.2 |

续表

| 主要数据元素 | 适用监测指标名称 |
|---|---|
| 5.呼吸系统相关并发症 | CABG-6.2 |
| ○N.气管切开 | CABG-6.2 |
| ○O.辅助通气时间超过24小时 | CABG-6.2 |
| ○P.肺炎 | CABG-6.2 |
| ○Q.肺栓塞 | CABG-6.2 |
| 6.血管相关并发症 | CABG-6.2 |
| ○R.髂或股动脉栓塞 | CABG-6.2 |
| ○S.肢体急性缺血 | CABG-6.2 |
| 7.其他相关并发症 | CABG-6.2 |
| ○T.抗凝并发症 | CABG-6.2 |
| ○U.多系统衰竭 | CABG-6.2 |
| ○V.胃肠并发症 | CABG-6.2 |
| ○W.主动脉夹层 | CABG-6.2 |
| ○X.其他（用文字说明） | CABG-6.2 |
| 8.手术后无并发症 | CABG-6.2 |
| **为患者提供冠状动脉旁路移植手术前的健康教育** | CABG-7.1 |
| 1.合理饮食、控制高血脂和高血糖，饮酒者戒酒、控制并测量体重，宣教指导有记录 | CABG-7.1 |
| 2.训练呼吸功能，戒烟、预防呼吸道感染，宣教指导有记录 | CABG-7.1 |
| 3.控制冠心病的临床症状（心绞痛等），按时服药，术前5～7天停口服抗血小板药物，调整药物剂量，宣教指导有记录 | CABG-7.1 |
| 4.完善术前检查，做术前准备（皮肤、牙齿等无感染），宣教指导有记录 | CABG-7.1 |
| **为患者提供冠状动脉旁路移植手术后的健康教育** | CABG-7.2 |
| 1.合理饮食、控制高血脂和高血糖，控制体重 | CABG-7.2 |
| 2.训练呼吸功能，戒烟、预防呼吸道感染 | CABG-7.2 |
| 3.抗血小板药物治疗，保持搭桥血管通畅 | CABG-7.2 |
| 4.合理用药（抗生素等）预防感染等并发症（手术切口处等） | CABG-7.2 |
| **为患者提供出院时告知与健康教育** | CABG-7.3 |
| 1.血运重建术后应当定期进行全面的临床和预后评估 | CABG-7.3 |
| ○A.定期进行心电图、实验室检查、运动试验及超声心动图检测 | CABG-7.3 |
| ○B.对高危患者（如近期血运重建，CHF等）制定医学监督计划 | CABG-7.3 |

续表

| 主要数据元素 | 适用监测指标名称 |
| --- | --- |
| 2.应当对患者进行健康教育 | CABG-7.3 |
| ○A.叮嘱其坚持每周5次，至少每天1次30～60 min适当强度的有氧运动 | CABG-7.3 |
| 3.饮食和体重的控制标准 | CABG-7.3 |
| ○A.鼓励控制体质量（体质指数＜24 kg/m$^2$），男性腰围＜90 cm，女性腰围＜80cm。建议每次健康检查都要评估体质指数和（或）腰围 | CABG-7.3 |
| ○B.应将降低基线体重标准的10%作为减肥治疗的初始目标 | CABG-7.3 |
| 4.推荐选择健康食品，改变生活方式、饮食疗法及药物治疗 | CABG-7.3 |
| ○A.将LDL-C控制于＜2.6mmol/L（100mg/dl） | CABG-7.3 |
| ○B.在极高危人群中，控制LDL-C＜2.0 mmol/L（80 mg/dl） | CABG-7.3 |
| ○C.推荐更多摄入富含不饱和脂肪酸的食物如含有ε-3脂肪酸的鱼类等 | CABG-7.3 |
| ○D.通过药物治疗和生活方式的改变使血压控制＜130/80 mmHg（1mmHg=0.133kPa） | CABG-7.3 |
| ○E.无论其血脂水平如何，除非存在禁忌证，所有患者均应使用他汀类药物 | CABG-7.3 |
| ○F.β-受体阻滞剂和ACEI应作为一线用药 | CABG-7.3 |
| ○G.推荐在每次随访时向患者强调戒烟和控制吸二手烟的重要性 | CABG-7.3 |
| 5.对伴有糖尿病的患者要着重强调 | CABG-7.3 |
| ○A.通过改变生活方式和坚持药物治疗达到HbAlc6.5%～7.0%的标准 | CABG-7.3 |
| ○B.严格控制其他危险因素 | CABG-7.3 |
| ○C.由专业的内科医生指导糖尿病治疗 | CABG-7.3 |
| **手术野皮肤准备方式选择** | CABG-8 |
| 1.手工削刀刮毛 | CABG-8 |
| 2.电动削刀 | CABG-8 |
| 3.清洁 | CABG-8 |
| 4.脱毛剂 | CABG-8 |
| 5.清洁+刮毛 | CABG-8 |
| 6.不做手术野皮肤准备 | CABG-8 |
| 7.其他方式 | CABG-8 |
| 手术切口Ⅰ甲愈合 | CABG-8 |
| 住院天数≤21天出院 | CABG-9 |

续表

| 主要数据元素 | 适用监测指标名称 |
|---|---|
| 住院天数（1～120天） | CABG-10 |
| **离院方式** | CABG-10 |
| ○A.医嘱离院 | CABG-10 |
| ○B.医嘱转院 | CABG-10 |
| ○C.医嘱转社区卫生服务机构/乡镇卫生院 | CABG-10 |
| ○D.非医嘱离院 | CABG-10 |
| ○E.死亡 | CABG-10 |
| （1）住院总费用 | CABG-10 |
| （2）药类 | CABG-10 |
| A.西药费 | CABG-10 |
| B.中药费 | CABG-10 |
| C.血液和血液制品类费用 | CABG-10 |
| （3）手术治疗费（含麻醉、体外循环） | CABG-10 |
| （4）手术用一次性医用材料费 | CABG-10 |
| **患者术前伴随糖尿病（既往史）** | CABG-11（试用，可选） |
| 血糖监测值（目标要求血糖≤200mg/dl） | CABG-11（试用，可选） |
| （1）手术前血糖监测值（mg/dl） | CABG-11（试用，可选） |
| （2）术后第1天6Am血糖监测值（mg/dl） | CABG-11（试用，可选） |
| （3）术后第2天6Am血糖监测值（mg/dl） | CABG-11（试用，可选） |
| （4）术后第3天6Am血糖监测值（mg/dl） | CABG-11（试用，可选） |

## 五、主要参考资料

1.《医院管理评价指南2008版》卫生部卫医发（2008）27号文件.

2.《2008年—2010年“以病人为中心，以提高医疗服务质量为主题”的医院管理年活动方案》卫生部卫医发〔2008〕28号文件.

3.《急性心肌梗死诊断和治疗指南》2001年中华医学会心血管病学分会.

4.《CMS中心/国家医院质量激励示范（HQID）项目概述及一年调查结果》2006年4月美国CMS中心/医院联合评审委员会（JCAHO）.

5.《质量手册》2.5版，CMS，2008年.

6.《急性心肌梗死诊断和治疗指南》中华医学会心血管病学分会和中华心血管病杂志编辑委员会，2009年.

7.《冠状动脉旁路移植术技术指南》中华外科杂志2006年11月44卷22期，《ACC/AHA冠状动脉搭桥手术指南　2004年修订版》中文版，中国医师学会.

8.《三级综合医院评审标准（2011版）》，国家卫生部，卫医管发〔2010〕33号.

9.《三级综合医院评审标准（2011版）》实施细则，国家卫生部，卫办医管发〔2011〕148号.

10.《医院评审标准》第4版，美国医院联合评审委员（JCAHO），2011年1月1日起生效.

11.《冠心病外科冠脉旁路移植治疗（CABG）指南.2011版》，美国心脏病学会基金会（ACCF）、美国心脏学会（AHA）、美国心血管影像与介入学会（SCAI），2011年.

12.《中国经皮冠状动脉介入治疗指南2012（简本）》中华医学会心血管病学分会和中华心血管病杂志编辑委员会，2012年.

13.《质量手册》4.3版，CMS，2013年.

14.《2013年度美国医院质量报告》，JCAHO，2013年.

15.张宗久.中国医院评审实务.北京：人民卫生出版社，2013.

16.王建安.JCI评审攻略.北京：光明日报出版社，2013.

17.美国医疗机构评审委员会国际部编，张俊主译.JCI医院评审-应审指南.北京：北京大学医学出版社，2013.

18.《临床医疗认证（CCPC）标准》JCAHO，2013年.

19.《2013针对特定疾病认证手册》JCAHO，2013年.

20.《医院评审标准（学术医疗中心）》第5版，美国医院联合评审委员（JCI），2014年4月1日起生效.

21.《联合委员会国家质量核心的技术规格手册》v2015A，JCAHO，2014年.



# 第四节　质量控制指标之解释与计算公式

## 冠状动脉旁路移植术（CABG）质量控制指标-1

**指标代码：**CABG-1。

**指标名称：**实施手术前的评估与术前准备。

**对象选择：**全部住院治疗的冠状动脉旁路移植术成人患者。

**设置理由：**实施成人心脏手术术前危险因素的评估与术前准备是保障医疗质量与安全的措施之一。

**指标类型：**过程质量。

**表达方式：**比率提高。

**信息采集：**

追溯性调查住院病历之病程记录、手术前记录、手术前功能评估用表等相关记录，

实施手术前评估与术前准备的记录信息。分为以下四个子项叙述

## CABG-1.1手术前的超声心动图

**信息采集：**

追溯性调查住院病历之病程记录、手术前记录、超声心动图报告等相关记录中，实施左心室功能评估结果的记录。主要采集以下四项信息：

1.左心室射血分数（LVEF）测量值：______%

○A.＞50%

○B.30%～50%

○C.＜30%

2.左心室舒张末内径测量值：______mm（35～56）

3.左心室室壁瘤

○A.是

○B.否

4.肺动脉收缩压测量值：______ %

○A.≤60mmHg

○B.＞60mmHg

**分子：**实施术前超声心动图（LVEF）评估的例数。

**分母：**同期全部实施冠状动脉旁路移植术成人患者的例数。

**分子：**左心室射血分数（LVEF）＜40%的例数。

**分母：**同期全部实施冠状动脉旁路移植术成人患者的例数。

## CABG-1.2手术前的冠状动脉造影

**信息采集：**

追溯性调查住院病历之病程记录、手术前记录、冠状动脉造影报告等相关记录中，冠状动脉病变评估结果的记录。主要采集以下两项信息：

1.冠状动脉病变数量

○A.1支

○B.2支

○C.3支

○D.≥4支

2.血管病变主要位置

○A.左主干LM病变（病变狭窄超过50%）

○B.前降支LAD系统病变（含左前降支、对角支、中间支病变狭窄超过50%）

〇C.回旋支LCX系统病变（含回旋支、钝缘支病变狭窄超过50%）
〇D.右冠状动脉RCA系统病变（含右冠状动脉、后降支、左心室后支病变狭窄超过50%）
〇E.血管桥病变

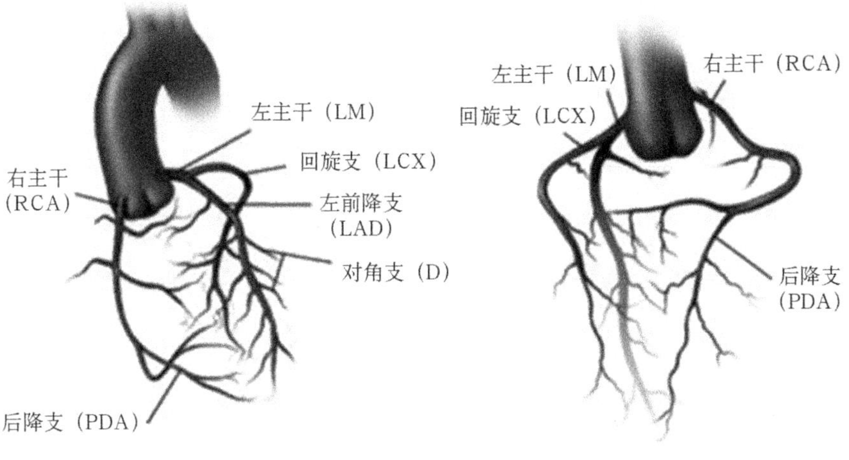


A 前面观　　B 后面观

**分子：**实施术前冠状动脉造影评估的例数。
**分母：**同期全部实施冠状动脉旁路移植术成人患者的例数。

## CABG -1.3 手术前的危险因素评估

**信息采集：**

追溯性调查住院病历之病程记录、手术前记录、手术前功能评估用表等相关记录中，患者在入院24小时内采用“成人心脏手术术前危险因素评分量表”，评估患者手术前危险因素的结果（所有患者）。

**成人心脏手术术前危险因素评分量表**

| 变量 | 定义 | 分数 | |
|---|---|---|---|
| 年龄 | ≤60岁 | 0 | 1=60～65，2=66～70，3=71～75，4=76～80，5=81～85，6=86～90，7=91～94，8=95～100 |
| | >60岁 | | |
| 性别 | 男性 | 0 | |
| | 女性 | 1 | |
| 慢性肺部疾病 | 否 | 0 | 因肺部疾病长期使用气管扩展剂或激素 |
| | 是 | 1 | |



第七章

续表

| 变量 | 定义 | 分数 | |
|---|---|---|---|
| 心外动脉病 | 否 | 0 | 有下列的一个或多个（跛行、颈动脉狭窄＞50%或闭塞、以往或目前拟干预腹主动脉、肢体动脉或颈动脉） |
| | 是 | 2 | |
| 神经系统障碍 | 否 | 0 | 严重影响步行或日常功能 |
| | 是 | 2 | |
| 既往心脏手术史 | 否 | 0 | 需要打开心包膜 |
| | 是 | 3 | |
| 术前血清肌酐 | ≤200μmol/L | 0 | |
| | ＞200μmol/L | 2 | |
| 感染性心内膜炎 | 否 | 0 | 在手术时患者仍因心内膜炎接受抗生素治疗 |
| | 是 | 3 | |
| 术前危重状态 | 否 | 0 | 有下列的一个或多个（室性心动过速或室颤、晕厥、术前心脏按摩、到达麻醉室前使用呼吸、术前强心支持、IABP、术前急性肾衰竭伴无尿或少尿） |
| | 是 | 3 | |
| 不稳定性心绞痛 | 否 | 0 | 在到达麻醉室前静息状态下心绞痛，需要静脉使用硝酸盐类药物 |
| | 是 | 2 | |
| 左心室功能不全 | ＞50% | 0 | LVEF |
| | 30%～50% | 1 | |
| | ＜30% | 3 | |
| 近期心肌梗死 | 无或≥90天 | 0 | 术前90天内 |
| | ＜90天 | 2 | |
| 肺动脉高压 | ≤60mmHg | 0 | 收缩期肺动脉压 |
| | ＞60mmHg | 2 | |
| 急诊手术 | 否 | 0 | 在下一个工作日开始前安排手术 |
| | 是 | 2 | |
| 非单纯性CABG | 单纯性CABG | 0 | |
| | 非CABG心脏手术 | 2 | |
| | CABG+非CABG心脏手术 | 2 | |
| 胸主动脉手术 | 否 | 0 | 治疗升主动脉、主动脉弓或降主动脉疾病 |
| | 是 | 3 | |
| 心肌梗死后室间隔穿孔 | 否 | 0 | |
| | 是 | 4 | |

危险评分=上述17个变量得分之和

| 危险评分 | 患者危险 | 预期死亡率 |
|---|---|---|
| 0，1或2 | 轻度 | 0.8% |
| 3，4或5 | 中度 | 3% |
| ≥ 6 | 高度 | 11.2% |

以危险评分5分以上作为判定“疑难复杂手术”的标准。

**分子：**实施术前危险因素评估的例数。

**分母：**同期全部实施冠状动脉旁路移植术成人患者的例数。

**分子：**实施术前危险因素评估5分以上（判定疑难复杂手术）的例数。

**分母：**同期实施术前危险因素评估的例数。

## CABG-1.4术前准备-用药

**信息采集：**

追溯性调查住院病历之病程记录、手术前记录、手术前医嘱、治疗单和护理记录等相关记录中，患者手术前用药的选择，不限于

1.静脉硝酸酯类药（术前24小时以内）。

2.β-受体阻滞剂（术前24小时以内）。

3.钙离子（$Ca^{2+}$）拮抗剂（术前24小时以内）。

4.ACEI或ARB（术前24小时以内）。

5.静脉使用儿茶酚胺类药物（术前48小时以内）。

6.阿司匹林（术前5天以内）。

7.波立维（术前5天以内）。

8.他汀类（术前5天以内）。

9.非他汀类降脂药（术前7天以内）。

**分子：**有术前用药医嘱的例数。

**分母：**同期全部实施冠状动脉旁路移植术成人患者的例数。



## 冠状动脉旁路移植术（CABG）质量控制指标-2

**指标代码：**CABG-2。

**指标名称：**手术适应证与急症手术指征。

**对象选择：**全部住院治疗的冠状动脉旁路移植术成人患者。

**设置理由：**

1.CABG治疗的目的是改善因冠状动脉性心脏病的结果，而无法控制疾病的进程。

严格遵循《冠状动脉旁路移植术技术指南》要求的手术适应证，是保障医疗质量与安全的前提。

2.《SCAI/ACC/AHA共识：2014无外科支持经皮冠脉介入诊疗术指南》中指出：紧急转运实施冠状动脉搭桥手术指征。

(1) 高度左主干或三支病变在PCI成功或未成功后，并有IABP辅助情况下仍出现临床或血流动力学不稳定情况。

(2) PCI失败或不稳定导致持续缺血，转运过程需要IABP支持。

**指标类型：**过程质量。

**表达方式：**比率提高。

**信息采集：**追溯性调查住院病历之病程记录、手术前讨论记录、术前小结、手术前医嘱中有关患者CABG手术适应证等的记录信息，主要采集四项信息：

1.急症CABG手术指征

（引自，ACCF、AHA、SCAI 2012冠心病CABG指南）

①直接PCI失败或不能实施；

②冠状动脉病变解剖适合进行CABG治疗；

③患者在静息状态下有大面积心肌持续缺血和（或）血流动力学障碍，非手术治疗无效；

④须同时治疗心肌梗死后相关机械性并发症（如室间隔穿孔、二尖瓣反流或游离壁破裂等）；

⑤患者出现心源性休克；

⑥严重左主干或三支血管病变，出现危及生命的室性心律失常，并考虑由心肌缺血所致。

2.CABG手术适应证

○A.狭窄＞50%的左主干或类左主干病变

○B.冠状动脉三支病变狭窄＞75%

○C.冠状动脉病变合并有左心室功能受损，通过心肌血运重建能改善症状及心功能者

○D.心肌梗死并发症如室壁瘤，室间隔穿孔，二尖瓣返流等需要同时手术矫治者

○E.介入治疗后再狭窄或并发症者

3.伴有心肌梗死并发症

○A.左心室室壁瘤

○B.房间隔破裂

○C.室间隔破裂

○D.缺血性二尖瓣反流

○E.其他

4.手术方法的选择

○A.单纯CABG

○B.CABG+非CABG心脏手术

○C.杂合（Hybrid）手术（冠状动脉搭桥术的同时在手术室辅以内科介入手术）

○D.微创冠状动脉搭桥手术（MIDCAB）

**分子：**具备急症手术指征实施CABG的例数。

**分母：**同期全部实施冠状动脉旁路移植术成人患者的例数。

**分子：**具备择期手术指征实施CABG的例数。

**分母：**同期全部实施冠状动脉旁路移植术成人患者的例数。

**分子：**伴有心肌梗死并发症的例数。

**分母：**同期全部实施冠状动脉旁路移植术成人患者的例数。

**分子：**单纯CABG的例数。

**分母：**同期全部实施冠状动脉旁路移植术成人患者的例数。

**除外病例：**无。



## 冠状动脉旁路移植术（CABG）质量控制指标-3

**指标代码：**CABG-3。

**指标名称：**使用左乳房内动脉（左侧胸廓内动脉）。

**对象选择：**全部住院治疗的冠状动脉旁路移植术成人患者。

**设置理由：**

1.血管桥的选择很大限度取决于特定的外科医生和医疗机构。通常，左乳内动脉（左侧胸廓内动脉）移接至左前降支，另一些动静脉被联合使用于其他冠脉搭桥。右乳内动脉（右侧胸廓内动脉），腿部的大隐静脉和前臂的桡动脉也常被使用。

2.据文献报道，使用大隐静脉病例，大隐静脉与升主动脉吻合口，一年内有20%病例会有狭窄，但其中仅有25%的病例5年内会梗阻。左乳内动脉长期通畅度远高于大隐静脉，其10～20年通畅率为90%～95%，故通常将其吻合至冠状动脉左前降支（最重要的冠状动脉）。

通常所说的冠心病几支病变，是指前降支、回旋支和右冠状动脉这三支血管而言。

**指标类型：**过程质量。

**表达方式：**比率提高。

**信息采集：**追溯性调查住院病历之病程记录、手术前讨论记录、术前小结、手术前医嘱、手术记录、手术后病程记录中有关搭桥的旁路血管选择与搭桥形式等信息，主要采集九项信息：

1.手术时间

（1）手术切皮时间：时（0～23）、分（0～59）；

（2）手术结束时间：时（0～23）、分（0～59）。

2. 体外循环使用时间

（1）体外循环起始时间：时（0～23）、分（0～59）；

（2）体外循环结束时间：时（0～23）、分（0～59）。

3.CABG非体外循环原因

○A.是医师选择

○B.是患者选择

○C.有体外循环禁忌

○D.其他原因（用文字说明）

4.术中转为体外循环原因

○A.是血流动力学不稳定

○B.是顽固性心律失常

○C.是显露不佳

○D.血管条件不佳

○E.出血

5.术中是否使用冠状动脉内分流器

○A.是

○B.否

6.冠脉固定装置

○A.吸引装置

○B.压迫装置

○C.丝线或网兜

○D.其他方法（用文字说明）

7.乳内动脉游离方式

○A.未使用乳内动脉

○B.胸腔镜

○C.直视

○D.胸腔镜加直视

○E.其他方法（用文字说明）

8.术中使用流量测定装置

○A.是

○B.否

9.血管桥的选择

（1）血管桥材料

①左乳房内动脉；②右乳房内动脉；③大隐静脉；④桡动脉；⑤带蒂胃网膜动脉；⑥其他肢体动静脉。

（2）近端吻合口位置

①主动脉根部；②带蒂乳房内动脉；③带蒂胃网膜动脉。

（3）远端吻合口位置

①左主干；②左前降支；③对角支；④中间支；⑤回旋支；⑥钝缘支；⑦右主干；⑧后降支；⑨左心室后支。

| 项目 | 血管桥材料 | 近端吻合口位置 | 远端吻合口位置 | 是否是贯序桥 |
|---|---|---|---|---|
| 首根血管桥 | 选择①至⑥ | 选择①至③ | 选择①至⑨ | ○A是，○B否 |
| 血管桥-2 | 选择①至⑥ | 选择①至③ | 选择①至⑨ | ○A是，○B否 |
| 血管桥-3 | 选择①至⑥ | 选择①至③ | 选择①至⑨ | ○A是，○B否 |
| 血管桥-4 | 选择①至⑥ | 选择①至③ | 选择①至⑨ | ○A是，○B否 |
| 血管桥-5 | 选择①至⑥ | 选择①至③ | 选择①至⑨ | ○A是，○B否 |
| 血管桥-6 | 选择①至⑥ | 选择①至③ | 选择①至⑨ | ○A是，○B否 |
| 血管桥-7 | 选择①至⑥ | 选择①至③ | 选择①至⑨ | ○A是，○B否 |
| 血管桥-8 | 选择①至⑥ | 选择①至③ | 选择①至⑨ | ○A是，○B否 |



**分子：**首根血管桥使用左乳房内动脉（左侧胸廓内动脉）的例数。

**分母：**同期全部实施冠状动脉旁路移植术成人患者的例数。

**除外病例：**病历记录有不适宜使用乳房内动脉做血管桥理由的患者（高龄≥70岁或糖尿病伴血管病变或解剖结构异常）。

**分子：**符合冠心病主要血管病变（前降支、回旋支和右冠状动脉）的例数。

**分母：**同期全部实施冠状动脉旁路移植术成人患者的例数。

**除外病例：**无。

## 冠状动脉旁路移植术（CABG）质量控制指标-4

**指标代码：**CABG-4。

**指标名称：预防性抗菌药物应用时机。**

**对象选择：**全部住院治疗的冠状动脉旁路移植术成人患者。

**设置理由：**在围手术期，遵循《抗菌药物临床应用指导原则》的Ⅰ类切口手术预防性抗菌药物应用原则。

**指标类型：**过程质量。

**表达方式：**比率提高。

**信息采集：**追溯性调查住院病历、麻醉与手术记录中相关预防抗菌药使用（预防抗菌药选择与应用时机）等信息。主要采集五组信息。

## CABG-4.1使用预防性抗菌药物的选择

**信息采集：** 按照《抗菌药物临床应用指导原则》的要求，首选使用第一、第二代头孢菌素作为预防性抗菌药。耐甲氧西林葡萄球菌发生率高的医疗机构，可选用去甲万古霉素预防感染。追溯性调查住院病历之病程记录、手术前医嘱、麻醉记录、手术记录及治疗单等相关记录中预防性抗菌药物选择的结果：

〇A.青霉素类（青霉素、阿莫西林等）

〇B.多西环素（强力霉素）

〇C.大环内酯类

〇D.第一代或第二代头孢菌素（头孢呋辛、头孢丙烯、头孢克洛等）

〇E.喹诺酮类（如左氧氟沙星、莫西沙星等）

〇F.β-内酰胺类/β-内酰胺酶抑制剂（如阿莫西林/克拉维酸、氨苄西林/舒巴坦）

**分子：** 首选使用第一、第二代头孢菌素的例数。

**分母：** 同期全部实施冠状动脉旁路移植术成人患者的例数。

## CABG-4.2手术前一小时开始使用

**信息采集：** 围手术期预防性抗菌药物通常是在手术前1小时开始使用，若将万古霉素或喹诺酮类药物用于预防，则为手术前2小时。追溯性调查住院病历之病程记录、手术前医嘱、麻醉记录、手术记录及治疗单等相关记录中首剂预防性抗菌药物使用的时间等信息：

1.麻醉开始时间：时（0～23）、分（0～59）。

2.手术切皮时间：时（0～23）、分（0～59）。

3.手术结束时间：时（0～23）、分（0～59）。

4.首剂预防性抗菌药物使用时间：时（0～23）、分（0～59）。

**分子：** 手术前1小时开始使用首剂预防性抗菌药物的例数。

**分母：** 同期全部实施冠状动脉旁路移植术成人患者的例数。

**除外病例：**

1.在病历中的主要诊断与次要诊断为感染者。

2.有记录明示手术前患者正处在使用抗菌药物治疗感染的进程之中。

3.临床医师认为有使用抗菌药物治疗的禁忌证者。

## CABG-4.3手术时间超过3小时须追加一次

**信息采集：** 若手术时间超过3小时，或者手术时间长于所用抗菌药物半衰期的，或者失血量＞1500ml的，手术中应当对患者追加合理剂量的抗菌药物。追溯性调查住院病历之病程记录、手术前医嘱、麻醉记录、手术记录及治疗单等相关记录，术中应加用抗菌药物的信息：

1.手术时间超过3小时的。

2.术中出血量超过1500ml的。

3.术中应加用抗菌药物。

**分子：**手术时间超过3小时/术中出血量超过1500ml的追加一次药物的例数。

**分母：**同期冠状动脉旁路移植手术时间超过3小时或术中出血量超过1500ml的例数。

## CABG-4.4术后72小时内结束使用

**信息采集：**冠状动脉旁路移植手术后无感染临床表现者，在手术结束后72小时内停止预防性抗生素的使用。追溯性调查住院病历之病程记录、医嘱单、治疗单等相关记录，停止使用抗菌药物的信息。

预防性抗菌药物结束使用时间（小时）＝停止使用时间－首剂使用时间

**分子：**术后72小时内结束使用的例数。

**分母：**同期全部实施冠状动脉旁路移植术成人患者的例数。



## CABG-4.5术后72小时后继续使用

**信息采集：**冠状动脉旁路移植手术后无感染临床表现者，在手术结束72小时后继续预防性抗生素的使用。追溯性调查住院病历之病程记录、医嘱单、治疗单、术后记录等相关记录，继续使用抗菌药物的信息，主要采集四项信息：

1.在主要或次要诊断中，术前有感染或具备潜在高危感染因素者。

2.术前24～48小时已经接受抗菌药物治疗，术后仍需继续治疗者。

3.在手术后两天，被确诊为感染者并行治疗，术后仍需继续治疗者。

4.病程记录中有上级医师认定继续用药的其他原因（用文字说明原因）。

**分子：**术后72小时后继续使用的例数。

**分母：**同期全部实施冠状动脉旁路移植术成人患者的例数 。

## 冠状动脉旁路移植术（CABG）质量控制指标-5

**指标代码：**CABG-5。

**指标名称：**术后活动性出血或血肿再手术。

**对象定位：**全部住院治疗的冠状动脉旁路移植术成人患者。

**设置理由：**术后活动性出血或血肿再手术是手术质量的重要体现。

**指标类型：**过程质量。

**表达方式**：比率降低。

**信息采集**：追溯性调查住院病历之病程记录、护理记录、手术后医嘱、手术记录、手术后病程中有关手术后活动性出血及术后血肿形成的记录，主要采集两项信息：

1.术后活动性出血或血肿

○A.术后第一小时引流≥400ml

○B.或术后连续3小时每小时引流≥150ml

○C.或血肿形成

2.再手术指征的选择

○A.出血或心包填塞再手术

○B.旁路血管栓塞再手术

○C.因胸骨裂开或钢丝切割再手术

○D.因瓣膜功能不全再手术

○E.因其他心脏问题再手术（用文字说明）

○F.因其他非心脏问题再手术（用文字说明）

**分子**：术后活动性出血或血肿再手术的例数。

**分母**：同期全部实施冠状动脉旁路移植术成人患者的例数。

**除外病例**：无。

## 冠状动脉旁路移植术（CABG）质量控制指标-6

**指标代码**：CABG-6。

**指标名称**：手术后并发症治疗。

**对象定位**：全部住院治疗的冠状动脉旁路移植术成人患者。

**设置理由**：采取有效措施预防术后深静脉血栓形成与及时治疗手术后并发症，同样是围手术期质量管理的重要体现。

**指标类型**：过程质量。

**表达方式**：比率降低。

**信息采集**：追溯性调查住院病历之病程记录、护理记录、手术后医嘱、手术记录、手术后病程中相关的记录，分为两个子项。

## CABG-6.1预防术后深静脉血栓形成（DVT）

**信息采集**：追溯性调查住院病历之病程记录、医嘱单、治疗单等相关记录，主要采集预防深静脉栓塞形成的医嘱内容与执行时间的五项信息：

1.预防深静脉栓塞形成禁忌证

○A.出血性疾病的病例

○B.实验室血液系统检查有异常的病例

○C.临床医师记录有其他禁忌证的病例

2.预防深静脉栓塞形成医嘱执行时间

3.预防性地给予药物治疗的选择

○A.华法林

○B.普通肝素

○C.低分子肝素

○D.达比加群

○E.利伐沙班

○F.阿哌沙班

○G.其他（请注明）

○H.未选择使用上述（A～F）药物

4.康复治疗的选择

○A.血栓泵

○B.弹力袜

○C.未选择使用上述（A～B）治疗

5.物理治疗的选择

○A.肢体主动

○B.被动活动

○C.未选择使用上述（A～B）治疗

**分子：**有预防深静脉栓塞形成医嘱执行时间的例数。

**分母：**同期全部实施冠状动脉旁路移植术成人的例数。

**除外病例：**有预防深静脉栓塞形成禁忌证的例数。

## CABG-6.2手术后并发症治疗

**信息采集：**追溯性调查住院病历之病程记录、护理记录、手术后医嘱、手术记录、手术后病程中有关冠状动脉旁路移植术后严重并发症处理的记录，主要采集七类24项并发症的信息：

1.心脏相关并发症

○A.低心排

○B.围手术期心肌梗死

○C.新发心房纤颤

○D.新发Ⅲ度房室传导阻滞

○E.心搏骤停或室颤

○F.心包填塞

2.神经系统相关并发症

○G.持续昏迷24小时以上

○H.卒中

3.肾脏相关并发症

○I.肾衰竭

4.感染相关并发症

○J.肢体切口感染

○K.胸部切口感染

○L.胸腔深部切口感染

○M.败血症

5.呼吸系统相关并发症

○N.气管切开

○O.辅助通气时间超过24小时

○P.肺炎

○Q.肺栓塞

6.血管相关并发症

○R.髂或股动脉栓塞

○S.肢体急性缺血

7.其他相关并发症

○T.抗凝并发症

○U.多系统衰竭

○V.胃肠并发症

○W.主动脉夹层

○X.其他（用文字说明）

8.手术后无并发症

**分子：**手术后并发症治疗的例数。

**分母：**同期全部实施冠状动脉旁路移植术成人的例数。

**除外病例：**无。

## 冠状动脉旁路移植术（CABG）质量控制指标-7

**指标代码：**CABG-7。

**指标名称：**为患者提供冠状动脉旁路移植术的健康教育。

**对象定位：**全部住院治疗的冠状动脉旁路移植术成人患者。

**设置理由：**CABG治疗的是冠状动脉性心脏病变的结果，而无法控制疾病的进程。因而健康教育与出院后AMI二级预防成为诊疗活动重要组成部分，促进早期康复，减少并发症。

**指标类型：**过程质量。

**表达方式：**比率提高。

**信息采集：**追溯性调查住院病历记录、护理记录及出院小结中有关冠状动脉旁路移植手术前后健康教育的记录，分为以下两个子项叙述。

## CABG-7.1为患者提供冠状动脉旁路移植手术前的健康教育

**信息采集：**追溯性调查住院病历记录、护理记录及出院小结中有关冠状动脉旁路移植手术前健康教育的记录，主要采集四项信息：

1.合理饮食、控制高血脂和高血糖，饮酒者戒酒、控制并测量体重，宣教指导有记录。

2.训练呼吸功能，戒烟、预防呼吸道感染，宣教指导有记录。

3.控制冠心病的临床症状（心绞痛等），按时服药，术前5～7天停口服抗血小板药物，调整药物剂量，宣教指导有记录。

4.完善术前检查，做术前准备（皮肤、牙齿等无感染），宣教指导有记录。

**分子：**接受动脉旁路移植手术前的健康教育的例数。

**分母：**同期全部实施冠状动脉旁路移植手术成人患者的例数。

**除外病例：**无。



## CABG-7.2为患者提供冠状动脉旁路移植手术后的健康教育

**信息采集：**追溯性调查住院病历记录、护理记录及出院小结中有关冠状动脉旁路移植手术后健康教育的记录，主要采集六项信息：

1.合理饮食、控制高血脂和高血糖，控制体重。

2.训练呼吸功能，戒烟、预防呼吸道感染。

3.抗血小板药物治疗，保持搭桥血管通畅。

4.合理用药（抗生素等）预防感染等并发症（手术切口处等）。

**分子：**接受动脉旁路移植手术后的健康教育的例数。

**分母：**同期全部实施冠状动脉旁路移植术成人患者的例数。

**除外病例：**无。

## CABG-7.3为患者提供出院时的告知与健康教育

**信息采集：**追溯性调查住院病历记录、护理记录及出院小结中有关出院时告知血运重建后长期生活方式和危险因素控制的健康教育的记录，主要采集五项信息：

1.血运重建术后应当定期进行全面的临床和预后评估

○A.定期进行心电图、实验室检查、运动试验及超声心动图检测

○B.对高危患者（如近期血运重建，CHF等）制定医学监督计划

2.应当对患者进行健康教育

○A.叮嘱其坚持每周5次，至少每天1次30～60分钟适当强度的有氧运动

3.饮食和体重的控制标准

○A.鼓励控制体质量（体质指数＜24kg/$m^2$），男性腰围＜90cm，女性腰围＜80cm。建议每次健康检查都要评估体质指数和（或）腰围。

○B.应将降低基线体重标准的10%作为减肥治疗的初始目标。

4.推荐选择健康食品，改变生活方式、饮食疗法及药物治疗

○A.将LDL-C控制于＜2.6mmol/L（100mg/dl）。

○B.在极高危人群中，控制LDL-C＜2.0mmol/L（80mg/dl）。

○C.推荐更多摄入富含不饱和脂肪酸的食物如含有ε-3脂肪酸的鱼类等。

○D.通过药物治疗和生活方式的改变使血压控制＜130/80mm Hg（1mm Hg=0.133kPa）。

○E.无论其血脂水平如何，除非存在禁忌证，所有患者均应使用他汀类药物。

○F.β-受体阻滞剂和ACEI应作为一线用药。

○G.推荐在每次随访时向患者强调戒烟和控制吸二手烟的重要性。

5.对伴有糖尿病的患者要着重强调

○A.通过改变生活方式和坚持药物治疗达到HbAlc在6.5%～7.0%的标准。

○B.严格控制其他危险因素。

○C.由专业的内科医生指导糖尿病治疗。

**分子：**出院时的告知与健康教育（五项）的例数。

**分母：**同期全部实施冠状动脉旁路移植术成人患者的例数。

**除外病例：**无。

## 冠状动脉旁路移植术（CABG）质量控制指标-8

**指标代码：**CABG-8。

**指标名称：**手术野皮肤准备与手术切口Ⅰ甲。

**对象定位：**全部住院治疗的冠状动脉旁路移植术成人患者。

**设置理由：**是手术质量的重要指标之一。

选择适宜的手术野皮肤准备，是预防术后感染的重要措施之一，根据手术的种类选择适宜的手术野皮肤准备方式甚为重要，但应避免对皮肤造成的损害，而增加发生感染的机会。

1999年，美国疾病控制和预防中心（CDC）发布的《预防手术切口感染准则》指出：如果不涉及手术区，毛发可以不去除。如果要去除毛发，去除的时间距离手术时间越近越好，最好使用剪毛的去毛方式。

手术切口Ⅰ甲是手术质量的重要指标之一，而手术野皮肤准备与手术切口存在一定

的因果关系。

**指标类型：**过程质量。

**表达方式：**比率提高。

**信息采集：**追溯性调查住院病历记录、护理记录及出院小结中有关手术野皮肤准备与手术切口愈合的记录，主要采集两项信息：

1.手术野皮肤准备常用方法的选择

〇A.传统的剃刀手工刮毛

〇B.电动剃刀剪毛

〇C.仅做皮肤清洁

〇D.脱毛剂

〇E.清洁+刮毛+无菌巾包裹

〇F.不做手术野皮肤准备

〇G.其他皮肤准备方式。

2.切口Ⅰ甲愈合

**分子：**手术前选用“A～F”备皮方法的例数。

**分母：**同期全部实施冠状动脉旁路移植术成人患者的例数。

**分子：**切口Ⅰ甲愈合的例数。

**分母：**同期全部实施冠状动脉旁路移植术成人患者的例数。

**除外病例：**

1.在主要或次要诊断中术前有感染，或具备潜在高危感染因素者。

2.术前24～48小时接受抗菌药物治疗者。

3.在手术后两天，被确诊为感染者并行治疗者。

## 冠状动脉旁路移植术（CABG）质量控制指标-9

**指标代码：**CABG-9。

**指标名称：**住院21天内出院。

**对象定位：**全部住院治疗的冠状动脉旁路移植术成人患者。

**设置理由：**缩短手术前的住院时间，住院21天内出院。

**指标类型：**过程质量。

**表达方式：**比率提高。

**信息采集：**

1.追溯性调查住院病历之病历首页、出院小结记录的住院天数，并是在住院21天内出院者。

2.由院内其他科转入，以转入心外科记录开始计算住院天数。

**分子：**住院21天内出院的例数。

**分母：**同期全部实施冠状动脉旁路移植术成人患者的例数。

**除外病例：**因术前伴随内科疾病继续治疗，而在术后需转内科的患者（不含留外科继续治疗的病例）。

## 冠状动脉旁路移植术（CABG）质量控制指标-10

**标准代码：**CABG-10。

**标准名称：**平均住院日与费用。

**对象定位：**全部实施冠状动脉旁路移植术的成人患者。

**设置理由：**患者负担与转归。

**标准类型：**结果质量（数据）。

**表达方式：**缩短与降低，医院之间横向比较。

**信息采集：**追溯性调查住院病历中病历首页病程记录、出院小结、费用记录等相关信息。

**项目与结果数据：**

1.住院天数：1～120天。

2.离院方式

○A.医嘱离院

○B.医嘱转院

○C.医嘱转社区卫生服务机构/乡镇卫生院

○D.非医嘱离院

○E.死亡

○F.其他

3.住院费用（元）

（1）住院费用：总费用指患者住院期间发生的与诊疗有关的所有费用之和。

（2）药类：

①西药费：包括有机化学药品、无机化学药品和生物制品费用（含抗菌药物）；

②中药费：包括中成药费、中草药费；

③血液和血液制品类：包括血费，白蛋白类、球蛋白类、凝血因子类、细胞因子类制品费。

（3）手术治疗费：包括麻醉费及体外循环、手术治疗等费用。

（4）手术用一次性医用材料费：患者住院期间进行手术、介入操作时所使用的一次性医用材料费用。

**分子：**治疗结果死亡的例数。

**分母：**同期全部实施冠状动脉旁路移植术成人患者的例数。

**除外病例：**无。

**评价数据计算值：**

通过统计本院本年度全部实施冠状动脉旁路移植手术患者住院日及住院费用（元）分析，获得以下信息：

1.住院日：“平均值”与“中位数、20百分位数、80百分位数”。

2.住院费用（元）：“平均值”与“中位数、20百分位数、80百分位数”。

**附件：**

**离院方式：**指患者本次住院出院的方式，主要包括：

1.医嘱离院：指患者本次治疗结束后，按照医嘱要求出院，回到住地进一步康复等情况。

2.医嘱转院：指医疗机构根据诊疗需要，将患者转往相应医疗机构进一步诊治，用于统计“双向转诊”开展情况。如果接收患者的医疗机构明确，需要填写转入医疗机构的名称。

3.医嘱转社区卫生服务机构/乡镇卫生院：指医疗机构根据患者诊疗情况，将患者转往相应社区卫生服务机构进一步诊疗、康复，用于统计“双向转诊”开展情况。如果接收患者的社区卫生服务机构明确，需要填写社区卫生服务机构/乡镇卫生院名称。

4.非医嘱离院：指患者未按照医嘱要求而自动离院，如：患者疾病需要住院治疗，但患者出于个人原因要求出院，此种出院并非由医务人员根据患者病情决定，属于非医嘱离院。

5.死亡：指患者在住院期间死亡。

6.其他：指除上述5种出院去向之外的其他情况。

引自：《卫生部关于修订住院病案首页的通知》卫医政发〔2011〕84号　附件2.住院病案首页部分项目填写说明。



## 冠状动脉旁路移植术（CABG）质量控制指标-11（试用，可选）

**指标代码：**CABG-11。

**指标名称：**手术后第1和第2天早6点术后血糖≤于200mg/dl（试用，可选）。

**对象定位：**全部住院治疗的冠状动脉旁路移植术成人患者。

**设置理由：**

大量研究表明，围术期高血糖能增加手术和麻醉的风险；高血糖也是增加院内发病率和死亡率升高的重要因素。正确评估术前高血糖患者组织器官的损害程度，对手术和麻醉有指导性意义，直接影响手术患者的临床结果；积极控制围术期血糖浓度≤200mg/dl的要求目标。

**指标类型：**过程质量。

**表达方式：**比率提高。

**信息采集：**追溯性调查住院病历之病程记录、护理记录、实验室检测报告、手术后医嘱、手术记录、手术后病程记录中，有关围术期血糖控制的记录，主要采集两项信息：

1.患者术前伴随糖尿病？是□、否□。

2.血糖监测值（目标要求血糖≤于200mg/dl）。

（1）手术前血糖监测值（mg/dl）；

（2）术后第1天6Am血糖监测值（mg/dl）；

（3）术后第2天6Am血糖监测值（mg/dl）；

（4）术后第3天6Am血糖监测值（mg/dl）；

（5）术后未做血糖监测。

**分子：**手术后第1天和第2天早6点术后血糖≤200mg/dl的例数。

**分母：**同期全部实施冠状动脉旁路移植术成人患者的例数。

**除外病例：**因术前伴随糖尿病在治疗，而术后需转内科的患者（不含留外科继续治疗的病例）。

## 冠状动脉旁路移植术（CABG）质量控制指标-12（试行）

**指标代码：**CABG-12。

**指标名称：**患者对服务质量的评价（试用）。

**标准类型：**过程质量。

**表达方式：**比率提高。

**设置理由：**通过对患方满意度的调查，可以了解整体医疗过程，有利于提高服务水平，调整服务方式，让患者得到更满意的服务。

**对象选择：**全部实施冠状动脉旁路移植术的住院患者。

**信息采集：**请冠状动脉旁路移植术出院患者在办理完出院手续之后，填写服务满意程度调查表，或由专人在出院后一周内进行电话随访。可以从以下几个方面了解：

**特定（单）病种患者感受评价用表**

| |
|---|
| 1.入病房时护士是否以口头或书面形式主动介绍住院环境、注意事项；<br>□5很满意□4满意□3一般□2不满意□1很不满意 |
| 2.医生诊断后是否主动告知治疗方案、预期结果及预计费用；<br>□5很满意□4满意□3一般□2不满意□1很不满意 |
| 3.对病房与床单的清洁舒适程度的评价；<br>□5很满意□4满意□3一般□2不满意□1很不满意 |
| 4.对病房的生活方便程度的总体印象；<br>□5很满意□4满意□3一般□2不满意□1很不满意 |
| 5.经过本次治疗后对病痛减轻与生活质量改善程度的评价；<br>□5很满意□4满意□3一般□2不满意□1很不满意 |
| 6.对此次住院医护人员提供服务的总体评价；<br>□5很满意□4满意□3一般□2不满意□1很不满意 |
| 7.对医生、护士提供本次所患疾病相关的防治与康复知识教育的评价。<br>□5很满意□4满意□3一般□2不满意□1很不满意 |

# 第五节　冠状动脉粥样硬化性心脏病临床路径

（引自卫生部卫办医政发〔2009〕162号文件）

## 一、标准住院流程

（一）适用对象

第一诊断为冠状动脉粥样硬化性心脏病（ICD-10：I25.1）。

行冠状动脉旁路移植术（ICD-9-CM-3：36.1）。

（二）诊断依据

根据《临床诊疗指南——心血管外科学分册》（中华医学会编著，人民卫生出版社）。

1.病史：可有心绞痛发作史。

2.临床表现：可有体力劳动、情绪激动或饱餐时心前区憋闷、不适，心律失常等。

3.辅助检查：心电图和心电图运动试验、超声心动图、冠状动脉造影等。

（三）选择治疗方案的依据

根据《临床技术操作规范——心血管外科学分册》（中华医学会编著，人民军医出版社）。冠状动脉旁路移植术 （ICD-9-CM-3：36.1）。

（四）标准住院日11～18天

（五）进入路径标准

1.第一诊断必须符合ICD-10：I25.1冠状动脉粥样硬化性心脏病疾病编码。

2.已完成冠状动脉造影检查，诊断明确。

3.有手术适应证，无禁忌证。

4.年龄≤70岁。

5.心功能≤Ⅲ级或EF≥45%。

6.当患者同时具有其他疾病诊断，但在住院期间不需要特殊处理也不影响第一诊断的临床路径流程实施时，可以进入路径。

（六）术前准备1～3天

1.必需的检查项目：

（1）实验室检查：血常规＋血型，尿常规，血生化全项（血电解质＋肝肾功能＋血糖），凝血功能，感染性疾病筛查（乙肝、丙肝、梅毒、艾滋病等），血气分析；

（2）胸片、心电图、超声心动图；

（3）冠状动脉造影检查。

2.根据患者具体情况可选择的检查项目：如心肌酶、血肌钙蛋白、胸部CT，肺功能检查、颈动脉血管超声、取材血管超声、腹部超声检查等。

（七）预防性抗菌药物选择与使用时机

抗菌药物使用：按照《抗菌药物临床应用指导原则》（卫医发〔2004〕285号）执行，并根据患者的病情决定抗菌药物的选择与使用时间。

（八）手术日为入院第2～4天

1.麻醉方式：全身麻醉。

2.术中根据情况决定是否使用体外循环辅助。

3.手术植入物：胸骨固定钢丝。

4.术中用药：麻醉和体外循环常规用药。

5.输血及血液制品：视术中情况而定。

（九）术后住院恢复9～14天

1.术后转监护病房，持续监测治疗。

2.病情平稳后转回普通病房。

3.必须复查的检查项目：血常规、血电解质＋肝肾功能＋血糖，胸部X线片、心电图、超声心动图。

4.抗菌药物使用：按照《抗菌药物临床应用指导原则》（卫医发〔2004〕285号）执行，并根据患者的病情决定抗菌药物的选择与使用时间。

5.抗血小板治疗：根据患者病情决定用药时机。

（十）出院标准

1.患者一般情况良好，体温正常，完成复查项目。

2.切口愈合好：引流管拔除，伤口无感染。

3.没有需要住院处理的并发症。

（十一）变异及原因分析

1.术前需停用阿司匹林、氯吡格雷等抗血小板药物5～6天，手术时间相应顺延，导致住院时间延长。

2.围手术期并发症等造成住院日延长和费用增加。

3.手术耗材的选择：由于病情不同，使用不同的内置物和耗材，导致住院费用存在差异。

4.医师认可的变异原因分析。

5.其他患者方面的原因等。

## 二、临床路径表单

适用对象：第一诊断为冠状动脉粥样硬化性心脏病（ICD-10：I25.1）。

行冠状动脉旁路移植术（ICD-9-CM-3：36.1）。

患者姓名：________性别：________年龄：________门诊号：________住院号：________

住院日期：____年__月__日　出院日期：____年__月__日　标准住院日：11～18 天

| 日期 | 住院第1天 | 住院第2～3天 | 住院第2～4天<br>（手术日） |
|---|---|---|---|
| 主要诊疗工作 | □病史询问，体格检查<br>□完成入院病历书写<br>□安排相关检查<br>□上级医师查房 | □汇总检查结果<br>□完成术前准备与术前评估<br>□术前讨论，确定手术方案<br>□完成术前小结、上级医师查房记录等病历书写<br>□向患者及家属交代病情及围手术期注意事项<br>□签署手术知情同意书、自费用品协议书、输血同意书 | □气管插管，建立深静脉通路<br>□手术<br>□术后转入重症监护病房<br>□术者完成手术记录<br>□完成术后病程记录<br>□向患者家属交代手术情况及术后注意事项 |
| 重点医嘱 | **长期医嘱：**<br>□按冠状动脉粥样硬化性心脏病护理常规<br>□二级护理<br>□饮食：◎低盐低脂饮食◎糖尿病饮食◎其他<br>□患者既往基础用药<br><br>**临时医嘱：**<br>□血尿便常规，血型，凝血功能，血生化全套，感染性疾病筛查<br>□胸部X线片、心电图、超声心动图<br>□肺功能及颈动脉超声检查（视患者情况而定） | **长期医嘱：**<br>□术前基础用药<br><br>**临时医嘱：**<br>□拟于明日在全麻下行冠状动脉旁路移植术<br>□备皮<br>□备血<br>□血型<br>□术前晚灌肠<br>□术前禁食水<br>□术前镇静药（酌情）<br>□其他特殊医嘱 | **长期医嘱：**<br>□按心脏体外循环直视术后护理<br>□禁食<br>□持续血压、心电及经皮血氧饱和度监测<br>□呼吸机辅助呼吸<br>□预防用抗生素<br><br>**临时医嘱：**<br>□床旁心电图、胸部X线片<br>□其他特殊医嘱 |
| 主要护理工作 | □入院宣教（环境、设施、人员等）<br>□入院护理评估（营养状况、性格变化等） | □术前准备（备皮等）<br>□术前宣教（提醒患者按时禁水等） | □观察患者病情变化<br>□记录生命体征<br>□记录24小时出入量<br>□定期记录重要监测指标 |
| 病情变异记录 | □无　□有，原因：<br>1.<br>2. | □无　□有，原因：<br>1.<br>2. | □无　□有，原因：<br>1.<br>2. |
| 护士签名 | | | |
| 医师签名 | | | |

第七章

续表

| 日期 | 住院第3～5天<br>（术后第1天） | 住院第4～12天<br>（术后第2～8天） | 至出院日<br>（术后第9～14天） |
|---|---|---|---|
| 主要诊疗工作 | □医师查房<br>□清醒后拔除气管插管<br>□转回普通病房<br>□观察切口有无血肿，渗血<br>□拔除尿管（根据患者情况） | □医师查房<br>□拔除胸管（根据引流量）<br>□安排相关复查并分析检查结果<br>□观察切口情况 | □检查切口愈合情况并拆线<br>□确定患者可以出院<br>□向患者交代出院注意事项、复查日期<br>□通知出院处<br>□开出院诊断书<br>□完成出院记录 |
| 重点医嘱 | **长期医嘱：**<br>□一级护理<br>□半流饮食<br>□氧气吸入<br>□心电、无创血压及经皮血氧饱和度监测<br>□预防用抗生素<br>□抗血小板治疗<br>□扩冠、控制心率药物治疗<br><br>**临时医嘱：**<br>□床旁心电图<br>□大换药<br>□复查血常规及相关指标<br>□其他特殊医嘱 | **长期医嘱：**<br>□饮食：◎低盐低脂饮食◎糖尿病饮食◎其他<br>□停一级护理，改二级护理（时间视病情恢复定）<br>□停监测（时间视病情恢复定）<br>□停抗生素（时间视病情恢复定）<br><br>**临时医嘱：**<br>□拔除深静脉置管并行留置针穿刺（时间视病情恢复定）<br>□复查胸部X线片、心电图、超声心动图以及血常规，血生化全套<br>□大换药 | **临时医嘱：**<br>□通知出院<br>□出院带药<br>□拆线换药 |
| 主要护理工作 | □观察患者情况<br>□记录生命体征<br>□记录24小时出入量<br>□术后康复指导 | □观察患者一般状况及切口情况<br>□鼓励患者下床活动，利于恢复<br>□术后康复指导 | □帮助患者办理出院手续<br>□康复宣教 |
| 病情变异记录 | □无 □有，原因：<br>1.<br>2. | □无 □有，原因：<br>1.<br>2. | □无 □有，原因：<br>1.<br>2. |
| 护士签名 | | | |
| 医师签名 | | | |

## 附件：冠状动脉旁路移植术质量管理自我评价用简表

病案号：________入院日期：____年__月__日出院日期：____年 __月__日，住院__天

手术切皮日期：_______年__月__日__时__分，术终日期：_______年__月__日__时__分

体外循环起始：_______年__月__日__时__分，终止日期：_______年__月__日__时__分

| 质量管理措施项目 | | | 检查1 | 检查2 | 检查3 | 检查4 | 检查5 | 检查6 | 检查7 |
|---|---|---|---|---|---|---|---|---|---|
| | | | 术前 | 术中 | 术后72小时 | 120小时之内 | 21天之内 | 21天之后 | 出院日 |
| 1 | 实施手术前的危险评估 | | □0分，□1分，□2分，□3分，□4分，□5分□≥6分 | | | | | | |
| | 术前准备用药 | 低分子肝素 | | | | | | | |
| | | 阿司匹林、氯吡格雷 | | | | | | | |
| | | β-受体阻滞剂 | | | | | | | |
| | | ACEI、ARB | | | | | | | |
| | | 其他 | | | | | | | |
| | 冠状动脉造影报告 | 冠状动脉病变数量 | □1支 | □2支 | □3支 | □4支 | □5支 | □6支 | |
| | | 血管病变主要位置（病变狭窄超过50%） | □左主干LM | □前降支LAD | □回旋支LCX | □右冠脉RCA | □血管桥 | | |
| 2 | 手术适应证：□急症 □择期 | □单纯性CABG | | | □杂合（Hybrid）手术 | | | | |
| | | □CABG+非CABG心脏手术 | | | □微创冠状动脉搭桥手术（MIDCAB） | | | | |
| 3 | 选择搭桥（首根）旁路血管 | □右乳房内动脉 | □左乳房内动脉 | | | | □大隐静脉 | | |
| | | □桡动脉 | □带蒂胃网膜动脉 | | | | □其他旁路血管 | | |
| 4 | 预防抗菌药选择 | | □一、二代头孢类 | | | | □其他类药 | | |
| | 手术前1小时开始使用 | | | | | | | | |
| | 手术时间≥3小时追加一次 | | | | | | □手术时间≤3小时 | | |
| | 术中出血量≥1500ml追加一次 | | | | | | □出血量≤ 1500ml | | |
| | □术后24小时内结束使用 | | □术后48小时内结束使用 | | | □术后72小时内结束使用 | | | |
| | □术后96小时内结束使用 | | □术后5天内结束使用 | | | □术后5天之后继续使用 | | | |
| 5 | 术后活动性出血或血肿再手术 | | □活动性出血 | | □血肿 | | | □再手术 | |

续表

| 序号 | 质量管理措施项目 | | 检查1 术前 | 检查2 术中 | 检查3 术后72小时 | 检查4 120小时之内 | 检查5 21天之内 | 检查6 21天之后 | 检查7 出院日 |
|---|---|---|---|---|---|---|---|---|---|
| 6 | 手术后并发症 | □围术期心肌缺血 | | □深层，或胸腔或纵隔腔内感染 | | | | | |
| | | □心律失常 | | □神经系统等生理和代谢紊乱 | | | | | |
| | | □切口感染 | | □其他（名称） | | | | | |
| 7 | 健康教育 | 手术前 | | | | | | | |
| | | 手术后 | | | | | | | |
| 8 | 切口愈合 | I甲□ I乙□ | I丙□ | | | | | | |
| 9 | 出院去向 | 住院21天内出院□ | | 住院21天之后出院□ | | | | 死亡□ | |
| | | 转入外院□ 回家休养□ 自动出院□ | | | | | | | |
| | | 死亡□，原因：心脏□ 呼吸□ 神经□ 感染□ 出血□ 其他□ | | | | | | | |
| 10 | 住院总费用____元 | | 药费 ____元 | 手术费______元 | | | 体外循环费_____元 | | |

**其他说明：**

**填表者/日期**__________ **复审者/日期**__________

自评结果：在认同的“□”内打“√”。

## 冠状动脉旁路移植术质控评价路径

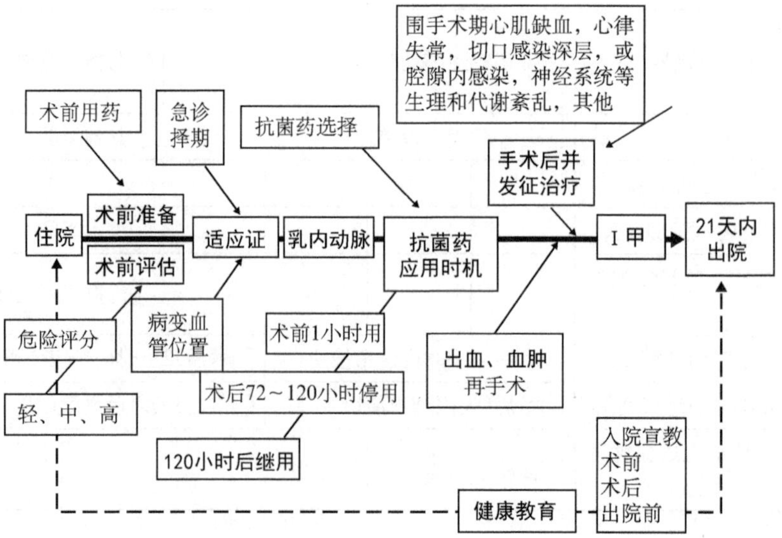

# 第二部分　第二批单病种质量控制指标

## 卫生部办公厅关于印发《第二批单病种质量控制指标》的通知

# 中华人民共和国卫生部

卫办医政函〔2010〕909号

## 卫生部办公厅关于印发《第二批单病种质量控制指标》的通知

各省、自治区、直辖市卫生厅局，新疆生产建设兵团卫生局，部属（管）医院：

为加强医疗质量管理，规范临床诊疗行为，我部于2009年5月印发了《第一批单病种质量控制指标》（卫办医政函〔2009〕425号）。各地按照我部《关于开展单病种质量管理控制工作有关问题的通知》（卫办医政函〔2009〕757号，以下简称《通知》）要求，在全国开展了单病种质量管理控制工作。

在总结经验的基础上，我部委托中国医院协会制定了《第二批单病种质量控制指标》，包括围手术期预防感染和肺炎（儿童、住院）质量控制指标。现印发给你们，供卫生行政部门和医疗机构在医疗质量管理控制工作中参照执行。《第二批单病种质量控制指标》纳入全国单病种质量管理控制工作病种信息报送范围，请各省级卫生行政部门组织辖区内三级医院按照《通知》要求继续做好信息报送工作。

卫生部办公厅

二〇一〇年十一月一日

（信息公开形式：主动公开）

# 第二批单病种质量控制指标

适用病名ICD－10编码采用《疾病和有关健康问题的国际统计分类》第十次修订本第二版（北京协和医院、世界卫生组织、国际分类家族合作中心编译），人民卫生出版社。

适用手术与操作ICD－9－CM－3编码采用《国际疾病分类手术与操作》第九版临床修订本2008版（刘爱民主编译），人民军医出版社。

**一、围手术期预防感染质量控制指标**

（一）手术前预防性抗菌药物选用符合规范要求；

（二）预防性抗菌药物在手术前一小时内开始使用；

（三）手术时间超过3小时或失血量大于1500ml，术中可给予第二剂；

（四）择期手术在结束后24、48、72小时内停止预防性抗生素使用的时间；

（五）手术野皮肤准备与手术切口愈合。

适用手术与操作ICD－9－CM－3编码：

（一）单侧甲状腺叶切除术ICD－9－CM－3：06.2

（二）膝半月板切除术ICD－9－CM－3：80.6

（三）经腹子宫次全切除术ICD－9－CM－3：68.3

（四）剖宫产术ICD－9－CM－3：74.0，74.1，74.2

（五）腹股沟疝单侧/双侧修补术ICD－9－CM－3：53.0，53.1

（六）阑尾切除术ICD－9－CM－3：47.0

（七）腹腔镜下胆囊切除术 ICD—9—CM—3:51.23

（八）闭合性心脏瓣膜切开术 ICD—9—CM—3:35.00—35.04

（九）动脉内膜切除术 ICD—9—CM—3:38.1

（十）足和踝关节固定术和关节制动术 ICD—9—CM—3:81.11—81.18

（十一）其他颅骨切开术 ICD—9—CM—3:01.24

（十二）椎间盘切除术或破坏术 ICD—9—CM—3:80.50

**二、肺炎（儿童、住院）质量控制指标**

（一）住院时病情严重程度评估；

（二）氧合评估；

（三）病原学检测；

（四）抗菌药物使用时机；

（五）起始抗菌药物选择符合规范；

（六）住院72小时病情严重程度再评估；

（七）抗菌药物疗程（天数）；

（八）符合出院标准及时出院；

（九）疗效、住院天数、住院费用（元）。

适用病名ICD—10编码：ICD—10 J13—J15，J18，不含新生儿及1—12个月婴儿肺炎。

---

抄送：国家中医药管理局，总后卫生部，部有关直属单位，有关大学医院管理部门，中华医学会，中国医院协会、中国医师协会、中华护理学会、中华口腔医学会、中国康复医学会、中国输血协会。

---

卫生部办公厅　　　　2010年11月2日印发

---

校对：付文豪

# 第八章　儿童住院社区获得性肺炎（CAP）

## 第一节　概　述

卫生部办公厅卫办医政函〔2010〕909号关于印发《第二批单病种质量控制指标》的通知中，将儿童CAP（住院）作为第二批单病种质量控制指标之一。

社区获得性肺炎（community acquired pneumonia，CAP）是儿童期尤其是婴幼儿常见感染性疾病，是儿童住院的最常见原因，也是5岁以下儿童死亡的首位病因。

儿童CAP是指原本健康的儿童在医院外获得的感染性肺炎，包括感染了具有明确潜伏期的病原体而在入院后潜伏期内发病的肺炎，是相对于医院内肺炎（NP；或称HAP）而言。该定义强调：

（1）肺炎，而不是通常泛指的“下呼吸道感染”。CAP是指肺实质和（或）肺间质部位的急性感染，引起机体不同程度缺氧和感染中毒症状，通常有发热、咳嗽、呼吸增快、呼吸困难、胸壁吸气性凹陷、肺部湿性啰音和管状呼吸音等呼吸道征象，并有胸部X线的异常改变。本指南不涉及吸入性、过敏性、尿毒症性等非感染性肺炎；

（2）CAP是在院外发生的、又有与住院关联的时间概念；其包括部分患儿肺炎发生在社区，但发病在医院，即入院时处于肺炎潜伏期内的肺炎；

（3）原本健康的儿童，这是出于CAP病原学评估的考虑，一个有免疫抑制的患儿，其CAP病原学评估应参照NP病原学。研究CAP病原学还应该注意患儿是否使用过抗生素，如果已使用过抗生素，CAP常见病原菌可能被抑制或杀灭，造成病原学的假阴性。

在《三级儿童医院评审标准（2011版）》及其实施细则中，已将“特定（单）病种质量管理及其监控指标”的相关内容，纳入医院评审标准的相关章节和第七章质量指标之中。

儿童CAP质量控制指标（住院）的解读与分析、计算公式、信息分析流程，主要根据国内外儿童社区获得性肺炎（CAP）诊疗指南和质量评价标准及部分地区三级甲等儿童医院进行定期评价的资料，结合我国具体情况，分述如下。

## 第二节　质量控制指标

**社区获得性肺炎（儿童、住院）质量控制指标**

CAP-1住院时病情严重程度评估
CAP-2氧合评估★
CAP-3病原学检测
CAP-4抗菌药物使用时机★
CAP-5起始抗菌药物选择符合规范★
CAP-6住院72小时病情严重程度再评估
CAP-7抗菌药物疗程（天数）
CAP-8符合出院标准及时出院
CAP-9疗效、住院天数、住院费用（元）
适用病名ICD-10编码：ICD-10 J13-J15，J18，不含小于28天的新生儿。
引自：
1.卫生部卫办医政函〔2010〕909号《第二批单病种质量控制指标》.
2.卫生部卫医管发〔2011〕79号《三级儿童医院评审标准（2011年版）》.
3.卫生部卫医管发〔2012〕2号《二级综合医院评审标准（2012版）》.
“★”为核心（问责）质量监控指标（试行）项目，是从原卫生部发布指标中分出。

## 第三节　质量控制指标适用数据元素

### 一、住院社区获得性肺炎（儿童住院）质量管理评价的目标

1.入院4小时内接受抗菌药物治疗。
2.起始抗菌药物选择符合规范。
3.病原学诊断得到重视。

### 二、适用的病种名称与ICD-10编码（第一/第二诊断）

引自：卫生部办公厅关于印发《疾病分类与代码（修订版）》的通知，卫办综发〔2011〕166号，2012-02-02。

原卫生部办公厅印发《关于推广应用疾病诊断相关分组（DRGs）开展医院评价工作

的通知》附件1-编码字典库，卫办医管函〔2011〕683号，2011-08-02。

| 3位类目 | 病种名称 |
|---|---|
| J13 | 链球菌性肺炎 |
| J14 | 流感嗜血杆菌性肺炎 |
| J15 | 细菌性肺炎，不可归类在他处者 |
| J18 | 肺炎，病原体未特指 |

或

| 4位亚目 | 病种名称 |
|---|---|
| J15.0 | 肺炎杆菌性肺炎 |
| J15.1 | 假单胞菌性肺炎 |
| J15.2 | 葡萄球菌性肺炎 |
| J15.3 | B族链球菌性肺炎 |
| J15.4 | 其他链球菌性肺炎 |
| J15.5 | 大肠杆菌性肺炎 |
| J15.6 | 其他需氧的革兰氏阴性细菌性肺炎 |
| J15.7 | 肺炎支原体性肺炎 |
| J15.8 | 其他的细菌性肺炎 |
| J15.9 | 未特指的细菌性肺炎 |
| J16.0 | 衣原体肺炎 |
| J16.8 | 其他特指传染性病原体引起的肺炎 |
| J17.0* | 分类于他处的细菌性疾病引起的肺炎 |
| J17.1* | 分类于他处的病毒性疾病引起的肺炎 |
| J17.2* | 真菌病引起的肺炎 |
| J17.3* | 寄生虫病引起的肺炎 |
| J17.8* | 分类于他处的其他疾病引起的肺炎 |
| J18.0 | 未特指的支气管肺炎 |
| J18.1 | 未特指的大叶性肺炎 |
| J18.2 | 未特指的坠积性肺炎 |
| J18.8 | 其他病原体未特指的肺炎 |
| J18.9 | 未特指的肺炎 |

或

| 6位扩展代码 | 病种名称 |
|---|---|
| J15.902 | 社区获得性肺炎，非重症 |
| J15.903 | 社区获得性肺炎，重症 |

## 三、除外病例

1.年龄大于18岁的病例。
2.小于28天的新生儿。
3.由外院住院诊疗后转入本院。
4.参与临床药物与器械试验。
5.肺炎反复门诊抗菌药物治疗无效。
6.同一疾病30天内重复入院。
7.呼吸机相关性肺炎（VAP）。
8.医院获得性肺炎（HAP）。
9.本次住院时间超过60天的。

## 四、监测指标适用基本数据元素

| 基本数据元素 | 收集路径 |
|---|---|
| 医院代码 | |
| 医院报告病种代码 | |
| 入院日期-年、月、日 | 所有病历记录 |
| 到达急诊科-年、月、日、时、分 | 急诊入院病历记录 |
| 院内转入科日期-年、月、日、时、分 | 院内转入科病历记录 |
| 转外院日期-年、月、日、时、分 | 转外院病历记录 |
| 患儿出生日期-年、月、日 | 所有病历记录 |
| ○A.28天～3月龄 | 所有病历记录 |
| ○B.>3月龄至5岁 | 所有病历记录 |
| ○C.>5岁至15岁 | 所有病历记录 |
| 出院日期-年、月、日 | 所有病历记录 |
| 第一诊断ICD-10代码（四位） | 所有病历记录 |
| 与之适用的病种名称 | 所有病历记录 |
| 或第一诊断扩展代码（六位） | 所有病历记录 |
| 与之适用的病种名称 | 所有病历记录 |
| 其他诊断ICD-10代码（四位） | 所有病历记录 |
| 与之适用的病种名称 | 所有病历记录 |
| 发病时间-日、时 | 所有病历记录 |
| 患儿性别 | 所有病历记录 |
| 费用支付方式 | 所有病历记录 |
| 收入入院途径 | 所有病历记录 |
| 到院交通工具 | 所有病历记录 |

续表

| | |
|---|---|
| 患儿住院号码 | 所有病历记录 |
| 患儿住地邮政编码 | 所有病历记录 |

## 五、监测指标适用主要数据元素

| 主要数据元素 | 适用监测指标名称 |
|---|---|
| **入院日期：年、月** | CAP-1、CAP-2、CAP-3、CAP-4、CAP-9 |
| **入院时间：日、时** | CAP-1、CAP-2、CAP-3、CAP-4、CAP-9 |
| **胸片等影像学资料证实**，双侧或多肺叶受累或肺叶实变并肺不张、胸腔积液或短期内病变进展者 | CAP-1 |
| **严重度评估** | CAP-1 |
| （1）**重度肺炎**：2月龄～5岁CAP儿童提示有低氧血症，有下列表现之一 | CAP-1 |
| ○A.胸壁吸气性凹陷 | CAP-1 |
| ○B.或鼻翼扇动 | CAP-1 |
| ○C.或呻吟 | CAP-1 |
| （2）**极重度肺炎**：有下列表现之一 | CAP-1 |
| ○A.中心性发绀 | CAP-1 |
| ○B.严重呼吸窘迫 | CAP-1 |
| ○C.拒食或脱水征 | CAP-1 |
| ○D.意识障碍（嗜睡、昏迷、惊厥） | CAP-1 |
| 收住或转至ICU的指征，具备下列1项者就可收住ICU | CAP-1 |
| ○A.吸入氧浓度（$FiO_2$）≥0.6，$SaO_2$≤0.92（海平面）或≤0.90（高原） | CAP-1 |
| ○B.休克和（或）意识障碍 | CAP-1 |
| ○C.呼吸频率加快、脉速伴严重呼吸窘迫和耗竭征象，伴或不伴$PaCO_2$升高 | CAP-1 |
| ○D.反复出现呼吸暂停或出现慢而不规则的呼吸 | CAP-1 |
| 住院前接种肺炎链球菌疫苗和（或）流感疫苗的患儿 | CAP-1 |
| ○A.是 | CAP-1 |
| ○B.否 | CAP-1 |
| **氧合评估** | CAP-2 |
| 首次检测动脉血气分析$PaO_2$的时间 | CAP-2 |
| 首次检测动脉血气分析测定值（mmHg） | CAP-2 |
| 首次检测动脉血气分析$PaCO_2$的时间 | CAP-2 |
| 首次检测动脉血气分析测定值（mmHg） | CAP-2 |

第八章

续表

| 主要数据元素 | 适用监测指标名称 |
|---|---|
| 首次检测脉搏血氧饱和度$SatO_2$的时间 | CAP-2 |
| 首次检测脉搏血氧饱和度测定值（%） | CAP-2 |
| 首次计算氧合指数$PaO_2/FiO_2$的时间 | CAP-2 |
| 首次计算氧合指数$PaO_2/FiO_2$计算值 | CAP-3 |
| 入院24小时内未实施氧合评估 | CAP-3 |
| **病原学诊断** | CAP-3 |
| **1.重度、极重度儿童肺炎住院后首次采集血、痰培养标本** | CAP-3 |
| ○A.符合重症肺炎的例数（重度、极重度肺炎） | CAP-3 |
| ○B.住院后首次采集血培养标本时间 | CAP-3 |
| ○C.住院后首次采集痰培养标本时间 | CAP-3 |
| ○D.住院后未采集血、痰培养标本 | CAP-3 |
| **2.入住ICU患儿首次采集痰、血培养标本时间** | CAP-3 |
| ○A.符合入住ICU标准的例数 | CAP-3 |
| ○B.入住ICU后首次采集血培养标本时间 | CAP-3 |
| ○C.入住ICU后首次采集痰培养标本时间 | CAP-3 |
| ○D.住院后未采集血、痰培养标本 | CAP-3 |
| **3.实验室检查** | CAP-3 |
| ○A.首次红细胞沉降率（ESR） | CAP-3 |
| ○B.首次C反应蛋白（CRP）浓度 | CAP-3 |
| ○C.首次血清降钙素原（PCT）浓度 | CAP-3 |
| ○D.住院后未进行实验室检查 | CAP-3 |
| **4.合并胸腔积液** | CAP-3 |
| （1）诊断性胸腔穿刺适应证 | CAP-3 |
| ○A.经验性治疗无效或病情仍然进展者，特别是已经更换抗菌药物治疗1次以上时 | CAP-3 |
| ○B.怀疑特殊病原体感染，而采用常规方法获得的呼吸道标本无法明确致病原时 | CAP-3 |
| ○C.免疫抑制宿主罹患CAP、经抗菌药物治疗无效时 | CAP-3 |
| ○D.需要进行非感染性肺部浸润性病变鉴别诊断者 | CAP-3 |
| ○E.其他 | CAP-3 |
| （2）检测项目 | CAP-3 |
| ○A.胸液常规 | CAP-3 |
| ○B.生化 | CAP-3 |

续表

| 主要数据元素 | 适用监测指标名称 |
|---|---|
| ○C.病原学检查 | CAP-3 |
| **5.病原学检测结果** | CAP-3 |
| ○A.28天~3月龄患儿病原学检测结果：同COP-5.3 | CAP-3 |
| ○B.>3月龄至5岁患儿病原学检测结果：同COP-5.3 | CAP-3 |
| ○C.>5岁至青少年患儿病原学检测结果：同COP-5.3 | CAP-3 |
| **首剂抗菌药物使用时机** | CAP-3 |
| 患儿接受首剂抗菌药物治疗（注射剂输入/注射）月日 | CAP-4 |
| 患儿接受首剂抗菌药物治疗（注射剂输入/注射）时分 | CAP-4 |
| 接受首剂抗菌药物使用时机 DTN（Door-To-Needle） | CAP-4 |
| 使用首剂抗菌药物治疗途径 | CAP-4 |
| ○A.静脉输入 | CAP-4 |
| ○B.肌内注射 | CAP-4 |
| ○C.口服 | CAP-4 |
| **重症或入住ICU患儿抗菌药物起始选择** | CAP-5.1 |
| 符合重症儿童CAP（评估为重度、极重度肺炎，符合入住ICU指征）例数 | CAP-5.1 |
| 起始抗菌药物的选择：同COP-5.3 | CAP-5.1 |
| **非重症患儿抗菌药物起始选择** | CAP-5.2 |
| ○A.28天~3月龄：同COP-5.3 | CAP-3.2 |
| ○B.>3月龄至5岁：同COP-5.3 | CAP-3.2 |
| ○C.>5岁至青少年：同COP-5.3 | CAP-3.2 |
| **目标治疗抗感染药物的选择** | CAP-5.3 |
| **（1）病原学诊断结果** | CAP-5.3 |
| **住院社区获得性肺炎常见病原菌名录** | CAP-5.1~3、CAP-6 |
| ○A.肺炎链球菌 | CAP-5.1~3、CAP-6 |
| ○B.流感嗜血杆菌、卡他莫拉菌 | CAP-5.1~3、CAP-6 |
| ○C1.甲氧西林敏感金黄色葡萄球菌（MSSA） | CAP-5.1~3、CAP-6 |
| ○C2.甲氧西林敏感凝固酶阴性葡萄球菌（MSCNS） | CAP-5.1~3、CAP-6 |
| ○D1.甲氧西林耐药金黄色葡萄球菌（MRSA） | CAP-5.1~3、CAP-6 |
| ○D2.甲氧西林耐药凝固酶阴性葡萄球菌（MRCNS） | CAP-5.1~3、CAP-6 |
| ○E.肠杆菌科细菌：不产生ESBLs菌 | CAP-5.1~3、CAP-6 |
| ○F.肠杆菌科细菌：产ESBLs菌 | CAP-5.1~3、CAP-6 |
| ○G.肠杆菌科细菌：产AmpC酶菌 | CAP-5.1~3、CAP-6 |
| ○H.铜绿假单胞菌（轻度者） | CAP-5.1~3、CAP-6 |

第八章

续表

| 主要数据元素 | 适用监测指标名称 |
|---|---|
| ○I.铜绿假单胞菌 | CAP-5.1～3、CAP-6 |
| ○J.B族链球菌 | CAP-5.1～3、CAP-6 |
| ○K.厌氧菌 | CAP-5.1～3、CAP-6 |
| ○L.单核细胞增多性李斯特菌 | CAP-5.1～3、CAP-6 |
| ○M.嗜肺军团菌 | CAP-5.1～3、CAP-6 |
| ○N.百日咳杆菌/肺炎支原体/衣原体 | CAP-5.1～3、CAP-6 |
| **（2）按目标选择抗感染药物治疗** | CAP-5.3 |
| **住院社区获得性肺炎常用抗菌药物名录** | CAP-5.1～3、CAP-6 |
| **A.青霉素类** | CAP-5.1～3、CAP-6 |
| A1.青霉素G（penicillin G） | CAP-5.1～3、CAP-6 |
| A2.青霉素V（penicillin V） | CAP-5.1～3、CAP-6 |
| A3.氨苄西林（ampicillin） | CAP-5.1～3、CAP-6 |
| A4.阿莫西林（amoxicillin） | CAP-5.1～3、CAP-6 |
| A5.羧苄西林（carbenicillin） | CAP-5.1～3、CAP-6 |
| A6.美洛西林（mezloeillin） | CAP-5.1～3、CAP-6 |
| A7.哌拉西林（piperacillin） | CAP-5.1～3、CAP-6 |
| A8.苯唑西林（oxacillin） | CAP-5.1～3、CAP-6 |
| A9.氯唑西林（cloxacillin） | CAP-5.1～3、CAP-6 |
| A10.氨苄西林+舒巴坦（ampicillin/sulbactam） | CAP-5.1～3、CAP-6 |
| A11.阿莫西林+克拉维酸（amoxicillin/clavulanic acid） | CAP-5.1～3、CAP-6 |
| A12.替卡西林+克拉维酸（ticarcillin/clavulanic acid） | CAP-5.1～3、CAP-6 |
| A13.哌拉西林+他唑巴坦（piperacillin/tazobactam） | CAP-5.1～3、CAP-6 |
| A14.阿莫西林+舒巴坦（amoxicillin/sulbactam） | CAP-5.1～3、CAP-6 |
| **B.头孢菌素类** | CAP-5.1～3、CAP-6 |
| B1.头孢拉定（cefradine） | CAP-5.1～3、CAP-6 |
| B2.头孢唑啉（cefazolin） | CAP-5.1～3、CAP-6 |
| B3.头孢羟氨苄（cefadroxil） | CAP-5.1～3、CAP-6 |
| B4.头孢克洛（cefaclor） | CAP-5.1～3、CAP-6 |
| B5.头孢丙烯（cefprozil） | CAP-5.1～3、CAP-6 |
| B6.头孢地尼（cefdinir） | CAP-5.1～3、CAP-6 |
| B7.头孢呋辛（cefuroxime） | CAP-5.1～3、CAP-6 |
| B8.头孢噻肟（cefotaxime） | CAP-5.1～3、CAP-6 |
| B9.头孢曲松（ceftriaxone） | CAP-5.1～3、CAP-6 |

续表

| 主要数据元素 | 适用监测指标名称 |
|---|---|
| B10.头孢哌酮（cefoperazone） | CAP-5.1～3、CAP-6 |
| B11.头孢他啶（ceftazidime） | CAP-5.1～3、CAP-6 |
| B12.头孢哌酮+舒巴坦（cefoperazone/sulbactam） | CAP-5.1～3、CAP-6 |
| B13.头孢吡肟（cefepime） | CAP-5.1～3、CAP-6 |
| C.大环内酯类 | CAP-5.1～3、CAP-6 |
| C1.红霉素（erythromycin） | CAP-5.1～3、CAP-6 |
| C2.罗红霉素（roxithromycin） | CAP-5.1～3、CAP-6 |
| C3.阿奇霉素（azithromycin） | CAP-5.1～3、CAP-6 |
| C4.克拉霉素（clarithromycin） | CAP-5.1～3、CAP-6 |
| E.其他类 | CAP-5.1～3、CAP-6 |
| E1.多西环素（doxycycline） | CAP-5.1～3、CAP-6 |
| E2.万古霉素（vancomycin） | CAP-5.1～3、CAP-6 |
| E3.利奈唑胺（linezolid） | CAP-5.1～3、CAP-6 |
| E4.利福平（rifampin） | CAP-5.1～3、CAP-6 |
| E5.氨曲南（aztreonam） | CAP-5.1～3、CAP-6 |
| E6.厄他培南（ertapenem） | CAP-5.1～3、CAP-6 |
| E7.亚胺培南（imipenem） | CAP-5.1～3、CAP-6 |
| E8.美罗培南（meropenem） | CAP-5.1～3、CAP-6 |
| E9.帕尼培南（panipenem） | CAP-5.1～3、CAP-6 |
| E10.克林霉素（clindamycin） | CAP-5.1～3、CAP-6 |
| E11.甲硝唑（metronidazole） | CAP-5.1～3、CAP-6 |
| **初始治疗72小时后评价无效** | CAP-6 |
| **重复病原学检查项目选择** | CAP-6 |
| ○A.痰细菌培养 | CAP-6 |
| ○B.胸水细菌培养 | CAP-6 |
| ○C.支气管灌洗液细菌培养 | CAP-6 |
| ○D.真菌培养 | CAP-6 |
| ○E.抗酸杆菌检查 | CAP-6 |
| ○F.尿抗原检查 | CAP-6 |
| ○G.双份血清抗体检查 | CAP-6 |
| ○H.其他检查 | CAP-6 |
| **病原学诊断结果选择** | CAP-6 |
| **按目标选择抗感染治疗药物选择** | CAP-6 |

第八章

续表

| 主要数据元素 | 适用监测指标名称 |
|---|---|
| 患儿停止抗菌药物治疗（注射剂输入/注射）月日 | CAP-7 |
| 患儿停止抗菌药物治疗（注射剂输入/注射）时分 | CAP-7 |
| 注射抗菌药物疗程（天数1～60天） | CAP-7 |
| 改用抗菌药物（口服剂）日期 | CAP-7 |
| 改用抗菌药物（口服剂）时间 | CAP-7 |
| 口服抗菌药物疗程（天数） | CAP-7 |
| **符合出院标准出院** | CAP-8 |
| ○1.体温正常超过24小时 | CAP-8 |
| ○2.平静时心率、呼吸频率正常 | CAP-8 |
| ○3.胸部X线片肺炎明显吸收好转 | CAP-8 |
| ○4.不吸氧情况下，动脉血氧饱和度正常 | CAP-8 |
| ○5.可以接受口服药物治疗 | CAP-8 |
| **出院时氧合评估** | CAP-8 |
| （1）末次检测动脉血气分析测定值（mmHg） | CAP-8 |
| （2）末次检测脉搏血氧饱和度测定值（%） | CAP-8 |
| （3）末次计算氧合指数$PaO_2/FiO_2$计算值 | CAP-8 |
| **出院时未进行氧合评估** | |
| **住院天数：（范围1～60）** | CAP-9 |
| **离院方式** | CAP-9 |
| ○ A.医嘱离院 | CAP-9 |
| ○ B.医嘱转院 | CAP-9 |
| ○ C.医嘱转社区卫生服务机构/乡镇卫生院 | CAP-9 |
| ○ D.非医嘱离院 | CAP-9 |
| ○ E.死亡 | CAP-9 |
| ○ F.其他 | CAP-9 |
| 1.住院总费用 | CAP-9 |
| 2.药类费用 | CAP-9 |
| （1）西药费 | CAP-9 |
| （2）中药费 | CAP-9 |
| （3）血液和血液制品类费用 | CAP-9 |
| 3.非手术治疗项目费 | CAP-9 |
| 4.治疗用一次性医用材料费 | CAP-9 |

## 六、主要参考资料


1.陆权.儿童社区获得性肺炎管理指南（试行）.中华儿科杂志，2007，45（2～3）：229-230.

2.《质量手册》2.5版美国医院联合评审委员会（JCAHO），2008年.

3.《CMS中心/国家医院质量激励示范（HQID）项目概述及一年调查结果》美国CMS中心/医院联合评审委员会（JCAHO），2006年4月.

4.《社区获得性肺炎（CAP）指南》IDSA/ATS，2007 年.

5.《抗菌药物临床应用指导原则》卫生部2006年P32.

6.Garnacho-Montero J，Garc í a-Cabrera E，Diaz-Martín A，et al. Determinants of outcome in patients with bacteraemic pneumococcal pneumonia：importance of early adequate treatment. Scand J Infect Dis，2010，42（3）：185-192.

7.《三级综合医院评审标准（2011版）》，卫生部　卫医管发〔2010〕33号.

8.《三级综合医院评审标准（2011版）》实施细则，国家卫生部，卫办医管发〔2011〕148号.

9.《二级综合医院评审标准（2012版）》卫生部 卫医管发〔2012〕2号.

10.《二级综合医院评审标准（2012版）》及实施细则，卫生部，卫办医管发〔2012〕57号.

11.《三级儿童医院评审标准（2011版）》，卫生部　卫医管发〔2010〕33号.

12.《三级儿童医院评审标准（2011版）》实施细则，国家卫生部，卫办医管发〔2011〕148号.

13.中华医学会儿科学分会呼吸学组，《中华儿科杂志》编辑委员会.儿童社区获得性肺炎管理指南（2013修订）.中华儿科杂志，2013，51（10）：745-752.

14.《质量手册》4.3版，CMS，2013年.

15.《2013年度美国医院质量报告》，JCAHO，2013年.

16.张宗久.中国医院评审实务.北京：人民卫生出版社，2013.

17.王建安.JCI评审攻略.北京：光明日报出版社，2013.

18.美国医疗机构评审联合委员会国际部主编，张俊主译.JCI医院评审-应审指南.北京：北京大学医学出版社，2013.

19.《临床医疗认证（CCPC）标准》JCAHO，2013年.

20.《2013针对特定疾病认证手册》JCAHO，2013年.

21.《医院评审标准（学术医疗中心）》第5版，美国医院联合评审委员（JCI），2014年4月1日起生效 .

22.《联合委员会国家质量核心的技术规格手册》v2015A，JCAHO，2014年.

# 第四节　质量控制指标之解释与计算公式

## 儿童住院社区获得性肺炎（CAP）质量指标-1

**指标代码**：CAP-1。

**指标名称**：**判断是否符合入院标准。**

**对象选择**：全部住院治疗的社区获得性肺炎患儿。

**设置理由**：

1．CAP是指原本健康的儿童在医院外获得的感染性肺炎，包括感染了具有明确潜伏期的病原体而在入院后潜伏期内发病的肺炎。到达医院后首次病情严重程度评估的时间与结果，判定是否符合住院标准（重症肺炎诊断标准或收住ICU标准）与病情严重程度评估。

2．《CMA儿童社区获得性肺炎管理指南（2013修订）》中指出，严重度评估

（1）2月龄～5岁CAP儿童出现胸壁吸气性凹陷或鼻翼扇动或呻吟之一表现者，提示有低氧血症，为重度肺炎；

（2）如果出现中心性发绀、严重呼吸窘迫、拒食或脱水征、意识障碍（嗜睡、昏迷、惊厥）之一表现者为极重度肺炎。

3．《CMA儿童社区获得性肺炎管理指南（2013修订）》中指出，符合重症肺炎诊断标准，具备下列1项者就可收住院：

（1）呼吸空气条件下，动脉血氧饱和度（$SaO_2$）≤0.92（海平面）或≤0.90（高原）或有中心性发绀；

（2）呼吸空气条件下，婴儿RR＞70次/分钟，年长儿RR＞50次/分钟，除去发热、哭吵等因素的影响；

（3）呼吸困难：胸壁吸气性凹陷、鼻翼扇动；

（4）间歇性呼吸暂停，呼吸呻吟；

（5）持续高热3～5天不退者或有先天性心脏病、先天性支气管肺发育不良、先天性呼吸道畸形、重度贫血、重度营养不良等基础疾病者；

（6）胸部X线片等影像学资料证实双侧或多肺叶受累或肺叶实变并肺不张、胸腔积液或短期内病变进展者；

（7）拒食或有脱水征者；

（8）家庭不能提供恰当充分的观察和监护，或2月龄以下CAP患儿。

4．《CMA儿童社区获得性肺炎管理指南（2013修订）》中指出，符合收住或转至ICU的指征，具备下列1项者就可收住：

（1）吸入氧浓度（$FiO_2$）≥0.6，$SaO_2$：≤0.92（海平面）或0.90（高原）；

（2）休克和（或）意识障碍；

（3）呼吸加快、脉速伴严重呼吸窘迫和耗竭征象，伴或不伴$PaCO_2$升高；

（4）反复呼吸暂停或出现慢而不规则的呼吸。

**指标类型：**过程质量。

**表达方式：**比率提高。

**信息采集：**追溯性调查急诊病历与住院病历的既往史、体格检查、病程记录、胸片等影像学资料、护理记录和医嘱单中的CAP入院治疗标准及病情严重程度的评价等相关信息，主要采集三项信息：

1.严重度评估

（1）重度肺炎：2月龄～5岁CAP儿童提示有低氧血症，有下列表现之一

○A.胸壁吸气性凹陷

○B.或鼻翼扇动

○C.或呻吟

（2）极重度肺炎：有下列表现之一

○A.中心性发绀

○B.严重呼吸窘迫

○C.拒食或脱水征

○D.意识障碍（嗜睡、昏迷、惊厥）

（3）胸片等影像学资料：有下列表现之一

○A.双侧或多肺叶受累

○B.或肺叶实变并肺不张

○C.胸腔积液

○D.短期内病变进展

2.收住或转至ICU的指征，具备下列1项者就可收住

○A.吸入氧浓度（$FiO_2$）≥0.6，$SaO_2$≤0.92（海平面）或0.90（高原）

○B.休克和（或）意识障碍

○C.呼吸加快、脉速伴严重呼吸窘迫和耗竭征象，伴或不伴$PaCO_2$升高

○D.反复呼吸暂停或出现慢而不规则的呼吸

3.住院前接种肺炎链球菌疫苗和（或）流感疫苗的患儿

○A.是

○B.否

**分子：**胸部X线片等影像学资料证实双侧或多肺叶受累或肺叶实变并肺不张、胸腔积液或短期内病变进展者。

**分母：**同期全部儿童CAP住院的例数。

**病例范围：**

主要诊断ICD-10编码类目为 J13，J14，J15，J18之一。



第八章

＜18岁的住院患儿。

**除外病例：**＜28天的新生儿。

**分子：**重症CAP（评估为重度、极重度肺炎，符合入住ICU指征）的例数。

**分母：**同期全部儿童CAP住院的例数。

**分子：**住院前接种肺炎链球菌疫苗和（或）流感疫苗的例数。

**分母：**同期全部儿童CAP住院的例数。

**病例范围：**

主要诊断ICD-10编码类目为 J13，J14，J15，J18之一。

＜18岁的住院患儿。

**除外病例：**＜28天的新生儿。

## 儿童住院社区获得性肺炎（CAP）质量指标-2

**指标代码：**CAP-2。

**指标名称：**氧合评估。

**对象选择：**全部住院治疗的社区获得性肺炎患儿。

**设置理由：**

1.《CMA儿童社区获得性肺炎管理指南（2013修订）》中指出，低氧血症是CAP死亡的危险因素，住院CAP患儿常存在低氧血症，因此所有住院肺炎和疑似低氧血症的患儿都应监测动脉血氧饱和度。脉搏血氧饱和度的测定提供了非侵入性检测动脉氧合的手段，动脉血气分析为侵入性检查，是判断呼吸衰竭类型、程度及血液酸碱失衡的关键指标，可据病情需要选择。

2.患儿至少在住院前或住院24小时内（吸氧前）接受动脉血气分析或脉搏血氧饱和度测定。“氧合评估”的结果，都应在诊疗活动记录中得到应用，例如：

（1）在住院治疗标准中，呼吸空气条件下，$SaO_2 \leqslant 0.62$（海平面）或≤0.90（高原）或中心性发绀；

（2）在收住或转至ICU的指征中，吸入氧浓度（$FiO_2$）≥0.6，$SaO_2 \leqslant 0.92$（海平面）或0.90（高原）；

（3）在吸氧指征中，海平面、呼吸空气条件下$SaO_2 \leqslant 0.92$，$PaO_2 \leqslant 60mmHg$（1mmHg＝0.133kPa）。

**指标类型：**过程质量。

**表达方式：**比率提高。

**信息采集：**追溯性调查急诊病历与住院病历的病程记录、护理记录、临床实验室检测报告中首次接受脉搏血氧饱和度测定/动脉血气分析的记录时间，主要采集四项信息：

1.首次检测动脉血气分析$PaO_2$的时间与测定值（mmHg）。

2.首次检测动脉血气分析$PaCO_2$的时间与测定值（mmHg）。

3.首次检测脉搏血氧饱和度$SatO_2$的时间与测定值（%）。

4.首次计算氧合指数$PaO_2/FiO_2$的时间与计算值。

**分子：**急诊或住院24小时内首次脉搏血氧饱和度测定/动脉血气分析的例数。

**分母：**同期全部儿童CAP住院的病例数。

**病例范围：**

主要诊断ICD-10编码类目为 J13，J14，J15，J18之一。

＜18岁的住院患儿。

**除外病例：**＜28天的新生儿。

## 儿童住院社区获得性肺炎（CAP）质量指标-3

**指标代码：**CAP-3。

**指标名称：**病原学诊断。

**对象选择：**全部住院治疗的社区获得性肺炎患儿。

**设置理由：**

对危重肺炎患儿进行病原学检测与诊断可以提供重要的微生物学信息，帮助选择适当的抗菌药物，降低患儿病死率。就我国目前小儿CAP管理现状，我们仍提倡多病原学联合检测，明确病原是合理使用抗生素的基础。20%～60%CAP病例无法做出病原学诊断。

**指标类型：**过程质量。

**表达方式：**比率提高。

**信息采集：**追溯性调查急诊病历与住院病历的病程记录、护理记录、临床实验室检测报告中首次接受痰、血等标本培养的时间记录，以及对病原学诊断信息应用的记录。主要采集以下五项信息：

1.重度、极重度儿童肺炎住院后首次采集血、痰培养标本

○A.符合重症肺炎的例数（重度、极重度肺炎）

○B.住院后首次采集血培养标本时间

○C.住院后首次采集痰培养标本时间

2.入住ICU患者首次采集痰、血培养标本时间

○A.符合入住ICU标准的例数

○B.入住ICU后首次采集血培养标本时间

○C.入住ICU后首次采集痰培养标本时间

3.实验室检查

○A.首次红细胞沉降率（ESR）

○B.首次C反应蛋白（CRP）浓度

○C.首次血清降钙素原（PCT）浓度

第八章

4.合并胸腔积液

（1）诊断性胸腔穿刺适应证

○A.经验性治疗无效或病情仍然进展者，特别是已经更换抗菌药物治疗1次以上时；

○B.怀疑特殊病原体感染，而采用常规方法获得的呼吸道标本无法明确致病原时；

○C.免疫抑制宿主罹患CAP、经抗菌药物治疗无效时；

○D.需要与非感染性肺部浸润性病变鉴别诊断者；

○E.其他

（2）检测项目

○A.胸液常规

○B.生化

○C.病原学检查

5.病原学检测结果

○A.28天至3月龄患儿病原学检测结果：选择详见CAP-5附件2

○B.＞3月龄至5岁患儿病原学检测结果：选择详见附件CAP-5附件2

○C.＞5岁至青少年患儿病原学检测结果：选择详见附件CAP-5附件2

**分子：**重度、极重度肺炎住院后首次采集血、痰培养标本例数。

**分母：**同期全部重度、极重度儿童CAP的例数。

**分子：**入住ICU后首次采集血、痰培养标本例数。

**分母：**同期全部入住ICU儿童CAP的例数。

**分子：**实验室检查（ESR、CRP、PCT）的病例。

**分母：**同期全部儿童CAP住院的例数。

**分子：**胸腔积液实验室检查（常规、生化、病原学）的病例。

**分母：**同期全部儿童CAP住院合并胸腔积液的例数。

**病例范围：**

主要诊断ICD-10编码类目为 J13，J14，J15，J18之一。

＜18岁的住院患儿。

**除外病例：**＜28天的新生儿。

## 儿童住院社区获得性肺炎（CAP）质量指标-4

**指标代码：**CAP-4。

**指标名称：**抗菌药物时机。

**对象选择：**全部住院治疗的社区获得性肺炎患儿。

**设置理由：**

1.抗生素治疗要尽早开始，首剂抗生素治疗争取在诊断肺炎后 4 小时内使用，以提高疗效，降低病死率，缩短住院时间。

2.在2010年发表的一项研究表明，入院到接受首剂抗生素治疗的时间超过4小时是CAP患者住院期间死亡（*HR*=2.62，*P*=0.037）及随访90天死亡（*HR*=2.28，*P*=0.048）的独立危险因素。我国指南建议首剂抗生素给药时机为诊断CAP后4小时内，具有循证医学依据。

**指标类型：**过程质量。

**表达方式：**比率提高。

**信息采集：**追溯性调查急诊病历与住院病历的病程记录、护理记录、临床实验室检测报告中首次接受抗菌药物治疗的时间记录，是指患者接受抗菌药物进入机体（注射、口服）的实际时间。主要采集三项信息：

1.患者接受首剂抗菌药物治疗（注射剂输入/注射）日期、时间。

2.接受首剂抗菌药物使用时机 DTN（Door-To-Needle）。

3.使用首剂抗菌药物治疗途径

○A.静脉输入

○B.肌内注射

○C.口服

**分子：**入院4小时内接受首剂抗菌药物的病例数。☆

**分母：**同期全部CAP住院的例数。

**分子：**入院6小时内接受首剂抗菌药物的病例数。

**分母：**同期全部CAP住院的例数。

**分子：**入院8小时内接受首剂抗菌药物的病例数。

**分母：**同期全部CAP住院的例数。

## 儿童住院社区获得性肺炎（CAP）质量指标-4c

**指标代码：**CAP-4c。

**指标名称：**入院后接受首剂抗菌药物使用时机（小时）的中位数（试用）。

**病例范围：**

主要诊断ICD-10编码类目为 J13，J14，J15，J18之一 。

＜18岁的住院患儿。

**除外病例：**＜28天的新生儿。

**时间计算：**

接受首剂抗菌药物使用时机（h）=首剂抗菌药进入体内时间（住院）－入院时间

**中位数：**

将本年度全部CAP病例的入院后接受首剂抗菌药物使用时机（小时），采用统计学方法，计算出中位数，前25百分位、后75百分位、平均值；作为与上年度纵向质量比较的依据。

**主要用途：**

1.建立本院的医疗、护理、临床药学服务质量管理的目标或标杆。

2.与医院间的纵向质量比较，与国内、国际先进水平比较。

3.运用PDCA原理及质量管理工具展示临床质量管理成效的变化趋势，制订有针对性的持续改进措施。

## 儿童住院社区获得性肺炎（CAP）质量指标-5

**指标代码：**CAP-5。

**指标名称：**起始抗菌药物选择。

**对象选择：**全部住院治疗的社区获得性肺炎患儿。

**设置理由：**

1.《CMA儿童社区获得性肺炎管理指南（2013修订）》中，对重度CAP治疗初始经验性选择胃肠道外抗菌药物治疗多选择静脉途径给药。要考虑选择的抗菌药物能够覆盖SP、HI、MC和SA，还要考虑MP和CP的可能和病原菌耐药状况。

2.目标治疗，病原菌一旦明确，选择抗菌药物就应针对该病原。

**信息采集：**追溯性调查住院病历中的病程记录、护理记录、治疗单、医嘱单中起始选择四类抗菌药物的例数：

A.青霉素类

B.头孢菌素类

C.大环内酯类

D.其他类

**分子：**选择三类（A～C）抗菌药物的例数。

**分母：**同期全部儿童CAP的病例数。

**病例范围：**

主要诊断ICD-10编码类目为 J13，J14，J15，J18之一，并符合重症儿童CAP，<18岁的住院患儿。

**分为以下三个子项叙述：**

## CAP-5.1 重症/入住ICU患儿起始抗菌药物选择

**设置理由：**

《CMA儿童社区获得性肺炎管理指南（2013修订）》中指出，重度CAP可以首选下列方案之一：

1.阿莫西林/克拉维酸（5∶1）、氨苄西林/舒巴坦（2∶1）或阿莫西林/舒巴坦（2∶1）。

2.头孢呋辛、头孢曲松或头孢噻肟。

3.怀疑SA肺炎，选择苯唑西林或氯唑西林，万古霉素不作首选。

4.考虑合并有MP或CP肺炎，可以联合使用大环内酯类+头孢曲松/头孢噻肟。

**指标类型：**过程质量。

**表达方式：**比率提高。

**信息采集：**追溯性调查重症或入住ICU患者住院病历中的病程记录、护理记录、治疗单、医嘱单起始抗菌药物选择的相关信息，主要采集两项信息：

1.符合重症儿童CAP（评估为重度、极重度肺炎，符合入住ICU指征）例数。

2.起始抗菌药物的选择（见附件1）。

**分子：**重症/入住ICU患儿抗菌药物起始选择符合指南要求的例数。

**分母：**同期全部重症儿童CAP/入住ICU的病例数。

**病例范围：**

主要诊断ICD-10编码类目为 J13，J14，J15，J18之一，并符合重症儿童CAP（评估为重度、极重度肺炎，符合入住ICU指征），＜18岁的住院患儿。

**除外病例：**＜28天的新生儿。

## CAP-5.2 非重症患儿起始抗菌药物选择

**设置理由：**

《CMA儿童社区获得性肺炎管理指南（2013修订）》中指出，CAP初始治疗均是经验性的，可以口服抗菌药物治疗，不强调抗菌药物联合使用，过多考虑病原菌耐药是不必要的。

1.对1～3月龄患儿：首选大环内酯类抗菌药物。

2.对4月龄～5岁患儿

（1）首选口服阿莫西林，剂量加大至80～90mg/（kg·d），也可以选择阿莫西林克拉维酸（7∶1剂型）、头孢羟氨苄、头孢克洛、头孢丙烯、头孢地尼等。

（2）如怀疑早期SA肺炎，应优先考虑口服头孢地尼。

（3）我国SP对大环内酯类抗菌药物耐药突出，阿奇霉素作为替代选择。

3.对＞5岁至青少年：首选大环内酯类口服，8岁以上儿童也可以口服多西环素或米诺环素。若起病急、伴脓痰，应怀疑为SP感染所致，可联合阿莫西林口服。

**指标类型：**过程质量。

**表达方式：**比率提高。

**信息采集：**追溯性调查非重症或入住ICU患儿住院病历中的病程记录、护理记录、治疗单、医嘱单起始抗菌药物选择（临床经验性用药）的相关信息，主要采集两项信息：

1.非重症或入住ICU患儿的例数。

2.起始抗菌药物的选择

(1) 1～3月龄患儿起始抗菌药物（临床经验性用药）选择（见附件1）。

(2) 4月龄至5岁患儿起始抗菌药物（临床经验性用药）选择（见附件1）。

（3）＞5岁至青少年起始抗菌药物（临床经验性用药）选择（见附件1）。

**分子：**非重症或入住ICU患儿抗菌药物起始选择符合指南要求的例数。

**分母：**同期非重症或入住ICU的儿童CAP病例数。

**病例范围：**

主要诊断ICD-10编码类目为 J13，J14，J15，J18之一，非重症或入住ICU患儿 。

＜18岁的住院患儿。

**除外病例：**

评估为重度、极重度肺炎，符合入住ICU指征儿童CAP的例数。

＜28天的新生儿。

## CAP-5.3 目标抗感染药物的治疗选择

**设置理由：**

《CMA儿童社区获得性肺炎管理指南（2013修订）》中指出，目标治疗，病原菌一旦明确，选择抗菌药物就应针对该病原。

1.SP：PSSP首选青霉素或阿莫西林，PISP首选大剂量青霉素或阿莫西林，PRSP首选头孢曲松、头孢噻肟，备选万古霉素或利奈唑胺。

2.HI、MC：首选阿莫西林/克拉维酸、氨苄西林/舒巴坦或阿莫西林/舒巴坦，备选第2～3代头孢菌素或新一代大环内酯类。

3.葡萄球菌：MSSA、MSCNS首选苯唑西林或氯唑西林、第1～2代头孢菌素，备选万古霉素。MRSA、MRCNS首选万古霉素，备选利奈唑胺，严重感染可联合用利福平。

4.肠杆菌科细菌（大肠埃希菌、肺炎克雷伯菌等）：

（1）不产ESBLs菌应依据药敏选药，首选第3代或第4代头孢菌素或哌拉西林等广谱青霉素，备选替卡西林/克拉维酸、哌拉林/他唑巴坦。

（2）产ESBLs菌轻中度感染首选替卡西林/克拉维酸、哌拉西林/他唑巴坦，重症感染或其他抗菌药物治疗疗效不佳时选用厄他培南、亚胺培南、美罗培南和帕尼培南。

（3）产AmpC酶者可首选头孢吡肟，备选亚胺培南、美罗培南和帕尼培南。

5.A群链球菌：首选大剂量青霉素、阿莫西林、氨苄西林，备选头孢曲松、头孢噻肟。

6.MP、衣原体、百日咳杆菌：首选大环内酯类，8岁以上可选择多西环素。

7.嗜肺军团菌：首选大环内酯类，可联用利福平。

**信息采集：**追溯性调查住院病历中的病程记录、护理记录、治疗单、医嘱单、病原学检测与药物敏感试验报告，抗菌药物选择的相关信息，主要采集两项信息：

1.病原学诊断结果

住院社区获得性肺炎常见病原菌的选择（见附件2）。

2.按目标选择抗感染药物治疗

临床医师应对病原学检测与药物敏感试验结果的可靠性进行评估后，再选择目标针对的抗菌药物。

住院社区获得性肺炎常用抗菌药物的选择（见附件1）。

**分子：**按目标选择抗感染药物治疗的例数。

**分母：**同期经病原学诊断明确的全部CAP住院病例数。

**病例范围：**

主要诊断ICD-10编码类目为 J13，J14，J15，J18之一。

18岁以上的住院患者。

**除外病例：**＜28天的新生儿。

### 附件1：住院社区获得性肺炎常用抗菌药物名录

**A.青霉素类**

A1.青霉素G（penicillin G）
A2.青霉素V（penicillin V）
A3.氨苄西林（ampicillin）
A4.阿莫西林（amoxicillin）
A5.羧苄西林（carbenicillin）
A6.美洛西林（mezlocillin）
A7.哌拉西林（piperacillin）
A8.苯唑西林（oxacillin）
A9.氯唑西林（cloxacillin）
A10.氨苄西林+舒巴坦（ampicillin/sulbactam）
A11.阿莫西林+克拉维酸（amoxicillin/clavulanic acid）
A12.替卡西林+克拉维酸（ticarcillin/clavulanic acid）
A13.哌拉西林+他唑巴坦（piperacillin/tazobactam）
A14.阿莫西林+舒巴坦（amoxicillin—sulbactam）

**B.头孢菌素类**

B1.头孢拉定（cefradine）
B2.头孢唑啉（cefazolin）
B3.头孢羟氨苄（cefadroxil）
B4.头孢克洛（cefaclor）
B5.头孢丙烯（cefprozil）
B6.头孢地尼（cefdinir）
B7.头孢呋辛（cefuroxime）
B8.头孢噻肟（cefotaxime）
B9.头孢曲松（ceftriaxone）
B10.头孢哌酮（cefoperazone）
B11.头孢他啶（ceftazidime）

B12.头孢哌酮+舒巴坦（cefoperazone/sulbactam）
B13.头孢吡肟（cefepime）

**C.大环内酯类**

C1.红霉素（erythromycin）
C2.罗红霉素（roxithromycin）
C3.阿奇霉素（azithromycin）
C4.克拉霉素（clarithromycin）

**E.其他类**

E1.多西环素（doxycycline）
E2.万古霉素（vancomycin）
E3.利奈唑胺（linezolid）
E4.利福平（rifampicin）
E5.氨曲南（aztreonam）
E6.厄他培南（ertapenem）
E7.亚胺培南（imipenem）
E8.美罗培南（meropenem）
E9.帕尼培南（panipenem）
E10.克林霉素（clindamycin）
E11.甲硝唑（metronidazole）

## 附件2：住院社区获得性肺炎常见病原菌名录

○A.肺炎链球菌
○B.流感嗜血杆菌、卡他莫拉菌
○C1.甲氧西林敏感金黄色葡萄球菌（MSSA）
○C2.甲氧西林敏感凝固酶阴性葡萄球菌（MSCNS）
○D1.甲氧西林耐药金黄色葡萄球菌（MRSA）
○D2.甲氧西林耐药凝固酶阴性葡萄球菌（MRCNS）
○E.肠杆菌科细菌：不产生ESBLs菌
○F.肠杆菌科细菌：产ESBLs菌
○G.肠杆菌科细菌：产AmpC酶菌
○H.铜绿假单胞菌（轻度者）
○I.铜绿假单胞菌
○J.B族链球菌
○K.厌氧菌
○L.单核细胞增多性李斯特菌
○M.嗜肺军团菌
○N.百日咳杆菌/肺炎支原体、衣原体

## 儿童住院社区获得性肺炎（CAP）质量指标-6

**指标代码：** CAP-6。

**指标名称：** 初始治疗72小时后无效者，重复病原学检查。

**对象选择：** 全部住院治疗的社区获得性肺炎患儿。

**设置理由：**

《CMA儿童社区获得性肺炎管理指南（2013修订）》中指出，初始治疗72小时症状无改善或一度改善又恶化均视为无效，届时应重新进行肺炎的诊断，确诊肺炎、初始治疗无效者可能是初选抗生素未能覆盖致病菌或抗生素浓度处于有效浓度之下或细菌耐药。

也要考虑特殊病原体感染的可能性，如真菌、某些特殊病毒、卡氏肺孢子菌等以及患儿存在免疫低下或免疫缺陷可能。

最后要警惕有无医源性感染灶存在于体内。

要审慎调整抗菌药物，强调因人而异，有条件者应做抗菌药物血浓度测定并重复病原学检查。

**指标类型：** 过程质量。

**表达方式：** 比率提高。

**信息采集：** 追溯性调查住院病历中的病程记录、护理记录、治疗单、医嘱单、病原学检测与药物敏感试验报告，抗菌药物选择的相关信息，主要采集三项信息：

1.病原学检查项目选择

〇A.痰细菌培养

〇B.胸水细菌培养

〇C.支气管灌洗液细菌培养

〇D.真菌培养

〇E.抗酸杆菌检查

〇F.尿抗原检查

〇G.双份血清抗体检查

〇H.其他检查

2.病原学诊断结果

儿童社区获得性肺炎常见病原菌的选择（见CAP-5附件2）

3.按目标选择抗感染药物治疗

儿童社区获得性肺炎常用抗菌药物的选择（见CAP-5附件1）

**分子：** 初始治疗72小时评估无效的儿童CAP例数。

**分母：** 同期全部住院的儿童CAP病例数。

**分子：** 初始治疗无效者重复病原学检查的儿童CAP例数。

**分母：** 初始治疗72小时评估无效儿童CAP的例数。



第八章

**病例范围：**

主要诊断ICD-10编码类目为 J13，J14，J15，J18之一。

<18岁的住院患儿。

**除外病例：**<28天的新生儿。

## 儿童住院社区获得性肺炎（CAP）质量指标-7

**指标代码：**CAP-7。

**指标名称：**抗菌药物疗程（天数）。

**对象选择：**全部住院治疗的社区获得性肺炎患儿。

**设置理由：**

《CMA儿童社区获得性肺炎管理指南（2013修订）》指出，抗菌药物序贯治疗法（SAT）是指在感染初期阶段经胃肠道外（主要是静脉途径）给予2～3天抗生素，待临床感染征象明显改善且基本稳定后及时改为口服抗生素。

SAT实质是确保抗感染疗效前提下同种抗生素或抗菌谱相仿抗生素之间用药途径和剂型的及时转换。改口服治疗的同时可以考虑出院并SAT家庭治疗。

**指标类型：**过程质量。

**表达方式：**抗菌药物治疗天数和口服用药的天数。

**信息采集：**追溯性调查住院病历中抗菌药物疗程及静脉途径用药改口服时间等四项信息：

1.停用抗菌药物（注射剂）日期与时间。

2.改用抗菌药物（口服剂）日期与时间。

3.注射抗菌药物疗程（天数）☆

（1）停用抗菌药物（注射剂）日期与时间-患者接受首剂抗菌药物治疗（注射剂）日期与时间；

（2）改用抗菌药物（口服剂）日期与时间-患者接受首剂抗菌药物治疗（注射剂）日期与时间。

4.口服抗菌药物疗程（天数）。

**结果数值：**1～60天（注射剂抗菌药物）。

**病例范围：**

主要诊断ICD-10编码类目为 J13，J14，J15，J18之一。

<18岁的住院患者。

**除外病例：**本次住院时间超过60天的；<28天的新生儿。

## 儿童住院社区获得性肺炎（CAP）质量指标-8

**指标代码：**CAP-8。

**指标名称：**符合出院标准及时出院。

**对象选择：**全部住院治疗的社区获得性肺炎患儿。

**设置理由：**符合出院标准及时出院可以降低住院时间，降低患儿费用负担，改善预后。

**指标类型：**过程质量。

**表达方式：**比率提高。

**信息采集：**追溯性调查住院病历中病程记录、出院小结等相关信息，经有效治疗后，患者病情明显好转，同时满足以下5项标准时，可以出院（原有基础疾病可影响到以下标准判断者除外），主要采集两项信息：

1.出院时同时满足以下5项标准

○A.体温正常超过24小时

○B.平静时心率、呼吸频率正常

○C.胸部X线片肺炎明显吸收好转

○D.不吸氧情况下，动脉血氧饱和度正常

○E.可以接受口服药物治疗

2.出院时氧合评估

（1）末次检测动脉血气分析测定值（mmHg）；

（2）末次检测脉搏血氧饱和度测定值（%）；

（3）末次计算氧合指数$PaO_2/FiO_2$计算值。

**分子：**符合出院标准（同时满足以下5项标准）及时出院的CAP患儿例数。

**分母：**以儿童CAP诊断收住院的全部例数。

**分子：**出院时氧合评估正常的CAP患儿例数。

**分母：**以儿童CAP诊断收住院的全部例数。

**病例范围：**

主要诊断ICD-10编码类目为 J13，J14，J15，J18之一。

＜18岁的住院患者。

**除外病例：**本次住院时间超过60天的；＜28天的新生儿。

## 儿童住院社区获得性肺炎（CAP）质量指标-9

**指标代码：**CAP-9。

**指标名称：**平均住院日与费用。

**对象选择：**全部住院治疗的社区获得性肺炎患儿。

**设置理由：**患者负担与转归。

**指标类型：**结果质量（数据）。

**表达方式：**缩短与降低，横向医院间比较。

**信息采集：**追溯性调查住院病历中病程记录、出院小结、费用记录等相关信息。



第八章

项目与结果数据：

1.住院天数：1～60天。

2.离院方式

○ A.医嘱离院

○ B.医嘱转院

○ C.医嘱转社区卫生服务机构/乡镇卫生院

○ D.非医嘱离院

○ E.死亡

○ F.其他

3. 住院费用（元）

（1）住院费用：总费用指患者住院期间发生的与诊疗有关的所有费用之和。

（2）药类：

A.西药费：包括有机化学药品、无机化学药品和生物制品费用（含抗菌药物）

B.中药费：包括中成药费、中草药费

C.血液和血液制品类：包括血费，白蛋白类、球蛋白类、凝血因子类、细胞因子类制品费

（3）非手术治疗项目费：包括人工呼吸机等费用。

（4）治疗用一次性医用材料费：除“手术治疗”外的其他治疗中使用的耗材。

**分子：**治疗结果死亡的例数。

**分母：**同期以儿童CAP诊断收住院的全部例数。

**除外病例：**无。

评价数据计算值：

通过统计本院本年度全部儿童CAP患儿住院日及住院费用（元）分析，获得以下信息：

1.住院日：“平均值”与“中位数、20百分位数、80百分位数”。

2.住院费用（元）：“平均值”与“中位数、20百分位数、80百分位数”。

附件：

**离院方式：**指患者本次住院出院的方式，主要包括：

1.医嘱离院：指患者本次治疗结束后，按照医嘱要求出院，回到住地进一步康复等情况。

2.医嘱转院：指医疗机构根据诊疗需要，将患者转往相应医疗机构进一步诊治，用于统计“双向转诊”开展情况。如果接收患者的医疗机构明确，需要填写转入医疗机构的名称。

3.医嘱转社区卫生服务机构/乡镇卫生院：指医疗机构根据患者诊疗情况，将患者转往相应社区卫生服务机构进一步诊疗、康复，用于统计“双向转诊”开展情况。如果接收患者的社区卫生服务机构明确，需要填写社区卫生服务机构/乡镇卫生院名称。

4.非医嘱离院：指患者未按照医嘱要求而自动离院，如：患者疾病需要住院治疗，

但患者出于个人原因要求出院，此种出院并非由医务人员根据患者病情决定，属于非医嘱离院。

5.死亡：指患者在住院期间死亡。

6.其他：指除上述5种出院去向之外的其他情况。

引自：《卫生部关于修订住院病案首页的通知》卫医政发〔2011〕84号　附件2.住院病案首页部分项目填写说明。

## 附件：儿童肺炎（住院）质量自我评价用简表

医院名称：________病案号：________入院日期：________出院日期：________

| 编码 | 质量管理措施项目 | 检查1 | 检查2 | 检查3 | 检查4 | 检查5 | 检查6 |
|---|---|---|---|---|---|---|---|
| | | 急诊记录 | 入院24小时内 | 入院72小时内 | 治疗72小时之后 | 出院前1～2周 | 出院日 |
| 1 | 住院时病情严重程度评估 | 1.严重度评估<br>（1）重度肺炎：2月龄～5岁CAP儿童提示有低氧血症，有下列表现之一<br>○A.胸壁吸气性凹陷<br>○B.或鼻翼扇动<br>○C.或呻吟<br>（2）极重度肺炎：有下列表现之一<br>○A.中心性发绀<br>○B.严重呼吸窘迫<br>○C.拒食或脱水征<br>○D.意识障碍（嗜睡、昏迷、惊厥） | | | | | |
| | | 2.符合重症/入住ICU标准，具备下列1项者就可收住<br>○1.吸入氧浓度（$FiO_2$）≥0.6，$SaO_2$≤0.92（海平面）或≤0.90（高原）<br>○2.休克和（或）意识障碍<br>○3.呼吸频率加快、脉速伴严重呼吸窘迫和耗竭征象，伴或不伴$PaCO_2$升高<br>○4.反复出现呼吸暂停或出现慢而不规则的呼吸 | | | | | |
| 2 | 氧合评估（入院后首次） | a.动脉血气分析（$PaO_2$）：______值 | | | | | |
| | | b.指氧仪检查（$SatO_2$）：______值 | | | | | |
| | | C.氧合指数=$PaO_2$/$FiO_2$（计算值）：______值 | | | | | |
| 3 | 重症首次采集血、痰培养标本 | 是○　否○ | | 在门诊已用抗菌药：是○　否○ | | | |
| | 入住ICU首次采集血、痰培养 | 是○　否○ | | 在外院已用抗菌药：是○　否○ | | | |
| 4 | 抗菌药物使用时机 | 入院4小时内 | 是○<br>否○ | 入院6小时内 | 是○<br>否○ | 入院8小时内 | 是○<br>否○ |
| 5 | 重症/ICU患儿起始抗菌药物选择 | ○羟氨苄青霉素+克拉维酸或氨苄青霉素+舒巴坦，○头孢呋辛或头孢曲松或头孢噻肟，○苯唑青霉素或氯唑青霉素，○大环内酯类+头孢曲松或头孢噻肟，○其他 | | | | | |
| | 目标抗菌药物的治疗选择 | 病原：______选择的抗菌药物名称：________ | | | | | |

续表

<table>
<tr><td rowspan="2">编码</td><td rowspan="2">质量管理措施项目</td><td>检查1</td><td>检查2</td><td>检查3</td><td>检查4</td><td>检查5</td><td>检查6</td></tr>
<tr><td>急诊记录</td><td>入院24小时内</td><td>入院72小时内</td><td>治疗72小时之后</td><td>出院前1～2周</td><td>出院日</td></tr>
<tr><td>6</td><td>初始治疗72小时后无效者重复病原学检查</td><td colspan="6">○继续目前治疗○血培养○痰培养○支气管镜灌洗液培养○未查</td></tr>
<tr><td>7</td><td>抗菌药物疗程____天</td><td colspan="6">口服药物治疗____天</td></tr>
<tr><td>8</td><td>符合出院标准及时出院</td><td colspan="6">○1．体温正常超过24小时<br>○2．平静时心率、呼吸频率正常<br>○3．胸部X线片肺炎明显吸收好转<br>○4．不吸氧情况下，动脉血氧饱和度正常<br>○5．可以接受口服药物治疗</td></tr>
<tr><td rowspan="2">9</td><td>住院____天数</td><td colspan="6">转归：转入外院□　回家休养□　自动出院□　死亡□</td></tr>
<tr><td colspan="2">住院总费用￥________（元）</td><td colspan="5">其中药费：￥________（元）</td></tr>
<tr><td colspan="8">其他说明：<br>填表者/日期　　　　复审者/日期</td></tr>
</table>

自评结果：采用在认同的“□”内打“√”

# 第九章　围手术期预防感染（Inf）

## 第一节　概　述

外科手术后预防感染，是外科围手术期质量管理的重要内容，严重危及手术安全，是致残致死重要的直接原因。当前对外科手术后预防性使用抗菌药物存在诸多不合理处，应根据手术实际情况，遵循《抗菌药物合理使用指导意见》的原则合理使用。

在原卫生部办公厅《关于抗菌药物临床应用管理有关问题的通知》卫办医政发〔2009〕38号文件中明确指出，以严格控制Ⅰ类切口手术预防用药为重点，进一步加强围手术期抗菌药物预防性应用的管理。

医疗机构要严格按照原卫生部、中医药管理局、解放军总后勤部卫生部联合发布《抗菌药物临床应用指导原则》中，针对围手术期抗菌药物预防性应用的有关规定，加强围手术期抗菌药物预防性应用的管理，改变过度依赖抗菌药物预防手术感染的状况。对具有预防使用抗菌药物指征的，参照《常见手术预防用抗菌药物表》（见附件）选用抗菌药物。也可以根据临床实际需要，合理使用其他抗菌药物。

卫生部办公厅关于印发《外科手术部位感染预防与控制技术指南（试行）》等三个技术文件的通知（卫办医政发〔2010〕187号）中，对外科手术切口的分类、外科手术部位感染的定义和外科手术部位感染预防要点均提出了明确的要求，具有较强的可操作性。

医疗机构要重点加强Ⅰ类切口手术预防使用抗菌药物的管理和控制。Ⅰ类切口手术一般不预防使用抗菌药物，确需使用时，要严格掌握适应证、药物选择、用药起始与持续时间。给药方法要按照《抗菌药物临床应用指导原则》有关规定，术前0.5～2小时，或麻醉开始时首次给药；手术时间超过3小时或失血量＞1500ml，术中可给予第二剂；总预防用药时间一般不超过24小时，个别情况可延长至48小时。

在《三级综合医院评审标准（2011版）》、《二级综合医院评审标准（2012版）》、专科医院评审标准及各标准实施细则中，均已将“特定（单）病种质量管理及其监控指标”的相关内容，纳入医院评审标准的第一章第三节、第二章第三节、第四章第二节、第四节、第七章第三节等章节中。

## 第二节　质量控制指标

**围手术期预防感染质量控制指标**

1.手术前预防性抗菌药物选用一、二代头孢菌素。★

2.在手术前0.5～2.0小时开始使用预防性抗菌药物。★

3.手术超过3小时加用抗菌药物一次。

4.在手术结束后24小时、48小时、72小时内停止预防性抗生素使用的时间。★

5.手术野皮肤准备与手术切口愈合。

6.住院天数与费用、疗效（试用）。

**“★”为核心（问责）质量控制指标。**

## 第三节　质量控制指标适用数据元素

### 一、适用ICD-9-CM-3编码与手术名称

引自《国际疾病分类：手术与操作ICD-9-CM-9》2011版，人民军医出版社。

| ICD-9-CM-3 | 手术名称 |
|---|---|
| 06.2 | 甲状腺叶切除术 |
| 80.6 | 膝半月板切除术 |
| 68.3 | 经腹子宫次全切除术 |
| 74.0，74.1，74.2 | 剖宫产术 ※ |
| 53.0，53.1 | 腹股沟疝单侧/双侧修补术 |
| 47.0 | 阑尾切除术 |
| 51.23 | 腹腔镜下胆囊切除术 |
| 35.00-35.04 | 闭合性心脏瓣膜切开术 |
| 38.1 | 动脉内膜切除术 |
| 81.11-81.18 | 足和踝关节固定术和关节制动术 |
| 01.24 | 其他颅骨切开术 |
| 80.50 | 椎间盘切除术或破坏术 |

（※ 2014.8.1起停报，转至第十章CS报送）。

## 二、监测指标适用基本数据元素

| 基本数据元素 | 收集路径 |
|---|---|
| 医院代码 | |
| 医院报告病种代码 | |
| 入院日期-年、月、日 | 所有病历记录 |
| 到达急诊科-年、月、日、时、分 | 急诊入院病历记录 |
| 院内转入科日期-年、月、日、时、分 | 院内转入科病历记录 |
| 转外院日期-年、月、日、时、分 | 转外院病历记录 |
| 患者出生日期-年、月、日 | 所有病历记录 |
| 出院日期-年、月、日 | 所有病历记录 |
| 第一手术与操作ICD-9-CM-3代码 | 所有病历记录 |
| 适用的手术与操作名称 | 所有病历记录 |
| 手术日期：年、月、日 | 所有病历记录 |
| 手术切皮时间：时、分 | 所有病历记录 |
| 术终缝皮结束时间：时、分 | 所有病历记录 |
| 患者性别 | 所有病历记录 |
| 费用支付方式 | 所有病历记录 |
| 收入入院途径 | 所有病历记录 |
| 到院交通工具 | 所有病历记录 |
| 患者住院号码 | 所有病历记录 |
| 患者住地邮政编码 | 所有病历记录 |



## 三、监测指标适用主要数据元素

| 主要数据元素 | 适用监测指标名称 |
|---|---|
| **预防性抗菌药物的选择** | Inf-1 |
| ○1.青霉素类（青霉素、阿莫西林等） | Inf-1 |
| ○2.多西环素（强力霉素） | Inf-1 |
| ○3.大环内酯类 | Inf-1 |
| ○4.第一代或第二代头孢菌素（头孢呋辛、头孢丙烯、头孢克洛等） | Inf-1 |
| ○5.喹诺酮类（如左氧氟沙星、莫西沙星等） | Inf-1 |
| ○6.β-内酰胺类/β-内酰胺酶抑制剂（如阿莫西林/克拉维酸、氨苄西林/舒巴坦） | Inf-1 |
| ○7.其他（需注明抗菌药名称） | Inf-1 |
| ○8.围手术期未选择预防性抗菌药物 | Inf-1 |

续表

| 主要数据元素 | 适用监测指标名称 |
| --- | --- |
| **使用其他抗菌药物者应在病程记录中说明理由，如** | Inf-1 |
| ○A.在病历中的主要诊断与次要诊断为感染者 | Inf-1 |
| ○B.有记录明示手术前患者正处在使用抗菌药物治疗感染的进程之中 | Inf-1 |
| ○C.临床医师认为有使用上述抗菌药物治疗的禁忌证者 | Inf-1 |
| ○D.甲氧西林葡萄球菌发生率高的医疗机构，可选用去甲万古霉素预防感染 | Inf-1 |
| ○E.其他理由（病程记录中有副主任医师同意用药的说明） | Inf-1 |
| **麻醉类型** | Inf-2 |
| ○A.连续硬膜外 | Inf-2 |
| ○B.全身麻醉 | Inf-2 |
| 麻醉开始时间：时（0～23）、分（0～59） | Inf-2 |
| 手术切皮时间：时（0～23）、分（0～59） | Inf-2 |
| 手术结束时间：时（0～23）、分（0～59） | Inf-2 |
| 首剂预防性抗菌药物使用时间：时（0～23）、分（0～59） | Inf-2 |
| **未使用预防性抗菌药物** | Inf-2 |
| **使用首剂抗菌药物用药的途径** | Inf-2 |
| 肌内注射 | Inf-2 |
| 静脉注射 | Inf-2 |
| 静脉滴注 | Inf-2 |
| 口服 | Inf-2 |
| **术中应当对患者追加合理剂量抗菌药物的选择** | Inf-3 |
| ○A1.手术时间≤3小时 | Inf-3 |
| ○A2.手术时间≥3小时 | Inf-3 |
| ○B1.术中出血量≤1500ml | Inf-3 |
| ○B2.术中出血量≥1500ml | Inf-3 |
| ○C.或者手术时间长于所用抗菌药物半衰期的 | Inf-3 |
| ○D.或者双侧关节同时手术的 | Inf-3 |
| **术中追加合理剂量的抗菌药物** | Inf-3 |
| **术中未追加用抗菌药物** | Inf-3 |
| **术后预防性抗菌药物结束使用日期：年、月、日** | Inf-4 |
| **术后预防性抗菌药物结束使用时间：时、分** | Inf-4 |
| 术后24小时内结束使用 | Inf-4 |

续表

| 主要数据元素 | 适用监测指标名称 |
|---|---|
| 术后48小时内结束使用 | Inf-4 |
| 术后72小时内结束使用 | Inf-4 |
| 术后96小时内结束使用 | Inf-4 |
| 术后120小时内结束使用 | Inf-4 |
| 术后120小时之后仍继续使用 | Inf-4 |
| **术后72小时之后继续使用的原因** | Inf-4 |
| ○A.在主要或次要诊断中术前有感染或具备潜在高危感染因素的患者 | Inf-4 |
| ○B.术前24～48小时接受抗菌药物治疗的患者，术后仍需继续使用 | Inf-4 |
| ○C.在手术两天后，被确诊为感染者并行治疗的患者 | Inf-4 |
| ○D.临床医师认为有继续使用抗菌药物治疗适应证的患者 | Inf-4 |
| ○E.病程记录中有上级医师认定继续用药的其他原因 | Inf-4 |
| **手术野皮肤准备方式选择** | |
| ○A.传统的剃刀手工刮毛 | Inf-5 |
| ○B.电动剃刀剪毛 | Inf-5 |
| ○C.仅做皮肤清洁 | Inf-5 |
| ○D.脱毛剂 | Inf-5 |
| ○E.清洁+刮毛 | Inf-5 |
| ○F.不做手术野皮肤准备 | Inf-5 |
| ○G.其他方式 | Inf-5 |
| **手术切口愈合情况** | Inf-5 |
| ○A.甲级愈合 | Inf-5 |
| ○B.乙级愈合 | Inf-5 |
| ○C.丙级愈合 | Inf-5 |
| ○D.切口感染 | Inf-5 |
| 入院时间：年　　月　　时 | DVT-5 |
| 出院时间：年　　月　　时 | DVT-5 |
| 住院天数（1～120天） | DVT-5 |
| **离院方式** | DVT-5 |
| ○ A.转入外院继续康复治疗 | DVT-5 |
| ○ B.转入社区医院继续康复治疗 | DVT-5 |
| ○ C.转入康复机构治疗 | DVT-5 |
| ○ D.转入护理院 | DVT-5 |

续表

| 主要数据元素 | 适用监测指标名称 |
|---|---|
| ○ E.回家休养 | DVT-5 |
| 住院费用（元） | DVT-5 |
| （1）住院总费用 | DVT-5 |
| （2）药类费用 | DVT-5 |
| A.西药费 | DVT-5 |
| B.中药费 | DVT-5 |
| C.血液和血液制品类费用 | DVT-5 |
| （3）手术治疗费 | DVT-5 |
| （4）手术用一次性医用材料费 | DVT-5 |

### 四、主要参考资料

1.《医院管理评价指南2008版》卫生部卫医发（2008）27号文件.

2.《2008年—2010年“以病人为中心，以提高医疗服务质量为主题”的医院管理年活动方案》卫生部卫医发（2008）28号文件.

3.《CMS中心/国家医院质量激励示范（HQID）项目概述及一年调查结果》.

4.2006年4月美国CMS中心/医院联合评审委员会（JCAHO）.

5.《CMS中心/国家医院质量激励示范（HQID）项目概述及一年调查结果》2006年4月美国CMS中心/医院联合评审委员会（JCAHO）.

6.《质量手册》3.2b版，CMS 2010年.

7.《抗菌药物临床应用指导原则》2005年卫生部.

8.《三级综合医院评审标准（2011版）》，卫生部 卫医管发〔2010〕33号 .

9.《三级综合医院评审标准（2011版）》实施细则，国家卫生部，卫办医管发〔2011〕148号.

10.《质量手册》4.1版，CMS，2012年.

11.《联合委员会国家质量核心的技术规格手册》v2015A，JCAHO，2014年.

## 第四节 质量控制指标之解释与计算公式

### 围手术期预防感染质量监控指标-1

**指标代码：**Inf-1。

**指标名称**：手术前预防性抗菌药物选用第一、第二代头孢菌素。

**标准类型**：过程质量。

**表达方式**：比率提高。

**设置理由**：在围手术期预防性使用抗菌药物，应按照《抗菌药物临床应用指导原则》的Ⅰ类切口手术预防性抗菌药物应用原则。

**标准类型**：过程质量。

**表达方式**：比率提高。

**信息采集**：按照原卫生部《抗菌药物临床应用指导原则》的要求，首选使用第一、第二代头孢菌素作为预防性抗菌药。耐甲氧西林葡萄球菌发生率高的医疗机构，可选用去甲万古霉素预防感染。追溯性调查住院病历之病程记录、手术前医嘱、麻醉记录、手术记录及治疗单等相关记录预防性抗菌药物选择的结果，主要采集六项信息：

围手术期预防性抗菌药物的选择

○A.青霉素类（青霉素、阿莫西林等）

○B.多西环素（强力霉素）

○C.大环内酯类

○D.第一代或第二代头孢菌素（头孢呋辛、头孢丙烯、头孢克洛等）

○E.喹诺酮类（如左氧氟沙星、莫西沙星等）

○F.β-内酰胺类/β-内酰胺酶抑制剂（如阿莫西林/克拉维酸、氨苄西林/舒巴坦）

○G.未选择预防性抗菌药物

使用其他抗菌药物者应在病程记录中说明理由，如

○A.在病历中的主要诊断与次要诊断为感染者

○B.有记录明示手术前患者正处在使用抗菌药物治疗感染的进程之中

○C.临床医师认为有使用上述抗菌药物治疗的禁忌证者

○D.甲氧西林葡萄球菌发生率高的医疗机构，可选用去甲万古霉素预防感染

○E.使用“特殊使用”抗菌药物的理由（病程记录中有副主任医师同意用“特殊使用”抗菌药物的说明）

**分子**：首选使用A～F类抗菌药的例数。

**分母**：指定范围内11类手术的例数。

**除外病例**：

1.在病历中的主要诊断与次要诊断为感染者。

2.有记录明示手术前患者正处在使用抗菌药物治疗感染的进程之中。

3.临床医师认为有使用抗菌药物预防的禁忌证者。

**附件：**

## 一、常见手术预防用抗菌药物表（引自，卫办医政发〔2009〕38号）

| 手术名称 | 抗菌药物选择 |
| --- | --- |
| 颅脑手术 | 第一、第二代头孢菌素；头孢曲松 |
| 颈部外科（含甲状腺）手术 | 第一代头孢菌素 |
| 经口咽部黏膜切口的大手术 | 第一代头孢菌素，可加用甲硝唑 |
| 乳腺手术 | 第一代头孢菌素 |
| 周围血管外科手术 | 第一、第二代头孢菌素 |
| 腹外疝手术 | 第一代头孢菌素 |
| 胃十二指肠手术 | 第一、第二代头孢菌素 |
| 阑尾手术 | 第二代头孢菌素或头孢噻肟；可加用甲硝唑 |
| 结肠、直肠手术 | 第二代头孢菌素或头孢曲松或头孢噻肟；可加用甲硝唑 |
| 肝胆系统手术 | 第二代头孢菌素，有反复感染史者可选头孢曲松或头孢哌酮或头孢哌酮/舒巴坦 |
| 胸外科手术（食管、肺） | 第一、第二代头孢菌素，头孢曲松 |
| 心脏大血管手术 | 第一、第二代头孢菌素 |
| 泌尿外科手术 | 第一、第二代头孢菌素，环丙沙星 |
| 一般骨科手术 | 第一代头孢菌素 |
| 应用人工植入物的骨科手术（骨折内固定术、脊柱融合术、关节置换术） | 第一、第二代头孢菌素，头孢曲松 |
| 妇科手术 | 第一、第二代头孢菌素或头孢曲松或头孢噻肟；涉及阴道时可加用甲硝唑 |
| 剖宫产 | 第一代头孢菌素（结扎脐带后给药） |

注：

1. I类切口手术常用预防抗菌药物为头孢唑啉或头孢拉定。

2. I类切口手术常用预防抗菌药物单次使用剂量：头孢唑啉 1～2g；头孢拉定 1～2g；头孢呋辛 1.5g；头孢曲松 1～2g；甲硝唑 0.5g。

3.对β-内酰胺类抗菌药物过敏者，可选用克林霉素预防葡萄球菌、链球菌感染，可选用氨曲南预防革兰阴性杆菌感染。必要时可联合使用。

4.耐甲氧西林葡萄球菌检出率高的医疗机构，如进行人工材料植入手术（如人工心脏瓣膜置换、永久性心脏起搏器置入、人工关节置换等），也可选用万古霉素或去甲万古霉素预防感染。

## 二、“特殊使用”类别抗菌药物品种（引自卫办医政发〔2009〕38号）

（1）第四代头孢菌素：头孢吡肟、头孢匹罗、头孢噻利等；

（2）碳青霉烯类抗菌药物：亚胺培南/西司他丁、美罗培南、帕尼培南/倍他米隆、比阿培南等；

（3）多肽类与其他抗菌药物：万古霉素、去甲万古霉素、替考拉宁、利奈唑胺等；

（4）抗真菌药物：卡泊芬净，米卡芬净，伊曲康唑（口服液、注射剂），伏立康唑（口服剂、注射剂），两性霉素B含脂制剂等。

## 围手术期预防感染质量监控指标-2

**指标代码：** Inf-2。

**指标名称：** 在手术前0.5～2.0小时开始使用预防性抗菌药物。

**标准类型：** 过程质量。

**表达方式：** 比率提高。

**设置理由：**

1.按照原卫生部《抗菌药物临床应用指导原则》的要求，围手术期预防性抗菌药物通常是在手术前0.5～2.0小时开始使用，若将万古霉素或喹诺酮类药物用于预防，则为手术前2小时。

2.未按要求使用者应在病程记录中说明理由。

**信息采集：** 追溯性调查住院病历之病程记录、手术前医嘱、麻醉记录、手术记录及治疗单等相关记录，首剂预防性抗菌药物使用的时间等信息：

1.麻醉类型

○A.连续硬膜外

○B.全身麻醉

2.麻醉开始时间：时（0～23）、分（0～59）。

3.手术切皮时间：时（0～23）、分（0～59）。

4.手术结束时间：时（0～23）、分（0～59）。

5.首剂预防性抗菌药物使用时间：时（0～23）、分（0～59）。

6.未使用预防性抗菌药物。

**分子：** 手术前1小时开始使用首剂预防性抗菌药物的例数。

**分母：** 指定范围内11类手术的例数。

**除外病例：**

1.在病历中的主要诊断与次要诊断为感染者。

2.有记录明示手术前患者正处在使用抗菌药物治疗感染的进程之中。

3.临床医师认为有使用抗菌药物预防的禁忌证者。

## 围手术期预防感染质量监控指标-3

**指标代码：** Inf-3。

**指标名称：** 手术超过3小时加用抗菌药物一次。

**标准类型：** 过程质量。

**表达方式：**比率提高。

**设置理由：**

按照原卫生部《抗菌药物临床应用指导原则》的要求，手术时间超过3小时，或双侧关节同时手术，或术中出血量超过1500ml者，术中应加用抗菌药物一次，以维持血内药物浓度。

未按要求加用者应在病程记录中说明理由。

**信息采集：**追溯性调查住院病历之病程记录、手术前医嘱、麻醉记录、手术记录及治疗单等相关记录，术中应加用抗菌药物的信息：

1.术中应当对患者追加合理剂量抗菌药物的情况

○A.若手术时间超过3小时

○B.或者失血量大于1500ml的

○C.或者手术时间长于所用抗菌药物半衰期的

○D.或者双侧关节同时手术的

2.术中追加合理剂量的抗菌药物

**分子：**手术时间超过3小时或术中出血量超过1500ml的追加一次用药的例数。

**分母：**同期所选范围内手术时间超过3小时或术中出血量超过1500ml的例数。

## 围手术期预防感染质量监控指标-4

**指标代码：**Inf-4。

**指标名称：**在手术结束后24、48、72小时内停止预防性抗生素使用的时间。

**标准类型：**过程质量。

**表达方式：**比率提高。

**设置理由：**

按照原卫生部《抗菌药物临床应用指导原则》的要求，外科患者在手术结束后24小时，停止预防性抗生素使用；心脏外科、脑外科、骨关节置换等深部大型手术在手术结束后48～72小时，停止预防性抗生素使用。

未按要求停止使用，用药时间超过规定者应在病程记录中说明理由。如

1.在主要或次要诊断中术前有感染或具备潜在高危感染因素的患者。

2.术前24～48小时接受抗菌药物治疗的患者，术后仍需继续使用。

3.在手术两天后，被确诊为感染者并行治疗的患者。

4.临床医师认为有继续使用抗菌药物治疗适应证的患者。

5.病程记录中有上级医师认定继续用药的其他原因。

**信息采集：**追溯性调查住院病历之病程记录、医嘱单、治疗单等相关记录，手术后停止预防性使用抗菌药物的信息。

预防性抗菌药物结束使用时间（小时）=停止使用时间－首剂使用时间

**分子：**在手术结束后24小时内，停止预防性抗生素使用。

**分母：**同期所选范围内手术的例数。
**分子：**在手术结束后48小时内，停止预防性抗生素使用。
**分母：**同期所选范围内手术的例数。
**分子：**在手术结束后72小时内，停止预防性抗生素使用。
**分母：**同期所选范围内手术的例数。
**分子：**在手术结束后72小时之后，继续使用预防性抗生素。
**分母：**同期所选范围内手术的例数。

## 围手术期预防感染质量监控指标-5

**指标代码：**Inf-5。
**指标名称：**手术野皮肤准备与手术切口愈合。
**标准类型：**过程与结果质量。
**表达方式：**比率提高。
**设置理由：**

选择适宜的手术野皮肤准备，是预防术后感染的重要措施之一，根据手术的种类选择适宜的手术野皮肤准备方式甚为重要，但应避免对皮肤造成的损害，而增加发生感染的机会。

1999年，美国疾病控制和预防中心（CDC）发布的《预防手术切口感染准则》指出：如果不涉及手术区，毛发可以不去除。如果要去除毛发，去除的时间距离手术时间越近越好，最好使用剪毛的去毛方式。

卫生部办公厅关于印发《外科手术部位感染预防与控制技术指南（试行）》的通知（卫办医政发〔2010〕187号）中指出，“正确准备手术部位皮肤，彻底清除手术切口部位和周围皮肤的污染。术前备皮应当在手术当日进行，确需去除手术部位毛发时，应当使用不损伤皮肤的方法，避免使用刀片刮除毛发”。

**信息采集：**追溯性调查住院病历医嘱记录或护理记录准备手术部位皮肤的信息。

常用方法的选择

○A.传统的剃刀手工刮毛
○B.电动剃刀剪毛
○C.仅做皮肤清洁
○D.脱毛剂
○E.清洁+刮毛
○F.不做手术野皮肤准备
○G.其他方式

手术切口愈合情况

○A.甲级愈合
○B.乙级愈合

○C.丙级愈合

○D.切口感染

**分子：**在手术前选用各类备皮方法的例数。

**分母：**同期所选范围内手术的例数。

**分子：**手术切口甲级愈合的例数。

**分母：**同期所选范围内手术的例数。

## 围手术期预防感染质量监控指标-6

**指标代码：**Inf-6。

**指标名称：**住院天数与费用、疗效（试用）。

**设置理由：**患者负担与转归。

**对象选择：**所选范围内手术的病例。

**指标类型：**结果质量（数据）。

**表达方式：**缩短与降低，医院之间横向比较。

**信息采集：**追溯性调查住院病历中病程记录、出院小结等相关信息。

**信息采集：**追溯性调查住院病历中病历首页、病程记录、出院小结、费用记录等相关信息。

项目与结果数据：

1.住院天数：1～120天。

2.离院方式

○ A.转入外院继续康复治疗

○ B.转入社区医院继续康复治疗

○ C.转入康复机构治疗

○ D.转入护理院

○ E.回家休养

○ F.其他

3.手术切口愈合

○A.甲级愈合

○B.乙级愈合

○C.丙级愈合

○D.深部感染

4.住院费用（元）

（1）住院总费用：总费用指患者住院期间发生的与诊疗有关的所有费用之和。

（2）药类费用：①西药费：包括有机化学药品、无机化学药品和生物制品费用（含抗菌药物）；②中药费：包括中成药费、中草药费；③血液和血液制品类费用：包括血费，白蛋白类、球蛋白类、凝血因子类、细胞因子类制品费。

（3）手术治疗费：包括麻醉费及各种介入、孕产、手术治疗等费用。

（4）手术用一次性医用材料费：患者住院期间进行手术、介入操作时所使用的一次性医用材料费用。

**分子：**诊疗结果死亡的例数。

**分母：**同期所选范围内住院手术的例数。

**除外病例：**无。

评价数据计算值：

通过统计本院本年度全部所选范围内住院手术的患者住院日及住院费用（元）分析，获得以下信息：

1.住院日：“平均值”与“中位数、20百分位数、80百分位数”。

2.住院费用（元）：“平均值”与“中位数、20百分位数、80百分位数”。

附件1：

**离院方式：**指患者本次住院出院的方式，主要包括：

1.医嘱离院：指患者本次治疗结束后，按照医嘱要求出院，回到住地进一步康复等情况。

2.医嘱转院：指医疗机构根据诊疗需要，将患者转往相应医疗机构进一步诊治，用于统计“双向转诊”开展情况。如果接收患者的医疗机构明确，需要填写转入医疗机构的名称。

3.医嘱转社区卫生服务机构/乡镇卫生院：指医疗机构根据患者诊疗情况，将患者转往相应社区卫生服务机构进一步诊疗、康复，用于统计“双向转诊”开展情况。如果接收患者的社区卫生服务机构明确，需要填写社区卫生服务机构/乡镇卫生院名称。

4.非医嘱离院：指患者未按照医嘱要求而自动离院，如：患者疾病需要住院治疗，但患者出于个人原因要求出院，此种出院并非由医务人员根据患者病情决定，属于非医嘱离院。

5.死亡：指患者在住院期间死亡。

6.其他：指除上述5种出院去向之外的其他情况。

引自：《卫生部关于修订住院病案首页的通知》卫医政发〔2011〕84号 附件2.住院病案首页部分项目填写说明。

**附件2：《抗菌药物临床应用指导原则》2011年，摘录**

## 国家卫生部、中医药管理局、解放军总后勤部卫生部联合发布

### 三、外科手术预防用药

（一）外科手术预防用药目的：预防手术后切口感染，以及清洁-污染或污染手术后手术部位感染及术后可能发生的全身性感染。

（二）外科手术预防用药基本原则：根据手术野有否污染或污染可能，决定是否预防用抗菌药物。

1.清洁手术：手术野为人体无菌部位，局部无炎症、无损伤，也不涉及呼吸道、消化道、泌尿生殖道等人体与外界相通的器官。手术野无污染，通常不需预防用抗菌药物，仅在下列情况时可考虑预防用药：

（1）手术范围大、时间长、污染机会增加；

（2）手术涉及重要脏器，一旦发生感染将造成严重后果者，如头颅手术、心脏手术、眼内手术等；

（3）异物植入手术，如人工心瓣膜植入、永久性心脏起搏器放置、人工关节置换等；

（4）高龄或免疫缺陷者等高危人群。

2.清洁-污染手术：上、下呼吸道，上、下消化道，泌尿生殖道手术，或经以上器官的手术，如经口咽部大手术、经阴道子宫切除术、经直肠前列腺手术，以及开放性骨折或创伤手术。由于手术部位存在大量人体寄殖菌群，手术时可能污染手术野引致感染，故此类手术需预防用抗菌药物。

3.污染手术：由于胃肠道、尿路、胆道体液大量溢出或开放性创伤未经扩创等已造成手术野严重污染的手术。此类手术需预防用抗菌药物。

术前已存在细菌性感染的手术，如腹腔脏器穿孔腹膜炎、脓肿切除术、气性坏疽截肢术等，属抗菌药物治疗性应用，不属预防应用范畴。

4.外科预防用抗菌药物的选择及给药方法：抗菌药物的选择视预防目的而定。为预防术后切口感染，应针对金黄色葡萄球菌（以下简称金葡菌）选用药物。预防手术部位感染或全身性感染，则需依据手术野污染或可能的污染菌种类选用，如结肠或直肠手术前应选用对大肠埃希菌和脆弱拟杆菌有效的抗菌药物。选用的抗菌药物必须是疗效肯定、安全、使用方便及价格相对较低的品种。

给药方法：接受清洁手术者，在术前0.5～2小时给药，或麻醉开始时给药，使手术切口暴露时局部组织中已达到足以杀灭手术过程中入侵切口细菌的药物浓度。

如果手术时间超过3小时，或失血量大（>1500ml），可手术中给予第二剂。抗菌药物的有效覆盖时间应包括整个手术过程和手术结束后4小时，总的预防用药时间不超过24小时，个别情况可延长至48小时。手术时间较短（<2小时）的清洁手术，术前用药一次即可。接受清洁-污染手术者的手术时预防用药时间亦为24小时，必要时延长至48小时。污染手术可依据患者情况酌量延长。对手术前已形成感染者，抗菌药物使用时间应按治疗性应用而定。

**附件3：围手术期预防感染质量管理自我评价简表**

病案号：______入院日期：___年___月___日出院日期：___年___月___日

手术切皮日期___年___月___日___时___分，术终日期___年___月___日___时___分

<table>
<tr><th colspan="2">质量指标</th><th colspan="6">评价要素</th></tr>
<tr><td>适用手术选择</td><td colspan="7">□ 单侧甲状腺叶切除术ICD-9-CM-3：06.2<br>□ 膝半月板切除术ICD-9-CM-3：80.6<br>□ 经腹子宫次全切除术ICD-9-CM-3：68.3<br>□ 腹股沟疝单侧/双侧修补术ICD-9-CM-3：53.0，53.1<br>□ 阑尾切除术ICD-9-CM-3：47.0<br>□ 腹腔镜下胆囊切除术ICD-9-CM-3：51.23<br>□ 闭合性心脏瓣膜切开术ICD-9-CM-3：35.00-35.04<br>□ 动脉内膜切除术ICD-9-CM-3：38.1<br>□ 足和踝关节固定术和关节制动术ICD-9-CM-3：81.11-81.18<br>□ 其他颅骨切开术ICD-9-CM-3：01.24<br>□ 椎间盘切除术或破坏术ICD-9-CM-3：80.50</td></tr>
<tr><td rowspan="5">1</td><td rowspan="5">预防抗菌药选择</td><td colspan="6">□选择：第一代或第二代头孢菌素（头孢呋辛、头孢丙烯、头孢克洛等）</td></tr>
<tr><td colspan="6">□选择：喹诺酮类（如左氧氟沙星、莫西沙星等）</td></tr>
<tr><td colspan="6">□选择：β-内酰胺类/β-内酰胺酶抑制剂（如阿莫西林/克拉维酸、氨苄西林/舒巴坦）</td></tr>
<tr><td colspan="6">□选择其他抗菌药（需注明抗菌药名称）</td></tr>
<tr><td colspan="6">□未使用抗菌药（需注明抗菌药名称）</td></tr>
<tr><td>2</td><td colspan="3">手术前0.5～1小时开始使用</td><td>__时__分</td><td colspan="2">切皮时间：时__分__</td><td>术终时间：时__分__</td></tr>
<tr><td rowspan="2">3</td><td colspan="3">手术时间≥3小时追加一次</td><td>□</td><td colspan="2">□手术时间≤3小时</td><td></td></tr>
<tr><td colspan="3">术中出血量≥1500ml追加一次</td><td>□</td><td colspan="2">□出血量≤1500ml</td><td></td></tr>
<tr><td rowspan="2">4</td><td colspan="2">术后24小时内结束使用□</td><td colspan="3">术后72小时内结束使用□</td><td colspan="2">术后5天内结束使用□</td></tr>
<tr><td colspan="2">术后48小时内结束使用□</td><td colspan="3">术后96小时内结束使用□</td><td colspan="2">术后5天后继续使用□</td></tr>
<tr><td rowspan="5">5</td><td colspan="2">手术野皮肤准备</td><td colspan="5">□1.传统的剃刀手工刮毛；□2.电动剃刀剪毛；□3.仅做皮肤清洁；□4.脱毛剂；□5.清洁+刮毛；□6.不做手术野皮肤准备；□7.其他方式</td></tr>
<tr><td>切口愈合</td><td>Ⅰ甲 □</td><td>Ⅰ乙 □</td><td>Ⅱ甲 □</td><td>Ⅱ乙 □</td><td rowspan="3">死亡□原因：<br>心脏□呼吸□神经□感染□出血□其他□</td></tr>
<tr><td rowspan="2">出院及去向</td><td>住院21天内出院□</td><td colspan="3">住院21天之后出院□</td></tr>
<tr><td colspan="4">转入外院□　回家休养□　自动出院□</td></tr>
<tr><td colspan="2">住院总费用（元）</td><td colspan="5">￥________（元），其中：药品费用：￥________（元）</td></tr>
</table>

其他说明：

填表者/日期　　　　复审者/日期

自评结果：采用在认同的“□”内打“√”。

# 第三部分　第三批单病种质量控制指标

一、剖宫产质量控制指标

二、慢性阻塞性肺疾病（急性加重、住院）质量控制指标

三、围手术期预防深静脉血栓质量控制指标

## 卫生部办公厅关于印发第三批单病种质量控制指标的通知

# 中华人民共和国卫生部

卫办医政函〔2012〕376号

## 卫生部办公厅关于印发第三批单病种质量控制指标的通知

各省、自治区、直辖市卫生厅局，新疆生产建设兵团卫生局，部属（管）医院：

为加强医疗质量管理，规范临床诊疗行为，我部委托中国医院协会制定了《第三批单病种质量控制指标》，包括剖宫产、慢性阻塞性肺疾病（急性加重期）住院、围手术期预防深静脉血栓质量控制指标。现印发给你们，供卫生行政部门和医疗机构在医疗质量管理控制工作中参照执行。

第三批单病种质量控制指标纳入全国单病种质量管理控制工作病种信息报送范围。请各地按照我部《关于开展单病种质量管理控制工作有关问题的通知》（卫办医政函〔2009〕757号）要求，继续做好信息报送工作，加强单病种质量管理与控制，有关工作情况及时报我部医政司。

卫生部办公厅

二〇一二年四月二十七日

（信息公开形式：主动公开）

# 第三批单病种质量控制指标

适用病名 ICD－10 编码采用卫生部《疾病分类与代码表（试行稿）》（卫办综发〔2011〕166 号）

适用手术与操作 ICD－9－CM－3 编码采用《国际疾病分类手术与操作》第九版临床修订本 2008 版（刘爱民主编译），人民军医出版社。

## 一、剖宫产质量控制指标

（一）剖宫产术前风险评估

（二）剖宫产指征与手术方式选择

（三）预防性抗菌药物选择与应用时限

（四）新生儿 Apgar 评分

（五）出血量评估

（六）剖宫产并发症与再次手术

（七）剖宫产相关的新生儿并发症

（八）提供母乳喂养与产后康复健康教育

（九）切口Ⅱ甲愈合

（十）住院天数与费用、疗效

（十一）患者对服务质量的评价

（十二）妊娠合并 HBV 实施母婴阻断（可选）

**适用手术与操作 ICD－9－CM－3 编码：**

子宫下段剖宫产术 ICD—9—CM—3:74.1

**适用临床路径：**

剖宫产临床路径，卫生部 2010 年版

**二、慢性阻塞性肺疾病（急性加重期）住院质量控制指标**

（一）病情严重程度评估与分级

（二）收住院/或 ICU 符合指征

（三）氧疗方法应用适当

（四）抗菌药物选择与应用适当

（五）支气管舒张剂、糖皮质激素全身（系统）应用选择符合指征（无禁忌症）

（六）合并症处理适当

1. 有心功不全时可选用利尿剂、强心剂、血管扩张剂、心律失常药物（无禁忌症）

2. 有肺动脉高压时可选用血管扩张剂（无禁忌症）

3. 有血栓形成高危因素时可选用抗凝药物（无禁忌症）

4. 有呼吸功能不全时可选用呼吸兴奋剂（无禁忌症）

5. 有气胸时可闭式引流术

（七）危重患者（如出现 $PaCO_2$ 明显升高时）选择使用无创或有创机械通气治疗符合指征

（八）提供戒烟、减少危险因素疾病自我管理健康教育服务

（九）住院天数与费用、疗效

（十）患者对服务质量的评价

适用病名 ICD－10 编码：

（一）ICD－10：J44.000 慢性阻塞性肺病伴有急性下呼吸道感染

（二）ICD－10：J44.100 未特指的慢性阻塞性肺病伴有急性加重

（三）ICD－10：J44.101 慢性阻塞性肺气肿性支气管炎伴急性加重

适用临床路径：

慢性阻塞性肺疾病临床路径，卫生部 2010 年版

**三、围手术期预防深静脉血栓质量控制指标**

（一）有冠心病史患者术前使用 β－阻滞剂（无禁忌症）

（二）有糖尿病史患者术前、术后控制血糖

（三）实施预防深静脉血栓措施（无禁忌症）

（四）术后 24 小时内拔除留置导尿管（无留置指征）

（五）住院天数与费用、疗效

（六）患者对服务质量的评价

适用手术与操作 ICD－9－CM－3 编码：

（一）心脏瓣膜置换术 ICD－9－CM－3：35.2

（二）脊柱融合术 ICD－9－CM－3：81.35、81.36

**主题词：单病种△　医疗质量　指标　通知**

抄送：中国医院协会。

卫生部办公厅　　2012 年 5 月 4 日印发

校对：付文豪

# 第十章　剖宫产术（CS）

## 第一节　概　述

剖宫产术（cesarean　section，CS）是指妊娠28周或以上，经腹切开子宫取出胎儿及其附属物的手术。剖宫产术是解决难产的重要手段，随着经济发展，生活水平的不断提高，人们对生育和医疗的观念也在发生改变，并且随着孕期母婴监护水平的提高及敏感的医患关系的影响，使得近年来我国剖宫产率明显升高。

我国剖宫产率近年一直居高不下，如何降低剖宫产率成为医务工作者的当务之急。加强对患者相关医学知识的普及及健康教育，使患者正确了解剖宫产的利弊，用科学态度对待分娩方式选择，不失为有效手段之一。

为规范我国剖宫产的临床诊疗行为，进一步提高医院剖宫产的诊疗水平，保障医疗质量和医疗安全，为此卫生部办公厅卫办医政函〔2012〕376号关于印发《第三批单病种质量控制指标的通知》发布“剖宫产质量控制指标”，卫生部《剖宫产临床路径》2009版，对剖宫产的临床过程质量进行监控。

在《三级综合医院评审标准（2011版）》、《二级综合医院评审标准（2012版）》和《三级妇产医院评审标准（2011版）》及其标准实施细则中，已将“特定（单）病种质量管理及其监控指标”的相关内容，纳入医院评审标准的相关章节和第七章质量指标之中。

## 第二节　质量控制指标

### 一、剖宫产质量控制指标

CS-1.剖宫产术前风险评估。

CS-2.剖宫产指征与手术方式选择。★

CS-3.预防性抗菌药物选择与应用时限。★

CS-4.新生儿Apgar评分。★

CS-5.出血量评估。

CS-6.剖宫产并发症与再次手术。

CS-7.剖宫产相关的新生儿并发症。

CS-8.提供母乳喂养与产后康复健康教育。

CS-9.切口Ⅱ甲愈合。

CS-10.住院天数与费用疗效。

CS-11.患者对服务质量的评价。

CS-12.妊娠合并HBV实施母婴阻断（可选）。

### 二、适用临床路径

剖宫产临床路径，卫生部2009版。

引自：

1.卫生部卫办医政函〔2012〕376号《第三批单病种质量控制指标》.

2.卫生部卫医管发〔2011〕33号《三级综合医院评审标准（2011版）》.

3.卫生部卫医管发〔2012〕2号《二级综合医院评审标准（2012版）》.

4.卫生部卫医管发〔2011〕78号《三级妇产医院评审标准（2011年版）》.

“★”为核心（问责）质量监控指标（试行）项目，是从原卫生部发布指标中分出，单独设列的项目。

## 第三节　质量控制指标适用数据元素

### 一、适用ICD-9-CM-3：手术操作名称与编码

引自《国际疾病分类：手术与操作ICD-9-CM-9》2011版人民军医出版社。

| 编码 | 病种名称 |
|---|---|
| 74.0 | ○古典式剖宫产 |
| 74.1 | ○低位子宫下段剖宫产 |
| 74.2 | ○腹膜外剖宫产 |
| 74.4 | ○其他特指类型的剖宫产 |
| 74.9 | ○未特指类型的剖宫产 |

### 二、适用ICD-10：疾病名称与编码

引自：卫生部办公厅关于印发《疾病分类与代码（修订版）》的通知，卫办综发〔2011〕166号，2012-02-02。

卫生部办公厅印发《关于推广应用疾病诊断相关分组（DRGs）开展医院评价工作的通知》附件1-编码字典库，卫办医管函〔2011〕683号，2011-08-02。

（一）主要诊断

| 4位代码 | 病种名称 |
|---|---|
| O82.0 | 经选择性剖宫产术的分娩 |
| O82.1 | 经急症剖宫产术的分娩 |
| O82.2 | 经剖宫产子宫切除术的分娩 |
| O82.8 | 经其他剖宫产术的单胎分娩 |
| O82.9 | 经未特指的剖宫产术分娩 |

（二）其他诊断

适用剖宫产指征的疾病名称与ICD-10编码。

| 剖宫产医学指征 | ICD-10编码与疾病名称 |
|---|---|
| 骨盆及软产道异常 | 相关的ICD.10编码与疾病名称 |
| 羊水过少 | 相关的ICD.10编码与疾病名称 |
| 胎儿因素 | 相关的ICD.10编码与疾病名称 |
| 头盆不称 | 相关的ICD.10编码与疾病名称 |
| 高龄初产妇 | 相关的ICD.10编码与疾病名称 |
| 胎儿窘迫 | 相关的ICD.10编码与疾病名称 |
| 孕妇伴有严重疾病 | 相关的ICD.10编码与疾病名称 |

（三）适用特殊感染名称与ICD-10编码

引自：卫生部办公厅关于印发《疾病分类与代码（修订版）》的通知，卫办综发〔2011〕166号，2012-02-02。

卫生部办公厅印发《关于推广应用疾病诊断相关分组（DRGs）开展医院评价工作的通知》附件1-编码字典库，卫办医管函〔2011〕683号，2011-08-02。

| 6位扩展代码 | 病种名称 |
|---|---|
| O98.4 | 病毒性肝炎并发于妊娠、分娩和产褥期 |
| O98.401 | 妊娠合并乙型病毒性肝炎 |
| O98.402 | 妊娠合并肝炎 |
| O98.403 | 妊娠合并丙型肝炎 |
| O98.404 | 妊娠合并甲型肝炎 |
| O98.405 | 妊娠合并戊型肝炎 |
| Z22.502 | 乙型肝炎表面抗原携带者 |
| Z22.503 | 乙型肝炎大三阳 |
| Z22.504 | 乙型肝炎小三阳 |

（四）适用产伤名称与ICD-10编码

引自：卫生部办公厅关于印发《疾病分类与代码（修订版）》的通知，卫办综发〔2011〕166号，2012-02-02。

卫生部办公厅印发《关于推广应用疾病诊断相关分组（DRGs）开展医院评价工作的通知》附件1-编码字典库，卫办医管函〔2011〕683号，2011-08-02。

| 6位扩展代码 | 病种名称 |
|---|---|
| P10.000 | 产伤致新生儿硬膜下出血 |
| P10.100 | 产伤致新生儿脑出血 |
| P10.200 | 产伤致新生儿脑室内出血 |
| P10.300 | 产伤致新生儿蛛网膜下隙出血 |
| P10.400 | 产伤致新生儿脑幕撕裂 |
| P10.800 | 产伤致新生儿特指的颅内撕裂和出血 |
| P10.900 | 产伤引起的未特指的颅内撕裂和出血 |
| P10.901 | 产伤致新生儿颅内出血 |
| P11.000 | 产伤致新生儿脑水肿 |
| P11.100 | 产伤引起特指脑损害 |
| P11.101 | 产伤致新生儿脑白质损伤 |
| P11.200 | 产伤致新生儿脑损害 |
| P11.300 | 产伤致新生儿面神经损伤 |
| P11.400 | 特指脑神经产伤 |
| P11.500 | 脊柱和脊髓产伤 |
| P11.900 | 中枢神经系统产伤 |
| P12.000 | 产伤致新生儿头颅血肿 |
| P12.100 | 产伤致新生儿热带毛孢子菌病 |
| P12.200 | 产伤致新生儿颅骨腱膜下出血 |
| P12.300 | 产伤致新生儿头皮挫伤 |
| P12.400 | 新生儿头皮监测性损伤 |
| P12.800 | 特指头皮产伤 |
| P12.801 | 产伤致新生儿头皮水肿 |
| P12.900 | 产伤致新生儿头皮损伤 |
| P13.000 | 产伤致新生儿颅骨骨折 |
| P13.100 | 颅骨特指产伤 |
| P13.200 | 股骨产伤 |
| P13.300 | 特指长骨产伤 |

续表

| 6位扩展代码 | 病种名称 |
|---|---|
| P13.301 | 产伤致新生儿肱骨骨折 |
| P13.400 | 产伤致新生儿锁骨骨折 |
| P13.800 | 骨骼特指部位产伤 |
| P13.801 | 产伤致新生儿肋骨骨折 |
| P13.900 | 骨骼产伤 |
| P14.000 | 产伤埃尔布麻痹 |
| P14.100 | 产伤克隆普克麻痹 |
| P14.200 | 产伤膈神经麻痹 |
| P14.300 | 产伤致新生儿臂丛神经损伤 |
| P14.800 | 周围神经系统特指部位产伤 |
| P14.900 | 周围神经系统产伤 |
| P15.000 | 肝产伤 |
| P15.100 | 脾产伤 |
| P15.200 | 产伤引起胸骨乳突损伤 |
| P15.201 | 产伤致新生儿斜颈 |
| P15.300 | 眼产伤 |
| P15.400 | 产伤致新生儿面部损伤 |
| P15.500 | 外生殖器产伤 |
| P15.600 | 产伤皮下脂肪坏死 |
| P15.800 | 特指产伤 |
| P15.801 | 产伤致新生儿咽部损伤 |
| P15.802 | 产伤致新生儿肛门裂伤 |
| P15.803 | 产伤致新生儿足挫伤 |
| P15.804 | 产伤致新生儿皮肤损伤 |
| P15.805 | 新生儿挤压综合征 |
| P15.900 | 新生儿产伤 |
| P20.000 | 产前宫内窘迫婴儿 |
| P20.100 | 产中宫内窘迫婴儿 |
| P20.900 | 胎儿宫内缺氧 |
| P20.901 | 新生儿酸中毒 |
| P20.902 | 新生儿低氧血症 |
| P21.000 | 新生儿重度窒息 |

续表

| 6位扩展代码 | 病种名称 |
|---|---|
| P21.100 | 新生儿轻度窒息 |
| P21.101 | 新生儿中度窒息 |
| P21.900 | 新生儿窒息 |

## 三、监测指标适用基本数据元素

| 基本数据元素 | 收集路径 |
|---|---|
| 医院代码 | 住院病历首页 |
| 入院日期-年、月、日 | 所有病历记录 |
| 到达急诊科-年、月、日、时、分 | 急诊入院病历记录 |
| 院内转入科日期-年、月、日、时、分 | 院内转入科病历记录 |
| 转外院日期-年、月、日、时、分 | 转外院病历记录 |
| 患者出生日期-年、月、日 | 所有病历记录 |
| 出院日期-年、月、日 | 所有病历记录 |
| 第一诊断ICD-10代码 | 所有病历记录 |
| 与适用的病种名称 | 所有病历记录 |
| 其他诊断：剖宫产医学指征 ICD-10代码 | 所有病历记录 |
| 与适用的病种名称 | 所有病历记录 |
| 其他诊断：特殊感染 ICD-10代码 | 所有病历记录 |
| 与适用的特殊感染病种名称 | 所有病历记录 |
| 其他诊断：产伤诊断 ICD-10代码 | 所有病历记录 |
| 与适用的病种名称 | 所有病历记录 |
| 其他诊断：并发症诊断 ICD-10代码 | 所有病历记录 |
| 与适用的病种名称 | 所有病历记录 |
| 第一手术与操作 ICD-9-CM-3代码 | 所有病历记录 |
| 适用的手术与操作名称 | 所有病历记录 |
| 其他手术与操作 ICD-9-CM-3代码 | 所有病历记录 |
| 适用的手术与操作名称 | 所有病历记录 |
| 预产期：年、月、日 | 所有病历记录 |
| 孕期： | 所有病历记录 |
| 费用支付方式 | 所有病历记录 |
| 收入入院途径 | 所有病历记录 |
| 到院交通工具 | 所有病历记录 |
| 患者住院号码 | 所有病历记录 |
| 患者住地邮政编码 | 所有病历记录 |

## 四、监测指标适用主要数据元素

| 主要数据元素 | 适用监测指标名称 |
|---|---|
| **术前风险评估** | CS-1 |
| ○A.胎儿检查如胎儿大小、成熟度、生物物理评分 | CS-1 |
| ○B.胎盘位置 | CS-1 |
| ○C.既往手术史及手术瘢痕情况 | CS-1 |
| ○D.孕妇孕周、体重、腹壁脂肪 | CS-1 |
| ○E.产后出血风险评估 | CS-1 |
| ○F.麻醉风险评估 | CS-1 |
| ○G.产前接受类固醇激素治疗 | CS-1 |
| **头位分娩评分** | CS-1 |
| （1）评分法 | CS-1 |
| ○A.骨盆评分（1～6分） | CS-1 |
| ○B.胎儿体重评分（1～4分） | CS-1 |
| ○C.胎头位置评分（0～3分） | CS-1 |
| ○D.产力评分（1～3分） | CS-1 |
| （2）评分值 | CS-1 |
| ○A.第一次评分值：___分（临产前，头盆评分） | CS-1 |
| ○B.第二次评分值：___分 | CS-1 |
| ○C.第三次评分值：___分 | CS-1 |
| **伴有特殊感染疾病**名称与ICD.10编码（可选） | CS-1 |
| **剖宫产指征符合医学指征**（出院诊断中有对应诊断名称与ICD-10编码） | CS-2 |
| ○A.骨盆及软产道异常（列出相关的ICD.10编码与疾病名称） | CS-2 |
| ○B.胎儿因素（列出相关的ICD.10编码与疾病名称） | CS-2 |
| ○C.羊水过少（列出相关的ICD.10编码与疾病名称） | CS-2 |
| ○D.头盆不称（列出相关的ICD.10编码与疾病名称） | CS-2 |
| ○E.高龄初产妇（列出相关的ICD.10编码与疾病名称） | CS-2 |
| ○F.胎儿窘迫（列出相关的ICD.10编码与疾病名称） | CS-2 |
| ○G.孕妇有严重疾病（列出相关的ICD.10编码与疾病名称） | CS-2 |
| ○H.其他（列出相关的ICD.10编码与疾病名称） | CS-2 |
| **孕妇及家属要求剖宫产**（在签署知情同意书与病程记录中均获得证实） | CS-2 |
| **手术方式的选择** | CS-2 |
| ○A.择期手术 | CS-2 |
| ○B.急诊手术 | CS-2 |

第十章

续表

| 主要数据元素 | 适用监测指标名称 |
|---|---|
| **麻醉方式选择** | CS-2 |
| ○A.硬膜外腔阻滞 | CS-2 |
| ○B.蛛网膜下腔阻滞 | CS-2 |
| ○C.蛛网膜下腔与硬膜外腔联合阻滞 | CS-2 |
| ○D.局部麻醉 | CS-2 |
| ○E.全身麻醉 | CS-2 |
| **手术相关信息** | CS-2 |
| （1）麻醉开始时间：时（0～23）、分（0～59） | CS-2 |
| （2）手术切皮时间：时（0～23）、分（0～59） | CS-2 |
| （3）胎儿娩出时间：时（0～23）、分（0～59） | CS-2 |
| （4）手术结束时间：时（0～23）、分（0～59） | CS-2 |
| **预防性抗菌药物选择** | CS-3 |
| ○A.青霉素类（青霉素、阿莫西林等） | CS-3 |
| ○B.多西环素（强力霉素） | CS-3 |
| ○C.大环内酯类 | CS-3 |
| ○D.第一代或第二代头孢菌素（头孢呋辛、头孢丙烯、头孢克洛等） | CS-3 |
| ○E.喹诺酮类（如左氧氟沙星、莫西沙星等） | CS-3 |
| ○F.β-内酰胺类/β-内酰胺酶抑制剂（如阿莫西林/克拉维酸、氨苄西林/舒巴坦） | CS-3 |
| ○G.围手术期未使用预防性抗菌药物 | CS-3 |
| ○H.其他类抗菌药物（需注明抗菌药名称） | CS-3 |
| **选用其他类抗菌药物的因素** | CS-3 |
| ○A.在病历中的主要诊断与次要诊断为感染者 | CS-3 |
| ○B.有记录明示手术前患者正处在使用抗菌药物治疗感染的进程之中 | CS-3 |
| ○C.临床医师认为有使用抗菌药物治疗的禁忌证者 | CS-3 |
| ○D.甲氧西林葡萄球菌发生率高的医疗机构，可选用去甲万古霉素预防感染 | CS-3 |
| ○E.其他（请用不超过十个字的说明） | CS-3 |
| **首剂预防性抗菌药物使用时间：时（0～23）、分（0～59）** | CS-3 |
| **用药途径** | CS-3 |
| ○A.肌内注射 | CS-3 |
| ○B.静脉注射 | CS-3 |
| ○C.静脉滴注 | CS-3 |

续表

| 主要数据元素 | 适用监测指标名称 |
|---|---|
| ○D.口服 | CS-3 |
| **术中应当对患者追加合理剂量抗菌药物的选择** | CS-3 |
| ○A.若手术时间超过3小时 | CS-3 |
| ○B.或者失血量大于1500ml的 | CS-3 |
| ○C.或者抗菌药物的有效覆盖时间应包括手术过程和术后4小时 | CS-3 |
| **术中追加合理剂量的抗菌药物** | CS-3 |
| **术中未追加抗菌药物** | CS-3 |
| **停止使用抗菌药物时间：**月、日、时（0～23） | CS-3 |
| **术后48小时之后继续使用的原因** | CS-3 |
| ○A.在主要或次要诊断中术前有感染，或具备潜在高危感染因素的患者 | CS-3 |
| ○B.术前24～48小时已经接受抗菌药物治疗的患者，术后仍需继续使用 | CS-3 |
| ○C.在手术两天后，被确诊为感染者并行治疗的患者 | CS-3 |
| ○D.临床医师认为有继续使用抗菌药物治疗适应证的患者，并经上级医师认定 | CS-3 |
| **手术野皮肤准备方式** | CS-3 |
| ○A.手工削刀刮毛 | CS-3 |
| ○B.电动削刀 | CS-3 |
| ○C.清洁 | CS-3 |
| ○D.脱毛剂 | CS-3 |
| ○E.清洁+刮毛 | CS-3 |
| ○F.其他方式（用文字说明原因） | CS-3 |
| ○G.不做手术野皮肤准备 | CS-3 |
| **新生儿Apgar评分值** | CS-4 |
| **皮肤颜色Appearance** | CS-4 |
| 青紫或苍白　　+0 | CS-4 |
| 躯干红四肢青紫 +1 | CS-4 |
| 全身红　　+2 | CS-4 |
| **心率（次/分）Pulse** | CS-4 |
| 无　　+0 | CS-4 |
| 心率＜100次/分 +1 | CS-4 |
| 心率＞100次/分 +2 | CS-4 |
| **刺激反应Grimace** | CS-4 |

第十章

续表

| 主要数据元素 | 适用监测指标名称 |
|---|---|
| 无　　　　　　+0 | CS-4 |
| 皱眉，有些动作 +1 | CS-4 |
| 咳嗽，哭，喷嚏 +2 | CS-4 |
| **肌张力Activity** | CS-4 |
| 松弛　　　　　+0 | CS-4 |
| 四肢稍屈曲　　+1 | CS-4 |
| 四肢活动佳　　+2 | CS-4 |
| **呼吸Respiration** | CS-4 |
| 无　　　　　　+0 | CS-4 |
| 浅、慢、不规则、哭声弱+1 | CS-4 |
| 正常，哭声响　+2 | CS-4 |
| **首次新生儿Apgar评分______值** | CS-4 |
| **末次新生儿Apgar评分______值** | CS-4 |
| **新生儿出生体重** | CS-5 |
| ○A.出生体重≤750克 | CS-5 |
| ○B.出生体重751～1000克 | CS-5 |
| ○C.出生体重1001～1800克 | CS-5 |
| ○D.出生体重≥1801克 | CS-5 |
| **术中、术后24小时内出血量** | CS-5 |
| ○A.小于500 ml | CS-5 |
| ○B.大于500 ml（实际量　　ml） | CS-5 |
| **术中、术后24小时内输血量** | CS-5 |
| ○A.小于400 ml | CS-5 |
| ○B.大于400 ml（实际量　　ml） | CS-5 |
| ○C.术中、术后未输血 | CS-5 |
| **止血措施的选择（可选）** | CS-5 |
| ○A.子宫动脉上行支结扎 | CS-5 |
| ○B.宫腔填纱条 | CS-5 |
| ○C.子宫卵巢动脉吻合支结扎 | CS-5 |
| ○D.Cho四边形缝合术 | CS-5 |
| ○E.B-Lynch缝合 | CS-5 |
| ○F.其他止血措施 | CS-5 |

续表

| 主要数据元素 | 适用监测指标名称 |
|---|---|
| **剖宫产并发症**（出院诊断中有对应诊断名称与ICD-10编码） | CS-6 |
| ○A.产后出血　（有对应诊断名称与ICD-10编码） | CS-6 |
| ○B.产褥期感染（有对应诊断名称与ICD-10编码） | CS-6 |
| ○C.羊水栓塞　（有对应诊断名称与ICD-10编码） | CS-6 |
| ○D.栓塞病　（有对应诊断名称与ICD-10编码） | CS-6 |
| ○E.子宫内膜异位症（有对应诊断名称与ICD-10编码） | CS-6 |
| ○F.腹部切口感染（有对应诊断名称与ICD-10编码） | CS-6 |
| ○G.子宫切口裂开（有对应诊断名称与ICD-10编码） | CS-6 |
| ○H.其他并发症（有对应诊断名称与ICD-10编码） | CS-6 |
| **重返手术室手术时间：**年、月、日、时（0～23）、分（0～59） | CS-6 |
| **新生儿近期并发症** | CS-7 |
| ○A.新生儿损伤（有对应诊断名称与ICD-10编码） | CS-7 |
| ○B.医源性早产（有对应诊断名称与ICD-10编码） | CS-7 |
| ○C.新生儿黄疸　（有对应诊断名称与ICD-10编码） | CS-7 |
| ○D.肺透明膜病变（有对应诊断名称与ICD-10编码） | CS-7 |
| ○E.新生儿败血症或菌血症（有对应诊断名称与ICD-10编码） | CS-7 |
| ○F.其他并发症（有对应诊断名称与ICD-10编码） | CS-7 |
| ○G.新生儿无并发症 | CS-7 |
| **母乳喂养禁忌证的选择** | CS-8 |
| ○A.母亲患有活动性传染病，如结核病、肝炎等 | CS-8 |
| ○B.母亲为HIV病毒、CMV病毒、梅毒螺旋体感染或携带者 | CS-8 |
| ○C.乳房单纯性疱疹病毒感染（另一侧无感染乳房可继续喂养） | CS-8 |
| ○D.母亲正在接受同位素诊疗或曾暴露于放射线物质下 | CS-8 |
| ○E.母亲正在接受抗代谢药物及其化疗药物治疗，或对婴儿有影响的药物治疗（直至完全清除之前） | CS-8 |
| ○F.母亲正在吸毒、酗酒 | CS-8 |
| ○G.怀疑或明确诊断为遗传代谢性疾病，如半乳糖血症、苯丙酮尿症等的婴儿 | CS-8 |
| ○H.在母亲患有感染性疾病期间，应接受适当的控制感染的治疗 | CS-8 |
| ○I.医师认定有不适宜母乳喂养的其他疾病 | CS-8 |
| **实施母乳喂养（住院期间全母乳喂养）** | CS-8 |
| ○A.是 | CS-8 |

第十章

续表

| 主要数据元素 | 适用监测指标名称 |
| --- | --- |
| ○B.否 | CS-8 |
| ○C.或部分母乳喂养 | CS-8 |
| **提供产后康复健康教育** | CS-8 |
| ○A.出院康复指导 | CS-8 |
| ○B.预防压疮 | CS-8 |
| ○C.预防尿路感染 | CS-8 |
| ○D.预防肠粘连及下肢静脉血栓 | CS-8 |
| ○E.预防呼吸道及肺部感染 | CS-8 |
| **手术切口愈合的选择** | CS-9 |
| ○A.甲级愈合 | CS-9 |
| ○B.乙级愈合 | CS-9 |
| ○C.丙级愈合 | CS-9 |
| ○D.切口感染 | CS-9 |
| **住院天数**（1～120天） | CS-10 |
| **离院方式** | CS-10 |
| ○A.医嘱离院 | CS-10 |
| ○B.医嘱转院 | CS-10 |
| ○C.医嘱转社区卫生服务机构/乡镇卫生院 | CS-10 |
| ○D.非医嘱离院 | CS-10 |
| ○E.死亡 | CS-10 |
| ○F.其他 | CS-10 |
| **新生儿** | CS-10 |
| ○A.活产 | CS-10 |
| ○B.死亡 | CS-10 |
| ○a.出生体重≤750克的新生儿死亡 | CS-10 |
| ○b.出生体重751～1000克的新生儿死亡 | CS-10 |
| ○c.出生体重1001～1800克的新生儿死亡 | CS-10 |
| ○d.出生体重≥1801克的新生儿死亡 | CS-10 |
| **住院费用（元）** | CS-10 |
| 1.住院总费用 | CS-10 |
| 2.药类费用 | CS-10 |
| （1）西药费 | CS-10 |

续表

| 主要数据元素 | 适用监测指标名称 |
|---|---|
| （2）中药费 | CS-10 |
| （3）血液和血液制品类费用 | CS-10 |
| 3.手术治疗费 | CS-10 |
| 4.手术用一次性医用材料费 | CS-10 |
| **孕妇体内乙肝病毒含量风险评估：（可选项）** | CS-12 |
| ○A.高风险：HBV-DNA＞$1\times10^{6}$copeis/ml | CS-12 |
| ○B.低风险：HBV-DNA＞$1\times10^{3\sim4}$copeis/ml | CS-12 |
| ○C.极低风险：HBV-DNA＜$1\times10^{3\sim4}$copeis/ml | CS-12 |
| **高风险孕妇孕期使用核苷类抗病毒药物的选择（有适应证，无禁忌证）（可选项）** | CS-12 |
| ○A.拉米夫定（贺普丁） | CS-12 |
| ○B.阿德福韦（贺维力） | CS-12 |
| ○C.恩替卡韦（博路定） | CS-12 |
| ○D.替比夫定（素比伏） | CS-12 |
| ○E.未使用核苷类抗病毒药物 | CS-12 |
| **降低传播的措施到位（住院病历相关记录有体现）（可选项）** | CS-12 |
| ○A.避免和降低胎儿宫内窘迫的发生 | CS-12 |
| ○B.减少阴道操作，尽量避免困难的阴道助产，预防胎儿头皮损伤 | CS-12 |
| ○C.胎儿娩出后更换无菌手套或有另一人实施新生儿处理 | CS-12 |
| ○D.吸黏液时动作轻柔，避免过度吸引造成黏膜损伤 | CS-12 |
| ○E.断脐前用干净的纱布清除断脐部位的黏液和羊水 | CS-12 |
| ○F.断脐后用无菌纱布覆盖脐带断端 | CS-12 |
| ○G.注射前彻底清洁局部皮肤的血液和羊水，无菌纱布覆盖注射 | CS-12 |
| **HBsAg阳性母亲的新生儿出生后24小时内注射乙肝免疫球蛋白（HBIg）（可选项）** | CS-12 |
| ○A.12小时内注射乙肝免疫球蛋白（HBIg） | CS-12 |
| ○B.24小时内注射乙肝免疫球蛋白（HBIg） | CS-12 |

## 五、主要参考资料

1.《三级妇产医院评审标准》，卫医管发〔2011〕79号.

2.《三级妇产医院评审标准实施细则》，卫为医管发〔2012〕57号.

3.《联合委员会国家质量核心的技术规格手册》v2015A，jcaho，2014年.

4.《产科麻醉临床指南》中国麻醉学指南与专家共识（2014版）.

# 第四节　质量监测指标解读与计算公式

## 剖宫产术质量控制指标-1

**指标代码：** CS-1。

**指标名称：** 剖宫产术前风险评估。

**标准类型：** 过程质量。

**表达方式：** 比率提高。

**设置理由：**

剖宫产术前风险评估应包括全面的体格检查，必要的辅助检查，特殊病例的特殊检查；胎儿检查如胎儿大小、成熟度、生物物理评分；胎盘位置；既往手术史及手术瘢痕情况；孕妇孕周、体重、腹壁脂肪；产后出血风险评估；麻醉风险评估；头位分娩评分，以及是否伴有特殊感染疾病等。

**对象选择：** 全部行剖宫产术住院产妇。

**信息采集：** 从剖宫产术产妇住院病历之病程记录、手术前记录、护理记录等相关记录文件中收集剖宫产术前风险评估、头位分娩评分，是否伴有特殊感染疾病等的结果，及其被引证的内容，主要采集三项信息：

1.术前风险评估

○A.胎儿检查如胎儿大小、成熟度、生物物理评分

○B.胎盘位置

○C.既往手术史及手术瘢痕情况

○D.孕妇孕周、体重、腹壁脂肪

○E.产后出血风险评估

○F.麻醉风险评估

○G.产前接受过类固醇激素治疗

2.头位分娩评分

（1）评分法

○A.骨盆评分（1～6分）

○B.胎儿体重评分（1～4分）

○C.胎头位置评分（0～3分）

○D.产力评分（1～3分）

（2）评分值

○A.第一次评分值：___分（临产前，头盆）

○B.第二次评分值：___分

○C.第三次评分值：___分

3.伴有特殊感染疾病：名称与ICD.10编码O98.4，Z 22.5（可选）。

**分子**：实施剖宫产术前风险评估与头位分娩评分的例数。

**除外病例**：无。

**分母**：同期全部行剖宫产术住院产妇的例数。

**除外病例**：

年龄≥65岁。

本次住院时间＞120天。

临床试验。

病历记录孕期＜28周，或＞39周，或不明的。

## 附：头位分娩评分法（凌罗达头位分娩评分标准）

头位分娩评分法是根据骨盆、胎儿大小、胎头位置及产力四项指标进行评分，累计总分以10分为分界线，评分大于10分有利于阴道分娩，≤10分不利于阴道分娩。其中以骨盆与胎儿两项评分更为重要。一般头位评分可进行3次。

第1次于妊娠38周以后至临产前，此时只有骨盆和胎儿两项指标，称头盆评分。

第2次在产程的活跃期进行。

第3次为产程发生延缓或停滞，经处理产程有进展后再做评分。

头位分娩评分标准

| 骨盆大小 | 评分 | 胎儿体重（g） | 评分 | 胎头位置 | 评分 | 产力 | 评分 |
|---|---|---|---|---|---|---|---|
| ＞正常 | 6 | 2500±250 | 4 | 枕前位 | 3 | 强 | 3 |
| 正常 | 5 | 3000±250 | 3 | 枕横位 | 2 | 中 | 2 |
| 临界狭窄 | 4 | 3500±250 | 2 | 枕后位 | 1 | 弱 | 1 |
| 轻度狭窄 | 3 | 4000±250 | 1 | 高直前位 | 0 | | |
| 中度狭窄 | 2 | | | 面位 | 0 | | |
| 重度狭窄 | 1 | | | | | | |

注：高直后位、前不均倾位、额位不评分。

骨盆评分与骨盆狭窄的标准（cm）

| 骨盆大小 | 评分 | 骶耻外径 | 对角径 | 出口横径 | 出口横径＋后矢状径 | 出口前后径 |
|---|---|---|---|---|---|---|
| ＞正常 | 6 | ＞19.5 | ＞13.5 | ＞9.0 | ＞19.0 | ＞12.0 |
| 正常 | 5 | 18.5～19.5 | 12.0～13.5 | 8.0～9.0 | 15.5～19.0 | 11.0～12.0 |
| 临界狭窄 | 4 | 18.0 | 11.5 | 7.5 | 15.0 | 10.5 |

续表

| 骨盆大小 | 评分 | 骶耻外径 | 对角径 | 出口横径 | 出口横径+后矢状径 | 出口前后径 |
|---|---|---|---|---|---|---|
| 轻度狭窄 | 3 | 17.5 | 11.0 | 7.0 | 14.0 | 10.0 |
| 中度狭窄 | 2 | 17.0 | 10.5 | 6.5 | 13.0 | 9.5 |
| 重度狭窄 | 1 | ≤16.5 | 10.0 | ≤6.0 | ≤12.0 | 9.0 |

注：

1.骶耻外径≤18cm应内诊测对角径。

2.出口横径≤7.5cm，应测后矢状径，出口横径+后矢状径为评分标准。

3.肛诊尾骨骶化时，出口前后径为耻骨联合中点至尾骨尖距离。

## 剖宫产术质量控制指标-2

**指标代码：** CS-2。

**指标名称：** 剖宫产指征与手术方式选择。

**标准类型：** 过程质量。

**表达方式：** 比率降低。

**设置理由：** 严格掌握剖宫产指征可降低剖宫产率及剖宫产并发症发生率。

**对象选择：** 全部行剖宫产术住院产妇。

**信息采集：** 从剖宫产术产妇住院病历之病程记录、手术前记录、护理记录、麻醉记录等相关记录文件中，收集剖宫产指征与手术方式选择等信息，主要采集六项信息。

1.预产期：年、月、日。

2.剖宫产指征符合医学指征（出院诊断中有对应诊断名称与ICD-10编码）

○A.骨盆及软产道异常（列出相关的ICD.10编码与疾病名称）

○B.胎儿因素（列出相关的ICD.10编码与疾病名称）

○C.羊水过少（列出相关的ICD.10编码与疾病名称）

○D.头盆不称（列出相关的ICD.10编码与疾病名称）

○E.高龄初产妇（列出相关的ICD.10编码与疾病名称）

○F.胎儿窘迫（列出相关的ICD.10编码与疾病名称）

○G.孕妇有严重疾病（列出相关的ICD.10编码与疾病名称）

○H.其他（列出相关的ICD.10编码与疾病名称）

3.孕妇及家属要求剖宫产，在所签署的知情同意书与病程记录中均获得证实。

4.手术方式的选择

○A.择期手术

○B.急诊手术

5.麻醉方式选择

○A.硬膜外腔阻滞

○B.蛛网膜下腔阻滞
○C.蛛网膜下腔与硬膜外腔联合阻滞（CSE）
○D.局部麻醉
○E.全身麻醉

6.手术相关信息

（1）麻醉开始时间：时（0～23）、分（0～59）；
（2）手术切皮时间：时（0～23）、分（0～59）；
（3）胎儿娩出时间：时（0～23）、分（0～59）；
（4）手术结束时间：时（0～23）、分（0～59）。

**分子：** 符合剖宫产医学指征（A～G项）分娩的病例。
**分母：** 同期全部行剖宫产术住院产妇的例数。
**分子：** 孕妇及家属要求剖宫产分娩的病例。
**分母：** 同期全部行剖宫产术住院产妇的例数。
**除外病例：**
年龄≥65岁。
本次住院时间＞120天。
临床试验。
病历记录孕期＜28周，或＞39周，或不明的。

## 剖宫产术质量控制指标-3

**指标代码：** CS-3。
**指标名称：** 预防性抗菌药物选择与应用时限。
**标准类型：** 过程质量。
**表达方式：** 比率提高。
**设置理由：**

（1）术前预防性抗菌药物的种类选择。

择期剖宫产围手术期预防性应用抗生素首选一代头孢菌素类药物；若存在感染高危因素如胎膜早破、产前出血等妊娠并发症或临产后剖宫产可选择第一代或第二代头孢菌素加甲硝唑或单用头孢西丁。

（2）在胎儿娩出（断脐带）后即使用预防性抗菌药物。

（3）手术超过3小时加用抗菌药物一次。

抗菌药物的有效覆盖时间应包括手术过程和术后4小时，若手术时间≥3小时，或失血量≥1500ml，应加用一次抗菌药物。

（4）术后停止使用预防性抗菌药物的时间。

一般应短程预防用药，手术当天用药结束后不必再用。若有感染高危因素者，术后24小时内可再用1～3次，特殊情况（病程有记录）可延长至72小时。

**对象选择：**全部行剖宫产术住院产妇。

**信息采集：**从剖宫产术产妇住院病历之病程记录、手术前记录、护理记录、用药医嘱、麻醉记录、手术记录、术后病程记录等相关记录文件中，收集预防性抗菌药物选择与应用的信息，主要采集10项信息：

1.预防性抗菌药物选择

○A.青霉素类（青霉素、阿莫西林等）

○B.多西环素（强力霉素）

○C.大环内酯类

○D.第一代或第二代头孢菌素（头孢呋辛、头孢丙烯、头孢克洛等）

○E.喹诺酮类（如左氧氟沙星、莫西沙星等）

○F.β-内酰胺类/β-内酰胺酶抑制剂（如阿莫西林/克拉维酸、氨苄西林/舒巴坦）

○G.围手术期未使用预防性抗菌药物

○H.其他类抗菌药物（需注明抗菌药名称）

2.选用其他类抗菌药物的因素

○A.在病历中的主要诊断与次要诊断为感染者

○B.有记录明示手术前患者正处在使用抗菌药物治疗感染的进程之中

○C.临床医师认为有使用抗菌药物治疗的禁忌证者

○D.甲氧西林葡萄球菌发生率高的医疗机构，可选用去甲万古霉素预防感染

○E.其他（请用不超过10个字的说明）

3.首剂预防性抗菌药物使用时间：时（0～23）、分（0～59）

4.用药途径

○A.肌内注射

○B.静脉注射

○C.静脉滴注

○D.口服

5.术中应当对患者追加合理剂量抗菌药物的选择

○A.若手术时间超过3小时

○B.或者失血量大于1500ml的

○C.或者抗菌药物的有效覆盖时间应包括手术过程和术后4小时

6.术中追加合理剂量的抗菌药物

7.术中未追加抗菌药物

8.停止使用抗菌药物时间：月、日、时（0～23）

9.术后48小时之后继续使用的原因

○A.在主要或次要诊断中术前有感染，或具备潜在高危感染因素的患者

○B.术前24～48小时已经接受抗菌药物治疗的患者，术后仍需继续使用

○C.在手术两天后，被确诊为感染者并行治疗的患者

〇D.临床医师认为有继续使用抗菌药物治疗适应证的患者，并经上级医师认定

10.手术野皮肤准备方式

〇A.手工削刀刮毛

〇B.电动削刀

〇C.清洁

〇D.脱毛剂

〇E.清洁+刮毛

〇F.其他方式（用文字说明原因）

〇G.不做手术野皮肤准备

**分子**：选择第一、第二代头孢类做预防性抗菌药物（A～F选项）的例数。

**分母**：同期全部行剖宫产术住院产妇的例数。

**分子**：在胎儿娩出（断脐带）后即使用预防性抗菌药物的例数。

**分母**：同期全部行剖宫产术住院产妇的例数。

**分子**：手术超过3小时或出血量大于1500ml加用抗菌药物一次的例数。

**分母**：同期行剖宫产手术超过3小时或出血量大于1500ml的例数。

**分子**：术后24小时内停止使用预防性抗菌药物的例数。

**分母**：同期全部行剖宫产术住院产妇的例数。

**分子**：术后72小时内停止使用预防性抗菌药物的例数。

**分母**：同期全部行剖宫产术住院产妇的例数。

**分子**：术后72小时后继续使用预防性抗菌药物的例数。

**分母**：同期全部行剖宫产术住院产妇的例数。

**分子**：围手术期未使用预防性抗菌药物的例数。

**分母**：同期全部行剖宫产术住院产妇的例数。

**分子**：选择手术野皮肤准备方式（A～E选项）的例数。

**分母**：同期全部行剖宫产术住院产妇的例数。

**除外病例**：

年龄≥65岁。

本次住院时间＞120天。

临床试验。

病历记录孕期＜28周，或＞39周，或不明的。

术前有明显感染征象已使用抗菌药物者。

## 剖宫产术质量控制指标-4

**指标代码**：CS-4。

**指标名称**：新生儿Apgar评分。

**标准类型**：过程质量。

**表达方式**：比率提高。

**设置理由**：

新生儿Apgar评分法用以判断有无新生儿窒息及窒息的严重程度，是以出生后1分钟时的心率、呼吸、肌张力、皮肤颜色、对刺激反应的评估结果。4～7分为中度窒息，需清理呼吸道、吸氧等治疗。4分以下为重度窒息，须紧急抢救。7分以下应在出生后5分钟再评分，如果分数过低，应第10分钟再评分，甚至更后面的评估。

出生后1分钟时的Apgar分值只是代表新生儿是否需要紧急救治，而5分钟时的Apgar分值只是代表这段时间紧急救治的效果，和新生儿的死亡率有关。

**对象选择**：全部行剖宫产术住院产妇。

**信息采集**：从剖宫产术产妇住院病历之病程记录、手术前记录、护理记录、用药医嘱、麻醉记录、手术记录、术后病程记录等相关记录文件中，收集新生儿出生后1分钟时Apgar评分的结果及其被引证的信息，新生儿出生体重。若为双胎或多胎者，仅以数值（新生儿Apgar评分、出生体重）最低者入选。

1.新生儿Apgar评分

（1）首次新生儿Apgar评分______值；

（2）末次新生儿Apgar评分______值。

2.新生儿出生体重

○A.出生体重≤750克

○B.出生体重751～1000克

○C.出生体重1001～1800克

○D.出生体重≥1801克

**分子**：首次Apgar评分8～10分新生儿的例数。

**分母**：同期全部行剖宫产术住院产妇的例数。

**分子**：首次Apgar评分4～7分新生儿的例数。

**分母**：同期全部行剖宫产术住院产妇的例数。

**分子**：首次Apgar评分0～3分新生儿的例数。

**分母**：同期全部行剖宫产术住院产妇的例数。

**分子**：新生儿出生低体重（A～C项）的例数。

**分母**：同期全部行剖宫产术住院产妇的例数。

**除外病例**：

年龄≥65岁。

本次住院时间＞120天。

临床试验。

病历记录孕期＜28周，或＞39周，或不明的。

**附件：Apgar评分**

| | | |
|---|---|---|
| 皮肤颜色Appearance | 青紫或苍白 | ○是 +0 |
| | 躯干红，四肢青紫 | ○是 +1 |
| | 全身红 | ○是 +2 |
| 心率（次/分）Pulse | 无 | ○是 +0 |
| | ≤100 | ○是 +1 |
| | ＞100 | ○是 +2 |
| 刺激反应Grimace | 无 | ○是 +0 |
| | 皱眉，有些动作 | ○是 +1 |
| | 咳嗽，哭，喷嚏 | ○是 +2 |
| 肌张力Activity | 松弛 | ○是 +0 |
| | 四肢稍屈曲 | ○是 +1 |
| | 四肢活动佳 | ○是 +2 |
| 呼吸Respiration | 无 | ○是 +0 |
| | 浅、慢、不规则、哭声弱 | ○是 +1 |
| | 正常，哭声响 | ○是 +2 |

## 剖宫产术质量控制指标-5

**指标代码：** CS-5。

**指标名称：** 出血量评估。

**标准类型：** 过程质量。

**表达方式：** 比率提高。

**设置理由：**

1.胎儿娩出后24小时内出血量超过500ml为产后出血。剖宫产产后出血原因包括子宫收缩乏力、胎盘因素、子宫切口裂伤及血管损伤、凝血功能障碍等，是我国孕产妇死亡的主要原因。

2.及时准确判断产后出血量是减少产后出血发生的关键步骤。方法包括目测法、称重法、面积法和容积法。

3.剖宫产同步止血手术：

（1）子宫收缩乏力或胎盘因素所致出血使用药物效果不佳时需行子宫动脉上行支结扎、宫腔填纱条、子宫卵巢动脉吻合支结扎、Cho四边形缝合术、B-Lynch缝合等止血措施，剖宫产术后晚期产后出血可以采取介入治疗，如上述处理无效，子宫切除则不可避免。

（2）掌握上述手术操作方法并合理应用可有效减少剖宫产术中及术后出血，并可降低剖宫产术后子宫切除的发生率。

**对象选择**：全部行剖宫产术住院产妇。

**信息采集**：从剖宫产术产妇住院病历之病程记录、手术前记录、护理记录、用药医嘱、麻醉记录、手术记录、术后病程记录等相关记录文件中，收集病情严重程度评估的结果及其被引证的信息：

1.术中、术后24小时内出血量

○A.小于500ml

○B.大于500ml（实际量____ml）

2.术中、术后24小时内输血量

○A.小于400ml

○B.大于400ml（实际量____ml）

○C.术中、术后未输血

3.止血措施的选择（可选）

○A.子宫动脉上行支结扎

○B.宫腔填纱条

○C.子宫卵巢动脉吻合支结扎

○D.Cho四边形缝合术

○E.B-Lynch缝合

○F.其他止血措施

**分子**：产后出血量≥500ml的病例。

**分母**：同期全部行剖宫产术住院产妇的例数。

**分子**：剖宫产术中采用同步止血（A～F选项）手术的病例。

**分母**：同期全部行剖宫产术住院产妇的例数。

**除外病例**：

年龄≥65岁。

本次住院时间＞120天。

临床试验。

病历记录孕期＜28周，或＞39周，或不明的。

术前伴有血液系统疾病、凝血机制障碍、在用抗凝剂（如，华法林）。

## 剖宫产术质量控制指标-6

**指标代码**：CS-6。

**指标名称**：剖宫产并发症与再次手术。

**标准类型**：过程质量。

**表达方式**：比率提高。

**设置理由：**

剖宫产术后常见二次手术原因多为产后出血，子宫切口出血，盆腔脏器损伤及肠梗阻等。

**对象选择：**全部行剖宫产术住院产妇。

**信息采集：**从剖宫产术产妇住院病历之病程记录、手术前记录、护理记录、用药医嘱、麻醉记录、手术记录、术后病程记录等相关记录文件中，收集剖宫产并发症与再次手术的信息：

1.剖宫产并发症（出院诊断中有对应诊断名称与ICD-10编码）

○A.产后出血 （对应诊断名称与ICD-10编码）

○B.产褥期感染（对应诊断名称与ICD-10编码）

○C.羊水栓塞 （对应诊断名称与ICD-10编码）

○D.栓塞病（对应诊断名称与ICD-10编码）

○E.子宫内膜异位症（对应诊断名称与ICD-10编码）

○F.腹部切口感染（对应诊断名称与ICD-10编码）

○G.子宫切口裂开（对应诊断名称与ICD-10编码）

○H.其他并发症（对应诊断名称与ICD-10编码）

2.重返手术室手术时间：年、月、日、时（0～23）、分（0～59）。

**分子：**剖宫产术后发生并发症（A～H选项）产妇的例数。

**分母：**同期全部行剖宫产术住院产妇的例数。

**分子：**剖宫产术后再次手术产妇的例数。

**分母：**同期全部行剖宫产术住院产妇的例数。

**除外病例：**

年龄≥65岁。

本次住院时间＞120天。

临床试验。

病历记录孕期＜28周，或＞39周，或不明的。

## 剖宫产术质量控制指标-7

**指标代码：**CS-7。

**指标名称：**剖宫产相关的新生儿并发症。

**标准类型：**过程质量。

**表达方式：**比率提高。

**设置理由：**剖宫产率升高使得剖宫产手术后发生新生儿并发症的发生也增多，常见的为出血、感染及母儿损伤。

**对象选择：**全部行剖宫产术住院产妇。

**信息采集：**从剖宫产术产妇住院病历之病程记录、手术前记录、护理记录、用药医嘱、麻醉记录、手术记录、术后病程记录等相关记录文件中，记录新生儿并发症的信息：

新生儿常见并发症（出院诊断中有对应诊断名称与ICD-10编码）

○A.新生儿损伤（对应诊断名称与ICD-10编码）

○B.医源性早产（对应诊断名称与ICD-10编码）

○C.新生儿黄疸（对应诊断名称与ICD-10编码）

○D.肺透明膜病变（对应诊断名称与ICD-10编码）

○E.新生儿败血症或菌血症（对应诊断名称与ICD-10编码）

○F.其他并发症（对应诊断名称与ICD-10编码）

○G.新生儿无并发症

**分子：**剖宫产术后发生新生儿并发症（A～F选项）产妇的例数。

**分母：**同期全部行剖宫产术住院产妇的例数。

**除外病例：**无。

## 剖宫产术质量控制指标-8

**指标代码：**CS-8。

**指标名称：**提供母乳喂养与产后康复健康教育。

**标准类型：**过程质量。

**表达方式：**比率提高。

**设置理由：**

1.健康教育是一种有计划、有目标、有评价的系统教育活动，通过教育能帮助产妇正确认识剖宫产术后不适反应及剖宫产并发症。

2.健康教育能提高产妇对医院服务的信任感、安全感，保持心情愉快，还可调动产妇的主观能动性，积极与医护人员配合，确保母婴健康。

**对象选择：**全部行剖宫产术住院产妇。

**信息采集：**从剖宫产术产妇住院病历之病程记录、手术前记录、护理记录、用药医嘱、麻醉记录、手术记录、术后病程记录等相关记录文件中，提供母乳喂养与产后康复等方面健康教育的服务，主要采集三项信息。

1.母乳喂养禁忌证的选择

○A.母亲患有活动性传染病，如结核病、肝炎等

○B.母亲为HIV病毒、CMV病毒、梅毒螺旋体感染或携带者

○C.乳房单纯性疱疹病毒感染（另一侧无感染乳房可继续喂养）

○D.母亲正在接受同位素诊疗或曾暴露于放射线物质下

○E.母亲正在接受抗代谢药物及其化疗药物治疗，或对婴儿有影响的药物治疗（直至完全清除之前）

○F.母亲正在吸毒、酗酒

○G.怀疑或明确诊断为遗传代谢性疾病，如半乳糖血症、苯丙酮尿症等的

婴儿

○H.在母亲患有感染性疾病期间，应接受适当的控制感染的治疗

○I.医师认定有不适宜母乳喂养的其他疾病

2.实施母乳喂养（住院期间全母乳喂养）

○A.是

○B.否

○C.部分母乳喂养

3.提供产后康复健康教育

○A.出院康复指导

○B.预防压疮

○C.预防尿路感染

○D.预防肠粘连及下肢静脉血栓

○E.预防呼吸道及肺部感染

**分子：** 剖宫产术后母乳喂养产妇的例数。

**分母：** 同期全部行剖宫产术住院产妇的例数。

**分子：** 接受剖宫产健康教育（A～E项）产妇的例数。

**分母：** 同期全部行剖宫产术住院产妇的例数。

**分子：** 剖宫产术后母乳喂养禁忌证（A～I选项）的例数。

**分母：** 同期全部行剖宫产术住院产妇的例数。

**除外病例：**

年龄≥65岁。

本次住院时间＞120天。

临床试验。

病历记录孕期＜28周，或＞39周，或不明的。

选择母乳喂养禁忌证“A～I”任意一项的。



## 剖宫产术质量控制指标-9

**指标代码：** CS-9。

**指标名称：** 切口Ⅱ甲愈合。

**标准类型：** 过程质量。

**表达方式：** 比率提高。

**设置理由：**

1.剖宫产为可能感染手术，术后切口愈合不良是其常见并发症之一，一旦出现腹部切口愈合障碍，不仅给产妇带来痛苦，延长住院时间，增加其经济负担，而且易引起医疗纠纷。

2.了解影响剖宫产切口愈合的高危因素，在围手术期采用综合措施，降低切口感

染率。

**对象选择：** 全部行剖宫产术住院产妇。

**信息采集：** 从剖宫产术产妇住院病历记录中收集切口愈合的信息。

手术切口愈合的选择

〇A.甲级愈合

〇B.乙级愈合

〇C.丙级愈合

〇D.切口感染

**分子：** 剖宫产切口Ⅱ/甲愈合的病例。

**分母：** 同期全部行剖宫产术住院产妇的例数。

**除外病例：**

年龄≥65岁。

本次住院时间＞120天。

临床试验。

病历记录孕期＜28周，或＞39周，或不明的。

## 剖宫产术质量控制指标-10

**指标代码：** CS-10。

**指标名称：** 平均住院日与费用。

**对象选择：** 全部行剖宫产术住院产妇。

**设置理由：** 患者负担与转归。

**指标类型：** 结果质量（数据）。

**表达方式：** 缩短与降低，横向医院间比较。

**信息采集：** 缩短了剖宫产平均住院日，是体现产科质量的一项重要指标。发现影响剖宫产住院日的关键点，提出解决问题的措施，进行改进控制；2009版卫生部剖宫产临床路径标准住院日为≤9天。

追溯性调查住院病历中病程记录、出院小结等相关文件，主要采集以下六项信息与结果数据：

1.住院天数：1～120天。

2.离院方式

〇 A.医嘱离院

〇 B.医嘱转院

〇 C.医嘱转社区卫生服务机构/乡镇卫生院

〇 D.非医嘱离院

〇 E.死亡

〇 F.其他

新生儿

○ A.活产

○ B.死亡

○a.出生体重≤750克的新生儿死亡

○b.出生体重751～1000克的新生儿死亡

○c.出生体重1001～1800克的新生儿死亡

○d.出生体重≥1801克的新生儿死亡

3. 住院费用（元）

（1）住院总费用：总费用指患者住院期间发生的与诊疗有关的所有费用之和。

（2）药类：

A.西药费：包括有机化学药品、无机化学药品和生物制品费用（含抗菌药物）

B.中药费：包括中成药费、中草药费

C.血液和血液制品类费用：包括血费，白蛋白类、球蛋白类、凝血因子类、细胞因子类制品费

（3）手术治疗费：包括麻醉费及各种介入、孕产、手术治疗等费用。

（4）手术用一次性医用材料费：患者住院期间进行手术、介入操作时所使用的一次性医用材料费用。

**分子**：诊疗结果死亡的例数。

**分母**：同期全部行剖宫产术住院产妇的例数。

**分子**：住院日为≤9天的例数。

**分母**：同期全部行剖宫产术住院产妇的例数。

**除外病例**：

年龄≥65岁。

本次住院时间＞120天。

临床试验。

病历记录孕期＜28周，或＞39周，或不明的。

**评价数据计算值**：

通过统计本院本年度剖宫产患者住院日及住院费用（元）分析，获得以下信息：

1.住院日：“平均值”与“中位数、20百分位数、80百分位数”。

2.住院费用（元）：“平均值”与“中位数、20百分位数、80百分位数”。

**附件**：

**离院方式**：指患者本次住院出院的方式，主要包括：

1.医嘱离院：指患者本次治疗结束后，按照医嘱要求出院，回到住地进一步康复等情况。

2.医嘱转院：指医疗机构根据诊疗需要，将患者转往相应医疗机构进一步诊治，用于统计“双向转诊”开展情况。如果接收患者的医疗机构明确，需要填写转入医疗机构

的名称。

3.医嘱转社区卫生服务机构/乡镇卫生院：指医疗机构根据患者诊疗情况，将患者转往相应社区卫生服务机构进一步诊疗、康复，用于统计“双向转诊”开展情况。如果接收患者的社区卫生服务机构明确，需要填写社区卫生服务机构/乡镇卫生院名称。

4.非医嘱离院：指患者未按照医嘱要求而自动离院，如：患者疾病需要住院治疗，但患者出于个人原因要求出院，此种出院并非由医务人员根据患者病情决定，属于非医嘱离院。

5.死亡：指患者在住院期间死亡。

6.其他：指除上述5种出院去向之外的其他情况。

引自：《卫生部关于修订住院病案首页的通知》卫医政发〔2011〕84号 附件2.住院病案首页部分项目填写说明。

## 剖宫产术质量控制指标-11

**指标代码：**CS-11。

**指标名称：**患者对服务质量的评价。

**标准类型：**过程质量。

**表达方式：**比率提高。

**设置理由：**通过对患方满意度的调查，可以了解整体医疗过程，有利于提高服务水平，调整服务方式，让患者得到更满意的服务。

**对象选择：**全部行剖宫产术住院产妇。

**信息采集：**请剖宫产出院患者在办理完出院手续之后，填写服务满意程度调查表，或由专人在出院后一周内进行电话随访。可以从以下几个方面了解：

**特定（单）病种患者感受评价用表**

| |
|---|
| 1.入病房时护士是否以口头或书面形式主动介绍住院环境、注意事项； |
| □5很满意□4满意□3一般□2不满意□1很不满意 |
| 2.医生诊断后是否主动告知治疗方案、预期结果及预计费用； |
| □5很满意□4满意□3一般□2不满意□1很不满意 |
| 3.对病房与床单的清洁舒适程度的评价； |
| □5很满意□4满意□3一般□2不满意□1很不满意 |
| 4.对病房的生活方便程度的总体印象； |
| □5很满意□4满意□3一般□2不满意□1很不满意 |
| 5.经过本次治疗后对病痛减轻与生活质量改善程度的评价； |
| □5很满意□4满意□3一般□2不满意□1很不满意 |
| 6.对此次住院医护人员提供服务的总体评价； |
| □5很满意□4满意□3一般□2不满意□1很不满意 |
| 7.对医生、护士提供本次所患疾病相关的防治与康复知识教育的评价。 |
| □5很满意□4满意□3一般□2不满意□1很不满意 |

## 剖宫产术质量控制指标-12

**指标代码：** CS-12。

**指标名称：** 妊娠合并HBV实施母婴阻断（可选）。

**标准类型：** 过程质量。

**表达方式：** 比率提高。

**设置理由：** 凡妊娠合并HBV住院行剖宫产术的产妇均必须实施母婴阻断。

**对象选择：** 全部行剖宫产术住院产妇。

**信息采集：** 从剖宫产术产妇住院病历记录中收集孕妇体内乙肝病毒含量风险评估结果、孕期核苷类抗病毒药物选择及应用时机、降低传播的措施在住院病历相关记录中是否有体现等方面的信息。主要采集四项信息。

1.孕妇体内乙肝病毒含量风险评估

○A.高风险：HBV-DNA＞$1\times10^{6}$copeis/ml

○B.低风险：HBV-DNA＞$1\times10^{3\sim4}$copeis/ml

○C.极低风险：HBV-DNA＜$1\times10^{3\sim4}$copeis/ml

2. 高风险孕妇孕期使用核苷类抗病毒药物的选择（有适应证，无禁忌证）

○A.拉米夫定（贺普丁），或

○B.阿德福韦（贺维力），或

○C.恩替卡韦（博路定），或

○D.替比夫定（素比伏），或

○E.使用其他核苷类抗病毒药物

○F.未使用核苷类抗病毒药物

3.降低传播的措施到位（住院病历相关记录有体现）

○A.避免和降低胎儿宫内窘迫发生的措施

○B.减少阴道操作，尽量避免困难的阴道助产，预防胎儿头皮损伤

○C.胎儿娩出后更换无菌手套或由另一人实施新生儿处理

○D.吸黏液时动作轻柔，避免过度吸引造成黏膜损伤

○E.断脐前用干净的纱布清除断脐部位的黏液和羊水

○F.断脐后用无菌纱布覆盖脐带断端

○G.注射前彻底清洁局部皮肤的血液和羊水，无菌纱布覆盖注射

4. HBsAg阳性母亲的新生儿出生后24小时内注射乙肝免疫球蛋白（HBIg）

○A.12小时内注射乙肝免疫球蛋白（HBIg）

○B.24小时内注射乙肝免疫球蛋白（HBIg）

○A.新生儿出生后未注射乙肝免疫球蛋白（HBIg）

**分子：** 有孕妇体内乙肝病毒含量风险评估结果记录的产妇例数。

**分母：** 同期全部妊娠合并HBV住院行剖宫产术产妇的例数。

**分子：** 有使用孕期核苷类抗病毒药物长期医嘱的产妇例数。

第十章

**分母：**同期全部妊娠合并HBV住院行剖宫产术产妇的例数。

**分子：**病历相关有记录降低传播的措施（A～G项）的产妇例数。

**分母：**同期全部妊娠合并HBV住院行剖宫产术产妇的例数。

**分子：**有记录新生儿在出生后24小时内注射 （HBIg）的产妇例数。

**分母：**同期全部妊娠合并HBV住院行剖宫产术产妇的例数。

**除外病例：**

年龄≥65岁。

本次住院时间＞120天。

临床试验。

病历记录孕期＜28周，或＞39周，或不明的。

**参考文献：**

1.卫生部办公厅《关于印发预防艾滋病、梅毒和乙肝母婴传播工作实施方案的通知》，卫办妇社发〔2011〕19号，2011年.

2.Han GR，Cao MK，Zhao W，et al，A prospective and open-label study for the efficacy and safety of telbivudine in pregnancy for the prevention of perinatal transmission of hepatitis B virus infection，Journal of Hepatology （2011），doi：10.1016/j.jhep.2011.02.032.

3.Zhongjie Shi，Xiaomao Li，Lin Ma. Hepatitis B immunoglobulin injection in pregnancy to interrupt hepatitis B virusmother-to-child transmission-a meta-analysis. International Journal of Infectious Diseases，2010，14：e622-e634.

4.Mei-Hwei Chang，Hepatitis B virus infection. Seminars in Fetal & Neonatal Medicine，2007，12：160-167.

5.Kane MA，Clements J，Hu D. Hepatitis B. Disease control priorities in developing countries. New York：Oxford University Press，1993，321-330.

6.Mast EE，Alter MJ，Margolis HS.Strategies to prevent and control hepatitis B and C virus infections：A global perspective. Vaccine，1999，17（13）：1730-1733.

7.钱宇平. 流行病学. 北京：人民卫生出版社，1998，38.

8.Stevens CE，Neurath RA，Beasley RP，et al. HBeAg and anti-HBe detection by radioimmunoassay：correlation with vertical transmission of hepatitis B virus in Taiwan. J Med Virol，1979，3（3）：237-241.

9.Beasley RP，Hwang LY，Lin CC，et al. Hepatitis B immune globulin （HBIG） efficacy in the interruption of perinatal transmission of hepatitis B virus carrier state. Initial report of a randomised double-blind placebo-controlled trial.Lancet，1981，2（8243）：388-393.

10.Xu ZY，Liu CB，Francis DP，et al. Prevention of perinatal acquisition of hepatitis B virus carriage using vaccine: preliminary report of a randomized, double-blind placebo-controlled and comparative trial. Pediatrics, 1985, 76 (5): 713-718.

11.Beasley RP, Trepo C, Stevens CE, et al. The e antigen and vertical transmission of hepatitis B surface antigen. Am J Epidemiol, 1977, 105 (2): 94-98.

12.Beasley RP, Hwang LY, Lee GC, et al. Prevention of perinatally transmitted hepatitis B virus infections with hepatitis B virus infections with hepatitis B immune globulin and hepatitis B vaccine.Lancet, 1983, 2 (8359): 1099-1102.

13.刘志华．乙型肝炎病毒宫内感染机制及预防措施的研究．国外医学·妇幼保健分册，1999，10（1）：33-35.

14.Lin HH, Lee TY, Chen DS, et al. Transplacenal leakage of HBeAg-positive maternal blood as the most likely route in causing intrauterine infection with hepatitis B virus.Pediatrics, 1987, 111 (6): 877-881.

15.Ohto H, Lin HH, Kawana T, et al. Intrauterine transmission of hepatitis B virus is closely related to placental leakage. Medical virology, 1987, 21 (1): 1-6.

16.刘志华，门可，徐德忠，等．乙型肝炎病毒宫内感染相关因素随访研究．中华预防医学杂志，1997，31（5）：263-265.

17.闫永平，徐德忠，王文亮，等．乙型肝炎表面抗原阳性孕妇不同孕期胎盘乙型肝炎病毒的感染状态．中华医学杂志，1998，78（1）：76-77.

18.Leung NW, Tam JS, Lau GT, et al. Hepatitis B virus DNA in peripheral blood leukocytes. A comparison between hepatocellular carcinoma and other hepatitis B virus-related chronic liver diseases. Cancer, 1994, 73 (4): 1143-1148.

19.《联合委员会国家质量核心的技术规格手册》v2015A，2014年.

## 第五节　计划性剖宫产临床路径

（引自卫生部2009版）

### 一、计划性剖宫产临床路径标准住院流程

（一）适用对象

第一诊断为首选治疗方案，符合子宫下段剖宫产术ICD-9-CM-3：74.1手术编

码者。

（二）诊断依据

根据《临床诊疗指南-妇产科学分册》（中华医学会编著，人民卫生出版社）。

（三）选择治疗方案的依据

根据《临床诊疗指南-妇产科学分册》（中华医学会编著，人民卫生出版社）。

1.骨盆及软产道异常。

2.胎儿因素。

3.羊水过少。

4.头盆不称。

5.高龄初产妇。

6.慢性胎儿窘迫。

7.有影响阴道分娩的各种合并症。

8.孕妇及家属要求。

（四）标准住院日为9天

（五）进入路径标准

1.第一诊断为首选治疗方案，符合ICD-9-CM-3：74.1子宫下段剖宫产术手术编码者。

2.孕妇患有其他疾病时，但在住院期间不需特殊处理，也不影响第一诊断的临床路径流程，可以进入路径。

（六）术前准备（术前评估）

0～2天，所必需的检查项目。

1.血、尿常规。

2.凝血功能。

3.感染性疾病筛查（孕期未做的乙型肝炎、丙型肝炎、艾滋病、梅毒等）。

4.其他根据病情需要而定。

（七）选择用药

1．按《抗菌药物临床应用指导原则》（卫医发〔2004〕285号）执行。

2．抗菌药物选择第一代头孢类。

3．预防性用药时间为断脐后使用。

（八）手术日为入院第 2天

1.麻醉方式：硬膜外或腰硬联合。

2.手术方式：子宫下段剖宫产术。

3.术中用药：缩宫素10～20U，抗菌药物。

4.输血：必要时输血。

5.新生儿处理：断脐、保暖、清理呼吸道等常规处理。

（九）术后住院恢复≤7天

1.必须复查的检查项目：血常规，尿常规。

2.术后用药：抗菌药物，缩宫药物。

3.预防性抗菌药物：第一代头孢类，术后72小时内停止使用。

（十）出院标准

1. 一般状况良好，体温正常。

2. 血、尿常规基本正常。

3. 切口愈合良好。

4. 少量阴道出血。

（十一）有无变异及原因分析

1.孕妇原因延期手术。

2.子宫复旧不良，并发阴道流血过多。

3.并发产褥感染。

4.切口延期愈合。

## 二、计划性剖宫产临床路径表单

适用：ICD.10.0-1经选择性（或急症）剖宫产术的分娩，ICD.9.CM.3：74.1子宫下段剖宫产术。患者姓名：____性别：____年龄：____门诊号：____住院号：____

住院日期：____年____月____日　出院日期：____年____月____日　标准住院日：≤9天

| 时间 | 住院第1天 | 住院第2天（手术日） |
|---|---|---|
| 主要诊疗工作 | □ 询问孕期情况、既往病史与体格检查<br>□ 完成产科入院记录<br>□ 常规辅助检查<br>□ 上级医师查房与分娩方式评估<br>□ 确定诊断和手术时间<br>□ 完成上级医师查房记录、术前小结<br>□ 签署“手术知情同意书”<br>□ 签署“输血知情同意书”<br>□ 完成麻醉科“麻醉知情同意书”<br>□ 完成“术前准备”<br>□ 向孕妇及家属交代术前注意事项 | □ 手术（剖宫产术）<br>□ 完成手术记录<br>□ 上级医师查房<br>□ 完成手术日病程记录和上级医师查房<br>□ 向孕妇及家属交代术后注意事项<br>□ 确定有无手术并发症<br>□ 确定有无麻醉并发症（麻醉科医师随访） |
| 重点医嘱 | 长期医嘱：<br>□ 产科常规护理<br>□ Ⅱ级护理<br>□ 普食<br>□ 听胎心1次/4～6小时<br>□ 胎心监护1～2次/日<br>临时医嘱：<br>□ 血常规、尿常规<br>□ 凝血功能<br>□ 孕期未查的乙肝、丙肝、艾滋病、梅 | 长期医嘱：<br>□ 剖宫产术后常规护理<br>□ Ⅰ级护理<br>□ 禁食水12小时后流食<br>□ 测血压：1次/15分钟，2小时血压平稳后，改为每日两次。观察宫底及阴道出血情况<br>□ 尿管引流接无菌袋<br>□ 会阴擦洗2次/日<br>□ 乳房护理<br>□ 静脉输液1次/日 |

续表

| 时间 | 住院第1天 | | | 住院第2天（手术日） | | |
|---|---|---|---|---|---|---|
| 重点医嘱 | 毒等感染性疾病筛查<br>□ 胎儿超声及脐带血流检查<br>□ 拟明日上午时在硬膜外或腰硬联合麻醉下行子宫下段剖宫产术<br>□ 明晨禁食水<br>□ 明晨留置尿管<br>□ 常规备皮<br>□ 抗菌药物皮试<br>□ 必要时配血、备血 | | | □ 抗菌药物<br>□ 缩宫素<br>□ 剖宫产新生儿护理常规<br>□ 新生儿抚触 1次/日<br>□ 新生儿洗浴 1次/日<br>□ 脐部护理<br>临时医嘱：<br>□ 低流量吸氧（术后）<br>□ 维生素$K_1$ 5mg im<br>□ 注射卡介苗及乙肝疫苗 | | |
| 主要护理工作 | □ 入院介绍（介绍病房环境、设施和设备）<br>□ 入院护理评估<br>□ 静脉取血<br>□ 指导孕妇到相关科室行超声等检查<br>□ 术前患者准备（术前沐浴、更衣、备皮）<br>□ 术前物品准备<br>□ 术前心理护理<br>□ 提醒孕妇明晨禁食水 | | | □ 为新生儿注射卡介苗及乙肝疫苗<br>□ 随时观察产妇情况<br>□ 帮助产妇早开奶、早吸吮<br>□ 术后心理护理及生活护理<br>□ 健康教育包括饮食等指导产妇术后活动<br>□ 夜间巡视 | | |
| 病情变异记录 | □无 □有，原因：<br>1.<br>2. | | | □无 □有，原因：<br>1.<br>2. | | |
| 护士签名 | 白班 | 小夜班 | 大夜班 | 白班 | 小夜班 | 大夜班 |
| | | | | | | |
| 医师签名 | | | | | | |

| 时间 | 住院第3天（术后第1天） | 住院第4天（术后第2天） |
|---|---|---|
| 主要诊疗工作 | □ 医师查房，进行手术及手术切口评估，确定有无手术并发症及手术切口感染<br>□ 儿科医师查房<br>□ 完成日常病程记录<br>□ 完成上级医师查房记录<br>□ 腹部切口换药（必要时） | □ 医师查房，进行手术及手术切口评估，确定有无手术并发症及手术切口感染<br>□ 完成日常病程记录和上级医师查房记录<br>□ 腹部切口换药（必要时） |
| 重点医嘱 | 长期医嘱：<br>□ 剖宫产术后常规护理<br>□ Ⅰ级护理<br>□ 排气后半流食<br>□ 测血压1次/日<br>□ 观察宫底及阴道出血情况<br>□ 乳房护理 | 长期医嘱：<br>□ 剖宫产术后常规护理<br>□ Ⅱ级护理<br>□ 半流食或普食<br>□ 乳房护理<br>□ 抗菌药物<br>□ 剖宫产新生儿护理常规 |

续表

| 时间 | 住院第3天（术后第1天） | | | 住院第4天（术后第2天） | | |
|---|---|---|---|---|---|---|
| 重点医嘱 | □ 静脉输液1次/日<br>□ 抗菌药物<br>□ 缩宫药物<br>□ 剖宫产新生儿护理常规<br>□ 新生儿抚触 1次/日<br>□ 新生儿洗浴1次/日<br>□ 脐部护理<br>临时医嘱：<br>拔除留置导尿管 | | | □ 新生儿抚触 1次/日<br>□ 新生儿洗浴1次/日<br>□ 脐部护理 | | |
| 主要护理工作 | □ 随时观察产妇情况<br>□ 指导产妇喂母乳<br>□ 术后心理护理及生活护理<br>□ 指导产妇术后活动<br>□ 夜间巡视 | | | □ 随时观察产妇情况<br>□ 指导产妇喂母乳<br>□ 术后心理护理及生活护理<br>□ 指导产妇术后活动<br>□ 夜间巡视 | | |
| 病情变异记录 | □无 □有，原因：<br>1.<br>2. | | | □无 □有，原因：<br>1.<br>2. | | |
| 护士签名 | 白班 | 小夜班 | 大夜班 | 白班 | 小夜班 | 大夜班 |
| | | | | | | |
| 医师签名 | | | | | | |

| 时间 | 住院第5天（术后第3天） | 住院第6～9天（术后第4～7天） |
|---|---|---|
| 主要诊疗工作 | □ 上级医师查房，进行手术及手术切口评估，确定有无手术并发症及手术切口感染<br>□ 完成日常病程记录和上级医师查房记录<br>□ 腹部切口换药（必要时） | □ 上级医师查房，进行手术及手术切口评估，确定有无手术并发症及手术切口感染<br>□ 完成日常病程记录和上级医师查房记录<br>□ 腹部切口换药（必要时） |
| 重点医嘱 | 长期医嘱：<br>□ 剖宫产术后常规护理<br>□ Ⅱ级护理<br>□ 半流食或普食<br>□ 乳房护理<br>□ 抗菌药物<br>□ 剖宫产新生儿护理常规<br>□ 新生儿抚触 1次/日<br>□ 新生儿洗浴1次/日<br>□ 脐部护理 | 长期医嘱：<br>□ 剖宫产术后常规护理<br>□ Ⅱ级护理<br>□ 普食<br>□ 乳房护理<br>□ 剖宫产新生儿护理常规<br>□ 新生儿抚触 1次/日<br>□ 新生儿洗浴1次/日<br>□ 脐部护理 |

续表

<table>
<tr><th>时间</th><th colspan="3">住院第5天（术后第3天）</th><th colspan="3">住院第6～9天（术后第4～7天）</th></tr>
<tr><td>主要护理工作</td><td colspan="3">□ 随时观察产妇情况<br>□ 指导产妇喂母乳<br>□ 术后心理护理及生活护理<br>□ 指导产妇术后活动<br>□ 新生儿母乳喂养后72小时取足跟血筛查或听力筛查（有条件实施）<br>□ 夜间巡视</td><td colspan="3">□ 随时观察产妇情况<br>□ 指导产妇喂母乳<br>□ 术后心理护理及生活护理<br>□ 指导产妇术后活动<br>□ 夜间巡视</td></tr>
<tr><td>病情变异记录</td><td colspan="3">□无 □有，原因：<br>1.<br>2.</td><td colspan="3">□无 □有，原因：<br>1.<br>2.</td></tr>
<tr><td rowspan="2">护士签名</td><td>白班</td><td>小夜班</td><td>大夜班</td><td>白班</td><td>小夜班</td><td>大夜班</td></tr>
<tr><td></td><td></td><td></td><td></td><td></td><td></td></tr>
<tr><td>医师签名</td><td colspan="3"></td><td colspan="3"></td></tr>
</table>

**附件：** 

## 剖宫产术质量管理自我评价简表

病案号：______入院日期：____年___月___日，出院日期：____年___月___日，住院___天

手术切皮日期____年___月___日___时___分，术终日期____年___月___日___时___分

预 产 日 期 ____年___月___日___时___分，胎儿娩出____年___月___日___时___分

<table>
<tr><th rowspan="2">编码</th><th colspan="2" rowspan="2">质量管理措施项目</th><th>检查1</th><th>检查2</th><th>检查3</th><th>检查4</th><th>检查5</th><th>检查6</th><th>检查7</th></tr>
<tr><th>术前</th><th>术中</th><th>术后72小时</th><th>120小时之内</th><th>21天之内</th><th>21天之后</th><th>出院日</th></tr>
<tr><td rowspan="7">1</td><td rowspan="7">指征与评估</td><td rowspan="5">剖宫产指征</td><td colspan="4">1.骨盆及软产道异常：□</td><td colspan="3">2.胎儿因素：□</td></tr>
<tr><td colspan="4">3.羊水过少：□</td><td colspan="3">4.头盆不称：□</td></tr>
<tr><td colspan="4">5.高龄初产妇：□</td><td colspan="3">6.慢性胎儿窘迫：□</td></tr>
<tr><td colspan="7">7.有影响阴道分娩的各种合并症：□</td></tr>
<tr><td colspan="7">8.孕妇及家属要求：□</td></tr>
<tr><td rowspan="2">胎儿娩出Apgar评分结果</td><td colspan="7">首次：Apgar评分值：____分</td></tr>
<tr><td colspan="7">未次：Apgar评分值：____分</td></tr>
<tr><td rowspan="4">2</td><td rowspan="4">预防性抗菌药物选择与应用时机</td><td colspan="4">1.选择第一、第二代头孢类 □</td><td colspan="4">2.选择其他类药 □</td></tr>
<tr><td colspan="4">3.在胎儿娩出（断脐带）后使用 □</td><td colspan="4">4.手术≥3小时追加一次 □</td></tr>
<tr><td colspan="4">5.术后24小时内结束使用 □</td><td colspan="4">6.术后48小时内结束使用 □</td></tr>
<tr><td colspan="4">7.术后72小时内结束使用 □</td><td colspan="4">8.术后72小时之后继续使用 □</td></tr>
<tr><td>3</td><td colspan="2">产后出血量评估</td><td colspan="3">________ml</td><td colspan="4">输血量________ml</td></tr>
</table>

续表

<table>
<tr><td rowspan="2">编码</td><td rowspan="2" colspan="2">质量管理措施项目</td><td>检查1</td><td>检查2</td><td>检查3</td><td>检查4</td><td>检查5</td><td>检查6</td><td>检查7</td></tr>
<tr><td>术前</td><td>术中</td><td>术后72小时</td><td>120小时之内</td><td>21天之内</td><td>21天之后</td><td>出院日</td></tr>
<tr><td>4</td><td colspan="2">再次手术</td><td colspan="7">原因：出血 □　胎盘滞留 □　其他□</td></tr>
<tr><td rowspan="7">5</td><td rowspan="4">产妇的并发症</td><td colspan="3">（1）产后出血 □</td><td colspan="5">（5）栓塞病 □</td></tr>
<tr><td colspan="3">（2）产褥期感染 □</td><td colspan="5">（6）子宫内膜异位症 □</td></tr>
<tr><td colspan="3">（3）术后盆腔粘连 □</td><td colspan="5">（7）腹部切口感染 □</td></tr>
<tr><td colspan="3">（4）羊水栓塞 □</td><td colspan="5">（8）子宫切口裂开 □</td></tr>
<tr><td rowspan="3">新生儿并发症</td><td colspan="3">（1）新生儿损伤 □</td><td colspan="5">（4）肺透明膜病变 □</td></tr>
<tr><td colspan="3">（2）医源性早产 □</td><td colspan="5">（5）其他并发症 □</td></tr>
<tr><td colspan="3">（3）新生儿黄疸 □</td><td colspan="5"></td></tr>
<tr><td rowspan="3">6</td><td rowspan="3">健康教育</td><td colspan="3">（1）母乳喂养指导 □</td><td colspan="5">（4）预防尿路感染 □</td></tr>
<tr><td colspan="3">（2）预防呼吸道及肺部感染 □</td><td colspan="5">（5）预防肠粘连及下肢静脉血栓 □</td></tr>
<tr><td colspan="3">（3）预防压疮 □</td><td colspan="5">（6）出院康复指导 □</td></tr>
<tr><td>7</td><td>切口愈合</td><td colspan="3">Ⅱ甲 □</td><td colspan="5">Ⅱ乙 □</td></tr>
<tr><td rowspan="2">8</td><td rowspan="2">出院去向</td><td>住院7天内出院□</td><td colspan="3">住院7天之后出院□</td><td colspan="4" rowspan="2">死亡□，原因：心脏□呼吸□神经□感染□出血 □其他□</td></tr>
<tr><td colspan="4">转入外院□　回家休养□　自动出院□</td></tr>
<tr><td>9</td><td colspan="2">住院总费用（元）</td><td colspan="7">￥________（元），药费：￥________（元），手术费用：￥________（元）</td></tr>
</table>

其他说明：

填表者/日期　　　　复审者/日期

自评结果：采用在认同的“□”内打“√”。

第十章

# 第六节　急诊剖宫产质量控制追踪评价流程与医院评审标准关联的章节

对急诊剖宫产质量控制指标，在进行控制成效的现场追踪评价的过程中，可涉及众多的三级、二级综合医院、三级妇产医院、三级妇幼保健院评审标准与实施细则的相关章、节与条款，主要至少有下列章、节，但不限于此。

第二章　医院服务
三、急诊绿色通道管理
四、住院、转诊、转科服务流程管理
六、患者的合法权益
第三章　患者安全目标
一、确立查对制度，识别患者身份
二、确立在特殊情况下医务人员之间有效沟通的程序、步骤
三、确立手术安全核查制度，防止手术患者、手术部位及术式发生错误
四、执行手卫生规范，落实医院感染控制的基本要求
五、特殊药物的管理，提高用药安全
六、临床“危急值”报告制度
九、妥善处理医疗安全（不良）事件
十、患者参与医疗安全
第四章　医疗质量安全管理与持续改进
一、质量与安全管理组织
二、医疗质量管理与持续改进
三、医疗技术管理
四、临床路径与单病种质量管理与持续改进
五、住院诊疗管理与持续改进
六、产前诊断质量管理及持续改进
七、分娩质量管理及持续改进
八、新生儿重症监护室质量管理及持续改进
九、手术治疗管理与持续改进
十、麻醉管理与持续改进
十一、重症医学科管理与持续改进
十八、输血管理与持续改进
十九、医院感染管理与持续改进
二十三、病历（案）管理与持续改进
第五章　护理管理与质量持续改进
三、临床护理质量管理与改进
四、护理安全管理
五、特殊护理单元质量管理与监测
第六章　医院管理
四、人力资源管理
九、医学装备管理
第七章　日常统计学评价
三、单病种质量指标

四、重症医学（ICU）质量监测指标

目的是验证其达标的真实性（可信度），现采用图示的方式展示。

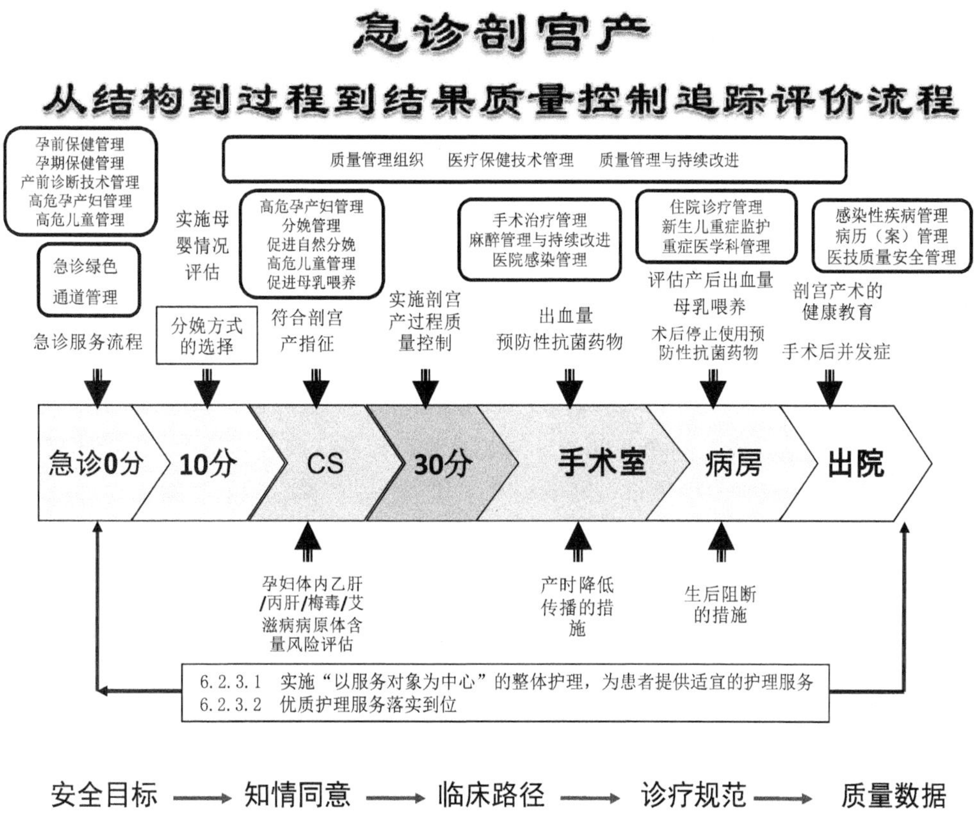


急诊剖宫产质量控制现场追踪评价路经

# 第十一章　慢性阻塞性肺疾病（急性加重期住院）

## 第一节　概　述

慢性阻塞性肺疾病（chronic obstructive pulmonary disease，COPD）是常见的呼吸系统疾病，严重危害患者的身心健康。对COPD患者进行规范化诊疗，可阻抑病情发展，延缓急性加重，改善生活质量，降低致残率和病死率，减轻疾病负担。

COPD目前居全球死亡原因的第四位，世界银行/世界卫生组织(WHO)公布，至2020 年COPD将位居世界疾病经济负担的第五位。在我国COPD同样是严重危害人民身体健康的重要慢性呼吸系统疾病，患病人数众多，在十大死因中，COPD在城市居第4位，农村居第3位，全国每年因COPD死亡人数达128万；哮喘发病率也呈上升趋势。在20世纪90年代对我国北部及中部地区农村102 230人群调查，COPD约占15岁以上人口的3%；近期对我国七个地区20 245人群调查，COPD患病率占40岁以上的8.2%。可见，其患病率之高十分惊人。

慢性阻塞性肺疾病急性加重（AECOPD）的核心问题是气道阻塞加重，诱发加重的因素80%为呼吸道感染，加重后威胁生命的主要问题是呼吸衰竭及其进一步的多器官损伤。因此，可以说通畅气道是AECOPD治疗的中心环节，控制感染是治疗的关键措施，而处理呼吸衰竭及其他并发症是施救成功的保障。具体包括支气管扩张剂、抗菌药物、激素等抗炎治疗及必要时机械通气等。

中华医学会呼吸病学分会曾于1997年制定《慢性阻塞性肺疾病诊疗规范（草案）》之后，自2002年发布《慢性阻塞性肺疾病诊疗指南》、2007年又发布了该指南修订版。之后，随着我国在慢性阻塞性肺疾病临床研究的重大进展，同时，国际学术界对慢性阻塞性肺疾病的认识也发生了深刻的变化，GOLD对其技术文件进行了重要修订，专家再次修订指南2007年版，发布了《慢性阻塞性肺疾病诊疗指南（2013版）》。必将对今后我国规范慢性阻塞性肺疾病的临床诊疗行为和水平的提升，起到重要的促进作用。

为规范我国慢性阻塞性肺病（以下简称COPD）临床诊疗行为，进一步提高我国医疗机构慢性阻塞性肺疾病诊疗水平，保障医疗质量和医疗安全，提高我国慢性阻塞性肺疾病患者生存率，降低致残率和病死率，本文根据卫生部卫办医政发〔2011〕108号《慢性阻塞性肺疾病诊疗规范（2011年版）》组织专家特对“COPD急性加重的住院治疗”制定了质量监控指标，对服务品质实施过程进行质量管理，并纳入卫生部办公厅卫办医政函〔2012〕376号关于印发《第三批单病种质量控制指标的通知》。

现对慢性阻塞性肺疾病急性加重（AECOPD）的质量控制指标（成人住院）的解读与分析、计算公式、信息分析流程，分述如下。

## 第二节　质量控制指标

### 慢性阻塞性肺疾病（急性加重期住院）

AECOPD-1病情严重程度评估与分级。

AECOPD-2收住院/ICU符合指征。

AECOPD-3氧疗方法应用适当。

AECOPD-4抗菌药物选择与应用适当。

AECOPD-5支气管舒张剂、糖皮质激素全身（系统）应用选择符合指征（无禁忌证）。

AECOPD-6合并症处理适当：

1.有心功能不全时可选用利尿剂、强心剂、血管扩张剂、心律失常药物（无禁忌证）。

2.有肺动脉高压和右心功能不全时可选用血管扩张剂（无禁忌证）。

3.有血栓形成高危因素时可选用抗凝药物（无禁忌证）。

4.有呼吸功能不全时可选用呼吸兴奋剂（无禁忌证）。

5.有气胸、胸腔积液时可行闭式引流术。

AECOPD-7危重患者（如出现$PaCO_2$明显升高时）选择使用无创或有创机械通气治疗符合指征。

AECOPD-8提供戒烟、减少危险因素疾病自我管理健康教育服务。

AECOPD-9住院天数与费用、疗效。

AECOPD-10患者对服务质量的评价。

### 适用临床路径

慢性阻塞性肺疾病临床路径，卫生部2010年版。

# 第三节　质量控制指标适用数据元素

## 一、适用的病种名称与ICD-10编码（第一诊断）

引自：卫生部办公厅关于印发《疾病分类与代码（修订版）》的通知，卫办综发〔2011〕166号，2012-02-02。

卫生部办公厅印发《关于推广应用疾病诊断相关分组（DRGs）开展医院评价工作的通知》附件1-编码字典库，卫办医管函〔2011〕683号，2011-08-02。

| 四位数亚目 | 病种名称 |
|---|---|
| J44.0 | 慢性阻塞性肺疾病伴有急性下呼吸道感染 |
| J44.1 | 未特指的慢性阻塞性肺疾病伴有急性加重 |

或，六位数扩展码

| 六位数扩展码 | 病种名称 |
|---|---|
| J44.000 | 慢性阻塞性肺疾病伴有急性下呼吸道感染 |
| J44.100 | 慢性阻塞性肺疾病伴有急性加重 |
| J44.101 | 慢性阻塞性肺气肿性支气管炎伴急性加重 |

或，北京市卫生计生委版（V6.0）

| 六位数扩展码 | 病种名称 |
|---|---|
| J44.003 | 慢性阻塞性肺疾病伴急性下呼吸道感染 |
| J44.103 | 慢性阻塞性肺疾病急性加重 |
| J44.905 | 慢性阻塞性肺疾病Ⅲ级 |
| J44.906 | 慢性阻塞性肺疾病Ⅳ级 |

## 二、适用ICD-9-CM-3编码与手术操作名称

引自《国际疾病分类：手术与操作ICD-9-CM-9》2011版人民军医出版社。

| 4位代码 | 病种名称 |
|---|---|
| 34.04 | 胸腔闭式引流术 |
| 93.90 | 持续正压通气（CPAP） |
| 93.91 | 间歇正压通气（IPPB） |
| 93.90 | 无创正压通气（NIPPV） |
| 96.71 | 呼吸机通气（<96小时） |
| 96.72 | 呼吸机通气（≥96小时） |

## 三、监测指标适用基本数据元素

| 基本数据元素 | 收集路径 |
|---|---|
| 医院代码 | |
| 医院报告病种代码 | |
| 入院日期-年、月、日 | 所有病历记录 |
| 到达急诊科-年、月、日、时、分 | 急诊入院病历记录 |
| 院内转入科日期-年、月、日、时、分 | 院内转入科病历记录 |
| 转外院日期-年、月、日、时、分 | 转外院病历记录 |
| 患者出生日期-年、月、日 | 所有病历记录 |
| 出院日期-年、月、日 | 所有病历记录 |
| 第一诊断ICD-10代码 | 所有病历记录 |
| 与适用的病种名称 | 所有病历记录 |
| 第一手术与操作ICD-9-CM-3代码 | 所有病历记录 |
| 适用的手术与操作名称 | 所有病历记录 |
| 发病时间-日、时 | 所有病历记录 |
| 患者性别 | 所有病历记录 |
| 费用支付方式 | 所有病历记录 |
| 收入院途径 | 所有病历记录 |
| 到院交通工具 | 所有病历记录 |
| 患者住院号码 | 所有病历记录 |
| 患者住地邮政编码 | 所有病历记录 |

## 四、监测指标适用主要数据元素

| 主要数据元素 | 适用监测指标名称 |
|---|---|
| 入院日期：年、月、日 | AECOPD-1、<br>AECOPD-9 |
| 入院时间：时、分 | AECOPD-1、<br>AECOPD-9 |
| **1.临床综合评估** | AECOPD-1 |
| （1）肺功能分级：Ⅰ级、Ⅱ级、Ⅲ级、Ⅳ级 | AECOPD-1 |
| （2）急性加重：＜2次/年、≥2次/年 | AECOPD-1 |
| （3）呼吸困难分级（mMRC）：0级、1级、2级、3级、4级 | AECOPD-1 |
| （4）CAT评分：7～42分 | AECOPD-1 |
| **2.入院后首次氧合评估（提示病情危重）** | AECOPD-1 |
| ○A.呼吸频率＞35次/分 | AECOPD-1 |

第十一章

续表

| 主要数据元素 | 适用监测指标名称 |
|---|---|
| ○B.$PaO_2$<40mmHg或$PaO_2/FiO_2$<200mmHg | AECOPD-1 |
| ○C.pH<7.25 | AECOPD-1 |
| ○D.$PaCO_2$>50mmHg | AECOPD-1 |
| **3.胸部影像学检查** | AECOPD-1 |
| ○A.可见肺气肿相关表现 | AECOPD-1 |
| ○B.可见肺动脉高压相关表现 | AECOPD-1 |
| ○C.可见肺源性心脏病相关表现 | AECOPD-1 |
| ○D.增强CT肺血管成像排除肺栓塞（必要时，可选项） | AECOPD-1 |
| **4.心电图检查** | AECOPD-1 |
| ○A.心律失常 | AECOPD-1 |
| ○B.心肌缺血 | AECOPD-1 |
| ○C.右心室肥厚 | AECOPD-1 |
| **5.实验室检查** | AECOPD-1 |
| ○A.红细胞沉降率(ESR) | AECOPD-1 |
| ○B.C反应蛋白(CRP)浓度 | AECOPD-1 |
| ○C.血清降钙素原(PCT)浓度 | AECOPD-1 |
| ○D.血浆D-二聚体 | AECOPD-1 |
| **收住院符合指征** | AECOPD-2 |
| ○A.症状明显加重，如突然出现的静息状况下呼吸困难等 | AECOPD-2 |
| ○B.重度慢性阻塞性肺疾病 | AECOPD-2 |
| ○C.出现新的体征或原有体征加重（如发绀、意识改变和外周水肿） | AECOPD-2 |
| ○D.有严重伴随疾病（如心力衰竭、新近发生的心律失常） | AECOPD-2 |
| ○E.初始治疗方案失败 | AECOPD-2 |
| ○F.高龄 | AECOPD-2 |
| ○G.诊断不明确； | AECOPD-2 |
| ○H.院外治疗无效或条件欠佳 | AECOPD-2 |
| **收住ICU符合指征** | AECOPD-2 |
| ○A.严重呼吸困难且对初始治疗反应不佳 | AECOPD-2 |
| ○B.出现精神障碍，如嗜睡，昏迷 | AECOPD-2 |
| ○C.经氧疗和无创机械通气 | AECOPD-2 |
| a）低血氧（$PaO_2$<50mmHg）仍持续或进行性恶化 | AECOPD-2 |
| b）和（或）高碳酸血症（$PaCO_2$>70mmHg）无缓解甚至恶化 | AECOPD-2 |

续表

| 主要数据元素 | 适用监测指标名称 |
| --- | --- |
| c）和（或）严重呼吸性酸中毒（pH<7.30）无缓解，甚至恶化 | AECOPD-2 |
| 鼻导管吸氧 | AECOPD-3 |
| Venturi面罩 | AECOPD-3 |
| 施行氧疗后复查动脉血气分析 | AECOPD-3 |
| **起始抗菌药物选择** | AECOPD-4 |
| 轻度及中度COPD急性加重(流感嗜血杆菌、肺炎链球菌、卡他莫拉菌)的起始抗菌药物选择 | AECOPD-4 |
| 重度及极重度COPD急性加重(流感嗜血杆菌、肺炎链球菌、卡他莫拉菌、肺炎克雷伯菌、大肠杆菌、肠杆菌属等)，无铜绿假单胞菌感染危险因素的起始抗菌药物选择 | AECOPD-4 |
| 重度及极重度COPD急性加重，有铜绿假单胞菌感染危险因素的起始抗菌药物选择 | AECOPD-4 |
| **按目标选择抗感染药物治疗** | AECOPD-4 |
| **COPD常用抗菌药物的选择** | AECOPD-4 |
| A.青霉素类 | AECOPD-4 |
| A1.青霉素G(penicillin G) | AECOPD-4 |
| A2.青霉素V(penicillin V) | AECOPD-4 |
| A3.氨苄西林(ampicillin) | AECOPD-4 |
| A4.阿莫西林(amoxicillin) | AECOPD-4 |
| A5.羧苄西林(carbenicillin) | AECOPD-4 |
| A6.美洛西林(mezlocillin) | AECOPD-4 |
| A7.哌拉西林(piperacillin) | AECOPD-4 |
| A8.苯唑西林(oxacillin) | AECOPD-4 |
| A9.氯唑西林(cloxacillin) | AECOPD-4 |
| A10.氨苄西林+舒巴坦(ampicillin/sulbactam) | AECOPD-4 |
| A11.阿莫西林+克拉维酸(amoxicillin/clavulanic acid) | AECOPD-4 |
| A12.替卡西林+克拉维酸(ticarcillin/clavulanic acid) | AECOPD-4 |
| A13.哌拉西林+他唑巴坦(piperacillin/tazobactam) | AECOPD-4 |
| A14.阿莫西林+舒巴坦(amoxicillin-sulbactam) | AECOPD-4 |
| A15.其他（列出药名） | AECOPD-4 |
| B.头孢菌素类 | AECOPD-4 |
| B1.头孢拉定(cefradine) | AECOPD-4 |
| B2.头孢唑啉(cefazolin) | AECOPD-4 |

续表

| 主要数据元素 | 适用监测指标名称 |
| --- | --- |
| B3.头孢羟氨苄(cefadroxil) | AECOPD-4 |
| B4.头孢克洛(cefaclor) | AECOPD-4 |
| B5.头孢丙烯(cefprozil) | AECOPD-4 |
| B6.头孢地尼(cefdinir) | AECOPD-4 |
| B7.头孢呋辛(cefuroxime) | AECOPD-4 |
| B8.头孢噻肟(cefotaxime) | AECOPD-4 |
| B9.头孢曲松(ceftriaxone) | AECOPD-4 |
| B10.头孢哌酮(cefoperazone) | AECOPD-4 |
| B11.头孢他啶(ceftazidime) | AECOPD-4 |
| B12.头孢哌酮+舒巴坦(cefoperazone/sulbactam) | AECOPD-4 |
| B13.头孢吡肟(cefepime) | AECOPD-4 |
| B14.其他（列出药名） | AECOPD-4 |
| C.大环内酯类 | AECOPD-4 |
| C1.红霉素(erythromycin) | AECOPD-4 |
| C2.罗红霉素(roxithromycin) | AECOPD-4 |
| C3.阿奇霉素(azithromycin) | AECOPD-4 |
| C4.克拉霉素(clarithromycin) | AECOPD-4 |
| C5.其他（列出药名） | AECOPD-4 |
| D.喹诺酮类 | AECOPD-4 |
| D1.左氧氟沙星 | AECOPD-4 |
| D2.莫西沙星 | AECOPD-4 |
| D3.吉米沙星 | AECOPD-4 |
| D4.环丙沙星 | AECOPD-4 |
| D5.其他（列出药名） | AECOPD-4 |
| E.其他类 | AECOPD-4 |
| E1.多西环素(doxycycline) | AECOPD-4 |
| E2.万古霉素(vancomycin) | AECOPD-4 |
| E3.利奈唑胺(linezolid) | AECOPD-4 |
| E4.利福平(rifampicin) | AECOPD-4 |
| E5.氨曲南(aztreonam) | AECOPD-4 |
| E6.厄他培南(ertapenem) | AECOPD-4 |
| E7.亚胺培南(imipenem) | AECOPD-4 |

续表

| 主要数据元素 | 适用监测指标名称 |
|---|---|
| E8.美罗培南(meropenem) | AECOPD-4 |
| E9.帕尼培南(panipenem) | AECOPD-4 |
| E10.克林霉素(clindamycin) | AECOPD-4 |
| E11.甲硝唑(metronidazole) | AECOPD-4 |
| **COPD常见病原菌名的选择** | AECOPD-4 |
| ○A.肺炎链球菌 | AECOPD-4 |
| ○B.流感嗜血杆菌、卡他莫拉菌 | AECOPD-4 |
| ○C1.甲氧西林敏感金黄色葡萄球菌（MSSA） | AECOPD-4 |
| ○C2.甲氧西林敏感凝固酶阴性葡萄球菌（MSCNS） | AECOPD-4 |
| ○D1.甲氧西林耐药金黄色葡萄球菌（MRSA） | AECOPD-4 |
| ○D2.甲氧西林耐药凝固酶阴性葡萄球菌（MRCNS） | AECOPD-4 |
| ○E.肠杆菌科细菌：不产生ESBLs菌 | AECOPD-4 |
| ○F.肠杆菌科细菌：产ESBLs菌 | AECOPD-4 |
| ○G.肠杆菌科细菌：产AmpC酶菌 | AECOPD-4 |
| ○H.铜绿假单胞菌（轻度者） | AECOPD-4 |
| ○I.铜绿假单胞菌 | AECOPD-4 |
| ○J.B族链球菌 | AECOPD-4 |
| ○K.厌氧菌 | AECOPD-4 |
| ○L.单核细胞增多性李斯特菌 | AECOPD-4 |
| ○M.嗜肺军团菌 | AECOPD-4 |
| ○N.百日咳杆菌/肺炎支原体、衣原体 | AECOPD-4 |
| 首剂抗菌药物起始使用日期 | AECOPD-4 |
| 首剂抗菌药物起始使用时间 | AECOPD-4 |
| 抗菌药物终止使用日期：年、月、日 | AECOPD-4 |
| 抗菌药物终止使用时间：时、分 | AECOPD-4 |
| 肌内注射 | AECOPD-4 |
| 静脉注射 | AECOPD-4 |
| 静脉滴注 | AECOPD-4 |
| **支气管舒张剂、糖皮质激素全身应用** | AECOPD-5 |
| 支气管舒张剂 | AECOPD-5.1 |
| 使用$\beta_2$受体激动剂 | AECOPD-5.1 |
| 抗胆碱能药物（异丙托溴铵，噻托溴铵等） | AECOPD-5.1 |

第十一章

续表

| 主要数据元素 | 适用监测指标名称 |
|---|---|
| 茶碱类药物 | AECOPD-5.1 |
| 其他（注明药名） | AECOPD-5.1 |
| 使用糖皮质激素 | AECOPD-5.2 |
| 口服泼尼松龙，连续7～10天后减量停药 | AECOPD-5.2 |
| 静脉滴注糖皮质激素 | AECOPD-5.2 |
| 先静脉给予甲泼尼松龙，3～5天后改为口服 | AECOPD-5.2 |
| 其他（注明药名） | AECOPD-5.2 |
| **对静脉使用茶碱类药物者，实施血清茶碱浓度监测** | AECOPD-5.1 |
| ○A.是 | AECOPD-5.1 |
| ○B.否 | AECOPD-5.1 |
| **合并症处理** | AECOPD-6 |
| 有心功能不全时可选用： | AECOPD-6.1 |
| 利尿剂（无禁忌证） | AECOPD-6.1 |
| 强心剂（无禁忌证） | AECOPD-6.1 |
| 血管扩张剂（无禁忌证） | AECOPD-6.1 |
| 心律失常药物（无禁忌证） | AECOPD-6.1 |
| 其他（注明药名） | AECOPD-6.1 |
| 有肺动脉高压和右心功能不全时可选用： | AECOPD-6.2 |
| 血管扩张剂（无禁忌证） | AECOPD-6.2 |
| 其他（注明药名） | AECOPD-6.2 |
| 有血栓形成高危因素时可选用： | AECOPD-6.3 |
| 肝素或低分子肝素 | AECOPD-6.3 |
| 溶栓治疗 | AECOPD-6.3 |
| 其他（注明药名） | AECOPD-6.3 |
| 有气胸时 | AECOPD-6.4 |
| 胸腔闭式引流术 | AECOPD-6.4 |
| 有呼吸功能不全时可选用： | AECOPD-6.5 |
| 呼吸兴奋剂（无禁忌证） | AECOPD-6.5 |
| 其他（注明药名） | AECOPD-6.5 |
| **危重患者选择使用无创或有创机械通气治疗** | AECOPD-7 |
| **无创正压通气（NIPPV）的应用指征** | AECOPD-7.1 |
| ○A.呼吸性酸中毒［动脉pH≤7.35和（或）$PaCO_2$ 45～60mmHg］ | AECOPD-7.1 |

续表

| 主要数据元素 | 适用监测指标名称 |
|---|---|
| ○B.严重呼吸困难且具有呼吸肌疲劳或呼吸功能增加的临床征象，或二者皆存在，如使用辅助呼吸肌、腹部矛盾运动或肋间肌凹陷 | AECOPD-7.1 |
| 无创正压通气（NIPPV）使用日期：年、月、日 | AECOPD-7.1 |
| 无创正压通气（NIPPV）使用时间：时、分 | AECOPD-7.1 |
| 无创正压通气（NIPPV）终止日期：年、月、日 | AECOPD-7.1 |
| 无创正压通气（NIPPV）终止时间：时、分 | AECOPD-7.1 |
| **有创机械通气的具体应用指征** | COPD-7.2 |
| ○A.不能耐受无创通气，或无创通气失败，或存在使用无创通气禁忌证 | AECOPD-7.2 |
| ○B.呼吸或心搏骤停 | AECOPD-7.2 |
| ○C.呼吸暂停导致意识丧失或窒息 | AECOPD-7.2 |
| ○D.意识模糊、镇静无效的精神运动性躁动 | AECOPD-7.2 |
| ○E.严重误吸 | AECOPD-7.2 |
| ○F.持续性气道分泌物排出困难 | AECOPD-7.2 |
| ○G.心率<50次/分且反应迟钝 | AECOPD-7.2 |
| ○H.严重的血流动力学不稳定，补液和血管活性药无效 | AECOPD-7.2 |
| ○I.严重的室性心律失常 | AECOPD-7.2 |
| ○J.危及生命的低氧血症，且不能耐受无创通气 | AECOPD-7.2 |
| 有创机械通气使用日期：年、月、日 | AECOPD-7.2 |
| 有创机械通气使用时间：时、分 | COPD-7.2 |
| 有创机械通气终止日期：年、月、日 | COPD-7.2 |
| 有创机械通气终止时间：时、分 | COPD-7.2 |
| **疾病自我管理健康教育服务** | AECOPD-8 |
| 教育与督导吸烟的COPD患者戒烟，并避免暴露于二手烟 | AECOPD-8.1 |
| 叮嘱患者尽量避免或防止粉尘、烟雾及有害气体吸入 | AECOPD-8.1 |
| 帮助患者掌握COPD的基础知识，学会自我控制疾病的要点和方法 | AECOPD-8.1 |
| 如何进行家庭药物治疗(支气管舒张剂，糖皮质激素，其他药物) | AECOPD-8.1 |
| 提倡在医生指导下施行长期家庭氧疗（LTOT） | AECOPD-8.1 |
| 使患者知晓何时应往医院就诊 | AECOPD-8.1 |
| 呼吸生理治疗包括正确咳嗽、排痰方法和缩唇呼吸等 | AECOPD-8.2 |
| 肌肉训练包括全身性运动及呼吸肌锻炼，如步行、踏车、腹式呼吸锻炼等 | AECOPD-8.2 |
| 科学的营养支持与加强健康教育亦为康复治疗的重要方面 | AECOPD-8.2 |
| 出院日期：年、月、日 | COPD-9 |

续表

| 主要数据元素 | 适用监测指标名称 |
|---|---|
| 出院时间：时、分 | AECOPD-9 |
| 住院天数（1～120天） | AECOPD-9 |
| 离院方式 | AECOPD-9 |
| ○ A.医嘱离院 | AECOPD-9 |
| ○ B.医嘱转院 | AECOPD-9 |
| ○ C.医嘱转社区卫生服务机构/乡镇卫生院 | AECOPD-9 |
| ○ D.非医嘱离院 | AECOPD-9 |
| ○ E.死亡 | AECOPD-9 |
| ○ F.其他 | AECOPD-9 |
| 1.住院总费用 | AECOPD-9 |
| 2.药类费用 | AECOPD-9 |
| （1）西药费 | AECOPD-9 |
| （2）中药费 | AECOPD-9 |
| （3）血液和血液制品类费用 | AECOPD-9 |
| 3.非手术治疗项目费（含无创、有创人工通气治疗） | AECOPD-9 |
| 4.治疗用一次性医用材料费 | AECOPD-9 |

## 五、主要参考资料

1.中华医学会呼吸病学分会慢性阻塞性肺疾病学组.慢性阻塞性肺疾病诊疗指南（2007版）.中华结核和呼吸杂志，2007，30（1）：8-17.

2.《慢性阻塞性肺疾病临床路径（2009年版）》，卫生部医政司.

3.《慢性阻塞性肺疾病诊疗规范（2011年版）》，卫生部办公厅卫办医政发〔2011〕108号.

4.《三级综合医院评审标准（2011版）》，卫生部 卫医管发〔2011〕33号.

5.《三级综合医院评审标准（2011版）》实施细则，国家卫生部，卫办医管发〔2011〕148号.

6.《二级综合医院评审标准（2012版）》 卫生部 卫医管发〔2012〕2号.

7.《二级综合医院评审标准（2012版）》及实施细则，卫生部 卫办医管发〔2012〕57号.

8.《质量手册》4.3版，美国医院联合评审委员（JCAHO），2013年.

9.《2013年度美国医院质量报告》，JCAHO，2013年.

10.张宗久.中国医院评审实务.北京：人民卫生出版社，2013.

11.王建安.JCI评审攻略.北京：光明日报出版社，2013.

12.美国医疗机构评审联合委员会国际部编，张俊主译.JCI医院评审-应审指南.北京：北京大学医学出版社，2013年

13.《临床医疗认证（CCPC）标准》JCAHO，2013年.

14.《2013针对特定疾病认证手册》JCAHO，2013年.

15.《医院评审标准（学术医疗中心）》第5版，美国医院联合评审委员（JCI），2014年4月1日起生效.

16.慢性阻塞性肺疾病急性诊治专家组.《AECOPD诊治中国专家共识》座谈会——AECOPD定义、严重性评价和治疗原则.国际呼吸杂志，2013，33（5）：321-325.

17.慢性阻塞性肺疾病急性诊治专家组.《AECOPD诊治中国专家共识》座谈会——抗菌药物在AECOPD治疗中的应用.国际呼吸杂志，2013，33（5）：326-329.

18.中华医学会呼吸病学分会慢性阻塞性肺疾病学组.慢性阻塞性肺疾病诊疗指南（2013版）.中华结核和呼吸杂志，2013，36（4）：255-264.

# 第四节　质量控制指标之解释与计算公式

## 慢性阻塞性肺疾病（急性加重期）住院质量控制指标-1

**指标代码：**AECOPD-1。

**指标名称：**病情严重程度评估与分级。

**标准类型：**过程质量。

**表达方式：**比率提高。

**设置理由：**

1.慢性阻塞性肺疾病（COPD）的综合评估

中华医学会呼吸病学分会《慢性阻塞性肺疾病诊疗指南（2013版）》提示，慢性阻塞性肺疾病评估是根据患者的临床症状、急性加重风险、肺功能异常的严重程度及并发症情况进行综述评估，其目的是确定疾病的严重程度，包括气流受限的严重程度，患者的健康状况和未来急性加重的风险程度，最终目的是指导治疗。

慢性阻塞性肺疾病的综合评估

| 组别 | 特征 | | 肺功能分级（级） | 急性加重（次/年） | 呼吸困难分级（级） | CAT评分（分） |
|---|---|---|---|---|---|---|
| | 风险 | 症状 | | | | |
| A组 | 低 | 少 | Ⅰ～Ⅱ | ＜2 | ＜2 | ＜10 |
| B组 | 低 | 多 | Ⅰ～Ⅱ | ＜2 | ≥2 | ≥10 |

续表

| 组别 | 特征 | | 肺功能分级（级） | 急性加重（次/年） | 呼吸困难分级（级） | CAT评分（分） |
|---|---|---|---|---|---|---|
| | 风险 | 症状 | | | | |
| C组 | 高 | 少 | Ⅲ～Ⅳ | ≥2 | <2 | <10 |
| D组 | 高 | 多 | Ⅲ～Ⅳ | ≥2 | ≥2 | ≥10 |

2.慢性阻塞性肺疾病急性加重（AECOPD）定义

AECOPD为呼吸系统症状恶化，超出日常的变异，并且需要改变药物治疗。因此，必须对其病情严重程度进行准确评估。原则上首先根据症状判断急性加重状态，再结合加重前后病史、体征、肺功能、动脉血气及实验室检测结果综合评价决定分层治疗。参考ATs/ERS建议，根据COPD急性加重和预后的临床关系把AECOPD严重度分为：

Ⅰ级，门诊治疗。

Ⅱ级，需要住院治疗。

Ⅲ级，出现呼吸衰竭，需收入ICU。具体参数包括：

（1）$FEV_1$<1L可提示严重发作。

（2）$PaO_2$<50mmHg，$PaCO_2$>70mmHg，pH<7.35提示病情严重，需进行严密监护或入住ICU行无创通气治疗。

（3）当无创通气失败(如缺氧进一步加重，pH<7.25)且伴有明显神智障碍，严重血压下降等是病情危重指标，常需要有创机械通气治疗。

（4）部分患者还可能有合并症，如冠状动脉粥样硬化性心脏病、左心衰竭、肺栓塞、急性胃黏膜病变等。

3.入院24小时内氧合评估

（1）$PaO_2$<60mmHg和（或）$PaCO_2$<50mmHg提示呼吸衰竭。

（2）$PaO_2$<50mmHg，$PaCO_2$<70mmHg。pH<7.30提示病情严重，需进行严密监护，或入住ICU行无创或有创机械通气治疗。

4.胸部影像学及心电图检查

（1）胸部影像学检查：有助于慢性阻塞性肺疾病诊断和鉴别诊断；

（2）心电图检查：有助于诊断和鉴别诊断。

**对象选择：**全部AECOPD住院患者。

**信息采集：**从AECOPD住院病历之病程记录、肺功能检测记录、护理记录等相关记录文件中收集临床综合评估（含肺功能分级、呼吸困难mMRC分级、CAT评分、急性加重等要素）和入院24小时内氧合评估的结果及其被引证的记录，主要采集五项信息：

1.临床综合评估

（1）肺功能分级：Ⅰ级、Ⅱ级、Ⅲ级、Ⅳ级；

（2）急性加重：<2次/年、≥2次/年；

（3）呼吸困难分级（mMRC）：0级、1级、2级、3级、4级；

（4）CAT评分：7～42分。

2.入院后首次氧合评估（提示病情危重）

○A.呼吸频率＞35次/分

○B.$PaO_2$＜40mmHg或$PaO_2/FiO_2$＜200mmHg

○C.pH＜7.25

○D.$PaCO_2$＞50mmHg

3.胸部影像学检查

○A.可见肺气肿相关表现

○B.可见肺动脉高压相关表现

○C.可见肺源性心脏病相关表现

○D.增强CT肺血管成像排除肺栓塞（必要时，可选项）

4.心电图检查

○A.心律失常

○B.心肌缺血

○C.右心室肥厚

5.实验室检查

○A.红细胞沉降率(ESR)

○B.C反应蛋白(CRP)浓度

○C.血清降钙素原(PCT)浓度

○D.血浆D-二聚体

**分子：**临床综合评估属C组（重度）、D组（极重度）的例数。

**分母：**同期全部AECOPD住院的例数。

**分子：**入院后首次氧合评估（提示病情危重）的例数。

**分母：**同期全部AECOPD住院的例数。

**分子：**胸部影像学检查的例数。

**分母：**同期全部AECOPD住院的例数。

**分子：**实验室（≥3个项）检查的例数。

**分母：**同期全部AECOPD住院的例数。

**除外病例：**无。

**附件：**

1.改良版英国医学研究委员会呼吸问卷（mMRC）：对呼吸困难程度进行评估

| 呼吸困难评估等级 | 呼吸困难严重程度 |
|---|---|
| 0级 | 只有在剧烈运动时感到呼吸困难 |
| 1级 | 平地快步行走或步行爬小坡时出现气短 |
| 2级 | 由于气短，平地行走时比同龄人慢或需要停下来休息 |

续表

| 呼吸困难评估等级 | 呼吸困难严重程度 |
|---|---|
| 3级 | 平地行走100米或数分钟后需要停下来喘气 |
| 4级 | 因严重呼吸困难而不能离开家，或在穿脱衣服时出现呼吸困难 |

2.慢性阻塞性肺疾病患者自我评估测试问卷（CAT）

| | | | | | | | |
|---|---|---|---|---|---|---|---|
| 我从不咳嗽 | 1 | 2 | 3 | 4 | 5 | 6 | 我总是在咳嗽 |
| 我一点痰也没有 | 1 | 2 | 3 | 4 | 5 | 6 | 我有很多很多痰 |
| 当我爬坡或上一层楼梯时，没有气喘的感觉 | 1 | 2 | 3 | 4 | 5 | 6 | 当我爬坡或上一层楼梯时，感觉严重喘不过气来 |
| 我在家里能够做任何事情 | 1 | 2 | 3 | 4 | 5 | 6 | 我在家里做任何事情都受影响 |
| 尽管我有肺部疾病，但对外出很有信心 | 1 | 2 | 3 | 4 | 5 | 6 | 由于我有肺部疾病，对离开家一点信心都没有 |
| 我的睡眠非常好 | 1 | 2 | 3 | 4 | 5 | 6 | 由于我有肺部疾病，睡眠相当差 |
| 我精力旺盛 | 1 | 2 | 3 | 4 | 5 | 6 | 我一点精力都没有 |

3.肺功能评估：

| 肺功能分级 | 气流受限程度 | FEV1值占预计值百分数 |
|---|---|---|
| Ⅰ级 | 轻度 | ≥80% |
| Ⅱ级 | 中度 | 50%～79% |
| Ⅲ级 | 重度 | 30%～49% |
| Ⅳ级 | 极重度 | ＜30% |

注：表中$FEV_1$值为吸入支气管舒张剂后的$FEV_1$值。

4.急性加重风险评估：上一年发生两次急性加重史者，或上一年因急性加重住院一次者。

## 慢性阻塞性肺疾病（急性加重期）住院质量控制指标-2

**指标代码：**AECOPD-2。

**指标名称：**收住院/ICU符合指征。

**标准类型：**过程质量。

**表达方式：**比率提高。

**设置理由：**

慢性阻塞性肺疾病（急性加重期）住院治疗的指征，应符合卫生部办公厅卫办医政发〔2011〕108号《慢性阻塞性肺疾病诊疗规范（2011年版）》或卫生部医政司发布《慢性阻塞性肺疾病临床路径（2009年版）》、中华医学会呼吸病学分会《慢性阻塞性肺疾病诊疗指南（2013版）》的相关指征要求。

**对象选择：**全部AECOPD住院的例数。

**信息采集：**从AECOPD患者住院病历之病程记录、肺功能检测记录、护理记录等相关记录文件中，收集收住院或ICU符合指征的记录，主要采集两项信息。

1.住院治疗的指征

○A.症状明显加重，如突然出现的静息状况下呼吸困难等

○B.重度慢性阻塞性肺疾病

○C.出现新的体征或原有体征加重（如发绀、意识改变和外周水肿）

○D.有严重伴随疾病（如心力衰竭、新近发生的心律失常）

○E.初始治疗方案失败

○F.高龄

○G.诊断不明确

○H.院外治疗无效或条件欠佳

2.收住ICU的指征

○A.严重呼吸困难且对初始治疗反应不佳

○B.出现精神障碍，如嗜睡，昏迷

○C.经氧疗和无创机械通气

a）低血氧（$PaO_2$<50mmHg）仍持续或进行性恶化

b）和（或）高碳酸血症（$PaCO_2$>70mmHg）无缓解甚至恶化

c）和（或）严重呼吸性酸中毒（pH<7.30）无缓解，甚至恶化

**分子：**收住院符合指征（A～H选项）的例数。

**分母：**同期全部AECOPD住院的例数。

**分子：**收入ICU符合指征（A～C选项）的例数。

**分母：**同期全部AECOPD住院的例数。

**除外病例：**无。



## 慢性阻塞性肺疾病（急性加重期）住院质量控制指标-3

**指标代码：**AECOPD-3。

**指标名称：**氧疗方法应用适当。

**标准类型：**过程质量。

**表达方式：**比率提高。

**设置理由：**

卫生部《慢性阻塞性肺疾病诊疗规范（2011年版）》中指出，氧疗是COPD住院患者的基础治疗。无严重合并症的患者氧疗后易达到满意的氧合水平（$PaO_2$>60mmHg或脉搏血氧饱和度$SpO_2$>90%）。应予控制性低浓度氧疗，避免$PaO_2$骤然大幅升高引起呼

吸抑制导致$CO_2$潴留及呼吸性酸中毒。施行氧疗30分钟后，须复查动脉血气以了解氧疗效果。

**对象选择：**全部AECOPD住院的例数。

**信息采集：**从AECOPD患者住院病历记录中收集氧疗方法及应用成效评价的信息。

**分子：**应用鼻导管吸氧或Venturi面罩的例数。

**分母：**同期全部AECOPD住院的例数。

**分子：**施行氧疗后复查动脉血气分析的例数。

**分母：**同期应用鼻导管吸氧或Venturi面罩的例数。

**除外病例：**无。

## 慢性阻塞性肺疾病（急性加重期）住院质量控制指标-4

**指标代码：**AECOPD-4。

**指标名称：**抗菌药物选择与应用适当。

**标准类型：**过程质量。

**表达方式：**比率提高。

**设置理由：**

卫生部《慢性阻塞性肺疾病诊疗规范（2011年版）》、中华医学会呼吸病学分会《慢性阻塞性肺疾病诊疗指南（2013版）》中指出，抗菌药物治疗在COPD患者住院治疗中居重要地位。当患者呼吸困难加重，咳嗽伴有痰量增多及脓性痰时，应根据病情严重程度，结合当地常见致病菌类型、耐药趋势和药敏情况尽早选择敏感药物。

通常COPD轻度或中度患者急性加重时，主要致病菌常为肺炎链球菌、流感嗜血杆菌及卡他莫拉菌等。重度或极重度患者急性加重时，除上述常见致病菌外，常有肠杆菌科细菌、铜绿假单胞菌及耐甲氧西林金黄色葡萄球菌等感染。发生铜绿假单胞菌感染的危险因素有：近期住院、频繁应用抗菌药物、以往有铜绿假单胞菌分离或定植等。根据可能的细菌感染谱采用适当的抗菌药物治疗（见AECOPD-4附件1）。长期应用广谱抗菌药和糖皮质激素易继发深部真菌感染，应密切观察真菌感染的临床征象并采取相应措施。

**对象选择：**全部AFCOPD住院的例数.

**信息采集：**追溯性调查AECOPD患者住院病历中的病程记录、护理记录、治疗单、医嘱单、临床实验室检查单，收集记录起始抗感染药物或目标抗感染药物的治疗，选择五类抗菌药物的信息：

A.青霉素类（药名详见附件1）

B.头孢菌素类（药名详见附件1）

C.大环内酯类（药名详见附件1）

D.喹诺酮类（药名详见附件1）

E.其他类

**分子：** 重症/入住ICU患者起始抗菌药物（附件1A～D类）的选择。
**分母：** 同期全部AECOPD住院的例数。
**分子：** 目标（附件2A～N类）抗感染药物（附件1A～D类）治疗的选择。
**分母：** 同期全部AECOPD住院的例数。
**除外病例：** 无。

## 附件1：COPD急性加重期常用抗菌药物名录

A.青霉素类
A1.青霉素G(penicillin G)
A2.青霉素V(penicillin V)
A3.氨苄西林(ampicillin)
A4.阿莫西林(amoxicillin)
A5.羧苄西林(carbenicillin)
A6.美洛西林(mezlocillin)
A7.哌拉西林(piperacillin)
A8.苯唑西林(oxacillin)
A9.氯唑西林(cloxacillin)
A10.氨苄西林+舒巴坦(ampicillin/sulbactam)
A11.阿莫西林+克拉维酸(amoxicillin/clavulanic acid)
A12.替卡西林+克拉维酸(ticarcillin/clavulanic acid)
A13.哌拉西林+他唑巴坦(piperacillin/tazobactam)
A14.阿莫西林+舒巴坦(amoxicillin/sulbactam)
A15.其他（列出药名）
B.头孢菌素类
B1.头孢拉定(cefradine)
B2.头孢唑啉(cefazolin)
B3.头孢羟氨苄(cefadroxil)
B4.头孢克洛(cefaclor)
B5.头孢丙烯(cefprozil)
B6.头孢地尼(cefdinir)
B7.头孢呋辛(cefuroxime)
B8.头孢噻肟(cefotaxime)
B9.头孢曲松(ceftriaxone)
B10.头孢哌酮(cefoperazone)
B11.头孢他啶(ceftazidime)
B12.头孢哌酮+舒巴坦(cefoperazone/sulbactam)
B13.头孢吡肟(cefepime)

B14.其他（列出药名）
C.大环内酯类
C1.红霉素(erythromycin)
C2.罗红霉素(roxithromycin)
C3.阿奇霉素(azithromycin)
C4.克拉霉素(clarithromycin)
C5.其他（列出药名）
D.喹诺酮类
D1.左氧氟沙星
D2.莫西沙星
D3.吉米沙星
D4.环丙沙星
D5.其他（列出药名）
E.其他类
E1.多西环素(doxycycline)
E2.万古霉素(vancomycin)
E3.利奈唑胺(linezolid)
E4.利福平(rifampicin)
E5.氨曲南(aztreonam)
E6.厄他培南(ertapenem)
E7.亚胺培南(imipenem)
E8.美罗培南(meropenem)
E9.帕尼培南(panipenem)
E10.克林霉素(clindamycin)
E11.甲硝唑(metronidazole)

**附件2：COPD急性加重期常见病原菌名录**

○A.肺炎链球菌
○B.流感嗜血杆菌、卡他莫拉菌
○C.甲氧西林敏感金黄色葡萄球菌（MSSA）、甲氧西林敏感凝固酶阴性葡萄球菌(MSCNS)
○D.甲氧西林耐药金黄色葡萄球菌（MRSA）、甲氧西林耐药凝固酶阴性葡萄球菌(MRCNS)
○E.肠杆菌科细菌：不产生ESBLs菌
○F.肠杆菌科细菌：产ESBLs菌
○G.肠杆菌科细菌：产AmpC酶菌
○H.铜绿假单胞菌（轻度者）

○I.铜绿假单胞菌
○J.B族链球菌
○K.厌氧菌
○L.单核细胞增多性李斯特菌
○M.嗜肺军团菌
○N.百日咳杆菌/肺炎支原体、衣原体

## 慢性阻塞性肺疾病（急性加重期）住院质量控制指标-5

**指标代码：**AECOPD-5。

**指标名称：**支气管舒张剂、糖皮质激素全身应用选择符合指征（无禁忌证）。

**标准类型：**过程质量。

**表达方式：**比率提高。

**设置理由：**

卫生部《慢性阻塞性肺疾病诊疗规范（2011年版）》、中华医学会呼吸病学分会《慢性阻塞性肺疾病诊疗指南（2013版）》中指出，支气管舒张剂，短效$\beta_2$-受体激动剂较适用于COPD急性加重的治疗。若效果不显著，建议加用抗胆碱能药物（异丙托溴铵，噻托溴铵等）。对于较为严重的COPD急性加重，可考虑静脉滴注茶碱类药物，但须警惕心血管与神经系统不良反应。$\beta_2$-受体激动剂、抗胆碱能药物及茶碱类药物可合理联合应用以取得协同作用。

糖皮质激素：COPD急性加重住院患者在应用支气管舒张剂基础上，可口服或静脉滴注糖皮质激素。使用糖皮质激素要权衡疗效及安全性。建议口服泼尼松龙每日30～40mg，连续7～10天后减量停药。也可以先静脉给予甲泼尼松龙，40mg每日一次，3～5天后改为口服。延长糖皮质激素用药疗程并不能增加疗效，反而会使不良反应风险增加。

**对象选择：**全部AECOPD住院的例数。

**信息采集：**追溯性调查AECOPD患者住院病历中的病程记录、护理记录、治疗单、医嘱单记录，收集支气管舒张剂、糖皮质激素全身应用选择符合指征（无禁忌证）的相关信息。

1.支气管舒张剂

○A.$\beta_2$-受体激动剂
○B.抗胆碱能药物（异丙托溴铵，噻托溴铵等）
○C.茶碱类药物
○D.其他（注明药名）

2.糖皮质激素

○A.口服泼尼松龙，连续7～10天后减量停药
○B.静脉滴注糖皮质激素

○C.先静脉给予甲泼尼松龙，3～5天后改为口服

○D.其他（注明药名）

3.对静脉使用茶碱类药物者，实施血清茶碱浓度监测

○A.是

○B.否

**分子：**$\beta_2$-受体激动剂、抗胆碱能药物及茶碱类药物联合应用的例数。

**分母：**同期全部AECOPD住院的例数。

**分子：**糖皮质激素全身应用的例数。

**分母：**同期全部AECOPD住院的例数。

**分子：**实施血清茶碱浓度监测的例数。

**分母：**同期全部AECOPD（住院）静脉使用茶碱类药物的例数。

**除外病例：**无。

## 慢性阻塞性肺疾病（急性加重期）住院质量控制指标-6

**指标代码：**AECOPD-6。

**指标名称：**合并症处理适当。

**标准类型：**过程质量。

**表达方式：**比率提高。

**设置理由：**原卫生部《慢性阻塞性肺疾病诊疗规范（2011年版）》、中华医学会呼吸病学分会《慢性阻塞性肺疾病诊疗指南（2013版）》中指出，对COPD的合并症有心功能不全、肺动脉高压、血栓形成高危因素、呼吸功能不全和气胸时的处理符合规范要求。

**对象选择：**全部AECOPD住院的例数。

**信息采集：**追溯性调查AECOPD患者住院病历中的病程记录、护理记录、治疗单、医嘱单记录，收集处理合并症选择用药的记录，主要采集五项信息。

1.有心功能不全时可选用

○A.利尿剂（无禁忌证）

○B.强心剂（无禁忌证）

○C.血管扩张剂（无禁忌证）

○D.心律失常药物（无禁忌证）

○E.其他（注明药名）

2.有肺动脉高压和右心功能不全时可选用

○A.血管扩张剂（无禁忌证）

○B.其他（注明药名）

3.有血栓形成高危因素时可选用

○A.肝素或低分子肝素

○B.溶栓治疗

〇C.其他（注明药名）

4.有呼吸功能不全时可选用

〇A.呼吸兴奋剂（无禁忌证）

〇B.其他（注明药名）

5.有气胸时

〇A.胸腔闭式引流术

〇B.其他（注明药名）

**分子：**有合并症AECOPD患者选用药物适当（无禁忌证）的例数。

**分母：**同期全部AECOPD住院的例数。

**除外病例：**无。

## 慢性阻塞性肺疾病（急性加重期）住院质量控制指标-7

**指标代码：**AECOPD-7

**指标名称：**危重患者（如出现$PaCO_2$明显升高时）选择使用无创或有创机械通气治疗符合指征。

**标准类型：**过程质量。

**表达方式：**比率提高。

**设置理由：**

原卫生部《慢性阻塞性肺疾病诊疗规范（2011年版）》、中华医学会呼吸病学分会《慢性阻塞性肺疾病诊疗指南（2013版）》中指出，重症患者可根据病情需要，选择无创或有创机械通气。同时应监测动脉血气状况。

（1）无创机械通气：应用无创正压通气（NIPPV）可降低$PaCO_2$，缓解呼吸肌疲劳，减轻呼吸困难，从而减少气管插管和有创呼吸机的使用，缩短住院天数。使用NIPPV要注意掌握合理的操作方法，提高患者依从性，以达到满意的疗效。

（2）有创机械通气：在积极药物和NIPPV治疗条件下，患者呼吸衰竭仍进行性恶化，出现危及生命的酸碱失衡和（或）神志改变时宜采用有创机械通气治疗。

对于合并严重呼吸衰竭接受有创机械通气治疗的COPD急性加重病例，通常宜采用有创-无创序贯通气疗法。对于因肺部感染诱发急性加重和呼吸衰竭病例，可以采用肺部感染控制窗作为由有创向无创机械通气转化的时间切换点实施有创-无创序贯通气治疗。

**对象选择：**全部AECOPD住院的例数。

**信息采集：**追溯性调查AECOPD患者住院病历中的病程记录、护理记录、治疗单、医嘱单记录中，收集选择使用无创或有创机械通气治疗符合指征的内容，是否按有创-无创序贯通气疗法，主要采集三项信息。

1.无创NIPPV的应用指征：（至少符合下述中的1项）

〇A.呼吸性酸中毒［动脉pH≤7.35和（或）$PaCO_2$ 45～60mmHg］

〇B.严重呼吸困难且具有呼吸肌疲劳或呼吸功能增加的临床征象，或二者

第十一章

皆存在，如使用辅助呼吸肌、腹部矛盾运动或肋间肌凹陷

2.有创机械通气的具体应用指征：

○A.不能耐受无创通气，或无创通气失败，或存在使用无创通气禁忌证

○B.呼吸或心搏骤停

○C.呼吸暂停导致意识丧失或窒息

○D.意识模糊、镇静无效的精神运动性躁动

○E.严重误吸

○F.持续性气道分泌物排出困难

○G.心率<50次/分且反应迟钝

○H.严重的血流动力学不稳定，补液和血管活性药无效

○I.严重的室性心律失常

○J.危及生命的低氧血症，且不能耐受无创通气

3.有创机械通气常用模式的选择

○A.同步持续指令通气（SIMV）

○B.压力支持通气（PSV）

○C.SIMV+PSV

○D.外源性呼气末正压（PEEP）

○E.其他（列出名称）

4.实施有创-无创序贯通气疗法

○A.是

○B.否

**分子：**选择使用无创通气治疗符合指征的例数。

**分母：**同期全部AECOPD住院的例数。

**分子：**选择使用有创机械通气治疗符合指征的例数。

**分母：**同期全部AECOPD住院的例数。

**分子：**实施有创-无创序贯通气疗法的例数。

**分母：**同期全部AECOPD住院的例数。

**除外病例：**无。

## 慢性阻塞性肺疾病（急性加重期）住院质量控制指标-8

**指标代码：**AECOPD-8。

**指标名称：**提供戒烟、减少危险因素疾病自我管理健康教育服务。

**标准类型：**过程质量。

**表达方式：**比率提高。

**设置理由：**吸烟是发生COPD最常见的危险因素。吸烟者呼吸道症状、肺功能受损程度以及患病后病死率均明显高于非吸烟者。被动吸烟亦可引起COPD的发生。职业性

粉尘和化学物质、室内、室外空气污染是COPD发生的危险因素之一。

**对象选择：** 全部AECOPD住院的例数。

**信息采集：** 信息源自近一年内有吸烟史的患者住院病历中的病程记录、医嘱单，护理记录或病程记录等，应追溯性调查住院病历中接受戒烟建议或者戒烟治疗记录的信息。

1.患者不吸烟

2.近一年内有吸烟史，烟草使用状况

○A.入院前的30天里每天抽烟量平均在5支或更多（≥1/4包）

○B.入院前的30天每天抽烟量平均在4支或更少（<1/4包）

○C.患者入院前的30天已不使用任何形式烟草

○D.无法从医疗记录文件确定患者是否吸烟

3.接受戒烟的建议或者戒烟治疗

○A.烟草使用的治疗实践辅导

○B.使用国家食品药品监督管理总局批准的戒烟药物实施戒烟治疗

○C.拒绝接受烟草使用的治疗实践辅导

4.出院时告知与健康教育

○A.告知COPD发生的危险因素

○B.嘱患者尽量避免或防止粉尘、烟雾及有害气体吸入

○C.帮助患者掌握COPD的基础知识，学会自我控制疾病的要点和方法

○D.使患者知晓出院带药品及如何正确使用

○E.使患者知晓发作时症状，何时应往医院急诊

**分子：** 接受戒烟建议/戒烟治疗的例数。

**分母：** 同期住院治疗AECOPD并于近一年内有吸烟史的例数。

**分子：** 接受出院时告知与健康教育。

**分母：** 同期全部AECOPD住院的例数。

**除外病例：** 无。



## 慢性阻塞性肺疾病（急性加重期）住院质量控制指标-9

**指标代码：** AECOPD-9。

**指标名称：** 住院天数与费用、疗效。

**标准类型：** 结果质量（数据）。

**表达方式：** 缩短与降低，医院之间横向比较。

**设置理由：** 患者负担与转归。

**对象选择：** 全部AECOPD住院的例数。

**信息采集：** 追溯性调查住院病历中病程记录、出院小结、费用记录等相关信息。

**项目与结果数据：**

1.住院天数：1～120天。

2.离院方式

○ A.医嘱离院

○ B.医嘱转院

○ C.医嘱转社区卫生服务机构/乡镇卫生院

○ D.非医嘱离院

○ E.死亡

○ F.其他

3.住院费用（元）

（1）住院费用：总费用指患者住院期间发生的与诊疗有关的所有费用之和。

（2）药类：

A.西药费：包括有机化学药品、无机化学药品和生物制品费用（含抗菌药物）

B.中药费：包括中成药费、中草药费

C.血液和血液制品类费用：包括血费，白蛋白类、球蛋白类、凝血因子类、细胞因子类制品费

（3）非手术治疗项目费：包括人工呼吸机等费用。

（4）治疗用一次性医用材料费：除“手术治疗”外的其他治疗中使用的耗材。

**分子**：诊疗结果死亡的例数。

**分母**：同期住院治疗AECOPD的例数。

**分子**：住院≤21天出院的例数。

**分母**：同期住院治疗AECOPD的例数。

**除外病例**：无。

**评价数据计算值**：

通过统计本院本年度全部AECOPD患者住院日及住院费用（元）分析，获得以下信息：

1.住院日：“平均值”与“中位数、20百分位数、80百分位数”。

2.住院费用（元）：“平均值”与“中位数、20百分位数、80百分位数”。

**附件**：

**离院方式**：指患者本次住院出院的方式，主要包括：

1.医嘱离院：指患者本次治疗结束后，按照医嘱要求出院，回到住地进一步康复等情况。

2.医嘱转院：指医疗机构根据诊疗需要，将患者转往相应医疗机构进一步诊治，用于统计“双向转诊”开展情况。如果接收患者的医疗机构明确，需要填写转入医疗机构的名称。

3.医嘱转社区卫生服务机构/乡镇卫生院：指医疗机构根据患者诊疗情况，将患者转往相应社区卫生服务机构进一步诊疗、康复，用于统计“双向转诊”开展情况。如果接收患者的社区卫生服务机构明确，需要填写社区卫生服务机构/乡镇卫生院名称。

4.非医嘱离院：指患者未按照医嘱要求而自动离院，如：患者疾病需要住院治疗，

但患者出于个人原因要求出院，此种出院并非由医务人员根据患者病情决定，属于非医嘱离院。

5.死亡：指患者在住院期间死亡。

6.其他：指除上述5种出院去向之外的其他情况。

引自：《卫生部关于修订住院病案首页的通知》卫医政发〔2011〕84号 附件2.住院病案首页部分项目填写说明。

## 慢性阻塞性肺疾病（急性加重期）住院质量控制指标-10

**指标代码：**AECOPD-10。

**指标名称：**患者对服务质量的评价。

**标准类型：**过程质量。

**表达方式：**比率提高。

**设置理由：**通过对患方满意度的调查，可以了解整体医疗过程，有利于提高服务水平，调整服务方式，让患者得到更满意的服务。

**对象选择：**同期全部AECOPD住院患者。

**信息采集：**请AECOPD出院患者（亲属）在办理完出院手续之后，填写服务满意程度调查表，或由专人在出院后一周内进行电话随访。可以从以下几个方面了解：

**特定（单）病种患者感受评价用表**

| |
|---|
| 1.入病房时护士是否以口头或书面形式主动介绍住院环境、注意事项；<br>□5很满意□4满意□3一般□2不满意□1很不满意 |
| 2.医生诊断后是否主动告知治疗方案、预期结果及预计费用；<br>□5很满意□4满意□3一般□2不满意□1很不满意 |
| 3.对病房与床单的清洁舒适程度的评价；<br>□5很满意□4满意□3一般□2不满意□1很不满意 |
| 4.对病房的生活方便程度的总体印象；<br>□5很满意□4满意□3一般□2不满意□1很不满意 |
| 5.经过本次治疗后对病痛减轻与生活质量改善程度的评价；<br>□5很满意□4满意□3一般□2不满意□1很不满意 |
| 6.对此次住院医护人员提供服务的总体评价；<br>□5很满意□4满意□3一般□2不满意□1很不满意 |
| 7.对医生、护士提供本次所患疾病相关的防治与康复知识教育的评价。<br>□5很满意□4满意□3一般□2不满意□1很不满意 |

# 第五节　慢性阻塞性肺疾病临床路径

（卫生部医政司2009年版）

## 一、慢性阻塞性肺疾病临床路径标准住院流程

（一）适用对象

第一诊断为慢性阻塞性肺疾病急性加重期（ICD-10：J44.001/J44.101）。

（二）诊断依据

根据《临床诊疗指南-呼吸病学分册》（中华医学会编著，人民卫生出版社），《COPD诊治指南（2007年修订版）》（中华医学会呼吸病学分会，慢性阻塞性肺疾病学组）。

1.有慢性阻塞性肺疾病病史。

2.出现超越日常状况的持续恶化，并需改变常规用药者。

3.患者短期内咳嗽、咳痰、气短和（或）喘息加重，痰量增多，或痰的性状发生改变，可伴发热等炎症明显加重的表现。

（三）治疗方案的选择

根据《临床诊疗指南-呼吸病学分册》（中华医学会编著，人民卫生出版社），《COPD诊治指南（2007年修订版）》（中华医学会呼吸病学分会，慢性阻塞性肺疾病学组）。

1.根据病情严重程度选择治疗方案。

2.必要时行气管插管和机械通气。

（四）标准住院日为10～21天

（五）进入路径标准

1.第一诊断必须符合ICD-10：J44.001/J44.101慢性阻塞性肺疾病急性加重期疾病编码。

2.当患者同时具有其他疾病诊断，但在住院期间不需要特殊处理也不影响第一诊断的临床路径流程实施时，可以进入路径。

（六）入院后第1～3天

1.必需的检查项目

（1）血常规、尿常规、大便常规；

（2）肝肾功能、电解质、血气分析、凝血功能、D-二聚体（D-dimer）、血沉、C反应蛋白（CRP），感染性疾病筛查（乙型肝炎、丙型肺炎、梅毒、艾滋病等）；

（3）痰病原学检查；

（4）胸部正侧位X线片、心电图、B超、肺功能（病情允许时）。

2.根据患者病情进行：胸部CT、超声心动图、下肢静脉超声。

（七）治疗原则

1.戒烟。

2.一般治疗：吸氧，休息等。

3.对症治疗：止咳、化痰、平喘等。

4.抗菌药物。

5.处理各种并发症。

（八）出院标准

1.症状明显缓解。

2.临床稳定24小时以上。

（九）变异及原因分析

1.存在并发症，需要进行相关的诊断和治疗，延长住院时间。

2.病情严重，需要呼吸支持者，归入其他路径。

## 二、慢性阻塞性肺疾病临床路径表单

适用对象：第一诊断为慢性阻塞性肺疾病急性加重期（ICD-10：J44.001/J44.101）

患者姓名：_____性别：_____年龄：_____门诊号：_____住院号：_____

住院日期：____年___月___日，出院日期：____年___月___日，标准住院日：10～21天

| 时间 | 住院第1～3天 | 住院期间 |
|---|---|---|
| 主要诊疗工作 | □ 询问病史及体格检查<br>□ 进行病情初步评估，病情严重程度分级<br>□ 上级医师查房<br>□ 明确诊断，决定诊治方案<br>□ 开化验单<br>□ 完成病历书写 | □ 上级医师查房<br>□ 评估辅助检查的结果<br>□ 病情评估，根据患者病情调整治疗方案，处理可能发生的并发症<br>□ 观察药物不良反应<br>□ 指导吸入装置的正确应用<br>□ 住院医师书写病程记录 |
| 重点医嘱 | 长期医嘱：<br>□ AECOPD护理常规<br>□ 一至三级护理常规（根据病情）<br>□ 控制性氧疗<br>□ 心电、血氧饱和度监测（必要时）<br>□ 吸痰（必要时）<br>□ 抗菌药物<br>□ 祛痰剂、支气管舒张剂<br>□ 糖皮质激素、胃黏膜保护剂（必要时） | 长期医嘱：<br>□ AECOPD护理常规<br>□ 一至三级护理常规（根据病情）<br>□ 控制性氧疗<br>□ 心电、血氧饱和度监测（必要时）<br>□ 吸痰（必要时）<br>□ 抗菌药物<br>□ 祛痰剂、支气管舒张剂<br>□ 糖皮质激素、胃黏膜保护剂（必要时）<br>□ 根据病情调整药物 |

续表

| 时间 | 住院第1～3天 | 住院期间 |
|---|---|---|
| 重点医嘱 | 临时医嘱：<br>☐ 血常规、尿常规、大便常规<br>☐ 肝肾功能、电解质、血气分析、血沉、D-二聚体、C反应蛋白、凝血功能、感染性疾病筛查<br>☐ 痰病原学检查、胸部X线片、心电图、B超、肺功能<br>☐ 胸部CT、超声心动图、下肢静脉超声（必要时）<br>☐ 维持水、电解质、酸碱平衡<br>☐ 预防深静脉血栓（必要时） | 临时医嘱：<br>☐ 对症治疗<br>☐ 复查血常规、血气分析（必要时）<br>☐ 异常指标复查 |
| 主要护理工作 | ☐ 介绍病房环境、设施和设备<br>☐ 入院护理评估，护理计划<br>☐ 观察患者情况<br>☐ 指导氧疗、吸入治疗<br>☐ 静脉取血，用药指导<br>☐ 进行戒烟建议和健康宣教<br>☐ 协助患者完成实验室检查及辅助检查 | ☐ 观察患者一般情况及病情变化<br>☐ 观察疗效及药物反应<br>☐ 指导患者有效的咳嗽排痰方法，指导陪护人员协助患者拍背排痰方法<br>☐ 疾病相关健康教育 |
| 病情变异记录 | ☐无 ☐有，原因：<br>1.<br>2. | ☐无 ☐有，原因：<br>1.<br>2. |
| 护士签名 | | |
| 医师签名 | | |

| 时间 | 出院前1～3天 | 住院第10～21天（出院日） |
|---|---|---|
| 主要诊疗工作 | ☐ 上级医师查房<br>☐ 评估治疗效果<br>☐ 确定出院日期及出院后治疗方案<br>☐ 完成上级医师查房记录 | ☐ 完成出院小结<br>☐ 向患者交代出院后注意事项<br>☐ 预约复诊日期 |
| 重点医嘱 | 长期医嘱：<br>☐ 基本同前<br>☐ 根据病情调整<br>临时医嘱：<br>☐ 根据需要，复查有关检查 | 出院医嘱：<br>☐ 出院带药<br>☐ 门诊随诊 |
| 主要护理工作 | ☐ 观察患者一般情况<br>☐ 观察疗效、各种药物作用和不良反应<br>☐ 指导呼吸康复训练（根据需要）<br>☐ 恢复期心理与生活护理<br>☐ 出院准备指导 | ☐ 出院注意事项（戒烟、避免烟尘吸入、坚持康复锻炼、注意保暖、加强营养）<br>☐ 帮助患者办理出院手续<br>☐ 出院指导 |

续表

| 时间 | 出院前1～3天 | 住院第10～21天（出院日） |
|---|---|---|
| 病情变异记录 | □无 □有，原因：<br>1.<br>2. | □无 □有，原因：<br>1.<br>2. |
| 护士签名 | | |
| 医师签名 | | |

## 附件：COPD（急性加重期）住院质量管理自我评价用简表

病案号：______入院日期：________出院日期：________住院______天数

| 编码 | 质量管理措施项目 | | 检查1 | 检查2 | 检查3 | 检查4 | 检查5 | 检查6 |
|---|---|---|---|---|---|---|---|---|
| | | | 急诊记录 | 入院24小时内 | 入院72小时内 | 治疗72小时之后 | 出院前1～2周 | 出院日 |
| 1 | 病情严重程度评估 | COPD的临床严重程度分级：□Ⅰ级（轻度）□Ⅱ级（中度）□Ⅲ级（重度）□Ⅳ级（极重度）<br>入院24小时内氧合评估：□呼吸频率＞35次/分，□$PaO_2$＜40mmHg或$PaO_2/FiO_2$＜200mmHg，□pH＜7.25 ，□$PaCO_2$＞50mmHg | | | | | | |
| 2 | 收住符合指征 | 收住院符合指征 | 是□ 否□ | | | | | |
| | | 收住ICU符合指征 | 是□ 否□ | | | | | |
| 3 | 氧疗方法应用 | 应用鼻导管吸氧或Venturi面罩 | 是□<br>否□ | | 是□<br>否□ | 氧疗后复查动脉血气分析 | | 是□<br>否□ |
| 4 | 起始抗菌药物选择与应用适当 | □轻度及中度COPD急性加重 | □1.第二、第三代头孢菌素单用或联用静脉注射大环内酯类<br>□2.呼吸喹诺酮类<br>□3.β-内酰胺类/β-内酰胺酶抑制剂（如阿莫西林/克拉维酸、氨苄西林/舒巴坦）单用或联用注射大环内酯类<br>□4.头孢噻肟、头孢曲松单用或联用注射大环内酯类<br>□5.其他 | | | | | |
| | | □重度及极重度COPD急性加重，无铜绿假单胞菌感染危险因素 | | | | | | |
| | | □重度及极重度COPD急性加重，有铜绿假单胞菌感染危险因素 | | | | | | |
| 5 | 选择支气管舒张剂应用 | | 符合指征（无禁忌证）是□否□ | | | | | |
| | 选择糖皮质激素全身应用 | | 符合指征（无禁忌证）是□否□ | | | | | |

续表

| | | | | |
|---|---|---|---|---|
| 6 | 合并症处理适当 | 1.有心功能不全时<br>2.有肺动脉高压时<br>3.有血栓形成高危因素时<br>4.有呼吸功能不全时<br>5.有气胸时 | 1.选用利尿剂、强心剂、血管扩张剂、心律失常药物<br>2.选用血管扩张剂<br>3.选用抗凝药物<br>4.选用呼吸兴奋剂<br>5.选用闭式引流术 | |
| 7 | 使用无创或有创机械通气治疗，符合指征有创-无创序贯通气治疗 | | 无创通气治疗：是□否□，有创通气治疗：是□否□<br>有创-无创序贯通气治疗：是□否□ | |
| 8 | 健康教育服务 | 戒烟咨询（不吸烟□）　是□否□ | | 减少危险因素　是□否□ |
| | | 疾病自我管理　是□否□ | | 其他健康教育服务　是□否□ |
| 9 | 住院总费用（元） | | ________（元），其中药费：________（元） | |
| | 出院回家休养□，转入护理院□，转入康复机构□，转入社区医院□，死亡□，其他□ | | | |

其他说明：

填表者/日期　　　　复审者/日期

自评结果：采用在认同的“□”内打“✓”。

# 第十二章　围手术期预防深静脉血栓栓塞

## 第一节　概　述

外科手术后预防深静脉栓塞是外科围手术期质量管理的重要内容，严重危及手术安全，是致残致死重要的直接原因。

根据世界卫生组织2001年的报告，血栓疾病为全球总死亡率的第一位常见原因。血栓形成是导致心、脑和外周血管事件的最后关键环节，是致残致死的直接原因，没有血栓就没有心脑血管事件。现在全人类正面临着血栓栓塞性疾病的巨大挑战，迫切需要应用科学的指南来指导血栓栓塞性疾病的诊断和治疗。血栓栓塞性疾病涉及各学科领域，如心血管内科、神经内科、血液科、呼吸科、肿瘤科、肾内科、血管外科、骨科、妇产科、麻醉科、心血管外科、神经外科、普外科等。

深静脉血栓形成常发生于骨科大手术后，约80%的深静脉血栓是“沉默”的、发病前期常常无症状；70%以上的肺栓塞是在死亡后发现的，故静脉血栓疾病常被称为是人类的“无声杀手”。由于认识不足和缺乏必要的防治措施，容易导致严重后果。

深静脉血栓形成：系血液在深静脉内不正常地凝结，属静脉回流障碍性疾病；常见于下肢骨科大手术后，是肺栓塞的栓子主要来源。根据下肢深静脉血栓栓塞的部位可分为小腿和近端深静脉血栓，位于腘静脉内或以上部位的血栓称为近端深静脉血栓。

肺血栓栓塞症：系指来自静脉系统或右心的血栓阻塞肺动脉或其分支所致的疾病，通常所称肺栓塞指肺血栓栓塞症。

静脉血栓栓塞症：深静脉血栓和肺血栓栓塞症为静脉血栓栓塞症的两种类型，二者总称为静脉血栓栓塞症，是同一疾病病程的两个不同阶段。

血栓疾病分为动脉粥样硬化基础上形成的动脉血栓栓塞、心房纤颤合并附壁血栓的栓塞并发症以及静脉血栓栓塞症导致的器官组织缺血和（或）坏死。在美国，仅静脉血栓栓塞性疾病就是排在第三位的常见血管疾病，发病率仅次于冠心病和高血压，年新发病例约为20万人，其发病率相当于脑卒中。在西方国家，深静脉血栓和肺栓塞的年发病率分别约为1‰和0.5‰。在中国，静脉血栓栓塞症同样也是常见病、多发病，而且其发病率呈迅速上升趋势。

2011年《JCI国际医院评审标准》，第4版，QPS.3.1、3.2标准及美国《国家质量手册》，2012年4.2版均将“预防深静脉血栓”作为医院质量评审的重要内容之一。

卫生部办公厅在卫办医政函〔2012〕376号，关于印发《第三批单病种质量控制指标》的通知中，将“围手术期预防深静脉血栓”作为临床质量控制指标实施监控项目之一。

卫生部在卫医管发〔2010〕33号，《三级综合医院评审标准（2011版）》和《二级综合医院评审标准（2012版）》中，已将“特定（单）病种质量管理及其监控指标”的相关内容，纳入医院评审标准的相关章节和第七章质量指标之中。

围手术期预防深静脉血栓（DVT）质量控制指标解释与分析、计算公式、信息分析流程，分述如下。

## 第二节　质量控制指标

### 围手术期预防深静脉血栓质量控制指标

DVT-1有冠心病史患者术前使用β-受体阻滞剂（无禁忌证）。

DVT-2有糖尿病史患者术前、术后控制血糖。

DVT-3实施预防深静脉血栓措施（无禁忌证）。★

3.1术前有预防深静脉栓塞与肺栓塞的风险评估。

3.2在手术前24小时或手术后施行预防深静脉栓塞。

3.3为手术住院患者提供预防深静脉血栓DVT的健康教育。

DVT-4术后24小时内拔除留置导尿管（无留置指征）。

DVT-5住院天数与费用、疗效。

DVT-6患者对服务质量的评价。

**引自：**

1.卫生部卫办医政函〔2012〕376号《第三批单病种质量控制指标》。

2.卫生部卫医管发〔2011〕33号《三级综合医院评审标准（2011版）》。

3.卫生部卫医管发〔2012〕2号《二级综合医院评审标准（2012版）》。

“★”为核心（问责）质量监控指标(试行)项目，是从原卫生部发布指标中分出，单独设列的项目。

# 第三节　质量控制指标适用数据元素

## 一、适用ICD-9-CM-3编码与手术名称

引自《国际疾病分类：手术与操作ICD-9-CM-9》2011版人民军医出版社。

| ICD-9-CM-3 | 手术名称 |
|---|---|
| 35.20 | 心脏瓣膜切开和其他置换术 |
| 35.21 | 主动脉瓣切开和其他置换术伴有组织移植物 |
| 35.22 | 主动脉瓣切开和其他置换术 |
| 35.23 | 二尖瓣切开和其他置换术伴有组织移植物 |
| 35.24 | 二尖瓣切开和其他置换术 |
| 35.25 | 肺动瓣切开和其他置换术伴有组织移植物 |
| 35.26 | 肺动脉瓣切开和其他置换术 |
| 35.27 | 三尖瓣切开和其他置换术伴有组织移植物 |
| 35.28 | 三尖瓣切开和其他置换术 |
| 81.00 | 脊柱融合术NOS |
| 81.04 | 前柱背和背腰融合，前路法 |
| 81.05 | 背和背腰（脊柱）融合，后路法 |
| 81.06 | 前柱腰和腰骶部融合，前路法 |
| 81.07 | 后柱腰和腰骶部融合，后路法 |
| 81.08 | 前柱腰和腰骶部融合，后路法 |
| 81.30 | 脊柱再融合术NOS |
| 81.34 | 前柱背和背腰椎再融合，前路法 |
| 81.35 | 背和背腰椎再融合，后路法 |
| 81.36 | 腰和腰骶部脊椎再融合，前柱，前路法 |
| 81.37 | 腰和腰骶部脊椎再融合，后柱，后路法 |
| 81.38 | 腰和腰骶部脊椎再融合，前柱，后路法 |
| 81.39 | 脊柱再融合术NEC |
| 81.51 | 全部髋关节置换（已列入第五章） |
| 81.52 | 髋关节部分置换 |
| 81.53 | 髋关节置换修正术NOS（已列入第五章） |
| 81.54 | 全部膝关节置换（已列入第五章） |
| 81.55 | 膝关节置换修正术NOS（已列入第五章） |

## 二、与脊柱融合术对应的适用病种名称与ICD-10编码

（1）ICD-10六位数扩展码、脊柱退变性侧凸名称（65岁以上）

| ICD-10编码 | 病种名称 |
|---|---|
| M41.200 | 特发性脊柱侧弯，其他的 |
| M41.800 | 脊柱侧弯，其他形式的 |
| M41.900 | 脊柱侧弯 |
| M41.901 | 脊柱后侧凸 |
| M46.802 | 退行性脊柱炎 |

（2）ICD-10四位数亚目、脊柱（颈、胸、腰椎）骨折伴截瘫名称

| ICD-10编码 | 病种名称 |
|---|---|
| S12.0 | 第一颈椎骨折 |
| S12.1 | 第二颈椎骨折 |
| S12.2 | 其他特指颈椎的骨折 |
| S12.7 | 颈椎多处骨折 |
| S12.8 | 颈部其他部位的骨折 |
| S12.9 | 颈部部位未特指的骨折 |
| S13.0 | 颈椎间盘创伤性破裂 |
| S13.1 | 颈椎脱位 |
| S13.2 | 颈部其他和未特指部位的脱位 |
| S13.3 | 颈部多发性脱位 |
| S14.0 | 颈部脊髓震荡和水肿 |
| S14.1 | 颈部脊髓其他和未特指的损伤 |
| S22.0 | 胸椎骨折 |
| S22.1 | 胸椎多处骨折 |
| S24.0 | 胸部脊髓震荡和水肿 |
| S24.1 | 胸部脊髓其他和未特指的损伤 |
| S32.0 | 腰椎骨折 |
| S32.7 | 腰椎和骨盆多处骨折 |
| S32.8 | 腰椎和骨盆其他和未特指部位的骨折 |
| S34.0 | 腰部脊髓震荡和水肿 |
| S34.1 | 腰部脊髓其他损伤 |
| S34.8 | 在腹、下背和骨盆水平的其他和未特指神经的损伤 |

## 三、监测指标适用基本数据元素

| 基本数据元素 | 收集路径 |
|---|---|
| 医院代码 | |
| 医院报告病种代码 | |
| 入院日期-年、月、日 | 所有病历记录 |
| 到达急诊科-年、月、日、时、分 | 急诊入院病历记录 |
| 院内转入科日期-年、月、日、时、分 | 院内转入科病历记录 |
| 转外院日期-年、月、日、时、分 | 转外院病历记录 |
| 患者出生日期-年、月、日 | 所有病历记录 |
| 出院日期-年、月、日 | 所有病历记录 |
| 第一手术与操作ICD-9-CM-3代码 | 所有病历记录 |
| 适用的手术与操作名称 | 所有病历记录 |
| 麻醉开始日期-年、月、日 | 所有病历记录 |
| 麻醉开始时间-时、分 | 所有病历记录 |
| 麻醉终止日期-年、月、日 | 所有病历记录 |
| 麻醉终止时间-时、分 | 所有病历记录 |
| 麻醉复苏室转入日期-年、月、日 | 所有病历记录 |
| 麻醉复苏室转入时间-时、分 | 所有病历记录 |
| 麻醉复苏室转出日期-年、月、日 | 所有病历记录 |
| 麻醉复苏室转出时间-时、分 | 所有病历记录 |
| ○ 0101吸入麻醉 | |
| ○ 0102静脉麻醉 | |
| ○ 0103静脉复合麻醉 | |
| ○ 0104基础麻醉 | |
| ○ 0201椎管内麻醉 | |
| ○ 0202神经及神经丛阻滞 | |
| ○ 0301表面麻醉 | |
| ○ 0302局部浸润麻醉 | |
| ○ 0303局部阻滞麻醉 | |
| ○ 0304静脉局部麻醉 | |
| ○ 0501不同药物的复合：普鲁卡因静脉复合全麻，神经安定镇痛麻醉等 | |
| ○ 0502不同方法的复合：静脉复合全麻，针药复合麻醉，全身-硬膜外复合麻醉，脊髓-硬膜外复合麻醉 | |

第十二章

续表

| 基本数据元素 | 收集路径 |
|---|---|
| ○ 0503特殊方法的复合：全麻复合全身降温（低温麻醉），控制性降压等 | |
| 患者性别 | 所有病历记录 |
| 费用支付方式 | 所有病历记录 |
| 收入院途径 | 所有病历记录 |
| 到院交通工具 | 所有病历记录 |
| 患者住院号码 | 所有病历记录 |
| 患者住地邮政编码 | 所有病历记录 |

## 四、监测指标适用主要数据元素

| 主要数据元素 | 适用监测指标名称 |
|---|---|
| 麻醉起始日期：年、月、日 | DVT-1、DVT-2、DVT-4 |
| 麻醉起始时间：时、分 | DVT-1、DVT-2、DVT-4 |
| 麻醉终止日期：年、月、日 | DVT-1、DVT-2、DVT-4 |
| 麻醉终止时间：时、分 | DVT-1、DVT-2、DVT-4 |
| **麻醉方式的选择** | DVT-1、DVT-2、DVT-4 |
| ○ 0101吸入麻醉 | DVT-1、DVT-2、DVT-4 |
| ○ 0102静脉麻醉 | DVT-1、DVT-2、DVT-4 |
| ○ 0103静脉复合麻醉 | DVT-1、DVT-2、DVT-4 |
| ○ 0104基础麻醉 | DVT-1、DVT-2、DVT-4 |
| ○ 0201椎管内麻醉 | DVT-1、DVT-2、DVT-4 |
| ○ 0202神经及神经丛阻滞麻醉 | DVT-1、DVT-2、DVT-4 |
| ○ 0301表面麻醉 | DVT-1、DVT-2、DVT-4 |
| ○ 0302局部浸润麻醉 | DVT-1、DVT-2、DVT-4 |
| ○ 0303局部阻滞麻醉 | DVT-1、DVT-2、DVT-4 |
| ○ 0304静脉局部麻醉 | DVT-1、DVT-2、DVT-4 |
| ○ 0501不同药物的复合：普鲁卡因静脉复合全麻，神经安定镇痛麻醉等 | DVT-1、DVT-2、DVT-4 |
| ○ 0502不同方法的复合：静脉复合全麻，针药复合麻醉，全身-硬膜外复合麻醉，脊髓-硬膜外复合麻醉 | DVT-1、DVT-2、DVT-4 |
| ○ 0503特殊方法的复合：全麻复合全身降温（低温麻醉），控制性降压等 | DVT-1、DVT-2、DVT-4 |
| **术前有冠心病史** | DVT-1 |
| **β-受体阻滞剂治疗的禁忌证** | DVT-1 |

续表

| 主要数据元素 | 适用监测指标名称 |
|---|---|
| ○A.心率＜60次/分钟 | DVT-1 |
| ○B.动脉收缩压＜100mmHg； | DVT-1 |
| ○C.中重度左心衰竭（≥Killip Ⅲ级） | DVT-1 |
| ○D.二度、三度房室传导阻滞或PR间期＞0.24秒 | DVT-1 |
| ○E.严重慢性阻塞性肺部疾病或哮喘 | DVT-1 |
| ○F.末梢循环灌注不良 | DVT-1 |
| ○G.其他（注明名称） | DVT-1 |
| **β-受体阻滞剂治疗的相对禁忌证** | DVT-1 |
| ○A.哮喘病史 | DVT-1 |
| ○B.周围血管疾病 | DVT-1 |
| ○C.胰岛素依赖性糖尿病 | DVT-1 |
| 3.入院后使用首剂β-受体阻滞剂医嘱执行的时间 | DVT-1 |
| 4.β-受体阻滞剂常用药物的选择 | DVT-1 |
| ○A.倍他乐克 | DVT-1 |
| ○B.倍他乐克缓释片 | DVT-1 |
| ○C.比索洛尔（康忻、博苏） | DVT-1 |
| **术前有糖尿病史** | DVT-2 |
| **血糖检测值** | DVT-2 |
| （1）手术日早6点血糖检测值 | DVT-2 |
| （2）手术后第1天早6点血糖检测值 | DVT-2 |
| （3）手术后第2天早6点血糖检测值 | DVT-2 |
| **采用胰岛素强化治疗**（血糖高于200mg/dl） | DVT-2 |
| **深静脉血栓（DVT）Wells评分____值** | DVT-3.1 |
| ○A.肿瘤活动期，+1分 | DVT-3.1 |
| ○B.近期卧床＞3天 或 4周内行大手术 +1分 | DVT-3.1 |
| ○C.与对侧相比，小腿肿胀＞3cm +1分 | DVT-3.1 |
| ○D.同侧浅表静脉显露（非静脉曲张）+1分 | DVT-3.1 |
| ○E.整个下肢肿胀 +1分 | DVT-3.1 |
| ○F.沿深静脉走行局限性压痛 +1分 | DVT-3.1 |
| ○G.可凹性水肿，有症状侧下肢更重 +1分 | DVT-3.1 |
| ○H.偏瘫、轻瘫、近期行下肢石膏固定术 +1分 | DVT-3.1 |
| ○I.除DV外的其他病因诊断为可能或很可能 -2分 | DVT-3.1 |
| **肺栓塞（PE）Wells评分____值** | DVT-3.1 |

第十二章

续表

| 主要数据元素 | 适用监测指标名称 |
|---|---|
| ○A.既往PE或DVT病史 | DVT-3.1 |
| ○B.心率＞100次/分 | DVT-3.1 |
| ○C.近期外科手术或制动 | DVT-3.1 |
| ○D.DVT的临床表现 | DVT-3.1 |
| ○E.诊断为其他疾病的可能性小于PE | DVT-3.1 |
| ○F.咯血 | DVT-3.1 |
| ○G.针对肿瘤的治疗 | DVT-3.1 |
| **基本预防措施** | DVT-3.2 |
| ○A.术后抬高患肢时，勿在腘窝或小腿下单独垫枕，以免影响小腿深静脉回流 | DVT-3.2 |
| ○B.鼓励患者尽早开始经常的足、趾的主动活动，多做深呼吸及咳嗽动作 | DVT-3.2 |
| ○C.尽可能早期离床活动，下肢可穿逐级加压弹力袜 | DVT-3.2 |
| **预防深静脉栓塞禁忌证** | DVT-3.2 |
| ○A.被证实的活动性大出血或致命性出血 | DVT-3.2 |
| ○B.临床可疑，但无法证实的出血引起血红蛋白明显变化或需要输血 | DVT-3.2 |
| ○C.出血性疾病的病例 | DVT-3.2 |
| ○D.实验室血液系统检查有异常的病例 | DVT-3.2 |
| ○E.临床医师认定的其他药物预防禁忌证（病历有记录明示） | DVT-3.2 |
| ○F.医师记录有不需要做药物预防DVT治疗的理由 | DVT-3.2 |
| **预防深静脉栓塞形成医嘱执行时间** | DVT-3.2 |
| **预防性地给予药物治疗的选择** | DVT-3.2 |
| ○A.华法林 | DVT-3.2 |
| ○B.普通肝素 | DVT-3.2 |
| ○C.低分子肝素 | DVT-3.2 |
| ○D.达比加群酯 | DVT-3.2 |
| ○E.利伐沙班 | DVT-3.2 |
| ○F.阿哌沙班 | DVT-3.2 |
| ○G.其他（请注明） | DVT-3.2 |
| **机械预防禁忌证** | DVT-3.2 |
| ○A.双下肢创伤、皮肤/肌肉/骨移植或肢体大手术 | DVT-3.2 |
| ○B.不能耐受机械预防方法者 | DVT-3.2 |
| ○C.临床医师认定的其他机械预防禁忌证（病历有记录明示） | DVT-3.2 |

续表

| 主要数据元素 | 适用监测指标名称 |
|---|---|
| **机械预防措施的选择** | DVT-3.2 |
| ○A.静脉足泵 | DVT-3.2 |
| ○B.间歇充气加压装置 | DVT-3.2 |
| ○C.压力梯度长袜 | DVT-3.2 |
| **在术前、术后、出院时为患者提供针对性健康教育服务** | DVT-3.3 |
| ○A.避免肢体受压或创伤 | DVT-3.3 |
| ○B.坐位时抬高肢体以促进静脉回流 | DVT-3.3 |
| ○C.禁止按摩或搔抓患处 | DVT-3.3 |
| ○D.逐渐增加活动量，感觉肢体疼痛时应立即停止活动 | DVT-3.3 |
| ○E.避免久站或坐位时交叉双腿 | DVT-3.3 |
| ○F.每天离床活动至少3次 | DVT-3.3 |
| ○G.白天避免长期卧床或不活动 | DVT-3.3 |
| ○H.长途汽车或飞机旅行时，中途活动肢体 | DVT-3.3 |
| ○I.注意观察血栓发生时的症状和体征，应及时与医生取得联系，及时就诊（包括呼吸急促、胸痛、呼吸困难、背痛、肢体的红肿痛等） | DVT-3.3 |
| ○J.在使用华法林等预防性抗凝药物治疗期间，应按医嘱正确的用药方法与监测检查，不得自行停药 | DVT-3.3 |
| ○K.定期到医院复查血管彩超 | DVT-3.3 |
| ○L.避免因不规范的用药和复诊而导致血栓加重或复发 | DVT-3.3 |
| **导尿管使用时间（小时）** | DVT-4 |
| （1）导尿管插入日期与时间 | DVT-4 |
| （2）导尿管拔除日期与时间 | DVT-4 |
| **术后48小时后继续导尿管留置原因** | DVT-4 |
| ○A.为抢救危重、休克患者，需继续准确记录尿量，测尿比重，以观察病情 | DVT-4 |
| ○B.为某些泌尿系统手术后的患者留置导尿管，便于持续引流和冲洗；并可减轻手术切口的张力，以利于愈合 | DVT-4 |
| ○C.为昏迷、截瘫等尿失禁者或会阴部有伤口者引流尿液，保持会阴部的清洁干燥 | DVT-4 |
| ○D.为尿失禁患者，需进行膀胱功能训练 | DVT-4 |
| ○E.其他原因：用文字（小于20个字符）说明 | DVT-4 |
| **留置导尿管所致相关泌尿系统感染** | DVT-4 |
| ○A.无-留置导尿管相关泌尿系统感染 | DVT-4 |

续表

| 主要数据元素 | 适用监测指标名称 |
|---|---|
| ○B.显性尿路感染：有尿路感染的症状、体征，尿培养阳性，细菌数≥105CFU/ml | DVT-4 |
| ○C.无症状菌尿症：无尿路感染症状、体征，尿培养阳性，细菌数≥105CFU/ml | DVT-4 |
| **手术切口甲级愈合** | DVT-5 |
| **手术切口乙级愈合** | DVT-5 |
| **手术切口丙级愈合** | DVT-5 |
| **深部感染** | DVT-5 |
| 入院时间：　　年　　月　　时 | DVT-5 |
| 出院时间：　　年　　月　　时 | DVT-5 |
| **住院天数（1～120天）** | DVT-5 |
| **离院方式** | DVT-5 |
| ○ A.转入外院继续康复治疗 | DVT-5 |
| ○ B.转入社区医院继续康复治疗 | DVT-5 |
| ○ C.转入康复机构治疗 | DVT-5 |
| ○ D.转入护理院 | DVT-5 |
| ○ E.回家休养 | DVT-5 |
| **住院费用**（元） | DVT-5 |
| （1）住院总费用 | DVT-5 |
| （2）药类费用 | DVT-5 |
| A.西药费 | DVT-5 |
| B.中药费 | DVT-5 |
| C.血液和血液制品类费用 | DVT-5 |
| （3）手术治疗费 | DVT-5 |
| （4）手术用一次性医用材料费 | DVT-5 |

## 五、主要参考资料

1.中华医学会骨科学分会.预防骨科大手术后深静脉血栓形成的专家建议(草案).中华骨科杂志，2007，27（10）：790-792.

2.《ICU病人深静脉血栓形成预防指南》2010.1.8中华医学会重症医学分会.

3.《三级综合医院评审标准（2011版）》，卫生部　卫医管发〔2010〕33号.

4.《三级综合医院评审标准（2011版）》实施细则，国家卫生部，卫办医管发〔2011〕148号.

5.《质量手册》4.3版，CMS，2013年.

6.《2013年度美国医院质量报告》，JCAHO，2013年.

7.张宗久.中国医院评审实务.北京：人民卫生出版社，2013.

8.王建安.JCI评审攻略.北京：光明日报出版社，2013.

9.《临床医疗认证（CCPC）标准》，JCAHO，2013年.

10.《JCI医院评审标准（医学中心）》V5.0，2014年4月1日起执行，2013年.

11.《2013针对特定疾病认证手册》，JCAHO，2013年.

12.美国医疗机构评审联合委员会国际部编，张俊主译.JCI医院评审-应审指南.北京：北京大学医学出版社，2013.

13.《联合委员会国家质量核心的技术规格手册》v2015A，jcaho，2014年.

14.《围手术期深静脉血栓/肺动脉血栓栓塞症的诊断、预防与治疗的专家共识》中国麻醉学指南与专家共识（2014版）.

# 第四节　质量控制指标之解释与计算公式

## 围手术期预防静脉血栓栓塞质量监控指标-1

**指标代码：**DVT-1。

**指标名称：**有冠心病史患者术前使用β-受体阻滞剂（无禁忌证）。

**标准类型：**过程质量。

**表达方式：**比率提高。

**设置理由：**β-受体阻滞剂通过减慢心率，降低体循环血压和减弱心肌收缩力来减少心肌耗氧量，对改善缺血区的氧供需失衡，缩小心肌梗死面积，降低急性期病死率有肯定的疗效。有冠心病史患者术前在无该药禁忌证的情况下应及早常规应用β-受体阻滞剂。

**信息采集：**追溯性调查住院病历之病程记录、医嘱单、治疗单、护理记录单中记录的术前后与应用β-受体阻滞剂（如，用药时间与该药禁忌证等）相关内容，主要采集四项信息：

1.β-受体阻滞剂治疗禁忌证的选择

○A.心率＜60次/分钟

○B.动脉收缩压＜100mmHg

○C.中重度左心衰竭（≥ Killip Ⅲ级）

○D.二度、三度房室传导阻滞或PR间期＞0.24秒

○E.严重慢性阻塞性肺部疾病或哮喘

○F.末梢循环灌注不良

○G.其他（注明名称）

2.β-受体阻滞剂治疗相对禁忌证的选择

○A.哮喘病史

○B.周围血管疾病

○C.胰岛素依赖性糖尿病

○D.其他（注明名称）

3.入院后使用首剂β-受体阻滞剂医嘱执行的时间

4.β-受体阻滞剂常用药物的选择

○A.倍他乐克

○B.倍他乐克缓释片

○C.比索洛尔（康忻、博苏）

**对象选择：**有冠心病史的住院手术患者。

**分子：**有冠心病史住院手术患者术前应用β-受体阻滞剂的病例数。

**分母：**有冠心病史住院手术患者的病例数。

**除外病例：**

1.有β-受体阻滞剂禁忌证的病例。

2.住院24小时内出院的病例。

3.住院24小时内死亡的病例。

4.体内装有心脏起搏除颤装置的病例。

5.住院期曾参与不能使用β-受体阻滞剂的药物临床试验的病例。

6.住院时间超过120天的病例。

7.心脏移植术后的病例。

8.在病历中有医师记录不宜使用的其他原因。

## 围手术期预防静脉血栓栓塞质量监控指标-2

**指标代码：**DVT-2。

**指标名称：**有糖尿病史患者术前、术后控制血糖。

**标准类型：**过程质量。

**表达方式：**比率提高。

**设置理由：**高血糖已经成为增加手术后并发症发病率和死亡率的多种危险因素之一，为多个医疗和手术条件。Zerr等（2001年），表明通过在术后控制平均低于200mg/dl的血液葡萄糖水平，糖尿病患者在接受心脏手术的深部伤口感染的发生率将减少。莱瑟姆等（2001年），发现在术后即刻阶段的高血糖增加感染的风险，并且糖尿病和非糖尿病患者高血糖水平越高，感染的可能性越高。

高血糖是一个危险因素，一旦发现并采用胰岛素强化治疗，可以减少心脏手术患者的不良后果。不仅降低了整体的住院死亡率，也可降低血流感染，急性肾衰竭，红细胞输血，呼吸机支持和入住重症监护室的概率。

**信息采集**：追溯性调查住院病历之病程记录、医嘱单、治疗单、护理记录单中记录的糖尿病史与术前后血糖检测值等相关内容，主要采集三项信息：

1.术前有糖尿病史

2.血糖检测值

（1）手术日早6点血糖检测值；

（2）手术后第1天早6点血糖检测值；

（3）手术后第2天早6点血糖检测值。

3.采用胰岛素强化治疗（血糖高于200mg/dl）

**对象选择**：第三节所列适用的手术名称与ICD-9-CM-3编码的病例。

**分子**：有糖尿病史住院手术患者术前、术后血糖检测值高于200mg/dl的例数。

**分母**：同期所选范围内住院手术的例数。

**分子**：采用胰岛素强化治疗的例数。

**分母**：同期术前、术后血糖检测值高于200mg/dl的例数。

**除外病例**：无。

## 围手术期预防静脉血栓栓塞质量监控指标-3.1

**指标代码**：DVT-3.1。

**指标名称**：术前有预防深静脉栓塞与肺栓塞的风险评估。

**标准类型**：过程质量。

**表达方式**：比率提高。

**设置理由**：静脉血栓栓塞性疾病（VTE）包括下肢深静脉血栓（DVT）和肺栓塞（PE）。根据美国的资料，每年发生的VTE约60万例，因漏诊没有得到治疗的患者中，26%将发生致命性血栓事件，还有26%的患者再次发生非致命性血栓事件而最终致死。存在于膝以上的血栓易合并PE，小腿部的血栓发生PE的风险较低，但有可能发生血栓后综合征。因此，应重视早期诊断，做好预防工作非常重要。

对有高危因素及大型手术患者应有预防深静脉栓塞医疗与护理方面必要的风险评估。

**信息采集**：追溯性调查住院病历之病程记录、医嘱单、治疗单、护理记录单中记录风险评估的相关内容，主要采集两项信息：

1.风险评估的重点对象

○A.60岁以上、有心脑血疾病史、有血栓病史、手术时间3小时以上

○B.心脏外科、脑外科、骨关节置换、盆腔等大型手术

○C.临床医师认为有预防深静脉栓塞必要的病例

2.临床危险分层评估常用方法的选择

（1）深静脉血栓（DVT）Wells临床评分的临床特征与分值

○A.肿瘤活动期　+1分

○B.近期卧床＞3天 或 4周内行大手术 +1分

○C.与对侧相比，小腿肿胀＞3cm +1分

○D.同侧浅表静脉显露（非静脉曲张） +1分

○E.整个下肢肿胀 +1分

○F.沿深静脉走行局限性压痛 +1分

○G.可凹性水肿，有症状侧下肢更重 +1分

○H.偏瘫、轻瘫、近期行下肢石膏固定术 +1分

○I.除DV外的其他病因诊断为可能或很可能 －2分

临床可能性：低度≤0分；中度，1～2分；高度，≥3分。若双侧下肢均有症状，以症状严重的一侧为准。

（2）肺栓塞（PE）Wells临床评分的临床特征与分值

○A.既往PE或DVT病史 +1.5分

○B.心率＞100次/分 + 1.5分

○C.近期外科手术或制动 +1分

○D.DVT的临床表现 +1分

○E.诊断为其他疾病的可能性小于PE +1分

○F.咯血 +1分

○G.肿瘤 +1分

临床可能性：低度，0～1分；中度，2～6分；高度，≥7分。

3.麻醉时间＞1小时

麻醉时间＝麻醉终止时间－麻醉起始时间

**对象选择：**第三节所列适用的手术名称与ICD-9-CM-3编码的病例。

**分子：**术前深静脉血栓（DVT）Wells评分属中度、高度的例数。

**分母：**同期所选范围内住院手术的例数（麻醉时间＞1小时）。

**分子：**术前肺栓塞（PE）Wells评分属中度、高度的例数。

**分母：**同期所选范围内住院手术的例数（麻醉时间＞1小时）。

**除外病例：**无。

## 围手术期预防静脉血栓栓塞质量监控指标-3.2

**指标代码：**DVT-3.2。

**指标名称：**在手术前24小时或手术后施行预防深静脉栓塞。

**标准类型：**过程质量。

**表达方式：**比率提高。

**设置理由：**目前，临床上尚不能完全根据 DVT的临床、遗传、生化、免疫等预测特征确定高危病例，同样也不能仅根据个体危险因素对患者进行分层次预防，因此现阶段应对所有下肢大型骨科手术患者进行积极预防。

**信息采集：**追溯性调查住院病历之病程记录、医嘱单、治疗单、麻醉单、麻醉复苏等相关记录，主要采集预防深静脉栓塞形成医嘱内容与执行时间的五项信息：

1.基本预防措施

○A.术后抬高患肢时，勿在腘窝或小腿下单独垫枕，以免影响小腿深静脉回流

○B.鼓励患者尽早开始经常的足、趾的主动活动，多做深呼吸及咳嗽动作

○C.尽可能早期离床活动，下肢可穿逐级加压弹力袜

2.机械预防

（1）机械预防禁忌证

○A.双下肢创伤、皮肤/肌肉/骨移植或肢体大手术

○B.不能耐受机械预防方法者

○C.临床医师认定的其他机械预防禁忌证（病历有记录明示）

（2）常用机械预防措施

○A.压力梯度长袜（graduatedcompression stockings，GCS）

○B.间歇充气加压装置（intermittent pneumatic compression，IPC）

○C.静脉足泵（venous foot pump，VFP）

（3）机械预防DVT治疗医嘱执行日期、时间。

3.药物预防

（1）药物预防禁忌证

○A.被证实的活动性大出血或致命性出血

○B.临床可疑，但无法证实的出血引起血红蛋白明显变化或需要输血

○C.出血性疾病的病例

○D.实验室血液系统检查有异常的病例

○E.临床医师认定的其他药物预防禁忌证（病历有记录明示）

○F.医师记录有不需要做药物预防DVT治疗的理由

（2）常用预防药物的选择

○A.华法林

○B.普通肝素

○C.低分子肝素

○D.达比加群酯

○E.利伐沙班

○F.阿哌沙班

○G.其他新型抗凝剂

（3）药物预防DVT治疗医嘱执行日期、时间。

**分子：**有预防性地给予药物预防措施医嘱执行时间的例数。

**分母：**同期所选范围内住院手术的例数（麻醉时间＞1小时）。

**分子：**有基本与机械预防措施医嘱执行时间的例数。

**分母：** 同期所选范围内住院手术的例数（麻醉时间>1小时）。

**除外病例：** 有出血性疾病或实验室血液系统检查有异常等其他禁忌证的病例。

## 围手术期预防静脉血栓栓塞质量监控指标-3.3

**指标代码：** DVT-3.3。

**指标名称：** 为手术住院患者提供预防深静脉血栓DVT的健康教育。

**对象选择：** 所选范围内手术的患者。

**设置理由：** 在手术前与手术后为患者提供预防深静脉血栓DVT的健康教育，是日常诊疗活动重要组成部分，促进早期康复，减少并发症。

**指标类型：** 过程质量。

**表达方式：** 比率提高。

**信息采集：** 追溯性调查住院病历记录之病程记录、医嘱单、治疗单、护理记录、出院小结等中有关预防深静脉血栓DVT健康教育的记录内容，根据病情需要，主要采集在术前、术后、出院时为患者提供针对性健康教育服务的信息，但不限于此：

○A.避免肢体受压或创伤

○B.坐位时抬高肢体以促进静脉回流

○C.禁止按摩或搔抓患处

○D.逐渐增加活动量，感觉肢体疼痛时应立即停止活动

○E.避免久站或坐位时交叉双腿

○F.每天离床活动至少3次

○G.白天避免长期卧床或不活动

○H.长途汽车或飞机旅行时，中途活动肢体

○I.注意观察血栓发生时的症状和体征，应及时与医生取得联系，及时就诊（包括呼吸急促、胸痛、呼吸困难、背痛、肢体的红肿痛等）

○J.在使用华法林等预防性抗凝药物治疗期间，应按医嘱正确的用药方法与监测检查，不得自行停药

○K.定期到医院复查血管彩超

○L.避免因不规范的用药和复诊而导致血栓加重或复发

**分子：** 在术前、术后、出院时接受预防深静脉血栓DVT健康教育的例数。

**分母：** 同期所选范围内住院手术的例数（麻醉时间>1小时）。

**除外病例：** 无。

## 围手术期预防静脉血栓栓塞质量监控指标-4

**指标代码：** DVT-4。

**指标名称：** 术后24～48小时拔除留置导尿管（无留置指征）。

**标准类型**：过程质量。

**表达方式**：比率提高。

**设置理由**：对无留置导尿管指征的患者，应在术后24～48小时拔除留置导尿管，降低留置导尿管所致的泌尿系统感染的发生率。

**信息采集**：追溯性调查住院病历记录之病程记录、医嘱单、治疗单、护理记录中留置导尿管使用情况，主要采集三项信息：

1.导尿管使用时间（小时）

（1）导尿管插入日期与时间

（2）导尿管拔除日期与时间

2.术后48小时后继续导尿管留置原因

○A.为抢救危重、休克患者，需继续准确记录尿量，测尿比重，以观察病情

○B.为某些泌尿系统手术后的患者留置导尿管，便于持续引流和冲洗；并可减轻手术切口的张力，以利于愈合

○C.为昏迷、截瘫等尿失禁者或会阴部有伤口者引流尿液，保持会阴部的清洁干燥

○D.为尿失禁患者，需进行膀胱功能训练

○E.其他原因：用文字（小于20个字符）说明

3.留置导尿管所致相关泌尿系统感染

○A.无-留置导尿管相关泌尿系统感染

○B.显性尿路感染：有尿路感染的症状、体征，尿培养阳性，细菌数≥105CFU/ml

○C.无症状菌尿症：无尿路感染症状、体征，尿培养阳性，细菌数≥105CFU/ml

**对象选择**：第三节所列适用手术名称与ICD-9-CM-3编码的病例。

**分子**：术后留置导尿管的例数。

**分母**：同期所选范围内住院手术的例数。

**分子**：术后48小时后继续留置导尿管的例数。

**分母**：同期所选范围内住院手术的例数。

**分子**：留置导尿管所致的泌尿系统感染发生的病例数。

**分母**：同期术后留置导尿管的例数。

**除外病例**：无。

## 围手术期预防静脉血栓栓塞质量监控指标-5

**指标代码**：DVT-5。

**指标名称**：住院天数与费用、疗效。

**设置理由**：患者负担与转归。

**对象选择**：所选范围内手术的病例。

**指标类型**：结果质量（数据）。

**表达方式**：缩短与降低，医院之间横向比较。

**信息采集**：追溯性调查住院病历中病历首页、病程记录、出院小结、费用记录等相关信息。

项目与结果数据：

1.住院天数：1～120天。

2.离院方式

○ A.转入外院继续康复治疗

○ B.转入社区医院继续康复治疗

○ C.转入康复机构治疗

○ D.转入护理院

○ E.回家休养

○ F.其他

3.手术切口愈合

○A.甲级愈合

○B.乙级愈合

○C.丙级愈合

○D.深部感染

4.住院费用（元）

（1）住院总费用：总费用指患者住院期间发生的与诊疗有关的所有费用之和。

（2）药类费用：

A.西药费：包括有机化学药品、无机化学药品和生物制品费用（含抗菌药物）

B.中药费：包括中成药费、中草药费

C.血液和血液制品类费用：包括血费，白蛋白类、球蛋白类、凝血因子类、细胞因子类制品费

（3）手术治疗费：包括麻醉费及各种介入、孕产、手术治疗等费用。

（4）手术用一次性医用材料费：患者住院期间进行手术、介入操作时所使用的一次性医用材料费用。

**分子**：诊疗结果死亡的例数。

**分母**：同期所选范围内住院手术的例数。

**除外病例**：无。

**评价数据计算值**：通过统计本院本年度全部所选范围内住院手术的患者住院日及住院费用（元）分析，获得以下信息：

1.住院日：“平均值”与“中位数、20百分位数、80百分位数”。

2.住院费用（元）：“平均值”与“中位数、20百分位数、80百分位数”。

**附件：**

**离院方式：** 指患者本次住院出院的方式，主要包括：

1.医嘱离院：指患者本次治疗结束后，按照医嘱要求出院，回到住地进一步康复等情况。

2.医嘱转院：指医疗机构根据诊疗需要，将患者转往相应医疗机构进一步诊治，用于统计"双向转诊"开展情况。如果接收患者的医疗机构明确，需要填写转入医疗机构的名称。

3.医嘱转社区卫生服务机构/乡镇卫生院：指医疗机构根据患者诊疗情况，将患者转往相应社区卫生服务机构进一步诊疗、康复，用于统计"双向转诊"开展情况。如果接收患者的社区卫生服务机构明确，需要填写社区卫生服务机构/乡镇卫生院名称。

4.非医嘱离院：指患者未按照医嘱要求而自动离院，如：患者疾病需要住院治疗，但患者出于个人原因要求出院，此种出院并非由医务人员根据患者病情决定，属于非医嘱离院。

5.死亡：指患者在住院期间死亡。

6.其他：指除上述5种出院去向之外的其他情况。

引自：《卫生部关于修订住院病案首页的通知》卫医政发〔2011〕84号 附件2.住院病案首页部分项目填写说明。

## 围手术期预防静脉血栓栓塞-6

**指标代码：** DVT-6。

**指标名称：** 患者对服务满意程度评价（试用）。

**标准类型：** 过程质量。

**表达方式：** 比率提高。

**设置理由：** 通过对患方满意度的调查，可以了解整体医疗过程，有利于提高服务水平，调整服务方式，让患者得到更满意的服务。

**信息采集：** 请出院患者在办理完出院手续之后，填写服务满意程度调查表，或由专人在出院后一周内进行电话随访。可以从以下几个方面了解：

**特定（单）病种患者感受评价用表**

1. 入病房时护士是否以口头或书面形式主动介绍住院环境、注意事项；
□5很满意□4满意□3一般□2不满意□1很不满意
2. 医生诊断后是否主动告知治疗方案、预期结果及预计费用；
□5很满意□4满意□3一般□2不满意□1很不满意
3. 对病房与床单的清洁舒适程度的评价；
□5很满意□4满意□3一般□2不满意□1很不满意
4. 对病房的生活方便程度的总体印象；
□5很满意□4满意□3一般□2不满意□1很不满意
5. 经过本次治疗后对病痛减轻与生活质量改善程度的评价；
□5很满意□4满意□3一般□2不满意□1很不满意
6. 对此次住院医护人员提供服务的总体评价；
□5很满意□4满意□3一般□2不满意□1很不满意
7. 对医生、护士提供本次所患疾病相关的防治与康复知识教育的评价。
□5很满意□4满意□3一般□2不满意□1很不满意

## 附件：围手术期预防DVT质量管理自我评价简表

病案号：______入院日期：_____出院日期：_____手术日期_______

| 质量指标 | | 评价要素 | |
|---|---|---|---|
| 适用手术选择 | □ 心脏膜置换术35.20～28<br>□ 脊柱融合术81.00～81.39<br>□ 髋关节部分置换81.52<br>□ 全髋关节置换术81.51、53（已列入第五章）<br>□ 全膝关节置换术81.54（已列入第五章） | | |
| 1 | **有冠心病史患者术前使用β-受体阻滞剂（无禁忌证）** | 冠心病史：□有，□无 | |
| | | β-受体阻滞剂治疗的禁忌证：□有，□无 | |
| | | β-受体阻滞剂治疗的相对禁忌证：□有，□无 | |
| | | □住院24小时之内使用β-受体阻滞剂 | □住院24小时之后使用β-受体阻滞剂 |
| 2 | **有糖尿病史患者术前、术后控制血糖（手术后第1和第2天早6点血糖不高于200mg/dl）** | 糖尿病史：□有，□无 | |
| | | □手术日早6点血糖≥200mg/dl | □手术日早6点血糖≤200 mg/dl |
| | | □手术后第1天早6点术后血糖≥200mg/dl | □手术后第1天早6点术后血糖≤200mg/dl |
| | | □手术后第2天早6点术后血糖≥200mg/dl | □手术后第2天早6点术后血糖≤200mg/dl |

续表

| | 质量指标 | 评价要素 | | | |
|---|---|---|---|---|---|
| 3 | 深静脉血栓（DVT）Wells评分　值 | | □中度风险1～2分 | □高风险≥3分 | |
| | 肺栓塞（PE）Wells评分　值 | | □中度风险2～6分 | □高风险≥7分 | |
| | 基本预防措施 | □术后抬高患肢 | □尽早足、趾的主动活动 | □离床活动，穿弹力袜 | |
| | 机械预防措施 | □压力梯度长袜 | □间歇充气加压装置 | □静脉足泵 | |
| | 药物预防措施 | □普通肝素 | □低分子质量肝素 | □维生素K拮抗剂 | □其他 |
| | | □达比加群酯 | □利伐沙班 | □阿哌沙班 | |
| | 应用时机 | □术前12小时 | □术后8小时内使用 | □术后12小时内使用 | □术后24小时内使用 |
| | | □术后2天内使用 | □术后3天内使用 | □术后5天内使用 | □术后未使用 |
| | 手术后并发症 | □深静脉栓塞 | □肺栓塞 | □感染 | □生理和代谢紊乱 |
| | | □其他：文字说明 | □无并发症 | | |
| | 影响程度 | 按时出院 | 延迟出院 | □转科转院 | □死亡 |
| 4 | 拔除留置导尿管 | □术后第1天拔除导尿管 | | □术后第2天拔除导尿管 | |
| | 继续留置导尿管 | □抢救危重观察 | □泌尿系统手术后 | □昏迷、截瘫 | □尿失禁功能训练 |
| | 所致相关泌尿感染 | □无相关泌尿系统感染 | □显性尿路感染 | □无症状菌尿症 | |
| 5 | 切口愈合 | □Ⅰ甲 □Ⅰ乙 | □Ⅱ甲 □Ⅱ乙 | 死亡□原因：<br>心脏□呼吸□神经□感染□出血 □其他□ | |
| | 出院及去向 | □住院21天内出院 | □住院21天之后出院 | | |
| | | □转入外院 □回家休养 □自动出院 | | | |
| | 住院总费用（元） | ________（元），其中：药品费用：________（元） | | | |

其他说明：

填表者/日期　　　　复审者/日期

自评结果：采用在认同的“□”内打“√”。

# 第十三章　重症监护病房预防深静脉血栓（试用）

## 第一节　概　述

重症监护病房（ICU）患者是深静脉血栓形成（DVT）的高发人群，在DVT的发生、预防和治疗等方面有着明显的特殊性。因病情、血栓预防方法和检查手段的不同，DVT在ICU患者中的发生率差异很大（5%～90%）。有研究显示脓毒症患者早期（6天）为DVT的高发期，尽管接受了抗凝药物预防，DVT的发生率仍可达5%左右；由于ICU患者的DVT很多是无症状的，故实际发生率可能更高。在ICU中即使进行预防，DVT仍有较高的发生率。

为进一步提高临床医生对ICU患者DVT的认识，并重视其预防，中华医学会重症医学分会2010年制定《ICU病人深静脉血栓形成预防指南》。

原卫生部第三批特定（单）病种质量控制指标，将“围手术期预防深静脉血栓”作为临床质量控制指标进行实施监控。

卫生部在卫医管发〔2010〕33号，《三级综合医院评审标准（2011版）》及实施细则第七章中，同样将“围手术期预防深静脉血栓”纳入医院评审标准中，是质量评审标准重要内容之一。

JCI《国际医院评审标准》，第4版，QPS.3.1、QPS.3.2标准及《国家质量手册》，2013年4.3版均将“预防深静脉血栓”作为医院质量评审的重要内容之一。

## 第二节　质量控制指标

**重症监护病房（ICU）预防深静脉血栓质量控制指标（试用）**

VTE-1重症监护病房患者危险因素与风险评估。★

VTE-2重症监护病房患者多普勒超声检查。

VTE-3重症监护病房预防静脉血栓。★

VTE-4静脉血栓栓塞症（VTE）患者抗凝重叠治疗。

（★）为核心指标/问责指标。

## 第三节　质量控制指标适用数据元素

### 一、患者入住或转入ICU时的主要诊断或手术名称

患者入住或转入ICU时，具有下列范围病种与手术的患者，是属具有发生DVT的高、中度风险的病例。

（一）发生DVT的高度风险：骨科、多发创伤和急性脊髓损伤患者。

（二）发生DVT的中度风险；普通外科、妇产科或泌尿外科手术及非手术长期卧床患者。

（三）除外患者的ICD-10编码四位亚目及病种名称

患者在入住或转入ICU时的主要诊断，已经具有“附表1、2、3、4”病种的患者，为本指标系统除外病例，不列入报送与统计的范围。

### 二、监测指标适用基本数据元素

| 基本数据元素 | 收集路径 |
|---|---|
| 出生日期-年、月、日 | 住院病历首页 |
| 入住ICU日期-年、月、日 | 住院病历首页 |
| 入住ICU时间-时、分 | 住院病历首页 |
| 转入ICU日期-年、月、日 | 住院病历首页 |
| 转入ICU时间-时、分 | 住院病历首页 |
| 转出ICU日期-年、月、日 | 住院病历首页 |
| 转出ICU时间-时、分 | 住院病历首页 |
| 手术日期-年、月、日 | 住院病历首页 |
| 手术时间-时、分 | 住院病历首页 |
| 麻醉开始日期-年、月、日 | 住院病历首页 |
| 麻醉开始时间-时、分 | 住院病历首页 |
| 麻醉终止日期-年、月、日 | 住院病历首页 |
| 麻醉终止时间-时、分 | 住院病历首页 |
| 麻醉复苏室转入日期-年、月、日 | 住院病历首页 |

续表

| 基本数据元素 | 收集路径 |
|---|---|
| 麻醉复苏室转入时间-时、分 | 住院病历首页 |
| 麻醉复苏室转出日期-年、月、日 | 住院病历首页 |
| 麻醉复苏室转出时间-时、分 | 住院病历首页 |
| 死亡日期-年、月、日 | 住院病历首页 |
| 死亡时间-时、分 | 住院病历首页 |
| **入住或转入ICU时** | 住院病历首页 |
| ICD-10主要诊断代码 | 住院病历首页 |
| ICD-10主要诊断名称 | 住院病历首页 |
| ICD-9-CM-3主要手术与操作代码 | 住院病历首页 |
| ICD-9-CM-3主要手术与操作名称 | 住院病历首页 |
| ICD-10次要诊断代码 | 住院病历首页 |
| ICD-10次要诊断名称 | 住院病历首页 |
| ICD-9-CM-3次要手术与操作代码 | 住院病历首页 |
| ICD-9-CM-3次要手术与操作名称 | 住院病历首页 |
| **转出或离开ICU时** | 住院病历首页 |
| ICD-10主要诊断代码 | 住院病历首页 |
| ICD-10主要诊断名称 | 住院病历首页 |
| ICD-10次要诊断代码 | 住院病历首页 |
| ICD-10次要诊断名称 | 住院病历首页 |

## 三、监测指标适用主要数据元素

| 主要数据元素 | 适用监测指标名称 |
|---|---|
| **高风险因素评估** | VTE-1 |
| ○A.高龄（≥70岁） | VTE-1 |
| ○B.既往DVT病史或DVT家族史 | VTE-1 |
| ○C.恶性肿瘤 | VTE-1 |
| ○D.严重创伤 | VTE-1 |
| ○E.脓毒症 | VTE-1 |
| ○F.急性生理和慢性健康评分-Ⅱ（APACHE-Ⅱ）＞12分 | VTE-1 |
| ○G.手术（尤其急诊手术）室转入 | VTE-1 |
| ○H.转入ICU前住院时间长 | VTE-1 |
| ○I.制动 | VTE-1 |
| ○J.机械通气 | VTE-1 |

续表

| 主要数据元素 | 适用监测指标名称 |
| --- | --- |
| ○K.留置中心静脉（尤其股静脉）导管 | VTE-1 |
| ○L.血液净化治疗 | VTE-1 |
| ○M.使用肌松和镇静药物 | VTE-1 |
| ○N.应用缩血管药物 | VTE-1 |
| ○O.输注血小板 | VTE-1 |
| ○P.血栓预防失败 | VTE-1 |
| ○Q.医师认为需评估的其他高风险ICU患者 | VTE-1 |
| **深静脉血栓（DVT）Wells临床评分的临床特征与分值** | VTE-1 |
| ○A.肿瘤活动期　+1分 | VTE-1 |
| ○B.近期卧床＞3天或4周内行大手术　+1分 | VTE-1 |
| ○C.与对侧相比，小腿肿胀 ＞3cm　+1分 | VTE-1 |
| ○D.同侧浅表静脉显露（非静脉曲张）　+1分 | VTE-1 |
| ○E.整个下肢肿胀　+1分 | VTE-1 |
| ○F.沿深静脉走行局限性压痛　+1分 | VTE-1 |
| ○G.可凹性水肿，有症状侧下肢更重　+1分 | VTE-1 |
| ○H.偏瘫、轻瘫、近期行下肢石膏固定术　+1分 | VTE-1 |
| ○I.除DV外的其他病因诊断为可能或很可能　－2分 | VTE-1 |
| **深静脉血栓（DVT）Wells评分值** | VTE-1 |
| 低度风险，0分 | VTE-1 |
| 中度风险，1～2分 | VTE-1 |
| 高度风险，≥3分 | VTE-1 |
| **肺栓塞（PE）Wells临床评分的临床特征与分值** | VTE-1 |
| ○A.既往PE或DVT病史　+1.5分 | VTE-1 |
| ○B.心率＞100次/分　+ 1.5分 | VTE-1 |
| ○C.近期外科手术或制动　+1分 | VTE-1 |
| ○D.DVT的临床表现　+1分 | VTE-1 |
| ○E.诊断为其他疾病的可能性小于PE　+1分 | VTE-1 |
| ○F.咯血　+1分 | VTE-1 |
| ○G.肿瘤　+1分 | VTE-1 |
| **肺栓塞（PE）Wells评分值** | VTE-1 |
| 低度风险，0～1分 | VTE-1 |
| 中度风险，2～6分 | VTE-1 |
| 高度风险，≥7分 | VTE-1 |

续表

| 主要数据元素 | 适用监测指标名称 |
|---|---|
| **实施多普勒超声检查的医嘱** | VTE-2 |
| 执行多普勒超声检查医嘱的时间 | VTE-2 |
| 多普勒超声检查阳性发现 | VTE-2 |
| **实施D　二聚体检测的医嘱** | VTE-2 |
| 执行D　二聚体检测医嘱的时间 | VTE-2 |
| 实施D　二聚体检测阳性（定性阴性；定量小于75μg/L） | VTE-2 |
| **基本预防措施** | VTE-3 |
| ○A.术后抬高患肢时，勿在腘窝或小腿下单独垫枕，以免影响小腿深静脉回流 | VTE-3 |
| ○B.鼓励患者尽早开始经常的足、趾的主动活动，多做深呼吸及咳嗽动作 | VTE-3 |
| ○C.尽可能早期离床活动，下肢可穿逐级加压弹力袜 | VTE-3 |
| **药物预防深静脉栓塞禁忌证** | VTE-3 |
| ○A.被证实的活动性大出血或致命性出血 | VTE-3 |
| ○B.临床可疑，但无法证实的出血引起血红蛋白明显变化或需要输血 | VTE-3 |
| ○C.出血性疾病的病例 | VTE-3 |
| ○D.实验室血液系统检查有异常的病例 | VTE-3 |
| ○E.临床医师认定的其他药物预防禁忌证（病历有记录明示） | VTE-3 |
| ○F.医师记录有不需要做药物预防DVT治疗的理由 | VTE-3 |
| **预防深静脉栓塞形成医嘱执行时间** | VTE-3 |
| **预防性地给予药物治疗的选择** | VTE-3 |
| ○A.普通肝素（UFH） | VTE-3 |
| ○B.低分子肝素（LMWH） | VTE-3 |
| ○C.维生素K拮抗剂（VKA） | VTE-3 |
| ○D.达比加群酯 | VTE-3 |
| ○E.利伐沙班 | VTE-3 |
| ○F.阿哌沙班 | VTE-3 |
| ○G.其他（请注明） | VTE-3 |
| **机械预防禁忌证** | VTE-3 |
| ○A.双下肢创伤、皮肤/肌肉/骨移植或肢体大手术 | VTE-3 |
| ○B.不能耐受机械预防方法者 | VTE-3 |
| ○C.临床医师认定的其他机械预防禁忌证（病历有记录明示） | VTE-3 |
| **常用机械预防措施** | VTE-3 |

续表

| 主要数据元素 | 适用监测指标名称 |
| --- | --- |
| ○A.静脉足泵（VFP） | VTE-3 |
| ○B.间歇充气加压装置（IPC） | VTE-3 |
| ○C.压力梯度长袜（GCS） | VTE-3 |
| **VTE的临床表现** | VTE-4 |
| （1）肢体肿胀、酸痛、浅静脉怒张、皮温高 | VTE-4 |
| （2）单侧肢体增粗、肿胀，提示并发DVT | VTE-4 |
| （3）突然出现的呼吸困难或活动后气短 | VTE-4- |
| （4）具有慢性肺部病变患者，呼吸困难突然加重 | VTE-4 |
| （5）不明原因肺部阴影、不明原因发热 | VTE-4 |
| （6）低氧血症和低碳血症加重 | VTE-4 |
| （7）肺动脉压力和中心静脉压骤然升高 | VTE-4 |
| **抗凝重叠治疗医嘱的执行起始时间** | VTE-4 |
| 使用普通肝素（UFH）日期-年、月、日 | VTE-4 |
| 使用普通肝素（UFH）时间-时、分 | VTE-4 |
| 低分子肝素（LMWH）日期-年、月、日 | VTE-4 |
| 低分子肝素（LMWH）时间-时、分 | VTE-4 |
| 维生素K拮抗剂（VKA）日期-年、月、日 | VTE-4 |
| 维生素K拮抗剂（VKA）时间-时、分 | VTE-4 |
| 华法林（Warfarin）日期-年、月、日 | VTE-4 |
| 华法林（Warfarin）时间-时、分 | VTE-4 |
| **抗凝重叠治疗医嘱的停止时间** | VTE-4 |
| 使用普通肝素（UFH）日期-年、月、日 | VTE-4 |
| 使用普通肝素（UFH）时间-时、分 | VTE-4 |
| 低分子肝素（LMWH）日期-年、月、日 | VTE-4 |
| 低分子肝素（LMWH）时间-时、分 | VTE-4 |
| 维生素K拮抗剂（VKA）日期-年、月、日 | VTE-4 |
| 维生素K拮抗剂（VKA）时间-时、分 | VTE-4 |
| 华法林（Warfarin）日期-年、月、日 | VTE-4 |
| 华法林（Warfarin）时间-时、分 | VTE-4 |
| 国际标准化比值（INR）检测日期-年、月、日 | VTE-4 |
| 国际标准化比值（INR）检测时间-时、分 | VTE-4 |
| 国际标准化比值（INR）数值 | VTE-4 |
| 国际标准化比值（INR）数值＞2 | VTE-4 |

**除外病例**

1.患者年龄<18岁。

2.入院时间少于2天的患者。

3.住院时间超过120天的患者。

4.参与临床试验的患者。

5.患者在入住或转入ICU时已经具有主要诊断或其他诊断ICD-10代码

（1）栓塞和血栓形成ICD-10编码四位亚目及病种名称（附表1）；

（2）产科并发栓塞ICD-10编码四位亚目及名称（附表2）；

（3）神经内科脑梗死ICD-10编码四位亚目及病种名称（附表3）；

（4）精神科ICD-10编码（F00～99）及病种名称。

6.患者在入住或转入ICU时已经具有手术与操作名称与其ICD-9-CM-3代码中，有血管外科手术名称者（如，血管内膜剥脱术等）。

## 附表：ICD-10编码四位亚目及病种名称

引自：卫生部办公厅关于印发《疾病分类与代码（修订版）》的通知，卫办综发〔2011〕166号，2012-02-02

**附表1　栓塞和血栓形成ICD-10编码四位亚目及病种名称**

| 四位亚目 | 病种名称 |
|---|---|
| I26.0 | 肺栓塞提及急性肺源性心脏病 |
| I26.9 | 肺栓塞未提及急性肺源性心脏病 |
| I74.0 | 腹主动脉栓塞和血栓形成 |
| I74.1 | 主动脉其他和未特指部位的栓塞和血栓形成 |
| I74.2 | 上肢动脉栓塞和血栓形成 |
| I74.3 | 下肢动脉栓塞和血栓形成 |
| I74.4 | 未特指的四肢动脉栓塞和血栓形成 |
| I74.5 | 髂动脉栓塞和血栓形成 |
| I74.8 | 其他动脉的栓塞和血栓形成 |
| I74.9 | 未特指动脉的栓塞和血栓形成 |
| I80.0 | 下肢浅表脉管的静脉炎和血栓性静脉炎 |
| I80.1 | 股静脉的静脉炎和血栓性静脉炎 |
| I80.2 | 下肢其他深部脉管的静脉炎和血栓性静脉炎 |
| I80.3 | 未特指的下肢静脉炎和血栓性静脉炎 |
| I80.8 | 其他部位的静脉炎和血栓性静脉炎 |
| I80.9 | 未特指部位的静脉炎和血栓性静脉炎 |
| I82.0 | 巴德-基亚里综合征 |

续表

| 四位亚目 | 病种名称 |
|---|---|
| I82.1 | 移动性血栓静脉炎 |
| I82.2 | 腔静脉栓塞和血栓形成 |
| I82.3 | 肾静脉栓塞和血栓形成 |
| I82.8 | 其他特指的静脉栓塞和血栓形成 |
| I82.9 | 未特指的静脉栓塞和血栓形成 |

**附表2　产科并发栓塞ICD-10编码四位亚目及名称**

| 四位亚目 | 病种名称 |
|---|---|
| O03.2 | 自然流产，不完全性，并发栓塞 |
| O03.7 | 自然流产，完全性或未特指，并发栓塞 |
| O04.2 | 医疗性流产，不完全性，并发栓塞 |
| O04.7 | 医疗性流产，完全性或未特指，并发栓塞 |
| O05.2 | 其他流产，不完全性，并发栓塞 |
| O05.7 | 其他流产，完全性或未特指，并发栓塞 |
| O06.2 | 未特指的不完全性流产，并发栓塞 |
| O06.7 | 未特指的流产[完全性或未特指为完全性或不完全性流产]，并发栓塞 |
| O07.2 | 医疗性流产失败，并发栓塞 |
| O07.7 | 其他和未特指的企图流产失败，并发栓塞 |
| O08.2 | 流产、异位妊娠和葡萄胎妊娠后的栓塞 |
| O08.7 | 流产、异位妊娠和葡萄胎妊娠后的其他静脉并发症 |
| O22.2 | 妊娠期血栓性浅静脉炎 |
| O22.3 | 妊娠期深静脉血栓形成 |
| O22.5 | 妊娠期大脑静脉血栓形成 |
| O22.8 | 其他的妊娠期静脉并发症 |
| O87.0 | 产褥期血栓性浅静脉炎 |
| O87.1 | 产褥期深静脉血栓形成 |
| O87.3 | 产褥期大脑静脉血栓形成 |
| O87.8 | 产褥期其他的静脉并发症 |
| O87.9 | 产褥期未特指的静脉并发症 |
| O88.0 | 产科空气栓塞 |
| O88.1 | 羊水栓塞 |
| O88.2 | 产科血凝块栓塞 |

续表

| 四位亚目 | 病种名称 |
|---|---|
| O88.3 | 产科脓血性和脓毒性栓塞 |
| O88.8 | 其他的产科栓塞 |

附表3　脑梗死ICD-10编码四位亚目及病种名称

| 四位亚目 | 诊断名称 |
|---|---|
| I63.0 | 入脑前动脉血栓形成引起的脑梗死 |
| I63.1 | 入脑前动脉栓塞引起的脑梗死 |
| I63.2 | 入脑前动脉未特指的闭塞或狭窄引起的脑梗死 |
| I63.3 | 大脑动脉血栓形成引起的脑梗死 |
| I63.4 | 大脑动脉栓塞引起的脑梗死 |
| I63.5 | 大脑动脉未特指的闭塞或狭窄引起的脑梗死 |
| I63.6 | 大脑静脉血栓形成引起的脑梗死 |
| I63.8 | 其他脑梗死 |
| I63.9 | 未特指的脑梗死 |

附表4　精神科ICD-10编码（F00～99）及病种名称

具体详见第十四章第七节适用的病种名称与ICD-10四位亚目代码。

## 四、主要参考资料

1.中华医学会重症医学分会，《ICU病人深静脉血栓形成预防指南》.2010年1月.

2.Buller HR，Davidson BL，Decousas DL，et al. Fondaparinux or enoxaparin for the initial treatment of symptomatic deep venous thrombosis：a randomized trial. Ann Intern Med，2004 ，140(11)：867-873.

3.Ansell J，Hirsch J，Hylek E，et al. Pharmacology and management of the vitamin K antagonists：The Eighth ACCP Conference on Antithrombotic and Thrombolytic Therapy. Chest，2008，133：160S-198S.

4.《国家质量手册》4.2版 美国医院联合评审委员会（JCAHO），2012 年.

5.《国际医院评审标准》，第4版，QPS.3.1，JCI，2011年1月1日.

6.《三级综合医院评审标准（2011版）》，卫生部卫医管发〔2010〕33 号.

7.《三级综合医院评审标准（2011版）》实施细则，国家卫生部卫办医管发〔2011〕148 号.

8.中华医学会心血管病学分会，中国老年学会心脑血管病专业委员会.2013年华法林抗凝治疗的中国专家共识.中华内科杂志，2013，52（1）：76-82.

9.《国家质量手册》4.3a版，美国医院联合评审委员（JCAHO），2013年.

10.《2013年度美国医院质量报告》，JCAHO，2013年.

11.张宗久.中国医院评审实务.北京：人民卫生出版社，2013.

12.王建安.JCI评审攻略.北京：光明日报出版社，2013.

13.美国医疗机构评审委员会国际部编，张俊主译.JCI医院评审-应审指南.北京：北京大学医学出版社，2013.

14.《临床医疗认证（CCPC）标准》，JCAHO，2013年.

15.《2013针对特定疾病认证手册》，JCAHO，2013年.

16.《医院评审标准（学术医疗中心）》第5版，美国医院联合评审委员（JCI），2014年4月1日起生效.

## 第四节　质量控制指标之解释与计算公式

### ICU预防深静脉血栓质量监控指标-1

**指标代码：**VTE-1。

**指标名称：**重症监护病房患者危险因素与风险评估。

**指标类型：**过程。

**表达方式：**比率提高。

**设置理由：**绝大多数ICU患者存在至少一项发生DVT的危险因素，很多患者存在多种危险因素。这些危险因素多在转入ICU前就已存在，如大多数的普通外科、妇产科或泌尿外科手术及非手术长期卧床患者，认为有发生DVT的中度风险；而骨科、多发创伤和急性脊髓损伤患者则具有发生DVT的高度风险。

中华医学会重症医学分会2010年《ICU病人深静脉血栓形成预防指南》推荐意见：

1.ICU病人是发生DVT的高危人群，应重视其危险因素，并进行风险评估（推荐级别：Ⅰ，A）。

2.应警惕ICU患者无症状DVT的发生（推荐级别：Ⅰ，A）。

**对象选择：**入住或转入ICU时为骨科、多发创伤和急性脊髓损伤，和大多数的普通外科、妇产科或泌尿外科手术及非手术长期卧床的病例。

**信息采集：**追溯性调查住院病历之病程记录、医嘱单、治疗单、护理记录单、麻醉记录单、麻醉复苏记录单等，记录风险评估的相关内容，主要采集两项信息：

1.ICU患者发生DVT危险因素评估的重点对象

○A.高龄（≥70岁）

○B.既往DVT病史或DVT家族史 ☆

○C.恶性肿瘤

○D.严重创伤
○E.脓毒症
○F.急性生理和慢性健康评分 Ⅱ（APACHE Ⅱ）>12分 ☆
○G.手术（尤其急诊手术）室转入
○H.转入ICU前住院时间长
○I.制动
○J.机械通气 ☆
○K.留置中心静脉（尤其股静脉）导管 ☆
○L.血液净化治疗 ☆
○M.使用肌松和镇静药物
○N.应用缩血管药物
○O.输注血小板
○P.血栓预防失败
○Q.医师认为需评估的其他高风险ICU患者

2.临床危险分层评估常用方法的选择

（1）深静脉血栓（DVT）Wells临床评分的临床特征与分值

○A.肿瘤活动期 +1分
○B.近期卧床>3天 或 4周内行大手术 +1分
○C.与对侧相比，小腿肿胀>3cm +1分
○D.同侧浅表静脉显露（非静脉曲张） +1分
○E.整个下肢肿胀 +1分
○F.沿深静脉走行局限性压痛 +1分
○G.可凹性水肿，有症状侧下肢更重 +1分
○H.偏瘫、轻瘫、近期行下肢石膏固定术 +1分
○I.除DV外的其他病因诊断为可能或很可能 −2分

临床可能性：低度≤0分；中度1～2分；高度≥3分。若双侧下肢均有症状，以症状严重的一侧为准。

（2）肺栓塞（PE）Wells临床评分的临床特征与分值

○A.既往PE或DVT病史 +1.5分
○B.心率>100次/分 + 1.5分
○C.近期外科手术或制动 +1分
○D.DVT的临床表现 +1分
○E.诊断为其他疾病的可能性小于PE +1分
○F.咯血 +1分
○G.肿瘤 +1分

临床可能性：低度0～1分；中度2～6分；高度≥7分。

**分子：**深静脉血栓（DVT）Wells评分属中度、高度风险的例数。

**分母：** 同期重症监护病房住院的例数。

**分子：** 肺栓塞（PE）Wells评分属中度、高度风险的例数。

**分母：** 同期重症监护病房住院的例数。

**除外病例：**

1.患者年龄小于18岁。

2.入院时间少于2天的患者。

3.住院时间超过120天的患者。

4.参与临床试验的患者。

5.患者入住或转入ICU的主要诊断或其他诊断ICD-10代码中。

（1）栓塞和血栓形成ICD-10编码四位亚目及病种名称；

（2）产科并发栓塞ICD-10编码四位亚目及名称；

（3）神经内科脑梗死ICD-10编码四位亚目及病种名称；

（4）精神科ICD-10编码（F00～99）及病种名称。

6.患者入住或转入ICU的主要手术与操作名称与其ICD-9-CM-3代码中，有血管外科手术名称者（如，血管内膜剥脱术等）。

## ICU预防深静脉血栓质量监控指标-2

**指标代码：** VTE-2。

**指标名称：** 重症监护病房患者多普勒超声检查与D-二聚体检测。

**指标类型：** 过程。

**表达方式：** 比率提高。

**设置理由：** 中心静脉导管相关性血栓形成不易引起血管腔完全阻塞，因而患肢肿胀并不明显，可引起感染性血栓性静脉炎、中心静脉通路破坏及病变部位的血液外渗。DVT常见的并发症是肺血栓栓塞症（PTE），重者可以导致死亡。ICU中，DVT是一种常见而无症状的疾病，因患者原发疾病差异较大，且受多种因素的影响，如气管插管、机械通气、镇静与镇痛等，常使DVT患者临床表现更难以识别。应用静脉造影诊断DVT的研究发现，抗凝治疗后DVT的检出率仍为31%～44%，而这些患者中极少有典型的临床表现。另一项研究发现，抗凝治疗后多普勒超声扫描下肢DVT的检出率为8.6%，其中无一例临床疑诊DVT。

常用的DVT辅助检查方法包括影像学检查及实验室检查。影像学检查主要包括静脉造影、多普勒超声等。

多普勒超声由于具有无创、可重复性强、减少患者搬运、避免造影剂引起的肾损害等优点，是目前广泛使用的DVT检查方法，但其对小腿静脉DVT诊断的精确性较低，且结果与操作者的技术密切相关。

D-二聚体对于急性肺血栓栓塞的诊断具有重要参考价值，敏感性高，但特异性不强。因此，对于排除PTE有较大临床价值。

中华医学会重症医学分会2010年《ICU病人深静脉血栓形成预防指南》推荐意见：应警惕ICU病人无症状DVT的发生（推荐级别：Ⅰ，A）；多普勒超声检查可作为ICU病人DVT的常规检查方法（推荐级别：Ⅰ，D）。

**信息采集：**追溯性调查住院病历之病程记录、医嘱单、治疗单、护理记录单、麻醉记录单、麻醉复苏记录单等，记录实施多普勒超声检查与D-二聚体检测的相关内容，主要采集两项信息：

1.实施多普勒超声检查的医嘱

（1）执行多普勒超声检查医嘱的时间；

（2）多普勒超声检查阳性发现。

2.实施D-二聚体检测的医嘱

（1）执行D-二聚体检测医嘱的时间；

（2）实施D-二聚体检测阳性（定性阴性；定量＜75μg/L）。

**分子：**实施多普勒超声检查的例数。

**分母：**“DVT与PE”Wells评分属中度、高度风险的例数。

**分子：**实施D-二聚体检测的例数。

**分母：**“DVT与PE”Wells评分属中度、高度风险的例数。

**除外病例：**无。

## ICU预防深静脉血栓质量监控指标-3

**指标代码：**VTE-3。

**指标名称：**重症监护病房预防静脉血栓栓塞。

**指标类型：**过程。

**表达方式：**比率提高。

**设置理由：**中华医学会重症医学分会2010年《ICU病人深静脉血栓形成预防指南》推荐意见：

对于存在高出血风险的ICU病人，应采用机械方法预防DVT（推荐级别：Ⅰ，B）；一旦高出血风险降低，应开始药物预防或联合机械预防方法（推荐级别：Ⅰ，C）。

对于存在中度DVT风险并除外高出血风险的ICU病人，应采用LMWH或UFH预防（推荐级别：Ⅰ，A）；对于存在DVT高风险的ICU病人，宜采用LMWH预防（推荐级别：Ⅱ，B）

**信息采集：**追溯性调查住院病历之病程记录、医嘱单、治疗单、麻醉记录单、麻醉复苏记录单等，主要采集预防深静脉栓塞形成医嘱内容与执行时间的三项信息：

1.基本预防措施

○A.术后抬高患肢时，勿在腘窝或小腿下单独垫枕，以免影响小腿深静脉回流

○B.鼓励患者尽早开始经常的足、趾的主动活动，多做深呼吸及咳嗽动作

○C.尽可能早期离床活动，下肢可穿逐级加压弹力袜

2.机械预防

（1）机械预防禁忌证

○A.双下肢创伤、皮肤/肌肉/骨移植或肢体大手术

○B.不能耐受机械预防方法者

○C.临床医师认定的其他机械预防禁忌证（病历有记录明示）

（2）常用机械预防措施

○A.压力梯度长袜（GCS）

○B.间歇充气加压装置（IPC）

○C.静脉足泵（VFP）

（3）机械预防DVT治疗医嘱执行日期、时间

3.药物预防

（1）药物预防禁忌证

○A.被证实的活动性大出血或致命性出血

○B.临床可疑，但无法证实的出血引起血红蛋白明显变化或需要输血

○C.出血性疾病的病例

○D.实验室血液系统检查有异常的病例

○E.临床医师认定的其他药物预防禁忌证（病历有记录明示）

○F.医师记录有不需要做药物预防DVT治疗的理由

（2）常用预防药物的选择

○A.华法林

○B.普通肝素

○C.低分子肝素

○D.达比加群酯

○E.利伐沙班

○F.阿哌沙班

○G.其他新型抗凝剂

（3）药物预防DVT治疗医嘱执行日期、时间

**分子：**DVT中度风险有基本与机械预防措施医嘱执行时间的例数。

**分母：**“DVT与PE”Wells评分属中度风险的例数。

**分子：**DVT中度风险有预防性地给予药物预防措施医嘱执行时间的例数。

**分母：**“DVT与PE”Wells评分属中度风险的例数。

**分子：**DVT高度风险有基本与机械预防措施医嘱执行时间的例数。

**分母：**“DVT与PE”Wells评分属高度风险的例数。

**分子：**DVT高度风险有预防性地给予药物预防措施医嘱执行时间的例数。

**分母：**“DVT与PE”Wells评分属高度风险的例数。

**除外病例：**

1.患者年龄<18岁。

2.入院时间少于2天的患者。

3.住院时间超过120天的患者。

4.参与临床试验的患者。

5.患者入住或转入ICU的主要诊断或其他诊断ICD-10代码中

（1）栓塞和血栓形成ICD-10编码四位亚目及病种名称；

（2）产科并发栓塞ICD-10编码四位亚目及名称；

（3）神经内科脑梗死ICD-10编码四位亚目及病种名称；

（4）精神科ICD-10编码（F00～99）及病种名称。

6.患者入住或转入ICU的主要手术与操作名称与其ICD-9.CM.3代码中，有血管外科手术名称者（如，血管内膜剥脱术等）。

7.具有药物及机械预防DVT禁忌证者。

## ICU预防深静脉血栓质量监控指标-4

**指标代码：**VTE-4。

**指标名称：**静脉血栓栓塞症（VTE）患者抗凝重叠治疗。

**指标类型：**过程。

**表达方式：**比率提高。

**设置理由：**对于虽然在重症监护病房经历预防静脉血栓栓塞之后，住院期间仍被确诊为静脉血栓栓塞症（VTE）的患者，实施抗凝重叠治疗（静脉注射或皮下注射抗凝剂和口服华法林治疗）。重叠应给予至少5天，当国际标准化比值（INR）大于或等于2，停止肠外抗凝治疗。

急性静脉血栓栓塞症的患者，肠外抗凝是治疗的第一线，因为它起效迅速。由于华法林作用非常缓慢，它不能被用来单独治疗急性静脉血栓栓塞症。

**信息采集：**追溯性调查住院病历之病程记录、医嘱单、治疗单等相关记录，主要采集被确诊为静脉血栓栓塞症（VTE）的ICU患者，实施抗凝重叠治疗的信息。

1.VTE的临床表现

○A.肢体肿胀、酸痛、浅静脉怒张、皮温高

○B.单侧肢体增粗、肿胀，提示并发DVT

○C.突然出现的呼吸困难或活动后气短

○D.具有慢性肺部病变患者，呼吸困难突然加重

○E.不明原因肺部阴影、不明原因发热

○F.低氧血症和低碳血症加重

○G.血流动力学监测过程中肺动脉压力和中心静脉压骤然升高，提示并发PTE

2．医院获得性可预防静脉血栓栓塞症：出ICU时主要诊断，具有下列ICD-10编码四位亚目及病种名称诊断的患者

（1）栓塞和血栓形成ICD-10编码四位亚目及病种名称；

（2）产科并发栓塞ICD-10编码四位亚目及名称；

（3）神经内科脑梗死ICD-10编码四位亚目及病种名称。

3.抗凝重叠治疗医嘱的执行时间

（1）抗凝重叠治疗医嘱的执行起始日期；

（2）抗凝重叠治疗医嘱的执行起始时间；

（3）抗凝重叠治疗医嘱的执行停止日期；

（4）抗凝重叠治疗医嘱的执行停止时间。

**分子：**出ICU时被确诊为医院获得性VTE/PE的ICU患者例数。

**分母：**同期具有基本预初与机械预防、药物预防措施医嘱的例数。

**分子：**执行抗凝重叠治疗医嘱的例数。

**分母：**同期确诊为医院获得性VTE/PE的ICU患者例数。

**名词解释：**

国际标准化比值（International Normalized Ratio，INR)是一种实验室检查项目，用来检测血液凝固的时间以及其与平均值的比较（各医疗单位试剂的比值率有所不同）。从指尖或静脉采取小量血液，检测血液凝固的时间，就可测得INR。

INR的值越高，血液凝固所需的时间越长。这样可以防止血栓形成，如血栓导致的中风。但是，如果INR值非常高时，就会出现无法控制的出血风险。所以应该向你的医生报告任何异常的出血或皮肤淤斑。

INR可有效监测使用抗凝（血液稀释）药物的效果，如华法林（Warfarin）。通常使用抗凝治疗预防有心房纤维性颤动患者的中风；也用来预防静脉血栓的复发。但是，一旦使用华法林，就应规律性地监测INR。如同患者应该知道他们的血压值一样，他们也应该知道自己的华法林用量及INR值。

健康成年人，INR值大约为1.0。有静脉血栓的患者INR值一般应保持在2.0～2.5；有心房纤维性颤动的患者INR值一般应保持在2.0～3.0。然而，理想的INR值一定要为每一个患者制定个性化指标。当INR值高于4.0时，提示血液凝固需要很长时间，这可能引起无法控制的出血，甚至死亡。而INR低于2.0不能提供有效的抗凝。



## 第五节　ICU患者深静脉血栓形成预防指南

（2010-01-08中华医学会重症医学分会）

重症监护病房（ICU）患者是深静脉血栓形成（deep venous thrombosis，DVT）

的高发人群，在DVT的发生、预防和治疗等方面有着明显的特殊性。关于DVT的预防国内外已有多个共识或指南，但目前尚缺少针对ICU患者DVT的预防指南。为此，中华医学会重症医学分会组织有关专家，经过广泛征求意见，采用循证医学的方法制定了本指南。目的是进一步提高临床医生对ICU患者DVT的认识，并重视其预防。

## 一、分级标准

本指南推荐意见采用文献GRADE分级标准。

GRADE分级标准

| 推荐级别 | 说明 |
| --- | --- |
| 1级（强推荐） | 明确显示干预措施利大于弊或弊大于利 |
| 2级（弱推荐） | 利弊不确定或无论质量高低的证据均显示利弊相当 |
| **证据质量分级** | **说明** |
| A级（高质量） | 未来研究几乎不能改变现有疗效评价结果的可信度 |
| B级（中等质量） | 未来研究可能对现有疗效评估有重要影响，可能改变评价结果的可信度 |
| C级（低质量） | 未来研究很有可能对现有疗效评估有重要影响，改变评估结果可信度的可能性较大 |
| D级（极低质量） | 任何疗效的评估都很不确定 |

## 二、概念

DVT指血液在深静脉内异常凝固所致的一种静脉回流障碍性疾病。好发部位为下肢深静脉，可发生在下肢近端和远端，前者位于腘静脉或以上部位，后者位于腘静脉以下；下肢近端DVT是肺血栓栓塞栓子的主要来源。肺血栓栓塞（pulmonary thromboembolism，PTE）指来自静脉系统或右心的血栓阻塞肺动脉或其分支所致的肺循环功能障碍性疾病。DVT和PTE统称为静脉血栓栓塞（venousthromboembolism，VTE）。因发病机制上互相关联，DVT和PTE可视为同一疾病，表现为VTE在不同部位、不同阶段的临床两种形式。

## 三、流行病学

由于存在长期卧床、制动、血管损伤和（或）血液高凝状态等因素，ICU患者是发生DVT的高危人群。因病情、血栓预防方法和检查手段的不同，DVT在ICU患者中的发生率差异很大（5%～90%）。有研究显示脓毒症患者早期（6天）为DVT的高发期，尽管接受了抗凝药物预防，DVT的发生率仍可达5%左右；由于ICU患者的DVT很多是无症状的，故实际发生率可能更高。在ICU中即使进行预防，DVT仍有较高的发生率。近期的另一项单中心回顾性研究发现，重症患者转出ICU后仍属DVT的高危人群，究其原因可能是与患者转出ICU后接受DVT预防的比率下降、住院和制动时间较长有关。因此，在患者转出ICU后评估其发生DVT的风险并进行预防仍非常重要。临床诊断与规范筛查的DVT检出率之间存在明显差异，尚须进一步研究观察。

## 四、发生DVT的危险因素

血栓形成的三要素为血管壁改变、血液成分改变以及血液流变学的变化。血液的正常状态是通过血管内皮系统、凝血和纤溶系统之间的相互作用及调控来完成，其中任一因素发生异常均可能出现病理性出血或血栓形成。DVT的危险因素包括原发性和继发性两类。原发性危险因素由遗传变异引起，包括V因子突变、蛋白C缺乏、蛋白S缺乏和抗凝血酶缺乏等，临床上常以反复静脉血栓栓塞为主要临床表现。继发性危险因素是指后天获得的易发生DVT的多种病理生理异常，包括骨折、创伤、手术、恶性肿瘤和口服避孕药等。上述危险因素可单独存在，亦可同时存在，有协同作用。

增加ICU患者DVT发生的危险因素包括：高龄、既往DVT病史或DVT家族史、恶性肿瘤、严重创伤、脓毒症、急性生理和慢性健康评分-Ⅱ（APACHE-Ⅱ）＞12分、手术（尤其急诊手术）、转入ICU前住院时间长、制动、机械通气、留置中心静脉（尤其股静脉）导管、血液净化治疗、使用肌松药物和镇静药物、应用缩血管药物、输注血小板和血栓预防失败。目前尚无确切的循证医学证据证实每项危险因素对DVT发生的影响程度。近期研究发现高龄（年龄＞75岁）患者DVT的发生率较其他年龄组增加1 倍，而既往曾有DVT病史的患者，DVT的发生率可增加4.61倍。另有研究显示成年ICU患者股静脉置管后穿刺部位同侧发生髂股静脉DVT的风险增加6 倍，且导管相关DVT的发生与导管留置的时间无关，可发生于导管留置时和拔管后任何时间。绝大多数ICU患者存在至少一项发生DVT的危险因素，很多患者存在多种危险因素。这些危险因素多在转入ICU前就已存在，如大多数的普通外科、妇产科或泌尿外科手术及非手术长期卧床患者，认为有发生DVT的中度风险；而骨科、多发创伤和急性脊髓损伤患者则具有发生DVT的高度风险。

推荐意见1：ICU患者是发生DVT的高危人群，应重视其危险因素，并进行风险评估（推荐级别：Ⅰ，A）。

## 五、DVT的临床特征

一般来讲，不同患者DVT的临床症状与体征差异很大，主要受血栓形成的深静脉部位、发生速度、阻塞程度、侧支循环建立、血管壁或血管周围组织炎症等因素影响。DVT的常见临床表现有：患肢疼痛和压痛、肿胀、静脉曲张、皮下静脉凸出、患肢轻度发绀，可伴有低热（一般＜38.5℃）。上肢DVT可导致上腔静脉综合征，并可使肢体长期伤残。中心静脉导管相关性血栓形成不易引起血管腔完全阻塞，因而患肢肿胀并不明显，可引起感染性血栓性静脉炎、中心静脉通路破坏及病变部位的血液外渗。DVT常见的并发症是PTE，重者可以导致死亡。ICU中，DVT是一种常见而无症状的疾病，因患者原发疾病差异较大，且受多种因素的影响，如气管插管、机械通气、镇静与镇痛等，常使DVT临床表现更难以识别。应用静脉造影诊断DVT的研究发现，抗凝治疗后DVT的检出率仍为31%～44%，而这些患者中极少有典型的临床表现。另一项研究发现，抗凝治疗后多普勒超声扫描下肢DVT的检出率为8.6%，其中无一例临床疑诊DVT。

推荐意见2：应警惕ICU患者无症状DVT的发生（推荐级别：Ⅰ，A）。

## 六、DVT的辅助检查

常用的DVT辅助检查方法包括影像学检查及实验室检查。影像学检查主要包括静脉造影、多普勒超声等。

每一种影像学检查方法均有优缺点。静脉造影诊断DVT较敏感，缺点是有创性操作、须搬动患者及造影剂可能引起肾损害。

多普勒超声由于具有无创、可重复性强、减少患者搬运、避免造影剂引起的肾损害等优点，是目前广泛使用的DVT检查方法，但其对小腿静脉DVT诊断的精确性较低，且结果与操作者的技术密切相关。

实验室检查方法主要包括高凝状态检查（活化蛋白C抵抗率，凝血酶原G20210A的基因突变，蛋白C、蛋白S或抗凝血酶的水平，抗心磷脂抗体滴度和狼疮抗凝物等）和D-二聚体等的检查。

但是目前的研究认为高凝状态检查对ICU患者的DVT诊断无任何提示意义。

血浆D-二聚体是交联纤维蛋白特异性的降解产物，其含量增高常提示体内的高凝状态及微血栓形成。

D-二聚体对于急性肺血栓栓塞的诊断具有重要参考价值，敏感性高，但特异性不强。因此，对于排除PTE有较大临床价值。

但是，多种因素如手术、创伤、感染、应用抗凝药物等均可影响血浆D-二聚体水平，尤其是在ICU中，干扰因素更多。

因此D-二聚体检测对于诊断DVT无特殊提示意义。有研究显示，当临床判断标准（clinical decision rule，CDR）评分≥4分时，即使D-二聚体阴性，仍有23.5%的患者可以通过超声检查检出DVT的存在。因此，D-二聚体阴性并不能排除DVT。

推荐意见3：多普勒超声检查可作为ICU患者DVT的常规检查方法（推荐级别：Ⅰ，D）。

## 七、DVT的预防

ICU患者是DVT的高危人群，如发生DVT，能够增加患者并发症的发生，严重者危及生命。研究显示，常规预防措施可减少ICU患者DVT的发生，改善不良预后，减少总治疗费用。合理预防DVT有更佳的风险效益比和经济效益。

目前预防DVT的方法主要分为机械性预防和药物性预防。

机械性预防方法主要包括压力梯度长袜（graduated compression stockings，GCS）、间歇充气加压装置（intermittent pneumatic compression，IPC）和静脉足泵（venous foot pump，VFP）等；

药物性预防主要包括普通肝素（unfractionated heparin，UFH）、低分子质量肝素（low molecular weight heparin，LMWH）或维生素K拮抗剂（vitamin K antagonist，VKA）等。对于不存在高出血风险的ICU患者来说，临床一般推荐应用抗凝制剂预防DVT的发生。荟萃分析和随机研究表明，应用UFH、LMWH或VKA预防DVT，极少或并不增加临床严重出血的发生率。在ICU，重症患者因机械通气、镇静和肌松、手术和中心静脉置管等有创操作使DVT的发生风险增加；同时患者因手术、凝血障碍、血小板减少和应用抗血小板药物等也会使出血的风险增加；此外，ICU中急性和慢性肾功能不全的发生亦很常见。因此，ICU中可能同时面临血栓形成、出血和肾功能不全的风险，决定如何预防DVT会面临很大挑战。

通常认为ICU患者存在抗凝治疗的禁忌证。事实上绝对禁忌证非常少见，绝大多数情况下ICU患者并不存在抗凝治疗的禁忌证。如果患者确实存在抗凝治疗的绝对禁忌证，则应选择机械方法预防DVT的发生。

1．DVT机械预防方法

早期频繁活动对有DVT风险的患者来讲非常重要，但是很多ICU患者常无法进行早期充分的活动。机械预防方法可以增加静脉血流和（或）减少腿部静脉血流的淤滞。目前已证实，机械预防方法对骨科、产科、神经科、脊髓损伤和普外科患者有效，可以减少DVT的发生。机械预防方法最突出的优点是不增加出血的风险，对于存在高出血风险的患者具有很大优势。

但是，机械预防DVT的方法是否适合ICU患者目前并不明确，尚无证据表明机械方法预防ICU患者血栓栓塞的安全性或有效性。对于机械预防方法预防DVT的相关研究尚存在很多问题。

（1）多数研究未采用盲法，增加了发生疑诊偏倚的概率。

（2）早期研究中，DVT的筛查方法存在局限性。

（3）各种机械装置本身的差异较大，例如IPC装置长度不同、不对称的加压和环周加压、特定泵参数（加压、放松周期，周期持续时间，压力形成特征）等；GCS在袜长、踝部压力和压力梯度等方面也有差异。每种装置的特点对DVT预防的作用目前尚不确定，需进行科学、系统的临床研究进一步评估其作用。医护人员使用机械方法预防DVT必须做到正确操作，应保障患者最佳的依从性，同时必须保证这些装置不会妨碍患者自主活动。

目前机械方法在ICU患者中仍然广泛提倡应用，因为即使这些装置本身不足以预防ICU患者发生DVT，但对ICU患者不增加出血风险，几乎无不良反应。高出血风险患者首选机械方法预防DVT，一旦出血风险降低，就应考虑开始药物预防。对某些患者机械方法与药物联合应用可能会增强预防反应。

推荐意见4：对于存在高出血风险的ICU患者，应采用机械方法预防DVT（推荐级别：Ⅰ，B）；一旦高出血风险降低，应开始药物预防或联合机械预防方法（推荐级别：Ⅰ，C）。

2．LMWH与UFH

LMWH和UFH是临床最常用的预防DVT发生的药物，已有多项研究证实其有效性。但是到目前为止，应用客观检查方法比较ICU患者应用抗凝药物对DVT预防作用的随机临床研究仅有两项。一项通过纤维蛋白原摄取试验进行DVT筛查，比较UFH和安慰剂预防DVT作用的研究发现，UFH治疗组和安慰剂组的相对风险比率差（relative risk reduction，RRR)是55%（$P<0.05$）。在另一项针对223例接受机械通气的慢性阻塞性肺病（COPD）急性发作期患者应用LMWH与安慰剂治疗，比较静脉造影DVT的检出率，发现DVT的检出率在LMWH组是15%，对照组是28%（RRR 45%，$P=0.045$），而两组患者严重出血的发生率分别为6%和3%（$P=0.3$）。

目前一项比较ICU患者应用UFH和LMWH预防DVT发生的有效性及安全性的大样本国际研究正在进行中。虽然LMWH的应用很少发生肝素相关性血小板减少症（HIT），但对于应用UFH的患者来说，HIT是一个非常重要的并发症且可以导致严重的静脉和动脉血栓。在应用UFH的过程中发生不能解释的血小板计数下降＞50%时，应该考虑患者是否发生HIT。如是，应停止应用UFH。如果必须应用抗凝的患者，可以应用非肝素制剂如达那肝素、重组水蛭素和阿加曲班。患者如存在肾功能不全、全身水肿及使用缩血管药物等情况时，可能会影响UFH及LMWH的血药浓度及抗凝效果，临床应用时应予以注意。对于急性期脑出血或颅脑、脊髓损伤患者，在进行DVT的预防时应慎用抗凝药物，以免引起致命性出血并发症的发生。

推荐意见5：对于存在中度DVT风险并排除高出血风险的ICU患者，应采用LMWH或UFH预防（推荐级别：Ⅰ，A）。

多项研究显示，在多发创伤和骨科大手术等具有发生DVT高度风险的患者中，LMWH预防DVT疗效优于UFH。在行人工髋关节置换和膝关节置换手术的骨科患者中，大量的研究证明LMWH比UFH更有效。在创伤患者中，UFH不建议单独用于DVT的预防，荟萃分析表明，应用UFH预防与不预防相比，两者DVT的发生率差异无统计学意义；一项盲法随机临床研究比较了UFH和依诺肝素（LMWH）的预防效果，发现LMWH无论在预防DVT还是近端DVT方面都比UFH更有效。另有一项小样本量的针对髋部骨折手术患者DVT预防的研究，比较UFH和LMWH的疗效，其结果表明两者同样有效。但目前缺乏UFH与LMWH对于此类DVT高风险ICU患者预防疗效比较的、大样本随机临床对照研究的结论。

对于多发创伤的患者，通常因为考虑到创伤相关出血而延迟起始的DVT预防。一项多中心前瞻性队列研究评估了315 例创伤后失血性休克患者延迟起始预防对DVT发生率的影响，25%的患者在损伤后的48小时内开始预防，另25%的患者在损伤后至少7天内没有预防，结果早期预防组患者发生DVT的风险是5%，而延迟预防组患者发生DVT的风险增加3 倍，提示对存在DVT高风险的患者，早期抗凝药物预防可能更有益。

推荐意见6：对于存在DVT高风险的ICU患者，宜采用LMWH预防（推荐级别：2，B）。

## 八、阿司匹林

对于发生动脉粥样硬化病变风险或已经有动脉粥样硬化的患者，阿司匹林和其他抗血小板药物能够有效减少严重血管栓塞事件的发生。有研究显示这些药物对住院患者

DVT的发生有一定的预防作用，但这些研究多数都存在方法学上的缺陷，如未应用盲法、随机方法不恰当、研究人群和阿司匹林用法差异明显等。更多的研究报道表明，应用阿司匹林预防DVT没有显著意义或者发现阿司匹林不如其他DVT的预防方法有效。一项多中心随机对照研究表明，通过静脉造影或多普勒超声诊断的DVT的发生率在阿司匹林预防组是1%，而在安慰剂对照组是1.5%（$P$=0.71）。Gent等对251例髋部手术患者的研究发现应用静脉造影的方法检出的亚临床VTE在阿司匹林预防组是44.3%，而在达那肝素组是27.8%（$P$=0.028）。而且阿司匹林如果与其他抗血栓药物联合应用时可以增加严重出血的风险。

推荐意见7：不推荐阿司匹林用于ICU患者DVT的预防（推荐级别：Ⅰ，B）。

## 九、华法林

华法林是目前国内外最常用的长效抗凝药，也是目前唯一在临床上使用的VKA，是DVT长期抗凝治疗的主要药物。但因患者使用该药后疗效的个体差异大，需要根据凝血指标指导用药，且其起效慢，从开始使用至达到良好而稳定的凝血状态约需2周，因此华法林不用于ICU患者急性期DVT的预防。

当ICU患者诊断为DVT时，应该如何进行更科学更合理的治疗，目前并无大型高质量的临床研究对此进行评估。ICU患者确诊为DVT后的治疗主要包括以下几种方法：

（1）充分抗凝预防DVT和PTE进一步发展。这是DVT的基本治疗方法，当疑诊DVT时即应起始应用UFH或LMWH，序贯华法林3～6个月，并须根据国际标准化比值（INR）调节华法林的剂量。

（2）溶栓治疗。可根据病情选择经导管溶栓或经外周静脉溶栓治疗。近期出血或手术的患者禁忌溶栓治疗，因为溶栓是非选择性的，可以导致严重出血。高龄和控制不佳的高血压患者同样不能进行溶栓治疗，因为这些危险因素增加了致命性颅内出血的发生率。

（3）放置下腔静脉滤器（IVCF）预防PTE。放置IVCF的指征是存在抗凝绝对禁忌证的DVT或PTE患者及抗凝过程中发生DVT或PTE的患者。IVCF长期放置可使下肢DVT发生率升高，因此可通过应用临时IVCF，在危险因素解除时及时移除，以减少并发症的发生。

（4）机械粉碎或血栓抽吸：由于一些基础病情和出血风险不能进行溶栓的PTE患者可应用导管机械粉碎或抽吸血栓的方法治疗。但这一方法对相应条件的要求很高，应结合各医院的经验和资源具体处置。

（5）手术清除血栓。对于一些大面积PTE和一些急性髂股静脉的血栓，在溶栓禁忌和其他治疗无效时，如技术水平等条件允许可行血栓切除术。但需注意，因为出血、血栓再发及肺栓子切除术的病死率很高，这种方法是存在溶栓禁忌证时最后的解决办法。

中华医学会重症医学分会ICU患者深静脉血栓形成预防指南工作组成员名单（以姓氏汉语拼音为序）：曹相原，管向东，黄青青，康焰，李建国，黎毅敏，刘大为，马晓春，万献尧，许媛，严静；工作秘书：赵聪，章志丹。

# 第十四章　住院精神病患者安全和权益保障类指标

## 第一节　概　述

中国原卫生部部长陈竺在向全国人大常委会做精神卫生法草案说明时指出，精神卫生既是全球性的重大公共卫生问题，也是较为严重的社会问题。精神卫生问题的严重性在中国十分突出。精神疾病在中国疾病总负担中排名居首位，约占疾病总负担的20%，有严重精神障碍患者约1600万人。

《精神卫生法》是一部提高心理健康水平、规范精神障碍患者治疗、保障精神障碍患者权益和促进精神障碍患者康复的法律，于2011年6月公布草案。2012年10月26日上午，十一届全国人大常委会第二十九次会议召开第三次全体会议，表决通过了《精神卫生法》。原国家主席胡锦涛签署第62号主席令予以公布，自2013年5月1日起施行。

《精神卫生法》立法思路，一是坚持预防、治疗、康复并重，减少精神障碍的发生，提高治疗、康复水平。二是通过规范诊疗活动，加大救助力度，切实保护精神障碍患者的合法权益和人格尊严。

国家卫生计生委公开发布的《2008年调查地区居民慢性病患病率(‰)》中指出，精神病患病率2.1‰；《2012年城市居民主要疾病死亡率及构成》中指出，精神障碍2.00/10万，构成为0.33%，位次为13位。

国家卫生计生委以卫医管发〔2012〕16号文发布的《三级精神病医院评审标准》和卫办医管发〔2012〕67号发布的《三级精神病医院评审标准实施细则》中除了医院评审各项标准外，还专门设置了“第七章住院患者医疗质量与安全监测指标”，共列出了12项指标。国家卫生计生委还在《三级综合医院评审标准》与实施细则的“第四章　医疗质量与安全持续改进”中，设置了“第十四节　精神科疾病的管理与持续改进（可选）”。这些都对住院精神病患者进行医疗质量与安全管理与监控提供了法规依据。

为了充分理解《三级精神病医院评审标准》和实施细则“第七章　住院患者医疗质量与安全监测指标”，现对所列的12项指标的质量控制指标解释与分析、计算公式、信息分析流程，分述如下。

# 第二节　质量控制指标

## 住院精神病患者安全和权益保障类指标

1. 入院时完成攻击、自伤和自杀风险、物质滥用、不良生活事件等评估率。
2. 压疮发生率。
3. 跌倒/坠床发生率　。
4. 烫伤发生率。
5. 噎食窒息发生率。
6. 自杀、自伤发生率。
7. 伤人、毁物发生率。
8. 擅自离院发生率。
9. 保护性约束和隔离措施使用率。
10. 出院前完成社会功能评估完成率。
11. 出院后持续服务计划制定率、实施率。
12. 出院时多种抗精神病、抗抑郁药物联合使用率（入院15天以上，出院带药）。
13. 出院风险评估、住院日与费用（试用）。
14. 临床路径设定五个病种出院评估结果符合的标准（试用、可选）。

引自：

《三级精神病医院评审标准》卫医管发〔2012〕16号，2012年.

《三级精神病医院评审标准实施细则》卫办医管发〔2012〕67号，2012年.

# 第三节　质量控制指标适用的数据元素

## 一、评价病例的ICD-10编码

适用的病种名称与ICD-10四位亚目代码（第一诊断）：

引自：卫生部办公厅关于印发《疾病分类与代码（修订版）》的通知，卫办综发〔2011〕166号，2012-02-02.

详见本章第七节。

**除外病例：**无。

## 二、监测指标适用基本数据元素

| 基本数据元素 | 收集路径 |
| --- | --- |
| 医院代码 | |
| 医院报告病种代码 | |
| 入院日期-年、月、日 | 所有病历记录 |
| 到达急诊科-年、月、日、时、分 | 急诊入院病历记录 |
| 院内转入科日期-年、月、日、时、分 | 院内转入科病历记录 |
| 转外院日期-年、月、日、时、分 | 转外院病历记录 |
| 患者出生日期-年、月、日 | 所有病历记录 |
| 出院日期-年、月、日 | 所有病历记录 |
| 第一诊断ICD-10代码（四位） | 所有病历记录 |
| 与适用的病种名称 | 所有病历记录 |
| 其他诊断ICD-10代码（四位） | 所有病历记录 |
| 与适用的病种名称 | 所有病历记录 |
| 其他诊断（并发症）ICD-10代码（四位） | 所有病历记录 |
| 与适用的病种（并发症）名称 | 所有病历记录 |
| 发病时间-年、月、日 | 所有病历记录 |
| 发病时间-时、分 | 所有病历记录 |
| 患者性别 | 所有病历记录 |
| 费用支付方式 | 所有病历记录 |
| 收入院途径 | 所有病历记录 |
| 到院交通工具 | 所有病历记录 |
| 患者住院号码 | 所有病历记录 |
| 患者住地邮政编码 | 所有病历记录 |
| 第_____次住院 | 所有病历记录 |

## 三、监测指标适用主要数据元素

| 主要数据元素 | 适用监测指标名称 |
| --- | --- |
| 根据病情需要选择适当的评估方法与记录表，结果记录于病历中 | HBIPS-1 |
| ○A.杨氏躁狂评定量表（YMRS）：评估日期与时间、<br>评估总分值 | HBIPS-1 |
| ○B.攻击风险评估表：评估日期与时间、评估总分值 | HBIPS-1 |
| ○C.汉密尔顿抑郁量表（HAMD）：评估日期与时间、评估总分值 | HBIPS-1 |
| ○D.日常生活能力量表(ADL)：评估日期与时间、评估总分值 | HBIPS-1 |

续表

| 主要数据元素 | 适用监测指标名称 |
|---|---|
| ○E.阳性与阴性症状量表（PANSS）：评估日期与时间、评估总分值 | HBIPS-1 |
| ○F.药物不良反应量表（TESS）：评估日期与时间、评估总分值 | HBIPS-1 |
| ○G.住院患者护士观察量表：评估日期与时间、评估总分值 | HBIPS-1 |
| ○H.自杀危险因素评估量表：评估日期与时间、评估总分值 | HBIPS-1 |
| ○I.其他由省级卫生行政部门或医院认定的评估表 | HBIPS-1 |
| 儿童（1～12岁） | HBIPS-1b |
| 青少年（13～17岁） | HBIPS-1c |
| 成年（18～64岁） | HBIPS-1d |
| 老年（≥65岁） | HBIPS-1e |
| 1.患者入院前已有压疮（门诊、急诊诊断中有L89受压区压疮） | HBIPS-2 |
| ○A.ICD-10：L89.0受压区Ⅰ期压疮 | HBIPS-2 |
| ○B.ICD-10：L89.1受压区Ⅱ期压疮 | HBIPS-2 |
| ○C.ICD-10：L89.2受压区Ⅲ期压疮 | HBIPS-2 |
| ○D.ICD-10：L89.3受压区Ⅳ期压疮 | HBIPS-2 |
| ○E.自家庭入住时有压疮的患者 | HBIPS-2 |
| ○F.自养老院入住时有压疮的患者 | HBIPS-2 |
| ○G.自其他医院转入时有压疮的患者 | HBIPS-2 |
| ○H.自其他来源入住时有压疮的患者 | HBIPS-2 |
| 2.压疮危险因素评估用表的选择 | HBIPS-2 |
| ○A.Waterlow压疮危险因素评估表：评估日期与时间、总分、≥10分者 | HBIPS-2 |
| ○B.Norton压疮危险因素评估表：评估日期与时间、总分、≤14分者 | HBIPS-2 |
| ○C.Braden压疮危险因素评估表：评估日期与时间、总分、≤18分者 | HBIPS-2 |
| 3.住院患者发生压疮严重程度评估（出院时，其他诊断中有ICD-10编码L89及受压区压疮） | HBIPS-2 |
| ○A.ICD-10：L89.0受压区Ⅰ期压疮 | HBIPS-2 |
| ○B.ICD-10：L89.1受压区Ⅱ期压疮 | HBIPS-2 |
| ○C.ICD-10：L89.2受压区Ⅲ期压疮 | HBIPS-2 |
| ○D.ICD-10：L89.3受压区Ⅳ期压疮 | HBIPS-2 |
| ○E.ICD-10：L89.9未特指的受压区压疮 | HBIPS-2 |
| 4.住院期间发生压疮常见部位的选择 | HBIPS-2 |
| ○A.骶尾椎骨处压疮发生率 | HBIPS-2 |
| ○B.坐骨处压疮发生率 | HBIPS-2 |

续表

| 主要数据元素 | 适用监测指标名称 |
|---|---|
| ○C.股骨粗隆处压疮发生率 | HBIPS-2 |
| ○D.跟骨处压疮发生率 | HBIPS-2 |
| ○E.足踝处压疮发生率 | HBIPS-2 |
| ○F.肩胛骨处压疮发生率 | HBIPS-2 |
| ○G.枕骨处压疮发生率 | HBIPS-2 |
| ○H.其他部位压疮发生率 | HBIPS-2 |
| ○I.多处压疮发生率 | HBIPS-2 |
| 儿童（1～12岁） | HBIPS-2b |
| 青少年（13～17岁） | HBIPS-2c |
| 成年（18～64岁） | HBIPS-2d |
| 老年（≥65岁） | HBIPS-2e |
| 1.住院患者发生的跌倒/坠床及其原因的选择 | HBIPS-3 |
| ○A.因患者健康状况而造成跌倒/坠床 | HBIPS-3 |
| ○B.因治疗、药物和（或）麻醉反应而造成跌倒/坠床 | HBIPS-3 |
| ○C.因环境中危险因子而造成跌倒/坠床 | HBIPS-3 |
| ○D.因其他因素而造成跌倒/坠床 | HBIPS-3 |
| 2.跌倒/坠床造成伤害程度的选择 | HBIPS-3 |
| ○A.跌倒/坠床造成轻度功能损伤 | HBIPS-3 |
| ○B.跌倒/坠床造成中度功能损伤 | HBIPS-3 |
| ○C.跌倒/坠床造成重度功能损伤 | HBIPS-3 |
| ○D.再次发生跌倒/坠床 | HBIPS-3 |
| 儿童（1～12岁） | HBIPS-3b |
| 青少年（13～17岁） | HBIPS-3c |
| 成年（18～64岁） | HBIPS-3d |
| 老年（≥65岁） | HBIPS-3e |
| 1.住院患者的烫伤原因（ICD-10 编码T20.0-31.9）的选择 | HBIPS-4 |
| ○A.因患者精神症状而造成烫伤 | HBIPS-4 |
| ○B.因治疗或药物反应而造成烫伤 | HBIPS-4 |
| ○C.因环境中危险因素而造成烫伤 | HBIPS-4 |
| 2.烫伤造成伤害程度的选择 | HBIPS-4 |
| ○A.ICD-10 编码T30.1，Ⅰ度烫伤 | HBIPS-4 |
| ○B.ICD-10 编码T30.2，Ⅱ度烫伤 | HBIPS-4 |

续表

| 主要数据元素 | 适用监测指标名称 |
| --- | --- |
| ○C.ICD-10 编码T30.3，Ⅲ度烫伤 | HBIPS-4 |
| 3.烫伤累及的体表面积的选择 | HBIPS-4 |
| ○A.ICD-10 编码T31.0累及体表10%以下的烧伤 | HBIPS-4 |
| ○B.ICD-10 编码T31.1累及体表10%～19%的烧伤 | HBIPS-4 |
| ○C.ICD-10 编码T31.2累及体表20%～29%的烧伤 | HBIPS-4 |
| ○D.ICD-10 编码T31.3累及体表30%～39%的烧伤 | HBIPS-4 |
| ○E.ICD-10 编码T31.4累及体表40%～49%的烧伤 | HBIPS-4 |
| ○F.ICD-10 编码T31.5累及体表50%～59%的烧伤 | HBIPS-4 |
| ○G.ICD-10 编码T31.6累及体表60%～69%的烧伤 | HBIPS-4 |
| ○H.ICD-10 编码T31.7累及体表70%～79%的烧伤 | HBIPS-4 |
| ○I.ICD-10 编码T31.8累及体表80%～89%的烧伤 | HBIPS-4 |
| ○J.ICD-10 编码T31.9累及体表90%及以上的烧伤 | HBIPS-4 |
| 儿童（1～12岁） | HBIPS-4b |
| 青少年（13～17岁） | HBIPS-4c |
| 成年（18～64岁） | HBIPS-4d |
| 老年（≥65岁） | HBIPS-4e |
| 1.住院患者的噎食窒息原因的选择 | HBIPS-5 |
| ○A.因治疗、药物反应而造成噎食窒息比率 | HBIPS-5 |
| ○B.因其他因素而造成噎食窒息比率 | HBIPS-5 |
| 2. 呼吸道阻塞程度的选择 | HBIPS-5 |
| ○A.完全性阻塞：指呼吸道完全阻塞 | HBIPS-5 |
| ○B.不完全性阻塞：指呼吸道部分阻塞致患者呼吸不畅 | HBIPS-5 |
| 3.噎食窒息造成伤害程度的选择 | HBIPS-5 |
| ○A.噎食窒息伤害严重度1级比率（抢救成功） | HBIPS-5 |
| ○B.噎食窒息伤害严重度2级比率（有后遗症） | HBIPS-5 |
| ○C.噎食窒息伤害严重度3级比率（导致死亡） | HBIPS-5 |
| ○D.再次发生噎食窒息比率 | HBIPS-5 |
| 儿童（1～12岁） | HBIPS-5b |
| 青少年（13～17岁） | HBIPS-5c |
| 成年（18～64岁） | HBIPS-5d |
| 老年（≥65岁） | HBIPS-5e |
| 1.入院后有危险因素评估 | HBIPS-6 |

续表

| 主要数据元素 | 适用监测指标名称 |
|---|---|
| ○A.是，○属于高风险 | HBIPS-6 |
| ○B.否 | HBIPS-6 |
| 2.自杀 | HBIPS-6 |
| （1）住院患者自杀原因的选择 | HBIPS-6 |
| ○A.因患者精神症状而造成自杀 | HBIPS-6 |
| ○B.因治疗、药物反应而造成自杀 | HBIPS-6 |
| ○C.因环境中危险因素而造成自杀 | HBIPS-6 |
| ○D.因其他因素而造成自杀 | HBIPS-6 |
| （2）自杀造成伤害程度的选择 | HBIPS-6 |
| ○A.自杀伤害严重度1级（经过治疗未损伤功能） | HBIPS-6 |
| ○B.自杀伤害严重度2级（有功能损伤） | HBIPS-6 |
| ○C.自杀伤害严重度3级（导致死亡） | HBIPS-6 |
| ○D.再次发生自杀 | HBIPS-6 |
| 3.自伤 | HBIPS-6 |
| （1）住院患者自伤原因的选择 | HBIPS-6 |
| ○A.因患者精神症状而造成自伤 | HBIPS-6 |
| ○B.因治疗、药物反应而造成自伤 | HBIPS-6 |
| ○C.因环境中危险因素而造成自伤 | HBIPS-6 |
| ○D.因其他因素而造成自伤比率 | HBIPS-6 |
| （2）自伤造成伤害程度的选择 | HBIPS-6 |
| ○A.自伤伤害严重度1级（经过治疗未损伤功能） | HBIPS-6 |
| ○B.自伤伤害严重度2级（导致轻度功能损伤） | HBIPS-6 |
| ○C.自伤伤害严重度3级（导致严重功能损伤） | HBIPS-6 |
| ○D.再次发生自伤 | HBIPS-6 |
| 儿童（1～12岁） | HBIPS-6b |
| 青少年（13～17岁） | HBIPS-6c |
| 成年（18～64岁） | HBIPS-6d |
| 老年（≥65岁） | HBIPS-6e |
| 1.入院后有危险因素评估 | HBIPS-7 |
| ○A.是，○属于高风险 | HBIPS-7 |
| ○B.否 | HBIPS-7 |
| 2.住院患者的伤人与原因 | HBIPS-7 |

续表

| 主要数据元素 | 适用监测指标名称 |
| --- | --- |
| ○A.因精神症状而造成伤人 | HBIPS-7 |
| ○B.因治疗、药物反应而造成伤人 | HBIPS-7 |
| ○C.因其他因素而造成伤人 | HBIPS-7 |
| 3.伤人造成伤害程度 | HBIPS-7 |
| ○A.伤人伤害严重度1级（受伤） | HBIPS-7 |
| ○B.伤人伤害严重度2级（致残） | HBIPS-7 |
| ○C.伤人伤害严重度3级（致死） | HBIPS-7 |
| ○D.再次发生伤人 | HBIPS-7 |
| 儿童（1～12岁） | HBIPS-7b |
| 青少年（13～17岁） | HBIPS-7c |
| 成年（18～64岁） | HBIPS-7d |
| 老年（≥65岁） | HBIPS-7e |
| 患者擅自离院 | HBIPS-8 |
| 儿童（1～12岁） | HBIPS-8b |
| 青少年（13～17岁） | HBIPS-8c |
| 成年（18～64岁） | HBIPS-8d |
| 老年（≥65岁） | HBIPS-8e |
| 患者实施约束（如约束带）保护措施的小时数 | HBIPS-9 |
| 患者实施隔离保护措施的小时数 | HBIPS-9 |
| 儿童（1～12岁） | HBIPS-9b |
| 青少年（13～17岁） | HBIPS-9c |
| 成年（18～64岁） | HBIPS-9d |
| 老年（≥65岁） | HBIPS-9e |
| 出院前完成社会功能评估 | HBIPS-10 |
| 儿童（1～12岁） | HBIPS-10b |
| 青少年（13～17岁） | HBIPS-10c |
| 成年（18～64岁） | HBIPS-10d |
| 老年（≥65岁） | HBIPS-10e |
| 制订出院后持续服务计划 | HBIPS-11 |
| 儿童（1～12岁） | HBIPS-11b |
| 青少年（13～17岁） | HBIPS-11c |
| 成年（18～64岁） | HBIPS-11d |

续表

| 主要数据元素 | 适用监测指标名称 |
|---|---|
| 老年（≥65岁） | HBIPS-11e |
| 出院时多种抗精神病或抗抑郁药物联合使用 | HBIPS-12 |
| 儿童（1～12岁） | HBIPS-12b |
| 青少年（13～17岁） | HBIPS-12c |
| 成年（18～64岁） | HBIPS-12d |
| 老年（≥65岁） | HBIPS-12e |
| 出院日期：年、月 | HBIPS-13 |
| 出院时间：日、时 | HBIPS-13 |
| 住院天数 | HBIPS-13 |
| 离院方式 | HBIPS-13 |
| A.医嘱离院 | HBIPS-13 |
| B.医嘱转院 | HBIPS-13 |
| C.医嘱转社区卫生服务机构/乡镇卫生院 | HBIPS-13 |
| D.非医嘱离院 | HBIPS-13 |
| E.死亡 | HBIPS-13 |
| F.其他 | HBIPS-13 |
| 1.住院总费用 | HBIPS-13 |
| 2.药类费用 | HBIPS-13 |
| （1）西药费 | HBIPS-13 |
| （2）中药费 | HBIPS-13 |
| （3）血液和血液制品类 | HBIPS-13 |
| 3.非手术治疗项目费 | HBIPS-13 |
| 4.治疗用一次性医用材料费 | HBIPS-13 |
| 有风险评估、生活能力等出院评估记录的选择（※必选） | HBIPS-13 |
| ○A.攻击风险评估表 | HBIPS-13 |
| ○B.杨氏躁狂评定量表（YMRS） | HBIPS-13 |
| ○C.汉密尔顿抑郁量表（HAMD） | HBIPS-13 |
| ○D.阳性与阴性症状量表（PANSS） | HBIPS-13 |
| ○E.药物不良反应量表（TESS）※ | HBIPS-13 |
| ○F.日常生活能力量表(ADL) ※ | HBIPS-13 |
| ○G.住院患者护士观察量表(NOSIE) ※ | HBIPS-13 |
| ○H.自杀危险因素评估量表 | HBIPS-13 |

续表

| 主要数据元素 | 适用监测指标名称 |
|---|---|
| ○I.其他由省级卫生行政部门或医院认定的评估表 | HBIPS-13 |
| 临床路径设定五个病种出院评估结果符合的标准（试用、可选） | HBIPS-14 |
| 1.精神分裂症 | HBIPS-14 |
| 阳性和阴性症状量表（PANSS）评分与基线相比，减分率□%。（≥50） | HBIPS-14 |
| 2.持久的妄想性障碍 | HBIPS-14 |
| 阳性和阴性症状量表（PANSS）评分与基线相比，减分率□%。（≥50） | HBIPS-14 |
| 3.分裂情感性障碍 | HBIPS-14 |
| 阳性和阴性症状量表（PANSS）评分与基线相比，减分率□%。（≥50） | HBIPS-14 |
| 4.双相情感障碍 | HBIPS-14 |
| ①双相躁狂发作杨氏躁狂评定量表（YMRS）评分与基线相比，减分率□%。（≥50） | HBIPS-14 |
| ②双相抑郁发作汉密尔顿抑郁量表（HAMD）评分与基线相比，减分率□%。（≥50） | HBIPS-14 |
| ③双相混合发作与双相快速循环发作同时使用YMRS和HAMD量表评分，总减分率与基线相比□%。（≥50） | HBIPS-14 |
| 5.抑郁症 | HBIPS-14 |
| 汉密尔顿抑郁量表（HAMD-17）评分，与基线相比减分率□%。（≥50）。 | HBIPS-14 |

## 四、主要参考资料


1.《三级精神病医院评审标准》卫医管发〔2012〕16号，2012年.

2.《三级精神病医院评审标准实施细则》卫办医管发〔2012〕67号，2012年.

3.《2013针对特定疾病认证手册》JCAHO，2013年.

4.《质量手册》4.3版，（CMS），2013年.

5.《医院评审标准（学术医疗中心）》第5版，美国医院联合评审委员（JCI），2014年4月1日起生效.

6.《2013年度美国医院质量报告》，JCAHO，2014年.

7.《联合委员会国家质量核心的技术规格手册》v2015A，JCAHO，2014年.

8.《卫生部办公厅关于印发双相情感障碍等5个重性精神病病种临床路径的通知》，卫办医政发〔2012〕106号，2012年8月.

# 第四节　质量控制指标之解释与计算公式

## 住院精神病患者质量控制指标-1

**指标代码**：HBIPS-1：

HBIPS-1a 达到比率；

HBIPS-1b 其中，儿童（1～12岁）；

HBIPS-1c 其中，青少年（13～17岁）；

HBIPS-1d 其中，成年（18～64岁）；

HBIPS-1e 其中，老年（≥65岁）；

**指标名称**：入院时完成攻击、自伤和自杀风险、物质滥用、不良生活事件等评估例数。

**对象选择**：全部住院治疗精神病患者，第一诊断符合本章第二节所列出的适用病种名称与ICD-10编码的病例。

**设置理由**：国家卫生计生委发布的《三级精神病医院评审标准（2011年版）实施细则》条款中有明确要求。

4.5.3有对新入院患者的暴力和自杀风险、物质使用、心理创伤史等进行评估筛查的制度，根据评估结果采取恰当的防范或干预措施；定期复查非自愿住院（家属或其他部门送诊的）患者病情。

4.5.2根据现有医疗资源，按照精神科临床诊疗规范、精神疾病防治指南、临床路径，指导精神疾病的诊疗活动，规范地评估风险和疗效，规范书写医疗文件。

（1）全面了解患者精神状态，制定有效的个体化治疗方案，依赖于评估的结论。

（2）采取必要防范措施（对暴力者使用限制与隔离）提供依据，保障患者本人及其他患者的住院安全。

**指标类型**：过程质量。

**表达方式**：比率提升。

**信息采集**：追溯性调查急诊病历与住院病历及相应评估记录表的记载，患者入院后第1至第3天（或24～72小时）完成首次对患者攻击、自伤和自杀风险、物质滥用、不良生活事件等相关评估的信息，主要采集以下信息：

根据病情需要选择适当的评估方法与记录表，结果记录于病历中。

○A.杨氏躁狂评定量表（YMRS）：评估日期与时间、评估总分值

○B.攻击风险评估表：评估日期与时间、评估总分值

○C.汉密尔顿抑郁量表（HAMD）：评估日期与时间、评估总分值

○D.日常生活能力量表(ADL)：评估日期与时间、评估总分值

○E.阳性与阴性症状量表（PANSS）：评估日期与时间、评估总分值

○F.药物不良反应量表（TESS）：评估日期与时间、评估总分值

○G.住院患者护士观察量表：评估日期与时间、评估总分值

○H.自杀危险因素评估表：评估日期与时间、评估总分值

○I.其他由省级卫生行政部门或医院认定的评估表

**分子：**入院时完成相应（表A～I）评估的患者数。

**分母：**同期住院全部患者的总例数。

**病例范围：**诊断定义为精神障碍，第一诊断（出院诊断）符合本章第二节所列出的适用病种名称与ICD-10编码的病例。

**除外病例：**

1.住院24小时内出院的病例。

2.住院24小时内死亡的病例。

3.住院期曾参与药物临床试验的病例。

4.住院时间超过365天的病例。

**附件：**评估表见本章第六节。

## 住院精神病患者质量控制指标-2

**指标代码：**HBIPS-2：

HBIPS-2a 达到比率；

HBIPS-2b 其中，儿童（1～12岁）；

HBIPS-2c 其中，青少年（13～17岁）；

HBIPS-2d 其中，成年（18～64岁）；

HBIPS-2e 其中，老年（≥65岁）。

**指标名称：**住院患者压疮发生率及严重程度

**对象选择：**全部住院治疗精神病患者，第一诊断符合本章第二节所列出的适用病种名称与ICD-10编码的病例。

**设置理由：**国家卫生计生委发布的《三级精神病医院评审标准（2011年版）实施细则》条款中有明确要求。

3.7.1.1有压疮风险评估与报告制度，有压疮诊疗及护理规范。

3.7.2.1落实预防压疮的护理措施。

**指标类型：**过程质量。

**表达方式：**比率下降。

**信息采集：**追溯性调查急诊病历与住院病历及入院时压疮危险因素评估的记载。发生压疮的危险因素评估，包括患者病情、意识状态、营养状况、肢体活动能力、自理能力、排泄情况及合作程度等；评估患者压疮易患部位等。主要采集信息有以下四项：

1.患者入院前已有压疮（门诊、急诊诊断中有L89受压区压疮）

○A.ICD-10：L89.0受压区Ⅰ期压疮

○B.ICD-10：L89.1受压区Ⅱ期压疮

○C.ICD-10：L89.2受压区Ⅲ期压疮

○D.ICD-10：L89.3受压区Ⅳ期压疮

○E.自家庭入住时有压疮的患者

○F.自养老院入住时有压疮的患者

○G.自其他医院转入时有压疮的患者

○H.自其他来源入住时有压疮的患者

2.压疮危险因素评估用表的选择

○A.Waterlow压疮危险因素评估表：评估日期与时间、总分、≥10分者

○B.Norton压疮危险因素评估表：评估日期与时间、总分、≤14分者

○C.Braden压疮危险因素评估表：评估日期与时间、总分、≤18分者

[注：引自卫生部临床护理实践指南（2011版）p311]

3.住院患者发生压疮严重程度评估（出院时，其他诊断中有ICD-10编码L89及受压区压疮）

○A.ICD-10：L89.0受压区Ⅰ期压疮

○B.ICD-10：L89.1受压区Ⅱ期压疮

○C.ICD-10：L89.2受压区Ⅲ期压疮

○D.ICD-10：L89.3受压区Ⅳ期压疮

○E.ICD-10：L89.9未特指的受压区压疮

4.住院期间发生压疮常见部位

○A.骶尾椎骨处压疮

○B.坐骨处压疮

○C.股骨粗隆处压疮

○D.跟骨处压疮

○E.足踝处压疮

○F.肩胛骨处压疮

○G.枕骨处压疮

○H.其他部位压疮

○I.多处压疮

**分子：**入院时，门诊、急诊诊断中有受压区褥疮的患者数。

**分母：**同期住院全部患者的总例数。

**分子：**入院后完成压疮危险因素（A～C）评估的患者数。

**分母：**同期住院全部患者的总例数。

**分子：**入院后压疮危险因素评估属高危（Waterlow≥10分、Norton≤14分、Braden≤18分）的患者数。

**分母：** 同期住院全部患者的总例数。

**分子：** 出院时，其他诊断中有ICD-10编码与受压区压疮（A～E）的例数。★

**分母：** 同期住院全部患者的总例数。

**病例范围：** 诊断定义为精神障碍，第一诊断（出院诊断）符合本章第二节所列出的适用病种名称与ICD-10编码的病例。

**除外病例：**

1.住院24小时内出院的病例。

2.住院24小时内死亡的病例。

3.住院期曾参与药物临床试验的病例。

4.住院时间超过365天的病例。

**附件：**

**表1　Waterlow压疮危险因素评估表（2005年）**

| 体质指数（BMI） | | 皮肤类型 | | 性别和年龄 | | 营养状况评估工具 | |
|---|---|---|---|---|---|---|---|
| 20～24.9一般 | 0 | 健康 | 0 | 男 | 1 | A—近期体重下降 | B—体重下降评分 |
| 25～29.9高于一般 | 1 | 薄如纸 | 1 | 女 | 2 | 是　　到B | 0.5～5kg=1 |
| ＞30肥胖 | 2 | 干燥 | 1 | 14～49 | 1 | 否　　到C | 5～10kg=2 |
| ＜20低于一般 | 3 | 水肿 | 1 | 50～64 | 2 | 不确定　=2并到C | 10～15kg=3 |
| | | 潮湿 | 1 | 65～74 | 3 | | ＞15kg=4 |
| BMI=体重(kg)/身高($m^2$) | | 颜色异常 | 2 | 75～80 | 4 | | 不确定=2 |
| | | 破溃 | 3 | ＞81 | 5 | C—患者进食少或食欲差 | 营养评分 |
| | | | | | | 否=0 | 如果＞2，参考营养评估/干预措施 |
| | | | | | | 是=1 | |

| 失禁 | | 运动能力 | | 特殊因素 | | | | | |
|---|---|---|---|---|---|---|---|---|---|
| | | | | 组织营养状况 | | 神经系统缺陷 | | 大手术或创伤 | |
| 完全控制/导尿 | 0 | 完全 | 0 | 恶病质 | 8 | 糖尿病 | 4～6 | 骨/脊柱手术 | 5 |
| 小便失禁 | 1 | 躁动不安 | 1 | 多器官衰竭 | 8 | 运动/感觉异常 | 4～6 | 手术时间＞2小时 | 5 |
| 大便失禁 | 2 | 冷漠的 | 2 | 单器官衰竭（呼吸、肾脏、心脏） | 5 | 截瘫 | 4～6 | 手术时间＞6小时 | 8 |
| 大小便失禁 | 3 | 限制的 | 3 | 外周血管病 | 5 | | | | |
| | | 卧床 | 4 | 贫血(Hb＜8) | 2 | | | | |
| | | 轮椅 | 5 | 吸烟 | 1 | | | | |
| | | | | 药物 | | | | | |
| | | | | 细胞毒性药物、长期大剂量服用类固醇、抗生素 最多为4 | | | | | |

如果评分≥10，则患者有发生压疮的危险，建议采取预防措施。

**表2　Norton压疮危险因素评估表**

| 参数 | 身体状况 | | | | 精神状况 | | | | 活动能力 | | | | 灵活程度 | | | | 失禁情况 | | | |
|---|---|---|---|---|---|---|---|---|---|---|---|---|---|---|---|---|---|---|---|---|
| 结果 | 好 | 般 | 不好 | 极差 | 思维敏捷 | 无动于衷 | 不合逻辑 | 昏迷 | 可以走动 | 帮助下可以走动 | 坐轮椅 | 卧床 | 行动自如 | 轻微受限 | 非常受限 | 不能活动 | 无失禁 | 偶有失禁 | 常常失禁 | 完全大小便失魅 |
| 分数 | 4 | 3 | 2 | 1 | 4 | 3 | 2 | 1 | 4 | 3 | 2 | 1 | 4 | 3 | 2 | 1 | 4 | 3 | 2 | 1 |

评分≤14分，则患者有发生压疮的危险，建议采取预防措施。

**表3　Braden压疮危险因素评估表**

| 项目 | 1分 | 2分 | 3分 | 4分 |
|---|---|---|---|---|
| 感觉 | 完全受限 | 非常受限 | 轻度受限 | 未受损 |
| 潮湿 | 持续潮湿 | 潮湿 | 有时潮湿 | 很少潮湿 |
| 活动力 | 限制卧床 | 可以坐椅子 | 偶尔行走 | 经常行走 |
| 移动力 | 完全无法移动 | 严重受限 | 轻度受限 | 未受限 |
| 营养 | 非常差 | 可能不足够 | 足够 | 非常好 |
| 摩擦力和剪切力 | 有问题 | 有潜在问题 | 无明显问题 | |

评分≤18分，提示患者有发生压疮的危险，建议采取预防措施。

压疮分期［美国国家压疮咨询委员会（NPUAP）2007年压疮分期］

（1）可疑深部组织损伤：由于压力或剪力造成皮下软组织损伤引起的局部皮肤颜色的改变（如变紫、变红），但皮肤完整。

（2）Ⅰ期，皮肤完整、发红，与周围皮肤界限清楚，压之不退色，常局限于骨凸处。

（3）Ⅱ期，部分表皮缺损，皮肤表浅溃疡，基底红，无结痂，也可为完整或破溃的血泡。

（4）Ⅲ期，全层皮肤缺失，但肌肉、肌腱和骨骼尚未暴露，可有结痂、皮下隧道。

（5）Ⅳ期，全层皮肤缺失伴有肌肉、肌腱和骨骼的暴露，常有结痂和皮下隧道。

（6）不能分期，全层皮肤缺失但溃疡基底部覆有腐痂和（或）痂皮。

［注：引自卫生部临床护理实践指南（2011版）第315页。］

## 住院精神病患者质量控制指标-3

**指标代码**：HBIPS-3：

HBIPS-3a 达到比率；

HBIPS-3b 其中，儿童（1～12岁）；

HBIPS-3c 其中，青少年（13～17岁）；

HBIPS-3d 其中，成年（18～64岁）；

HBIPS-3e 其中，老年（≥65岁）。

**指标名称**：医院内跌倒/坠床发生率及伤害严重程度。

**对象选择**：全部住院治疗精神病患者，第一诊断符合本章第二节所列出的适用病种名称与ICD-10编码的病例。

**设置理由**：国家卫生计生委发布的《三级精神病医院评审标准（2011年版）实施细则》条款中有明确要求。

3.6.1.1对患者进行风险评估，主动向高危患者告知跌倒、坠床、噎食、窒息、自杀、暴力攻击、擅自离院风险，采取有效措施防止意外事件的发生。

3.6.2.1有患者跌倒、坠床噎食、窒息、自杀、暴力攻击、擅自离院等意外事件报告制度、处置预案与工作流程。（★）

5.4.5.1有高风险患者（如自杀自伤、冲动毁物、伤人、外走、跌倒等）以及跌倒/坠床、压疮、管路滑脱、用药错误等护理风险评估制度和防范措施。

（1）考量医护人员对患者病情的了解程度。

（2）是否有效地控制精神症状对患者行为的影响。

（3）防范措施是否到位。

**指标类型**：过程质量。

**表达方式**：比率下降。

**信息采集**：追溯性调查急诊病历与住院病历及相应评估记录表的记载，有关住院期间因各种原因患者发生的跌倒/坠床及其造成伤害程度的信息，主要采集以下两项信息：

1.住院患者发生的跌倒/坠床及其原因的选择

○A.因患者健康状况而造成跌倒/坠床

○B.因治疗、药物和（或）麻醉反应而造成跌倒/坠床

○C.因环境中危险因子而造成跌倒/坠床

○D.因其他因素而造成跌倒/坠床

2.跌倒/坠床造成伤害程度的选择

○A.跌倒/坠床造成轻度功能损伤

○B.跌倒/坠床造成中度功能损伤

○C.跌倒/坠床造成重度功能损伤

○D.再次发生跌倒/坠床

**分子**：出院时，其他诊断中有跌倒/坠床造成损伤（A～D）诊断的例数。★

**分母**：同期住院全部患者的总例数。

**分子**：出院时，其他诊断中有跌倒/坠床造成中度、重度损伤（B～C）诊断的例数。

**分母**：同期住院全部患者的总例数。

**病例范围**：诊断定义为精神障碍，第一诊断（出院诊断）符合本章第二节所列出的

适用病种名称与ICD-10编码的病例。

**除外病例：**

1.住院24小时内出院的病例。

2.住院24小时内死亡的病例。

3.住院期曾参与药物临床试验的病例。

4.住院时间超过365天的病例。

**附件：**

医院内跌倒/坠床所致伤害严重程度（试行）。

由于每例因跌倒/坠床所致伤害严重程度不同，所需的治疗也不同，因此按以下三类分级：

（1）跌倒伤害严重度1级，不需要或只需要稍给治疗与观察即可的伤害程度，如皮肤擦伤、软组织挫伤以及不需外科缝合处理的皮肤小裂伤。

（2）跌倒伤害严重度2级，需要采用缝合、外固定等医疗措施的伤害程度，如关节扭伤、软组织撕裂伤、挫伤等。

（3）跌倒伤害严重度3级，需要继续住院医疗及他科会诊等医疗措施的伤害程度，如骨、关节损伤、意识丧失、精神或躯体状态改变等。

（注：鉴于目前我国内卫生行政部门规章中尚无此类“医院内跌倒/坠床所致伤害严重程度”评判标准，在此仅引用“International Quality Indicator Project ò Center for Performance Sciences，2001”文献中的内容，暂供参考应用，待积累数据，适时再起草规范的评判标准文件。）

## 住院精神病患者质量控制指标-4

**指标代码：**HBIPS-4：

HBIPS-4a 达到比率；

HBIPS-4b 其中，儿童（1～12岁）；

HBIPS-4c 其中，青少年（13～17岁）；

HBIPS-4d 其中，成年（18～64岁）；

HBIPS-4e 其中，老年（≥65岁）。

**指标名称：**烫伤发生率及伤害严重程度。

**对象选择：**全部住院治疗精神病患者，第一诊断符合本章第二节所列出的适用病种名称与ICD-10编码的病例。

**设置理由：**国家卫生计生委发布的《三级精神病医院评审标准（2011年版）实施细则》条款中有明确要求。

3.6.1.1对患者进行风险评估，主动向高危患者告知跌倒、坠床、噎食、窒息、自杀、暴力攻击、擅自离院风险，采取有效措施防止意外事件的发生。

3.6.2.1有患者跌倒、坠床噎食、窒息、自杀、暴力攻击、擅自离院等意外事件报告

制度、处置预案与工作流程。（★）

5.4.5.1有高风险患者（如自杀自伤、冲动毁物、伤人、外走、跌倒等）以及跌倒/坠床、压疮、管路滑脱、用药错误等护理风险评估制度和防范措施。

（1）考量医护人员对患者病情的了解程度。

（2）是否有效地控制精神症状对患者行为的影响。

（3）防范措施是否到位。

**指标类型：**过程质量。

**表达方式：**比率下降。

**信息采集：**追溯性调查急诊病历与住院病历及相应评估记录表的记载，有关住院期间因各种原因患者发生的烫伤及其造成伤害程度的信息，主要采集以下三项信息：

1.住院患者烫伤原因（ICD-10 编码T20.0-31.9）的选择

○A.因患者精神症状而造成烫伤

○B.因治疗或药物反应而造成烫伤

○C.因环境中危险因素而造成烫伤

2.烫伤造成伤害程度的选择

○A.ICD-10 编码T30.1，Ⅰ度烫伤

○B.ICD-10 编码T30.2，Ⅱ度烫伤

○C.ICD-10 编码T30.3，Ⅲ度烫伤

3.烫伤累及的体表面积的选择

○A.ICD-10 编码T31.0累及体表10%以下的烧伤

○B.ICD-10 编码T31.1累及体表10%～19%的烧伤

○C.ICD-10 编码T31.2累及体表20%～29%的烧伤

○D.ICD-10 编码T31.3累及体表30%～39%的烧伤

○E.ICD-10 编码T31.4累及体表40%～49%的烧伤

○F.ICD-10 编码T31.5累及体表50%～59%的烧伤

○G.ICD-10 编码T31.6累及体表60%～69%的烧伤

○H.ICD-10 编码T31.7累及体表70%～79%的烧伤

○I.ICD-10 编码T31.8累及体表80%～89%的烧伤

○J.ICD-10 编码T31.9累及体表90%及以上的烧伤

**分子：**住院患者烫伤（A～C）评估的患者数。

**分母：**同期住院全部患者的总例数。

**分子：**住院患者Ⅲ度烫伤（ICD-10 编码T30.3）的例数。

**分母：**同期住院全部患者的总例数。

**病例范围：**诊断定义为精神障碍，第一诊断（出院诊断）符合本章第二节所列出的适用病种名称与ICD-10编码的病例。

**除外病例：**

1.住院24小时内出院的病例。

2.住院24小时内死亡的病例。

3.住院期曾参与药物临床试验的病例。

4.住院时间超过365天的病例。

## 住院精神病患者质量控制指标-5

**指标代码：** HBIPS-5：

HBIPS-5a 达到比率；

HBIPS-5b 其中，儿童（1～12岁）；

HBIPS-5c 其中，青少年（13～17岁）；

HBIPS-5d 其中，成年（18～64岁）；

HBIPS-5e 其中，老年（≥65岁）。

**指标名称：** 噎食窒息发生率及伤害严重程度。

**对象选择：** 全部住院治疗精神病患者，第一诊断符合本章第二节所列出的适用病种名称与ICD-10编码的病例。

**设置理由：** 国家卫生计生委发布的《三级精神病医院评审标准（2011年版）实施细则》条款中有明确要求。

3.6.1.1对患者进行风险评估，主动向高危患者告知跌倒、坠床、噎食、窒息、自杀、暴力攻击、擅自离院风险，采取有效措施防止意外事件的发生。

3.6.2.1有患者跌倒、坠床噎食、窒息、自杀、暴力攻击、擅自离院等意外事件报告制度、处置预案与工作流程。（★）

5.4.4.2对拒食或防噎食患者采用饮食护理措施以保证能量供给。

精神病患者发生噎食窒息者较多，其原因多是服用抗精神病药发生锥体外系不良反应时，出现吞咽肌肉运动不协调而使食物误入气管，可造成噎食窒息危及生命。

（1）考量医护人员对患者病情的了解程度。

（2）是否有效地控制精神症状对患者行为的影响。

（3）防范措施是否到位。

**指标类型：** 过程质量。

**表达方式：** 比率下降。

**信息采集：** 追溯性调查急诊病历与住院病历及相应评估记录表的记载，有关住院患者发生噎食窒息及其造成伤害程度的信息，主要采集以下三项信息：

1.住院患者的噎食窒息原因的选择

○A.因治疗、药物反应而造成噎食窒息比率

○B.因其他因素而造成噎食窒息比率

2. 呼吸道阻塞程度的选择

○A.完全性阻塞：指呼吸道完全阻塞

○B.不完全性阻塞：指呼吸道部分阻塞致患者呼吸不畅

3.噎食窒息造成伤害程度的选择

○A.噎食窒息伤害严重度1级比率（抢救成功）

○B.噎食窒息伤害严重度2级比率（有后遗症）

○C.噎食窒息伤害严重度3级比率（导致死亡）

○D.再次发生噎食窒息比率

**分子：**住院患者噎食窒息（A～B）的例数。

**分母：**同期住院全部患者的总例数。

**分子：**住院患者噎食窒息导致死亡的例数。

**分母：**同期住院全部患者的总例数。

**病例范围：**诊断定义为精神障碍，第一诊断（出院诊断）符合本章第二节所列出的适用病种名称与ICD-10编码的病例。

**除外病例：**

1.住院24小时内出院的病例。

2.住院24小时内死亡的病例。

3.住院期间曾参与药物临床试验的病例。

4.住院时间超过365天的病例。

## 住院精神病患者质量控制指标-6

**指标代码：**HBIPS-6；

HBIPS-6a 达到比率；

HBIPS-6b 其中，儿童（1～12岁）；

HBIPS-6c 其中，青少年（13～17岁）；

HBIPS-6d 其中，成年（18～64岁）；

HBIPS-6e 其中，老年（≥65岁）。

**指标名称：**自杀、自伤发生率及伤害严重程度。

**对象选择：**全部住院治疗精神病患者，第一诊断符合本章第二节所列出的适用病种名称与ICD-10编码的病例。

**设置理由：**国家卫生计生委发布的《三级精神病医院评审标准（2011年版）实施细则》条款中有明确要求。

3.6.1.1对患者进行风险评估，主动向高危患者告知跌倒、坠床、噎食、窒息、自杀、暴力攻击、擅自离院风险，采取有效措施防止意外事件的发生。

3.6.2.1有患者跌倒、坠床噎食、窒息、自杀、暴力攻击、擅自离院等意外事件报告制度、处置预案与工作流程。（★）

3.9.3.1主动邀请患者、监护人及近亲属参与防止非医疗因素对患者造成伤害的活动（防自杀自伤、防擅自离院等）。

（1）考量医护人员对患者病情的了解程度。

（2）是否有效地控制精神症状对患者行为的影响。

（3）防范措施是否到位。

**指标类型：** 过程质量。

**表达方式：** 比率下降。

**信息采集：** 追溯性调查急诊病历与住院病历及相应评估记录表（自杀危险因素）的记载，有关发生自杀、自伤及伤害严重程度记录的信息，主要采集以下三项信息：

1.入院后有危险因素评估

〇A.是，〇属于高风险

〇B.否

2.自杀

（1）住院患者自杀原因的选择

〇A.因患者精神症状而造成自杀

〇B.因治疗、药物反应而造成自杀

〇C.因环境中危险因素而造成自杀

〇D.因其他因素而造成自杀

（2）自杀造成伤害程度的选择

〇A.自杀伤害严重度1级（经过治疗未损伤功能）

〇B.自杀伤害严重度2级（有功能损伤）

〇C.自杀伤害严重度3级（导致死亡）

〇D.再次发生自杀

3.自伤

（1）住院患者自伤原因的选择

〇A.因患者精神症状而造成自伤

〇B.因治疗、药物反应而造成自伤

〇C.因环境中危险因素而造成自伤

〇D.因其他因素而造成自伤比率

（2）自伤造成伤害程度的选择

〇A.自伤伤害严重度1级（经过治疗未损伤功能）

〇B.自伤伤害严重度2级（导致轻度功能损伤）

〇C.自伤伤害严重度3级（导致严重功能损伤）

〇D.再次发生自伤

**分子：** 入院后危险因素评估属于高风险的例数。

**分母：** 同期住院全部患者的总例数。

**分子：** 住院患者自杀（A～D）的例数。

**分母：** 同期住院全部患者的总例数。

**分子：** 住院患者自杀造成伤害（B～D）的例数。

**分母：** 同期住院全部患者的总例数。

**分子：**住院患者自伤（A～D）的例数。

**分母：**同期住院全部患者的总例数。

**分子：**住院患者自伤造成伤害（B～D）的例数。

**分母：**同期住院全部患者的总例数。

**病例范围：**诊断定义为精神障碍，第一诊断（出院诊断）符合本章第二节所列出的适用病种名称与ICD-10编码的病例。

**除外病例：**

1.住院24小时内出院的病例。

2.住院24小时内死亡的病例。

3.住院期间曾参与药物临床试验的病例。

4.住院时间超过365天的病例。

## 住院精神病患者质量控制指标-7

**指标代码：**HBIPS-7：

HBIPS-7a 达到比率；

HBIPS-7b 其中，儿童（1～12岁）；

HBIPS-7c 其中，青少年（13～17岁）；

HBIPS-7d 其中，成年（18～64岁）；

HBIPS-7e 其中，老年（≥65岁）。

**指标名称：**伤人、毁物发生率及伤害严重程度。

**对象选择：**全部住院治疗精神病患者，第一诊断符合本章第二节所列出的适用病种名称与ICD-10编码的病例。

**设置理由：**国家卫生计生委发布的《三级精神病医院评审标准（2011年版）实施细则》条款中有明确要求。

3.6.1.1对患者进行风险评估，主动向高危患者告知跌倒、坠床、噎食、窒息、自杀、暴力攻击、擅自离院风险，采取有效措施防止意外事件的发生。

3.6.2.1有患者跌倒、坠床噎食、窒息、自杀、暴力攻击、擅自离院等意外事件报告制度、处置预案与工作流程。（★）

（1）考量医护人员对患者病情的了解程度。

（2）是否有效地控制精神症状对患者行为的影响。

（3）防范措施是否到位。

**指标类型：**过程质量。

**表达方式：**比率下降。

**信息采集：**追溯性调查急诊病历与住院病历及相应评估记录表（自杀危险因素）的记载，有关发生伤人、毁物及伤害严重程度记录的信息，主要采集以下三项信息：

1.入院后有危险因素评估

○A.是，○属于高风险

○B.否

2.住院患者的伤人与原因

○A.因精神症状而造成伤人

○B.因治疗、药物反应而造成伤人

○C.因其他因素而造成自杀

3.伤人造成伤害程度

○A.伤人伤害严重度1级（受伤）

○B.伤人伤害严重度2级（致残）

○C.伤人伤害严重度3级（致死）

○D.再次发生伤人

**分子：**入院后危险因素评估属于高风险的例数。

**分母：**同期住院全部患者的总例数。

**分子：**住院患者伤人（A～C）的例数。

**分母：**同期住院全部患者的总例数。

**分子：**住院患者伤人造成伤害（B～D）的例数。

**分母：**同期住院全部患者的总例数。

**病例范围：**诊断定义为精神障碍，第一诊断（出院诊断）符合本章第二节所列出的适用病种名称与ICD-10编码的病例。

**除外病例：**

1.住院24小时内出院的病例。

2.住院24小时内死亡的病例。

3.住院期间曾参与药物临床试验的病例。

4.住院时间超过365天的病例。

## 住院精神病患者质量控制指标-8

**指标代码：**HBIPS-8：

HBIPS-8a 达到比率；

HBIPS-8b 其中，儿童（1～12岁）；

HBIPS-8c 其中，青少年（13～17岁）；

HBIPS-8d 其中，成年（18～64岁）；

HBIPS-8e 其中，老年（≥65岁）。

**指标名称：**擅自离院发生率。

**对象选择：**全部住院治疗精神病患者，第一诊断符合本章第二节所列出的适用病种名称与ICD-10编码的病例。

**设置理由：**国家卫生计生委发布的《三级精神病医院评审标准（2011年版）实施细则》条款中有明确要求。

3.6.1.1对患者进行风险评估，主动向高危患者告知跌倒、坠床、噎食、窒息、自杀、暴力攻击、擅自离院风险，采取有效措施防止意外事件的发生。

3.6.2.1有患者跌倒、坠床噎食、窒息、自杀、暴力攻击、擅自离院等意外事件报告制度、处置预案与工作流程。（★）

（1）考量医护人员对患者病情的了解程度。

（2）是否有效地控制精神症状对患者行为的影响。

（3）防范措施是否到位。

**指标类型：**过程质量。

**表达方式：**比率提升。

**信息采集：**追溯性调查急诊病历与住院病历及相应评估记录表的记载，有关擅自离院的相关信息。

**分子：**患者擅自离院的例数。

**分母：**同期住院全部患者的总例数。

**病例范围：**诊断定义为精神障碍，第一诊断（出院诊断）符合本章第二节所列出的适用病种名称与ICD-10编码的病例。

**除外病例：**

1.住院24小时内出院的病例。

2.住院24小时内死亡的病例。

3.住院期曾参与药物临床试验的病例。

4.住院时间超过365天的病例。

5.卧床与不能行走的病例。

## 住院精神病患者质量控制指标-9

**指标代码：**HBIPS-9：

HBIPS-9a 达到比率；

HBIPS-9b 其中，儿童（1～12岁）；

HBIPS-9c 其中，青少年（13～17岁）；

HBIPS-9d 其中，成年（18～64岁）；

HBIPS-9e 其中，老年（≥65岁）。

**指标名称：**住院期间约束和隔离措施使用率（‰）。

**对象选择：**全部住院治疗精神病患者，第一诊断符合本章第二节所列出的适用病种名称与ICD-10编码的病例。

**设置理由：**国家卫生计生委发布的《三级精神病医院评审标准（2011年版）实施细则》条款中有明确要求。

3.9.2主动邀请患者或其家属（监护人）参与医疗安全活动，如身份识别、采取约束隔离等保护性措施、药物使用等。

5.4.3有针对精神疾病和患者需要的防护设备、约束保护措施，有防范护理不良事件发生的制度/规范、措施并落实。

5.4.4根据医嘱，对不同患者（不合作、拒绝进食、拒绝服药或治疗、自杀、伤人等）实施约束（如约束带）、隔离等保护措施，加强巡视、注意更换体位、填写约束保护记录；对拒食或防噎食患者采用饮食护理措施以保证能量供给。

（1）充分保障患者权益，严格掌握使用保护性约束或隔离的指征。

（2）严格执行相关规章制度，做好相关记录。

（3）严格监测，防止意外事件发生有预案和措施。

**指标类型：**过程质量。

**表达方式：**比率下降（‰）。

**信息采集：**追溯性调查急诊病历与住院病历及相应评估记录表的有关记载，对不同患者（不合作、拒绝进食、拒绝服药或治疗、自杀、伤人等）根据医嘱实施约束（如约束带）等保护措施，加强巡视，注意更换体位，填写约束、隔离保护记录（按小时记录时间）。

**分子：**患者实施约束（如约束带）保护措施的小时数。

**分母：**同期入院（十类病种）患者的总住院天数。

**分子：**患者实施隔离保护措施的小时数。

**分母：**同期入院（十类病种）患者的总住院天数。

**病例范围：**诊断定义为精神障碍，第一诊断（出院诊断）符合本章第二节所列出的适用病种名称与ICD-10编码的病例。

**除外病例：**

1.住院24小时内出院的病例。

2.住院24小时内死亡的病例。

3.住院期间曾参与药物临床试验的病例。

4.住院时间超过365天的病例。

## 住院精神病患者质量控制指标-10

**指标代码：**HBIPS-10：

HBIPS-10a 达到比率；

HBIPS-10b 其中，儿童（1～12岁）；

HBIPS-10c 其中，青少年（13～17岁）；

HBIPS-10d 其中，成年（18～64岁）；

HBIPS-10e 其中，老年（≥65岁）。

**指标名称：**出院前社会功能评估的完成率。

**对象选择：** 全部住院治疗精神病患者，第一诊断符合本章第二节所列出的适用病种名称与ICD-10编码的病例。

**设置理由：** 国家卫生计生委发布的《三级精神病医院评审标准（2011年版）实施细则》条款中有明确要求。

4.5.6根据患者病情及出院前状况，为患者制定出院后持续服务计划、提供规范的出院医嘱和康复指导意见，并与后续服务机构（如：下级医院、社区卫生服务中心、乡镇卫生院、精神康复机构等）建立联系及合作关系，落实持续服务计划。

（1）社会功能的恢复是精神疾病患者康复的标志。

（2）出院前评估患者的社会功能为制定后续治疗方案提供依据。

**指标类型：** 过程质量。

**表达方式：** 比率提升。

**信息采集：** 追溯性调查急诊病历与住院病历及相应评估记录表，出院记录的记载中，有关实施出院前社会功能评估的记录信息。

**分子：** 出院前完成社会功能评估的例数。

**分母：** 同期住院全部患者的总例数。

**病例范围：** 诊断定义为精神障碍，第一诊断（出院诊断）符合本章第二节所列出的适用病种名称与ICD-10编码的病例。

**除外病例：**

1.住院24小时内出院的病例。

2.住院24小时内死亡的病例。

3.住院期间曾参与药物临床试验的病例。

4.住院时间超过365天的病例。

## 住院精神病患者质量控制指标-11

**指标代码：** HBIPS-11：

HBIPS-11a 达到比率；

HBIPS-11b 其中，儿童（1～12岁）；

HBIPS-11c 其中，青少年（13～17岁）；

HBIPS-11d 其中，成年（18～64岁）；

HBIPS-11e 其中，老年（≥65岁）。

**指标名称：** 出院后持续服务计划制定率、实施率。

**对象选择：** 全部住院治疗精神病患者，第一诊断符合本章第二节所列出的适用病种名称与ICD-10编码的病例。

**设置理由：** 国家卫生计生委发布的《三级精神病医院评审标准（2011年版）实施细则》条款中有明确要求。

4.5.6根据患者病情及出院前状况，为患者制定出院后持续服务计划、提供规范的出院医嘱和康复指导意见，并与后续服务机构（如：下级医院、社区卫生服务中心、乡镇卫生院、精神康复机构等）建立联系及合作关系，落实持续服务计划。

（1）社会功能的恢复是精神疾病患者康复的标志。

（2）出院前评估患者的社会功能为制定后续治疗方案提供依据。

**指标类型：**过程质量。

**表达方式：**比率提升。

**信息采集：**追溯性调查急诊病历与住院病历及相应评估记录表，出院记录的记载中，有关实施出院时制定后续治疗方案的记录信息。

**分子：**出院时，制定后续治疗方案提供的例数。

**分母：**同期住院全部患者的总例数。

**病例范围：**诊断定义为精神障碍，第一诊断（出院诊断）符合本章第二节所列出的适用病种名称与ICD-10编码的病例。

**除外病例：**

1.住院24小时内出院的病例。

2.住院24小时内死亡的病例。

3.住院期间曾参与药物临床试验的病例。

4.住院时间超过365天的病例。

## 住院精神病患者质量控制指标-12

**指标代码：**HBIPS-12：

HBIPS-12a 达到比率；

HBIPS-12b 其中，儿童（1～12岁）；

HBIPS-12c 其中，青少年（13～17岁）；

HBIPS-12d 其中，成年（18～64岁）；

HBIPS-12e 其中，老年（≥65岁）。

**指标名称：**出院时多种抗精神病或抗抑郁药物联合使用率。

**对象选择：**全部住院治疗精神病患者，第一诊断符合本章第二节所列出的适用病种名称与ICD-10编码的病例，住院时间超过15天以上的出院患者。

**设置理由：**国家卫生计生委发布的《三级精神病医院评审标准（2011年版）实施细则》条款中有明确要求。

4.5.7出院时如果有多种抗精神药物联合使用，应当有适当的指征和评估记录。

（1）单一用药，减少药物之间相互作用，保障用药安全是精神科药物治疗的原则。

（2）选择一种抗精神病药或抗抑郁药，在没有严重不良反应情况下，应尽快加至足量，有效控制患者精神症状，缩短平均住院日。

**指标类型：**过程质量。

**表达方式：**比率下降。

**信息采集：**追溯性调查急诊病历与住院病历及相应评估记录表，出院医嘱记录的记载中，有关实施出院带药的记录信息。

**分子：**出院时，使用两种以上抗精神病药或抗抑郁药的例数。

**分母：**同期住院全部患者的总例数。

**病例范围：**诊断定义为精神障碍，第一诊断（出院诊断）符合本章第二节所列出的适用病种名称与ICD-10编码的病例，住院时间超过15天以上的出院患者。

**除外病例：**

1.住院时间≤15天的出院病例。

2.住院时间≤15天的死亡的病例。

3.住院期曾参与药物临床试验的病例。

4.住院时间超过365天的病例。

5.入院前已经合并两种以上抗精神病药或抗抑郁药。

## 住院精神病患者质量控制指标-13（试用）

**指标代码：**HBIPS-13：

HBIPS-13a 达到比率；

HBIPS-13b 其中，儿童（1～12岁）；

HBIPS-13c 其中，青少年（13～17岁）；

HBIPS-13d 其中，成年（18～64岁）；

HBIPS-13e 其中，老年（≥65岁）。

**指标名称：**出院风险评估、住院日与费用（试用）。

**对象选择：**同期住院全部患者的总例数。

**设置理由：**对患者进行出院前的风险评估与生活功能评估；患者负担与转归。

**指标类型：**过程质量；结果质量（数据）。

**表达方式：**比率提升；横向医院间比较，数值缩短与降低。

**信息采集：**追溯性调查住院病历中病程记录、出院小结、出院前的风险评估与生活功能评估记录、费用记录等相关信息。

一、有风险评估、生活能力等出院评估项目的选择（出院前根据病情，至少有以下“※”三项，但不限于此）

○A.攻击风险评估表

○B.杨氏躁狂评定量表（YMRS）

○C.汉密尔顿抑郁量表（HAMD）

○D.阳性与阴性症状量表（PANSS）

○E.药物不良反应量表（TESS）※

○F.日常生活能力量表(ADL) ※

○G.住院患者护士观察量表(NOSIE) ※

○H.自杀危险因素评估表

○I.其他由省级卫生行政部门或医院认定的评估表

二、项目与结果数据

1.住院天数。

2.离院方式

A.医嘱离院

B.医嘱转院

C.医嘱转社区卫生服务机构/乡镇卫生院

D.非医嘱离院

E.死亡

F.其他

3.住院费用（元）

（1）住院费用：总费用指患者住院期间发生的与诊疗有关的所有费用之和。

（2）药类：

A.西药费：包括有机化学药品、无机化学药品和生物制品费用（含抗菌药物）

B.中药费：包括中成药费、中草药费

C.血液和血液制品类费用：包括血费，白蛋白类、球蛋白类、凝血因子类、细胞因子类制品费

（3）非手术治疗项目费：包括人工呼吸机等费用。

（4）治疗用一次性医用材料费：除“手术治疗”外的其他治疗中使用的耗材。

**分子：**出院前有风险评估、生活能力等评估（≥3项，E～G项）记录的例数。

**分母：**同期住院全部患者的总例数。

**分子：**治疗结果为死亡的例数。

**分母：**同期住院全部患者的总例数。

**住院日：**天。

**住院费用：**元。

**除外病例：**

1.住院24小时内出院的病例。

2.住院24小时内死亡的病例。

3.住院期间曾参与药物临床试验的病例。

4.住院时间超过365天的病例。

## 住院精神病患者质量控制指标-14（试用、可选）

**指标代码：**HBIPS-14；

HBIPS-14a 达到比率；

HBIPS-14b 其中，儿童（1～12岁）；

HBIPS-14c 其中，青少年（13～17岁）；

HBIPS-14d 其中，成年（18～64岁）；

HBIPS-14e 其中，老年（≥65岁）。

**指标名称**：临床路径设定五个病种出院评估结果符合的标准（试用）。

**对象选择**：全部住院治疗的临床路径设定五个病种的患者。

**设置理由**：依据2012年8月，卫办医政发〔2012〕106号，《卫生部办公厅关于印发双相情感障碍等5个重性精神病病种临床路径的通知》中的要求，对原卫生部临床路径（2012版）设定五个病种，患者出院时评估结果应符合标准（减分率≥50）。

**指标类型**：结果质量。

**表达方式**：比率上升，横向医院间比较。

**信息采集**：追溯性调查原卫生部临床路径所设定精神分裂症、持久的妄想性障碍、分裂情感性障碍、双相情感障碍、抑郁症五个病种的住院病历中病程记录、出院小结，出院前有风险评估与生活功能评估结果的记录等相关信息。

1.精神分裂症、持久的妄想性障碍、分裂情感性障碍

阳性和阴性症状量表（PANSS）评分与基线相比，减分率□%。（≥50）

2.双相情感障碍

（1）双相躁狂发作杨氏躁狂评定量表（YMRS）评分与基线相比，减分率□%。（≥50）

（2）双相抑郁发作汉密尔顿抑郁量表（HAMD）评分与基线相比，减分率□%。（≥50）

（3）双相混合发作与双相快速循环发作同时使用YMRS和HAMD量表评分，总减分率与基线相比□%。（≥50）

3.抑郁症

汉密尔顿抑郁量表（HAMD-17）评分，与基线相比减分率□%。（≥50）

**分子**：精神分裂症出院前评估减分率≥50%的例数。

**分母**：同期住院全部精神分裂症患者的总例数。

**分子**：持久的妄想性障碍出院前评估减分率≥50%的例数。

**分母**：同期住院全部持久的妄想性障碍患者的总例数。

**分子**：分裂情感性障碍出院前评估减分率≥50%的例数。

**分母**：同期住院全部分裂情感性障碍患者的总例数。

**分子**：双相情感障碍出院前评估减分率≥50%的例数。

**分母**：同期住院全部双相情感障碍患者的总例数。

**分子**：抑郁症出院前评估减分率≥50%的例数。

**分母**：同期住院全部抑郁症患者的总例数。

除外：死亡病例。

（注：具体要求详见本章第五节“适用的临床路径”）

# 第五节　适用的临床路径

引自《卫生部办公厅关于印发双相情感障碍等5个重性精神病病种临床路径的通知》，卫办医政发〔2012〕106号，2012年8月。

## 精神分裂症、持久的妄想性障碍、分裂情感性障碍 临床路径（卫生部2012年版）

### 一、精神分裂症等精神病性障碍临床路径标准住院流程

（一）适用对象

第一诊断为精神分裂症（ICD-10：F20）、持久的妄想性障碍（ICD-10：F22）、分裂情感性障碍 （ICD-10：F25）。

（二）诊断依据

根据《国际精神与行为障碍分类第10版》（人民卫生出版社）。

1.起病突然或缓渐，以阳性症状和（或）阴性症状为主要症状群，或者同时存在情感症状。

2.病程至少1个月。

3.社会功能明显受损。

4.无器质性疾病的证据。

（三）治疗方案的选择

根据《临床诊疗指南-精神病学分册》（中华医学会编著，人民卫生出版社）、《精神分裂症防治指南》（中华医学会编著）。

1.进行系统的病史、治疗史采集及精神检查，制定治疗策略。

2.抗精神病药物治疗。

3.对伴有兴奋、冲动、自伤、伤人、外逃、自杀观念和行为木僵、拒食等症状的患者，为迅速控制病情，可单独采用或合并以下治疗方法：改良的快速神经阻滞剂化疗法（氟哌啶醇短期肌内注射疗法），联合苯二氮䓬类药物治疗（肌内注射或口服氯硝西泮、地西泮、劳拉西泮、阿普唑仑等药物）；电抽搐治疗（ECT）。

4.必要时联合使用心理治疗和康复治疗。

（四）标准住院日为≤56天

（五）进入路径标准

1.第一诊断必须符合精神分裂症（ICD-10：F20）、持久的妄想性障碍（ICD-10：F22）、分裂情感性障碍（ICD-10：F25）疾病编码。

2.当患者合并其他疾病，但住院期间不需要特殊处理也不影响第一诊断的临床路径流程实施时，可以进入路径。

（六）住院后的检查项目

1.必需的检查项目

（1）血常规、尿常规、大便常规；

（2）肝功能、肾功能、电解质、血糖、感染性疾病筛查（乙型肝炎、丙型肝炎、梅毒、艾滋病等）；

（3）胸部X线片、心电图、脑电图；

（4）心理测查：阳性与阴性症状量表(PANSS)、攻击风险评估表、自杀危险因素评估量表、药物不良反应量表(TESS)、住院患者护士观察量表（NOSIE）、日常生活能力量表（ADL）。

2.根据患者情况可选择的检查项目：血脂、心肌酶、超声心动图、腹部B超、头颅CT、内分泌检查、凝血功能、抗“O”、抗核抗体等。

（七）选择用药

1.选择原则

（1）根据精神分裂症患者起病形式、临床症状的特征、既往用药史（品种、疗效、不良反应等）以及患者的经济承受能力，结合抗精神病药物的受体药理学、药代动力学和药效学特征，遵循个体化原则，选择最适合患者的抗精神病药物。

（2）对于既往所用药物的疗效好，因中断用药或减药过快所致病情恶化的再住院患者，原则上仍使用原药、恢复原有效剂量继续治疗。

（3）遵循单一抗精神病药物治疗的原则。除难治性病例外，原则上不联合使用两种或两种以上的抗精神病药物（抗精神病药物更换治疗期间的短期交叉状态除外），急性期可短期联合使用两种或两种以上的抗精神病药物。

（4）必要时可联合使用情感稳定剂和（或）抗抑郁药。

2.药物种类：优先选用第二代（非典型）抗精神病药物，常用的第一代抗精神病药也可作为一线用药。氯氮平和硫利哒嗪为二线用药。

3.药物剂量调节：遵循个体化原则。在治疗开始后的1～2周内，将所用药物剂量增至有效治疗剂量。症状控制后的巩固治疗期，原则上应继续维持急性期的有效治疗剂量，巩固疗效，避免症状复发或病情反复。病情稳定后，确定最佳有效剂量。

（八）出院标准

1.阳性和阴性症状量表（PANSS）评分与基线相比，减分率≥50%。

2.配合医疗护理，生活能自理（病前生活不能自理者除外）。

3.能主动或被动依从服药，患者家属能积极配合实施继续治疗方案。

（九）变异及原因分析

1.辅助检查异常，需要复查和明确异常原因，导致住院治疗时间延长和住院费用增加。

2.住院期间病情加重，或出现并发症，需要进一步诊治，导致住院治疗时间延长和住院费用增加。

3.既往合并有其他精神或躯体疾病，精神分裂症等精神病性障碍可能导致合并疾病加重而需要治疗，从而延长治疗时间和增加住院费用。

（十）参考费用标准

10 000～22 000元。

## 二、精神分裂症等精神病性障碍临床路径表单

适用对象：第一诊断为精神分裂症（ICD-10：F20）、持久的妄想性障碍（ICD-10：F22）、分裂情感性障碍 （ICD-10：F25）。

患者姓名：__________性别：______年龄：________门诊号：______住院号：______

住院日期：____年__月__日　出院日期：____年__月__日　标准住院日：≤56天

| 时间 | 住院第1天 | 住院第2天 | 住院第3天 |
|---|---|---|---|
| 主要诊疗工作 | □病史采集，体格检查，精神检查<br>□开立医嘱<br>□化验检查、物理检查<br>□临床评估、风险评估<br>□生活功能评估<br>□初步诊断和治疗方案<br>□向患者及家属交代病情<br>□完成入院病历 | □上级医师查房<br>□明确诊断<br>□确定治疗方案<br>□药物不良反应评估<br>□风险评估<br>□完成病程记录 | □上级医师查房<br>□确定诊断<br>□确定治疗方案<br>□风险评估<br>□完成病程记录 |
| 重点医嘱 | 长期医嘱：<br>□护理常规、饮食<br>□药物治疗<br>□心理、康复治疗<br>临时医嘱：<br>□血常规、尿常规、大便常规<br>□肝肾功能、电解质、血糖、感染性疾病筛查<br>□胸部X线片、心电图、脑电图<br>□PANSS量表、NOSIE量表<br>□自杀风险因素评估表、攻击风险评估表、ADL量表 | 长期医嘱：<br>□护理<br>□饮食<br>□药物治疗<br>□心理、康复治疗<br>临时医嘱：<br>□复查异常化验<br>□对症处理药物不良反应<br>□自杀风险因素评估量表、攻击风险评估表 | 长期医嘱：<br>□护理、饮食<br>□药物治疗<br>□心理、康复治疗<br>□处理药物不良反应<br>临时医嘱：<br>□复查异常化验<br>□自杀风险因素评估量表、攻击风险评估表<br>□依据病情需要下达 |
| 主要护理工作 | □采集护理病史<br>□制订护理计划<br>□入院宣传教育<br>□护理量表、评估病情变化<br>□观察睡眠和进食情况<br>□观察患者安全和治疗情况<br>□观察治疗效果和药物不良反应<br>□修改护理计划、特级护理<br>□室内监护、安全检查<br>□床边查房、床旁交接班<br>□执行治疗方案<br>□保证入量、清洁卫生<br>□睡眠护理、心理护理 | □护理量表、评估病情变化<br>□观察睡眠和进食情况<br>□观察患者安全和治疗情况<br>□观察治疗效果和药物不良反应<br>□修改护理计划<br>□特级护理<br>□室内监护<br>□安全检查<br>□床边查房、床旁交接班<br>□执行治疗方案<br>□保证入量、清洁卫生<br>□睡眠护理<br>□心理护理 | □护理量表、评估病情变化<br>□观察睡眠和进食情况<br>□观察患者安全和治疗情况<br>□观察治疗效果和药物不良反应<br>□修改护理计划<br>□特级护理<br>□室内监护<br>□安全检查<br>□床边查房、床旁交接班<br>□执行治疗方案<br>□保证入量、清洁卫生<br>□睡眠护理<br>□心理护理 |
| 心理治疗 | □初始访谈<br>□收集患者资料 | □参加医师查房<br>□心理治疗 | □参加三级医师查房<br>□诊断评估、心理治疗 |
| 康复治疗 | | □药物知识<br>□睡眠知识 | □适宜的康复治疗 |
| 病情变异 | □无 □有，原因<br>1. 2. | □无 □有，原因<br>1. 2. | □无 □有，原因<br>1. 2. |

续表

| 时间 | 住院第1天 | 住院第2天 | 住院第3天 |
|---|---|---|---|
| 护士签名 | | | |
| 医师签名 | | | |

| 时间 | 住院第1周 | 住院第2周 | 住院第3周 |
|---|---|---|---|
| 主要诊疗工作 | □临床评估<br>□药物不良反应评估<br>□风险评估<br>□确认检查结果完整并记录<br>□完成病程记录 | □临床评估<br>□药物不良反应评估<br>□风险评估<br>□完成病程记录 | □临床评估<br>□药物不良反应评估<br>□风险评估<br>□完成病程记录 |
| 重点医嘱 | **长期医嘱:**<br>□护理常规<br>□饮食<br>□药物治疗<br>□心理、康复治疗<br>□处理药物不良反应<br>**临时医嘱:**<br>□PANSS量表<br>□护士观察量表(NOSIE)<br>□TESS量表<br>□自杀风险因素评估量表、攻击风险评估表<br>□依据病情需要下达 | **长期医嘱:**<br>□护理<br>□饮食<br>□药物治疗<br>□心理、康复治疗<br>□处理药物不良反应<br>**临时医嘱:**<br>□PANSS量表<br>□护士观察量表(NOSIE)<br>□TESS量表<br>□自杀风险因素评估量表、攻击风险评估表<br>□依据病情需要下达 | **长期医嘱:**<br>□护理<br>□饮食<br>□药物治疗<br>□心理、康复治疗<br>□处理药物不良反应<br>**临时医嘱:**<br>□PANSS量表<br>□护士观察量表(NOSIE)<br>□TESS量表<br>□自杀风险因素评估量表、攻击风险评估表<br>□依据病情需要下达 |
| 主要护理工作 | □护理量表<br>□评估病情变化<br>□观察睡眠和进食情况<br>□观察患者安全和治疗情况<br>□观察治疗效果和药物不良反应<br>□修改护理计划<br>□一级护理<br>□安全检查<br>□床旁交接班<br>□执行治疗方案<br>□工娱治疗<br>□行为矫正<br>□睡眠护理<br>□心理护理<br>□健康教育 | □护理量表<br>□评估病情变化<br>□观察睡眠和进食情况<br>□观察患者安全和治疗情况<br>□观察治疗效果和药物不良反应<br>□修改护理计划<br>□一级护理<br>□安全检查<br>□床旁交接班<br>□执行治疗方案<br>□工娱治疗<br>□行为矫正<br>□睡眠护理<br>□心理护理<br>□健康教育 | □护理量表<br>□评估病情变化<br>□观察睡眠和进食情况<br>□观察患者安全和治疗情况<br>□观察治疗效果和药物不良反应<br>□修改护理计划<br>□一级护理<br>□安全检查<br>□床旁交接班<br>□执行治疗方案<br>□工娱治疗<br>□行为矫正<br>□睡眠护理<br>□心理护理<br>□健康教育 |
| 心理治疗 | □阶段性评估<br>□各种心理治疗 | □阶段性评估<br>□各种心理治疗 | □阶段性评估<br>□各种心理治疗 |
| 康复治疗 | □情绪管理<br>□技能训练<br>□其他适当的康复治疗 | □行为适应<br>□技能训练<br>□其他适当的康复治疗 | □技能评估<br>□技能训练<br>□其他适当的康复治疗 |
| 病情变异 | □无 □有，原因<br>1.<br>2. | □无 □有，原因<br>1.<br>2. | □无 □有，原因<br>1.<br>2. |
| 护士签名 | | | |
| 医师签名 | | | |

续表

| 时间 | 住院第4周 | 住院第6周 | 住院第7周 |
|---|---|---|---|
| 主要诊疗工作 | □临床评估<br>□化验检查<br>□心电检查<br>□药物不良反应评估<br>□风险评估<br>□完成病程记录 | □临床评估<br>□药物不良反应评估<br>□风险评估<br>□完成病程记录 | □临床评估<br>□药物不良反应评估<br>□风险评估<br>□完成病程记录 |
| 重点医嘱 | **长期医嘱：**<br>□护理常规、饮食<br>□药物治疗<br>□心理、康复治疗<br>□处理药物不良反应<br><br>**临时医嘱：**<br>□PANSS量表<br>□护士观察量表(NOSIE)<br>□TESS量表<br>□自杀风险因素评估量表、攻击风险评估表<br>□血常规、肝肾功能、电解质、血糖、心电图<br>□依据病情需要下达 | **长期医嘱：**<br>□护理、饮食<br>□药物治疗<br>□处理药物不良反应<br>□心理、康复治疗<br><br>**临时医嘱：**<br>□PANSS量表<br>□护士观察量表(NOSIE)<br>□TESS量表<br>□自杀风险因素评估量表、攻击风险评估表<br>□依据病情需要下达 | **长期医嘱：**<br>□护理、饮食<br>□药物治疗<br>□心理、康复治疗<br>□处理药物不良反应<br><br>**临时医嘱：**<br>□PANSS量表<br>□护士观察量表(NOSIE)<br>□TESS量表<br>□自杀风险因素评估量表、攻击风险评估表<br>□依据病情需要下达 |
| 主要护理工作 | □护理量表<br>□评估病情变化<br>□观察睡眠和进食情况<br>□观察患者安全和治疗情况<br>□观察治疗效果和药物不良反应<br>□修改护理计划<br>□一级护理<br>□安全检查<br>□床旁交接班<br>□执行治疗方案<br>□工娱治疗<br>□行为矫正<br>□睡眠护理<br>□心理护理<br>□健康教育 | □护理量表<br>□评估病情变化<br>□观察睡眠和进食情况<br>□观察患者安全和治疗情况<br>□观察治疗效果和药物不良反应<br>□修改护理计划<br>□二级护理<br>□安全检查<br>□床旁交接班<br>□执行治疗方案<br>□工娱治疗<br>□行为矫正<br>□睡眠护理<br>□心理护理<br>□健康教育 | □护理量表<br>□评估病情变化<br>□观察睡眠和进食情况<br>□观察患者安全和治疗情况<br>□观察治疗效果和药物不良反应<br>□修改护理计划<br>□二级护理<br>□安全检查<br>□床旁交接班<br>□执行治疗方案<br>□工娱治疗<br>□行为矫正<br>□睡眠护理<br>□心理护理<br>□健康教育<br>□指导患者认识疾病、药物作用和不良反应<br>□自我处置技能训练 |
| 心理治疗 | □阶段性评估<br>□集体心理治疗<br>□各种适合的心理治疗 | □阶段性评估<br>□集体心理治疗<br>□各种适合的心理治疗 | □阶段性评估<br>□集体心理治疗<br>□各种适合的心理治疗 |
| 康复治疗 | □技能评估<br>□技能训练 | □技能评估<br>□技能训练<br>□家庭社会评估 | □技能评估<br>□技能训练<br>□家庭社会评估 |
| 病情变异 | □无 □有，原因<br>1.<br>2. | □无 □有，原因<br>1.<br>2. | □无 □有，原因<br>1.<br>2. |
| 护士签名 | | | |
| 医师签名 | | | |

续表

| 时间 | 住院第8周 | 出院日（末次评估） |
|---|---|---|
| 主要诊疗工作 | □完善化验检查<br>□心电检查<br>□临床评估<br>□药物不良反应评估<br>□完成病程记录 | □出院风险评估、生活功能评估<br>□药物治疗方案<br>□向患者及家属介绍出院后注意事项 |
| 重点医嘱 | 长期医嘱：<br>□护理常规<br>□饮食<br>□药物治疗<br>□处理药物不良反应<br>临时医嘱：<br>□血常规、肝肾功能、电解质<br>□心电图<br>□PANSS量表<br>□护士观察量表(NOSIE)<br>□TESS量表 | 临时医嘱：<br>□日常生活能力量表（ADL）<br>□自杀风险因素评估量表、攻击风险评估表<br>□出院 |
| 主要护理工作 | □护理量表<br>□评估病情变化<br>□观察睡眠和进食情况<br>□观察患者安全和治疗情况<br>□观察治疗效果和药物不良反应<br>□修改护理计划<br>□二级护理<br>□安全检查<br>□床旁交接班<br>□执行治疗方案<br>□工娱治疗<br>□行为矫正<br>□睡眠护理<br>□心理护理<br>□健康教育<br>□指导患者认识疾病、药物作用和不良反应<br>□自我处置技能训练 | □患者满意度<br>□出院护理指导 |
| 心理治疗 | □出院总评估<br>□集体心理治疗 | |
| 康复治疗 | □技能评估 | □对疾病知晓<br>□家庭适应改善<br>□工作或学习适应改善 |
| 病情变异 | □无　□有，原因<br>1.<br>2. | □无　□有，原因<br>1.<br>2. |
| 护士签名 | | |
| 医师签名 | | |

# 双相情感障碍临床路径（卫生部2012年版）

## 一、双相情感障碍临床路径标准住院流程

（一）适用对象

第一诊断为双相情感障碍（ICD-10：F31）。

（二）诊断依据

根据《国际精神与行为障碍分类第10版》（人民卫生出版社）。

1.反复（至少两次）出现心境和活动水平明显紊乱的发作。心境和活动水平紊乱有时表现为心境高涨、精力和活动增加（躁狂或轻躁狂），有时表现为心境低落、精力降低和活动减少（抑郁）。

2.发作间期通常以完全缓解为特征。

3.躁狂发作通常起病突然，持续时间2周至5个月（中位数约4个月）；抑郁持续时间较长（中位数约6个月）；除在老年期外，均很少超过1年。

4.无器质性疾病的证据。

（三）治疗方案的选择

根据《临床诊疗指南-精神病学分册》（中华医学会编著，人民卫生出版社）、《双相障碍诊疗指南》（中华医学会编著）。

1.进行系统的病史、治疗史采集及精神检查，制订治疗方案。

2.药物治疗：一般遵循联合用药的原则，以心境稳定剂作为基础性治疗，再根据不同的临床症状分别联合使用抗精神病药物、抗抑郁药物或苯二氮䓬类药物治疗。

3.必要时联合使用心理治疗和康复治疗。

（四）标准住院日为≤56天

（五）进入路径标准

1.第一诊断必须符合ICD-10：F31双相情感障碍疾病编码。

2.当患者合并其他疾病，但住院期间不需要特殊处理也不影响第一诊断的临床路径流程实施时，可以进入路径。

（六）住院后的检查项目。

1.必需的检查项目：

（1）血常规、尿常规、大便常规；

（2）肝肾功能、电解质、血糖、感染性疾病筛查（乙肝、丙肝、梅毒、艾滋病等）；

（3）胸部X线片、心电图、脑电图；

（4）心理测查：杨氏躁狂评定量表（YMRS）、汉密尔顿抑郁量表（HAMD-17）、攻击风险评估表、自杀风险因素评估量表、药物不良反应量表(TESS)、住院患者护士观察量表（NOSIE）、日常生活能力量表（ADL）。

2.根据患者情况可选择的检查项目：血脂、心肌酶、超声心动图、腹部B超、头颅CT、内分泌检查、凝血功能、抗“O”、抗核抗体等。

（七）选择用药

1.选择原则

（1）根据双相情感障碍患者的起病形式、临床症状的特征、既往用药史（品种、疗效、不良反应等）以及患者的经济承受能力，结合心境稳定剂、抗精神病药物和抗抑郁药物的受体药理学、药代动力学和药效学特征，遵循个体化原则，选择最适合患者的药物。

（2）联合使用抗抑郁药物以及苯二氮䓬类药物时，在患者病情稳定后（即抑郁症状、兴奋症状被控制后），应缓慢减药直至停药，继续以心境稳定剂或联合第二代抗精神病药巩固和维持治疗，以免诱发临床转相、快速循环或混合发作等不良后果。

（3）对于既往所用药物的疗效好，因中断用药或减药过快所致病情恶化的再住院患者，原则上仍使用原药、恢复原有效剂量继续治疗。

2.药物种类：包括心境稳定剂、第二代抗精神病药、抗抑郁药物和苯二氮䓬类药物。

（1）心境稳定剂包括：锂盐、丙戊酸盐、卡马西平、拉莫三嗪等。

（2）第二代抗精神病药：作为治疗双相情感障碍的联合用药。为避免药源性转郁发生，原则上不选用第一代抗精神病药，首选药源性转郁几率较低的第二代抗精神病药。

（3）抗抑郁药物：首选药源性转躁几率较低的抗抑郁剂，如选择性5-羟色胺再摄取抑制剂（SSRIs）类药物，尽量避免使用三环类抗抑郁药（TCAs）等类药物。

（4）苯二氮䓬类药物：主要用于急性躁狂发作，以及伴有焦虑和严重睡眠障碍的重度抑郁患者，通过药物的镇静催眠作用控制患者的兴奋状态，改善睡眠和焦虑抑郁症状。常可选用氯硝西泮、劳拉西泮、地西泮等。

3.药物剂量调节

（1）遵循个体化原则。原则上在治疗开始后的一周内将所选用的药物剂量快速增至推荐的有效治疗剂量。症状控制后的巩固治疗期，原则上应继续维持急性期的有效治疗剂量，巩固疗效，避免症状复发或病情反复。对于使用剂量较大的患者，在完成快速综合治疗方案，病情稳定后，确定最佳有效剂量。

（2）碳酸锂的常规剂量一般在500～1500mg/d以内，应以锂盐治疗过程中的不良反应和血锂浓度（0.4～1.2mmol/L）作为调整剂量和判断锂中毒的依据。

（3）双相抑郁发作病情稳定后，应适时停用抗抑郁药物，以免引发药源性转相或循环加速。

（4）凡采用药物联合治疗已取得预期疗效、需要减药或停药时，应首先缓慢减低或渐停非心境稳定剂，继续以心境稳定剂进行维持治疗，以巩固疗效，防止复发。

（八）出院标准

1.双相躁狂发作杨氏躁狂评定量表（YMRS）评分与基线相比，减分率≥50%。

2.双相抑郁发作汉密尔顿抑郁量表（HAMD-17）评分与基线相比，减分率≥50%。

3.双相混合发作与双相快速循环发作同时使用YMRS和HAMD-17量表评分，总减分率与基线相比应≥50%。

4.自知力开始恢复。

5.配合医疗护理，生活能自理（病前生活不能自理者除外）。

6.能主动或被动依从服药，患者家属能积极配合实施继续治疗方案。

（九）变异及原因分析

1.辅助检查异常，需要复查和明确异常原因，导致住院治疗时间延长和住院费用增加。

2.住院期间病情加重，或出现并发症，需要进一步诊治，导致住院治疗时间延长和住院费用增加。

3.既往合并有其他精神或躯体疾病，双相情感障碍等精神病性障碍可能导致合并疾病加重而需要治疗，从而延长治疗时间和增加住院费用。

（十）参考费用标准

10 000～22 000元。

## 二、双相情感障碍临床路径表单

适用对象：第一诊断为双相情感障碍（ICD-10：F31）。

患者姓名：＿＿＿＿＿性别：＿＿＿年龄：＿＿＿＿门诊号：＿＿＿住院号：＿＿＿

住院日期：＿＿年＿月＿日　出院日期：＿＿年＿月＿日　标准住院日：≤56天

| 时间 | 住院第1天 | 住院第2天 | 住院第3天 |
|---|---|---|---|
| 主要诊疗工作 | □病史采集，体格检查，精神检查<br>□开立医嘱<br>□化验检查、物理检查<br>□临床评估、风险评估<br>□生活功能评估<br>□初步诊断和治疗方案<br>□向患者及家属交代病情<br>□完成入院病历 | □上级医师查房<br>□明确诊断<br>□确定治疗方案<br>□药物不良反应评估<br>□风险评估<br>□完成病程记录 | □上级医师查房<br>□确定诊断<br>□确定治疗方案<br>□风险评估<br>□完成病程记录 |
| 重点医嘱 | 长期医嘱：<br>□护理常规<br>□饮食<br>□药物治疗<br>□心理、康复治疗<br>临时医嘱：<br>□血常规、尿常规、大便常规<br>□肝肾功能、电解质、血糖、感染性疾病筛查<br>□胸部X线片、心电图、脑电图<br>□YMRS量表、HAMD-17量表、护士观察量表(NOSIE)<br>□自杀风险因素评估量表、攻击风险评估表、日常生活能力量表 | 长期医嘱：<br>□护理<br>□饮食<br>□药物治疗<br>□心理、康复治疗<br>临时医嘱：<br>□复查异常化验<br>□对症处理药物不良反应<br>□自杀风险因素评估量表、攻击风险评估表 | 长期医嘱：<br>□护理<br>□饮食<br>□药物治疗<br>□心理、康复治疗<br>□处理药物不良反应<br>临时医嘱：<br>□复查异常化验<br>□自杀风险因素评估量表、攻击风险评估表<br>□依据病情需要下达 |

续表

| 时间 | 住院第1天 | 住院第2天 | 住院第3天 |
|---|---|---|---|
| 主要护理工作 | □采集护理病史<br>□制订护理计划<br>□入院宣传教育<br>□护理量表<br>□评估病情变化<br>□观察睡眠和进食情况<br>□观察患者安全和治疗情况<br>□观察治疗效果和药物不良反应<br>□修改护理计划<br>□特级护理<br>□室内监护、安全检查<br>□床边查房、床旁交接班<br>□执行治疗方案<br>□保证入量<br>□清洁卫生<br>□睡眠护理<br>□心理护理 | □护理量表<br>□评估病情变化<br>□观察睡眠和进食情况<br>□观察患者安全和治疗情况<br>□观察治疗效果和药物不良反应<br>□修改护理计划<br>□特级护理<br>□室内监护<br>□安全检查<br>□床边查房<br>□床旁交接班<br>□执行治疗方案<br>□保证入量<br>□清洁卫生<br>□睡眠护理<br>□心理护理 | □护理量表<br>□评估病情变化<br>□观察睡眠和进食情况<br>□观察患者安全和治疗情况<br>□观察治疗效果和药物不良反应<br>□修改护理计划<br>□特级护理<br>□室内监护<br>□安全检查<br>□床边查房<br>□床旁交接班<br>□执行治疗方案<br>□保证入量<br>□清洁卫生<br>□睡眠护理<br>□心理护理 |
| 心理治疗 | □初始访谈<br>□收集患者资料 | □参加医师查房<br>□心理治疗 | □参加三级医师查房<br>□诊断评估<br>□心理治疗 |
| 康复治疗 | | □药物知识<br>□睡眠知识 | □适宜的康复治疗 |
| 病情变异记录 | □无　□有，原因：<br>1.<br>2. | □无　□有，原因：<br>1.<br>2. | □无　□有，原因：<br>1.<br>2. |
| 护士签名 | | | |
| 医师签名 | | | |

| 时间 | 住院第1周 | 住院第2周 | 住院第3周 |
|---|---|---|---|
| 主要诊疗工作 | □临床评估<br>□药物不良反应评估<br>□风险评估<br>□确认检查结果完整并记录<br>□完成病程记录 | □临床评估<br>□药物不良反应评估<br>□风险评估<br>□完成病程记录 | □临床评估<br>□药物不良反应评估<br>□风险评估<br>□完成病程记录 |
| 重点医嘱 | 长期医嘱：<br>□护理常规<br>□饮食<br>□药物治疗<br>□心理、康复治疗<br>□处理药物不良反应<br>临时医嘱：<br>□YMRS量表、HAMD-17量表<br>□护士观察量表(NOSIE)<br>□TESS量表<br>□自杀风险因素评估量表、攻击风险评估表<br>□依据病情需要下达 | 长期医嘱：<br>□护理<br>□饮食<br>□药物治疗<br>□心理、康复治疗<br>□处理药物不良反应<br>临时医嘱：<br>□YMRS量表、HAMD-17量表<br>□护士观察量表(NOSIE)<br>□TESS量表<br>□自杀风险因素评估量表、攻击风险评估表<br>□依据病情需要下达 | 长期医嘱：<br>□护理<br>□饮食<br>□药物治疗<br>□心理、康复治疗<br>□处理药物不良反应<br>临时医嘱：<br>□YMRS量表、HAMD-17量表<br>□护士观察量表(NOSIE)<br>□TESS量表<br>□自杀风险因素评估量表、攻击风险评估表<br>□依据病情需要下达 |

续表

| 时间 | 住院第1周 | 住院第2周 | 住院第3周 |
|---|---|---|---|
| 主要护理工作 | □护理量表<br>□评估病情变化<br>□观察睡眠和进食情况<br>□观察患者安全和治疗情况<br>□观察治疗效果和药物不良反应<br>□修改护理计划<br>□一级护理<br>□安全检查<br>□床旁交接班<br>□执行治疗方案<br>□工娱治疗<br>□行为矫正<br>□睡眠护理<br>□心理护理<br>□健康教育 | □护理量表<br>□评估病情变化<br>□观察睡眠和进食情况<br>□观察患者安全和治疗情况<br>□观察治疗效果和药物不良反应<br>□修改护理计划<br>□一级护理<br>□安全检查<br>□床旁交接班<br>□执行治疗方案<br>□工娱治疗<br>□行为矫正<br>□睡眠护理<br>□心理护理<br>□健康教育 | □护理量表<br>□评估病情变化<br>□观察睡眠和进食情况<br>□观察患者安全和治疗情况<br>□观察治疗效果和药物不良反应<br>□修改护理计划<br>□一级护理<br>□安全检查<br>□床旁交接班<br>□执行治疗方案<br>□工娱治疗<br>□行为矫正<br>□睡眠护理<br>□心理护理<br>□健康教育 |
| 心理治疗 | □阶段性评估<br>□各种心理治疗 | □阶段性评估<br>□各种心理治疗 | □阶段性评估<br>□各种心理治疗 |
| 康复治疗 | □情绪管理<br>□技能训练<br>□其他适当的康复治疗 | □行为适应<br>□技能训练<br>□其他适当的康复治疗 | □技能评估<br>□技能训练<br>□其他适当的康复治疗 |
| 病情变异记录 | □无　□有，原因：<br>1.<br>2. | □无　□有，原因：<br>1.<br>2. | □无　□有，原因：<br>1.<br>2. |
| 护士签名 | | | |
| 医师签名 | | | |

| 时间 | 住院第4周 | 住院第6周 | 住院第7周 |
|---|---|---|---|
| 主要诊疗工作 | □临床评估<br>□化验检查<br>□心电检查<br>□药物不良反应评估<br>□风险评估<br>□完成病程记录 | □临床评估<br>□药物不良反应评估<br>□风险评估<br>□完成病程记录 | □临床评估<br>□药物不良反应评估<br>□风险评估<br>□完成病程记录 |
| 重点医嘱 | 长期医嘱：<br>□护理常规<br>□饮食<br>□药物治疗<br>□心理、康复治疗<br>□处理药物不良反应<br>临时医嘱：<br>□YMRS量表、HAMD-17量表<br>□护士观察量表(NOSIE)<br>□TESS量表<br>□自杀风险因素评估量表、攻击风险评估表<br>□血常规、肝肾功能、电解质、血糖、心电图<br>□依据病情需要下达 | 长期医嘱：<br>□护理<br>□饮食<br>□药物治疗<br>□处理药物不良反应<br>□心理、康复治疗<br>临时医嘱：<br>□YMRS量表、HAMD-17量表<br>□护士观察量表(NOSIE)<br>□TESS量表<br>□自杀风险因素评估量表、攻击风险评估表<br>□依据病情需要下达 | 长期医嘱：<br>□护理<br>□饮食<br>□药物治疗<br>□心理、康复治疗<br>□处理药物不良反应<br>临时医嘱：<br>□YMRS量表、HAMD-17量表<br>□护士观察量表(NOSIE)<br>□TESS量表<br>□自杀风险因素评估量表、攻击风险评估表<br>□依据病情需要下达 |

续表

| 时间 | 住院第4周 | 住院第6周 | 住院第7周 |
|---|---|---|---|
| 主要护理工作 | □护理量表<br>□评估病情变化<br>□观察睡眠和进食情况<br>□观察患者安全和治疗情况<br>□观察治疗效果和药物不良反应<br>□修改护理计划<br>□一级护理<br>□安全检查<br>□床旁交接班<br>□执行治疗方案<br>□工娱治疗<br>□行为矫正<br>□睡眠护理<br>□心理护理<br>□健康教育 | □护理量表<br>□评估病情变化<br>□观察睡眠和进食情况<br>□观察患者安全和治疗情况<br>□观察治疗效果和药物不良反应<br>□修改护理计划<br>□二级护理<br>□安全检查<br>□床旁交接班<br>□执行治疗方案<br>□工娱治疗<br>□行为矫正<br>□睡眠护理<br>□心理护理<br>□健康教育 | □护理量表<br>□评估病情变化<br>□观察睡眠和进食情况<br>□观察患者安全和治疗情况<br>□观察治疗效果和药物不良反应<br>□修改护理计划<br>□二级护理<br>□安全检查<br>□床旁交接班<br>□执行治疗方案<br>□工娱治疗<br>□行为矫正<br>□睡眠护理<br>□心理护理<br>□健康教育<br>□指导患者认识疾病、药物作用和不良反应<br>□自我处置技能训练 |
| 心理治疗 | □阶段性评估<br>□集体心理治疗<br>□各种适合的心理治疗 | □阶段性评估<br>□集体心理治疗<br>□各种适合的心理治疗 | □阶段性评估<br>□集体心理治疗<br>□各种适合的心理治疗 |
| 康复治疗 | □技能评估<br>□技能训练 | □技能评估<br>□技能训练<br>□家庭社会评估 | □技能评估<br>□技能训练<br>□家庭社会评估 |
| 病情变异记录 | □无　□有，原因：<br>1.<br>2. | □无　□有，原因：<br>1.<br>2. | □无　□有，原因：<br>1.<br>2. |
| 护士签名 | | | |
| 医师签名 | | | |

| 时间 | 住院第8周 | 出院日（末次评估） |
|---|---|---|
| 主要诊疗工作 | □完善化验检查<br>□心电检查<br>□临床评估<br>□药物不良反应评估<br>□完成病程记录 | □出院风险评估、生活功能评估<br>□药物治疗方案<br>□向患者及家属介绍出院后注意事项 |
| 重点医嘱 | 长期医嘱：<br>□护理常规<br>□饮食<br>□药物治疗<br>□处理药物不良反应<br>临时医嘱：<br>□血常规、肝肾功能、电解质<br>□YMRS量表、HAMD-17量表<br>□护士观察量表(NOSIE)<br>□TESS量表 | 临时医嘱：<br>□日常生活能力量表（ADL）<br>□自杀风险因素评估量表、攻击风险评估表<br>□出院 |

续表

| 时间 | 住院第8周 | 出院日（末次评估） |
|---|---|---|
| 主要护理工作 | □护理量表<br>□评估病情变化<br>□观察睡眠和进食情况<br>□观察患者安全和治疗情况<br>□观察治疗效果和药物不良反应<br>□修改护理计划<br>□二级护理<br>□安全检查<br>□床旁交接班<br>□执行治疗方案<br>□工娱治疗<br>□行为矫正<br>□睡眠护理<br>□心理护理<br>□健康教育<br>□指导患者认识疾病、药物作用和不良反应<br>□自我处置技能训练 | □患者满意度<br>□出院护理指导 |
| 心理治疗 | □出院总评估<br>□集体心理治疗 | |
| 康复治疗 | □技能评估 | □对疾病知晓<br>□家庭适应改善<br>□工作或学习适应改善 |
| 病情变异记录 | □无 □有，原因：<br>1.<br>2. | □无 □有，原因：<br>1.<br>2. |
| 护士签名 | | |
| 医师签名 | | |

## 抑郁症临床路径（卫生部2012年版）

### 一、抑郁症临床路径标准住院流程

（一）适用对象

第一诊断为抑郁发作（ICD-10：F32）。

（二）诊断依据

根据《国际精神与行为障碍分类第10版》（人民卫生出版社）。

1.主要症状为心境低落，兴趣和愉快感丧失，导致劳累感增加和活动减少的精力降低。常见的症状还包括稍做事情即觉明显的倦怠。

2.病程2周以上。

3.常反复发作。

4.无器质性疾病的证据。

（三）治疗方案的选择

根据《临床诊疗指南-精神病学分册》（中华医学会编著，人民卫生出版社）、《抑郁障碍防治指南》（中华医学会编著）。

1.进行系统的病史、治疗史采集及精神检查，制订治疗方案。

2.系统的抗抑郁药物治疗。

3.系统的心理治疗和康复治疗。

（四）标准住院日为≤56天

（五）进入路径标准

1.第一诊断必须符合ICD-10：F32抑郁发作疾病编码。

2.当患者合并其他疾病，但住院期间不需要特殊处理也不影响第一诊断的临床路径流程实施时，可以进入路径。

（六）住院后的检查项目

1.必需的检查项目

（1）血常规、尿常规、大便常规。

（2）肝功能、肾功能、电解质、血糖、感染性疾病筛查（乙型肝炎、丙型肝炎、梅毒、艾滋病等）。

（3）胸部X线片、心电图、脑电图。

（4）心理测查：汉密尔顿抑郁量表（HAMD-17）、攻击风险评估表、自杀风险因素评估量表、药物不良反应量表(TESS)、住院患者护士观察量表（NOSIE）、日常生活能力量表（ADL）。

2.根据具体情况可选择的检查项目：血脂、心肌酶、超声心动图、腹部B超、头颅CT、内分泌检查、凝血功能、抗“O”、抗核抗体等。

（七）选择用药

1.选择原则：总原则是根据病情，结合备选药物的安全性、耐受性、有效性、经济性和服用的简易性进行选择。即遵循STEPS原则：Safety（安全性）、Tolerability（耐受性）、Efficacy （有效性）、Payment（经济性）、Simplicity（简易性）。

（1）根据患者起病形式、临床症状的特征、既往用药史（品种、疗效、不良应等）以及患者的经济承受能力，结合抗抑郁药物和抗焦虑药物的受体药理学、药代动力学和药效学特征，遵循个体化原则，选择最适合患者的药物。

（2）对于既往所用药物的疗效好，因中断用药或减药过快所致病情恶化的再住院患者，原则上仍使用原药、恢复原有效剂量继续治疗。

（3）提倡单一抗抑郁药物治疗的原则，避免同时使用作用于同一递质系统的两种或两种以上抗抑郁药物，以免引发5-羟色胺综合征等严重不良反应。

（4）对伴有焦虑和睡眠障碍的抑郁症患者，可联合使用苯二氮䓬类抗焦虑药物，但不能同时使用两种或两种以上该类药物，并应当在睡眠障碍和焦虑症状缓解后逐渐停药，以免引发药物滥用和药物依赖。同时应当注意，大部分抗抑郁药物均有抗焦虑作用，因此无需长时间使用苯二氮䓬类等抗焦虑药物。

2.药物种类：包括抗抑郁药物、抗焦虑药物和镇静催眠药。

（1）常用的抗抑郁药物包括：选择性5-羟色胺再摄取抑制剂（SSRIs），如西酞普兰、氟西汀、氟伏沙明、帕罗西汀、舍曲林、艾司西酞普兰；5-羟色胺和去甲肾上腺素再摄取抑制剂（SNRI），如文拉法辛和度洛西汀；去甲肾上腺素和特定5-羟色胺再摄取抑制剂（NaSSA），如米氮平；多巴胺重摄取抑制剂，如安非他酮；经典的抗抑郁药：三环类（TCAs）和四环类（阿米替林、马普替林等）等。

（2）常用的抗焦虑药包括：苯二氮䓬类（BDZ）；5-HT1A部分激动剂，如丁螺环酮；$\beta_1$-肾上腺素能受体阻滞剂，如普萘洛尔(心得安)；$\alpha_2$-肾上腺素能受体激动剂，如可乐定；组胺受体阻滞剂，如非那根；TCA类、SSRI类和SNRI等抗抑郁药。

（3）镇静催眠药：包括咪唑吡啶类（扎来普隆、唑吡坦）、环吡啶类（佐匹克隆）和苯二氮䓬类等。

3.药物剂量调节

（1）遵循个体化原则。在治疗开始后的一周内将所用抗抑郁药物剂量快速增至推荐的有效治疗剂量。症状控制后的巩固治疗期，原则上应继续维持急性期的有效治疗剂量，巩固疗效，避免症状复发或病情反复。对于使用剂量较大的患者，在完成快速综合治疗方案后，准备出院前，根据病情可适当减量，但不能低于最低有效量。

（2）苯二氮䓬类药物用于镇静安眠或抗焦虑时，应当在症状改善后逐渐停药。

（3）根据患者病情轻重和病程长短，决定抗抑郁药物维持治疗的疗程。首次发作的抑郁患者，经治疗痊愈后，应继续治疗8～12个月；二次发作的患者，痊愈后，应继续治疗12～18个月；三次以上发作的患者，应维持治疗3～5年；长期反复发作未愈者，应长期乃至终生服药。不同维持治疗疗程中的药物剂量，应视病情轻重、按个体化原则决定。

（八）出院标准

1.汉密尔顿抑郁量表（HAMD-17）评分，与基线相比减分率≥50%。

2.严格检查未发现有残留自杀观念和自杀行为。

3.自知力开始恢复。

4.配合医疗护理，生活能自理（病前生活不能自理者除外）。

5.能主动或被动依从服药，患者家属能积极配合实施继续治疗方案。

（九）变异及原因分析

1.辅助检查异常，需要复查和明确异常原因，导致住院治疗时间延长和住院费用增加。

2.住院期间病情加重，或出现并发症，需要进一步诊治，导致住院治疗时间延长和住院费用增加。

3.既往合并有其他精神或躯体疾病，抑郁症等精神病性障碍可能导致合并疾病加重而需要治疗，从而延长治疗时间和增加住院费用。

（十）参考费用标准

9000～22 000元。

## 二、抑郁症临床路径表单

适用对象：第一诊断为抑郁发作（ICD-10：F32）。

患者姓名：__________性别：______年龄：________门诊号：______住院号：______

住院日期：____年__月__日　出院日期：____年__月__日　标准住院日：≤56天

| 时间 | 住院第1天 | 住院第2天 | 住院第3天 |
|---|---|---|---|
| 主要诊疗工作 | □病史采集，体格检查，精神检查<br>□开立医嘱<br>□化验检查、物理检查<br>□临床评估、风险评估<br>□生活功能评估<br>□初步诊断和治疗方案<br>□向患者及家属交代病情<br>□完成入院病历 | □上级医师查房<br>□明确诊断<br>□确定治疗方案<br>□药物不良反应评估<br>□风险评估<br>□完成病程记录 | □上级医师查房<br>□确定诊断<br>□确定治疗方案<br>□风险评估<br>□完成病程记录 |
| 重点医嘱 | 长期医嘱：<br>□护理常规、饮食<br>□药物治疗<br>□心理、康复治疗<br>临时医嘱：<br>□血常规、尿常规、大便常规<br>□肝肾功能、电解质、血糖、感染性疾病筛查<br>□胸部X线片、心电图、脑电图<br>□HAMD-17量表、护士观察量表(NOSIE)<br>□自杀风险因素评估量表、攻击风险评估表、日常生活能力量表 | 长期医嘱：<br>□护理、饮食<br>□药物治疗<br>□心理、康复治疗<br>临时医嘱：<br>□复查异常化验<br>□对症处理药物不良反应<br>□自杀风险因素评估量表、攻击风险评估表 | 长期医嘱：<br>□护理、饮食<br>□药物治疗<br>□心理、康复治疗<br>□处理药物不良反应<br>临时医嘱：<br>□复查异常化验<br>□自杀风险因素评估量表、攻击风险评估表<br>□依据病情需要下达 |
| 主要护理工作 | □采集护理病史<br>□制订护理计划<br>□入院宣传教育<br>□护理量表<br>□评估病情变化<br>□观察睡眠和进食情况<br>□观察患者安全和治疗情况<br>□观察治疗效果和药物不良反应<br>□修改护理计划<br>□特级护理<br>□室内监护、安全检查<br>□床边查房、床旁交接班<br>□执行治疗方案<br>□保证入量<br>□清洁卫生<br>□睡眠护理<br>□心理护理 | □护理量表<br>□评估病情变化<br>□观察睡眠和进食情况<br>□观察患者安全和治疗情况<br>□观察治疗效果和药物不良反应<br>□修改护理计划<br>□特级护理<br>□室内监护<br>□安全检查<br>□床边查房<br>□床旁交接班<br>□执行治疗方案<br>□保证入量<br>□清洁卫生<br>□睡眠护理<br>□心理护理 | □护理量表<br>□评估病情变化<br>□观察睡眠和进食情况<br>□观察患者安全和治疗情况<br>□观察治疗效果和药物不良反应<br>□修改护理计划<br>□特级护理<br>□室内监护<br>□安全检查<br>□床边查房<br>□床旁交接班<br>□执行治疗方案<br>□保证入量<br>□清洁卫生<br>□睡眠护理<br>□心理护理 |
| 心理治疗 | □初始访谈<br>□收集患者资料 | □参加医师查房<br>□心理治疗 | □参加三级医师查房<br>□诊断评估<br>□心理治疗 |

续表

| 时间 | 住院第1天 | 住院第2天 | 住院第3天 |
| --- | --- | --- | --- |
| 康复治疗 | | □药物知识<br>□睡眠知识 | 适宜的康复治疗 |
| 病情变异记录 | □无 □有，原因：<br>1.<br>2. | □无 □有，原因：<br>1.<br>2. | □无 □有，原因：<br>1.<br>2. |
| 护士签名 | | | |
| 医师签名 | | | |

| 时间 | 住院第1周 | 住院第2周 | 住院第3周 |
| --- | --- | --- | --- |
| 主要诊疗工作 | □临床评估<br>□药物不良反应评估<br>□风险评估<br>□确认检查结果完整并记录<br>□完成病程记录 | □临床评估<br>□药物不良反应评估<br>□风险评估<br>□完成病程记录 | □临床评估<br>□药物不良反应评估<br>□风险评估<br>□完成病程记录 |
| 重点医嘱 | 长期医嘱：<br>□护理常规<br>□饮食<br>□药物治疗<br>□心理、康复治疗<br>□处理药物不良反应<br>临时医嘱：<br>□HAMD-17量表<br>□护士观察量表(NOSIE)<br>□TESS量表<br>□自杀风险因素评估量表、攻击风险评估表<br>□依据病情需要下达 | 长期医嘱：<br>□护理<br>□饮食<br>□药物治疗<br>□心理、康复治疗<br>□处理药物不良反应<br>临时医嘱：<br>□HAMD-17量表<br>□护士观察量表(NOSIE)<br>□TESS量表<br>□自杀风险因素评估量表、攻击风险评估表<br>□依据病情需要下达 | 长期医嘱：<br>□护理<br>□饮食<br>□药物治疗<br>□心理、康复治疗<br>□处理药物不良反应<br>临时医嘱：<br>□HAMD-17量表<br>□护士观察量表(NOSIE)<br>□TESS量表<br>□自杀风险因素评估量表、攻击风险评估表<br>□依据病情需要下达 |
| 主要护理工作 | □护理量表<br>□评估病情变化<br>□观察睡眠和进食情况<br>□观察患者安全和治疗情况<br>□观察治疗效果和药物不良反应<br>□修改护理计划<br>□一级护理<br>□安全检查<br>□床旁交接班<br>□执行治疗方案<br>□工娱治疗<br>□行为矫正<br>□睡眠护理<br>□心理护理<br>□健康教育 | □护理量表<br>□评估病情变化<br>□观察睡眠和进食情况<br>□观察患者安全和治疗情况<br>□观察治疗效果和药物不良反应<br>□修改护理计划<br>□一级护理<br>□安全检查<br>□床旁交接班<br>□执行治疗方案<br>□工娱治疗<br>□行为矫正<br>□睡眠护理<br>□心理护理<br>□健康教育 | □护理量表<br>□评估病情变化<br>□观察睡眠和进食情况<br>□观察患者安全和治疗情况<br>□观察治疗效果和药物不良反应<br>□修改护理计划<br>□一级护理<br>□安全检查<br>□床旁交接班<br>□执行治疗方案<br>□工娱治疗<br>□行为矫正<br>□睡眠护理<br>□心理护理<br>□健康教育 |
| 心理治疗 | □阶段性评估<br>□各种心理治疗 | □阶段性评估<br>□各种心理治疗 | □阶段性评估<br>□各种心理治疗 |

续表

| 时间 | 住院第1周 | 住院第2周 | 住院第3周 |
| --- | --- | --- | --- |
| 康复治疗 | □情绪管理<br>□技能训练<br>□其他适当的康复治疗 | □行为适应<br>□技能训练<br>□其他适当的康复治疗 | □技能评估<br>□技能训练<br>□其他适当的康复治疗 |
| 病情变异记录 | □无　□有，原因：<br>1.<br>2. | □无　□有，原因：<br>1.<br>2. | □无　□有，原因：<br>1.<br>2. |
| 护士签名 | | | |
| 医师签名 | | | |

| 时间 | 住院第4周 | 住院第6周 | 住院第7周 |
| --- | --- | --- | --- |
| 主要诊疗工作 | □临床评估<br>□化验检查<br>□心电检查<br>□药物不良反应评估<br>□风险评估<br>□完成病程记录 | □临床评估<br>□药物不良反应评估<br>□风险评估<br>□完成病程记录 | □临床评估<br>□药物不良反应评估<br>□风险评估<br>□完成病程记录 |
| 重点医嘱 | 长期医嘱：<br>□护理常规<br>□饮食<br>□药物治疗<br>□心理、康复治疗<br>□处理药物不良反应<br>临时医嘱：<br>□HAMD-17量表<br>□护士观察量表(NOSIE)<br>□TESS量表<br>□自杀风险因素评估量表、攻击风险评估表<br>□血常规、肝肾功能、电解质、心电图<br>□依据病情需要下达 | 长期医嘱：<br>□护理<br>□饮食<br>□药物治疗<br>□处理药物不良反应<br>□心理、康复治疗<br>临时医嘱：<br>□HAMD-17量表<br>□护士观察量表(NOSIE)<br>□TESS量表<br>□自杀风险因素评估量表、攻击风险评估表<br>□依据病情需要下达 | 长期医嘱：<br>□护理<br>□饮食<br>□药物治疗<br>□心理、康复治疗<br>□处理药物不良反应<br>临时医嘱：<br>□HAMD-17量表<br>□护士观察量表(NOSIE)<br>□TESS量表<br>□自杀风险因素评估量表、攻击风险评估表<br>□依据病情需要下达 |
| 主要护理工作 | □护理量表<br>□评估病情变化<br>□观察睡眠和进食情况<br>□观察患者安全和治疗情况<br>□观察治疗效果和药物不良反应<br>□修改护理计划<br>□一级护理<br>□安全检查<br>□床旁交接班<br>□执行治疗方案<br>□工娱治疗<br>□行为矫正<br>□睡眠护理<br>□心理护理<br>□健康教育 | □护理量表<br>□评估病情变化<br>□观察睡眠和进食情况<br>□观察患者安全和治疗情况<br>□观察治疗效果和药物不良反应<br>□修改护理计划<br>□二级护理<br>□安全检查<br>□床旁交接班<br>□执行治疗方案<br>□工娱治疗<br>□行为矫正<br>□睡眠护理<br>□心理护理<br>□健康教育 | □护理量表<br>□评估病情变化<br>□观察睡眠和进食情况<br>□观察患者安全和治疗情况<br>□观察治疗效果和药物不良反应<br>□修改护理计划<br>□二级护理<br>□安全检查<br>□床旁交接班<br>□执行治疗方案<br>□工娱治疗<br>□行为矫正<br>□睡眠护理<br>□心理护理<br>□健康教育<br>□指导患者认识疾病、药物作用和不良反应<br>□自我处置技能训练 |

续表

| 时间 | 住院第4周 | 住院第6周 | 住院第7周 |
| --- | --- | --- | --- |
| 心理治疗 | □阶段性评估<br>□集体心理治疗<br>□各种适合的心理治疗 | □阶段性评估<br>□集体心理治疗<br>□各种适合的心理治疗 | □阶段性评估<br>□集体心理治疗<br>□各种适合的心理治疗 |
| 康复治疗 | □技能评估<br>□技能训练 | □技能评估<br>□技能训练<br>□家庭社会评估 | □技能评估<br>□技能训练<br>□家庭社会评估 |
| 病情变异记录 | □无 □有，原因：<br>1.<br>2. | □无 □有，原因：<br>1.<br>2. | □无 □有，原因：<br>1.<br>2. |
| 护士签名 | | | |
| 医师签名 | | | |

| 时间 | 住院第8周 | 出院日（末次评估） |
| --- | --- | --- |
| 主要诊疗工作 | □完善化验检查<br>□心电检查<br>□临床评估<br>□药物不良反应评估<br>□完成病程记录 | □出院风险评估、生活功能评估<br>□药物治疗方案<br>□向患者及家属介绍出院后注意事项 |
| 重点医嘱 | 长期医嘱：<br>□护理常规<br>□饮食<br>□药物治疗<br>□处理药物不良反应<br>**临时医嘱：**<br>□血常规、肝肾功能、电解质<br>□心电图<br>□HAMD-17量表<br>□护士观察量表(NOSIE)<br>□TESS量表 | 临时医嘱：<br>□日常生活能力量表（ADL）<br>□自杀风险因素评估量表、攻击风险评估表<br>□出院 |
| 主要护理工作 | □护理量表<br>□评估病情变化<br>□观察睡眠和进食情况<br>□观察患者安全和治疗情况<br>□观察治疗效果和药物不良反应<br>□修改护理计划<br>□二级护理<br>□安全检查<br>□床旁交接班<br>□执行治疗方案<br>□工娱治疗<br>□行为矫正<br>□睡眠护理<br>□心理护理<br>□健康教育<br>□指导患者认识疾病、药物作用和不良反应<br>□自我处置技能训练 | □患者满意度<br>□出院护理指导 |

续表

| 时间 | 住院第8周 | 出院日（末次评估） |
|---|---|---|
| 心理治疗 | □出院总评估<br>□集体心理治疗 | |
| 康复治疗 | □技能评估 | □对疾病知晓<br>□家庭适应改善<br>□工作或学习适应改善 |
| 病情变异记录 | □无　□有，原因：<br>1.<br>2. | □无　□有，原因：<br>1.<br>2. |
| 护士签名 | | |
| 医师签名 | | |

# 第六节　适用的评估用表

○A.攻击风险评估表

○B.杨氏躁狂评定量表（YMRS）

○C.汉密尔顿抑郁量表（HAMD）

○D.阳性与阴性症状量表（PANSS）

○E.药物不良反应量表（TESS）

○F.日常生活能力量表(ADL)

○G.住院患者护士观察量表(NOSIE)

○H.自杀危险因素评估表

○I.其他由省级卫生行政部门或医院认定的评估表

## A.攻击风险评估表

Ⅰ级：有下列情况之一者，若为男性则有两项

（1）男性；

（2）精神分裂症，伴有幻听或被害妄想；

（3）躁狂；

（4）酒药依赖的脱瘾期；

（5）意识障碍伴行为紊乱；

（6）痴呆伴行为紊乱；

（7）既往人格不良者（有冲动、边缘型人格障碍）。

处理：防冲动，密切观察。遵医嘱，对症治疗。

Ⅱ级：

（1）被动的言语攻击行为，表现为激惹性增高，如无对象的抱怨、发牢骚、说怪话；

（2）交谈时态度不好、抵触、有敌意或不信任；

（3）或精神分裂症有命令性幻听者。

处理：防冲动、密切观察、安置在重症监护室。遵医嘱使用抗精神病性药物降低激惹性；对症治疗。

Ⅲ级：

（1）主动的言语攻击行为，如有对象的辱骂；

（2）或被动的躯体攻击行为如毁物；

（3）或在交往时出现社交粗暴（交谈时突然离去、躲避、推挡他人善意的躯体接触）；

（4）既往曾有过主动的躯体攻击行为。

处理：防冲动，安置在重症监护室。遵医嘱实施保护性约束，必要时陪护，使用抗精神病性药物降低激惹性。

Ⅳ级：

（1）有主动的躯体攻击行为，如踢、打、咬或使用物品打击他人；

（2）攻击行为在一天内至少出现两次以上或攻击行为造成了他人肉体上的伤害。

处理：防冲动，安置在重症监护室。及时报告医生，遵医嘱实施保护性约束，对症处理，必要时陪护，使用抗精神病药降低激惹性。

**攻击风险评估等级**

| 时间/日期 | 等级/病情变化 | 评定者 | 时间/日期 | 等级/病情变化 | 评定者 |
|---|---|---|---|---|---|
| | | | | | |
| | | | | | |
| | | | | | |
| | | | | | |
| | | | | | |
| | | | | | |

注：攻击风险等级分为：Ⅰ、Ⅱ、Ⅲ、Ⅳ四级。

病情变化：指与上一次评估相比情况：a加重；b未变化；c减轻；d未评。

**攻击风险评估等级（有下列情况之一者，若为男性则有两项）**

| | | | | |
|---|---|---|---|---|
| Ⅰ级 | （1）男性 | | | 防冲动，安置在重症监护室。遵医嘱实施保护性约束，必要时陪护，使用抗精神病性药物降低激惹性。 |
| | （2）精神分裂症，伴有幻听或被害妄想 | | | |
| | （3）躁狂 | | | |
| | （4）酒药依赖的脱瘾期 | | | |
| | （5）意识障碍伴行为紊乱 | | | |
| | （6）痴呆伴行为紊乱 | | | |
| | （7）既往人格不良者（有冲动、边缘型人格障碍） | | | |
| Ⅱ级 | （1）被动的言语攻击行为，表现为激惹性增高，如无对象的抱怨、发牢骚、说怪话 | | | 防冲动、密切观察、安置在重症监护室。遵医嘱使用抗精神病性药物降低激惹性；对症治疗 |
| | （2）交谈时态度不好、抵触、有敌意或不信任 | | | |
| | （3）或精神分裂症有命令性幻听者 | | | |
| Ⅲ级 | （1）主动的言语攻击行为，如有对象的辱骂 | | | 防冲动，安置在重症监护室。遵医嘱实施保护性约束，必要时陪护，使用抗精神病性药物降低激惹性 |
| | （2）或被动的躯体攻击行为如毁物 | | | |
| | （3）或在交往时出现社交粗暴（交谈时突然离去、躲避、推挡他人善意的躯体接触） | | | |
| | （4）既往曾有过主动的躯体攻击行为 | | | |
| Ⅳ级 | （1）有主动的躯体攻击行为，如踢、打、咬或使用物品打击他人 | | | 防冲动，安置在重症监护室。及时报告医生，遵医嘱实施保护性约束，对症处理，必要时陪护，使用抗精神病药降低激惹性 |
| | （2）攻击行为在一天内至少出现两次以上或攻击行为造成了他人肉体上的伤害 | | | |

## B.杨氏躁狂评定量表（YMRS）

| 编号 | 时间<br>项目 | 评定日期（ 年） | | | | | | | |
|---|---|---|---|---|---|---|---|---|---|
| | | | | | | | | | |
| 1 | 情感高涨 | | | | | | | | |
| 2 | 活动增多，精力旺盛 | | | | | | | | |
| 3 | 性欲 | | | | | | | | |
| 4 | 睡眠 | | | | | | | | |
| 5 | 易激惹性 | | | | | | | | |
| 6 | 言谈（速度和量） | | | | | | | | |
| 7 | 语言-思维障碍 | | | | | | | | |
| 8 | 内容 | | | | | | | | |
| 9 | 破坏-攻击性行为 | | | | | | | | |
| 10 | 外貌 | | | | | | | | |
| 11 | 自知力 | | | | | | | | |
| 总　分 | | | | | | | | | |
| 评定者 | | | | | | | | | |

## C.汉密尔顿抑郁量表（HAMD）

| 编号 | 项目＼时间 | 评定日期（　　年） | | | | | | | |
|---|---|---|---|---|---|---|---|---|---|
| | | | | | | | | | |
| 1 | 抑郁情绪 | | | | | | | | |
| 2 | 有罪感 | | | | | | | | |
| 3 | 自杀 | | | | | | | | |
| 4 | 入睡困难 | | | | | | | | |
| 5 | 睡眠不深 | | | | | | | | |
| 6 | 早醒 | | | | | | | | |
| 7 | 工作和兴趣 | | | | | | | | |
| 8 | 阻滞 | | | | | | | | |
| 9 | 激越 | | | | | | | | |
| 10 | 精神性焦虑 | | | | | | | | |
| 11 | 躯体性焦虑 | | | | | | | | |
| 12 | 胃肠道症状 | | | | | | | | |
| 13 | 全身症状 | | | | | | | | |
| 14 | 性症状 | | | | | | | | |
| 15 | 疑病 | | | | | | | | |
| 16 | 体重减轻 | | | | | | | | |
| 17 | 自知力 | | | | | | | | |
| 18 | 日夜变化<br>A.早<br>B.晚 | | | | | | | | |
| 19 | 人格或现实解体 | | | | | | | | |
| 20 | 偏执症状 | | | | | | | | |
| 21 | 强迫症状 | | | | | | | | |
| 22 | 能力减退感 | | | | | | | | |
| 23 | 绝望感 | | | | | | | | |
| 24 | 自卑感 | | | | | | | | |
| 总　分 | | | | | | | | | |
| 评定者 | | | | | | | | | |

评分：0 无，1 轻度，2 中度，3 重度，4极重度。

## D.阳性与阴性症状量表（PANSS）

| 条目 | | 来源 | 无 | 极轻 | 轻度 | 中度 | 偏重 | 重度 | 极重 | 评分 |
|---|---|---|---|---|---|---|---|---|---|---|
| 1）阳性分项目 | | | | | | | | | | |
| P1 | 妄想 | I/ H | 1 | 2 | 3 | 4 | 5 | 6 | 7 | |
| P2 | *概念紊乱 | I | 1 | 2 | 3 | 4 | 5 | 6 | 7 | |
| P3 | *幻觉行为 | I/ H | 1 | 2 | 3 | 4 | 5 | 6 | 7 | |
| P4 | *兴奋 | I/ H | 1 | 2 | 3 | 4 | 5 | 6 | 7 | |

续表

| 条目 | | 来源 | 无 | 极轻 | 轻度 | 中度 | 偏重 | 重度 | 极重 | 评分 |
|---|---|---|---|---|---|---|---|---|---|---|
| P5 | *夸大 | I/ H | 1 | 2 | 3 | 4 | 5 | 6 | 7 | |
| P6 | *猜疑/被害 | I/ H | 1 | 2 | 3 | 4 | 5 | 6 | 7 | |
| P7 | *敌对性 | I/ H | 1 | 2 | 3 | 4 | 5 | 6 | 7 | |
| | | | | | | | | | 阳性分量表分 | |
| 2) 阴性分项目 | | | | | | | | | | |
| N1 | *情感迟钝 | I | 1 | 2 | 3 | 4 | 5 | 6 | 7 | |
| N2 | *情绪退缩 | I/ H | 1 | 2 | 3 | 4 | 5 | 6 | 7 | |
| N3 | 情感交流障碍 | I | 1 | 2 | 3 | 4 | 5 | 6 | 7 | |
| N4 | 被动/淡漠 | H | 1 | 2 | 3 | 4 | 5 | 6 | 7 | |
| N5 | 抽象思维 | I | 1 | 2 | 3 | 4 | 5 | 6 | 7 | |
| N6 | 交谈缺乏自发性和流畅性 | I | 1 | 2 | 3 | 4 | 5 | 6 | 7 | |
| N7 | 刻板思维 | I | 1 | 2 | 3 | 4 | 5 | 6 | 7 | |
| | | | | | | | | | 阴性分量表分 | |
| 3) 一般精神病理学分项目 | | | | | | | | | | |
| G1 | *担心身体健康 | I | 1 | 2 | 3 | 4 | 5 | 6 | 7 | |
| G2 | *焦虑 | I | 1 | 2 | 3 | 4 | 5 | 6 | 7 | |
| G3 | *罪恶观念 | I | 1 | 2 | 3 | 4 | 5 | 6 | 7 | |
| G4 | *紧张 | I | 1 | 2 | 3 | 4 | 5 | 6 | 7 | |
| G5 | *装相和作态 | I/ H | 1 | 2 | 3 | 4 | 5 | 6 | 7 | |
| G6 | *抑郁 | I/ H | 1 | 2 | 3 | 4 | 5 | 6 | 7 | |
| G7 | *动作迟缓 | I/ H | 1 | 2 | 3 | 4 | 5 | 6 | 7 | |
| G8 | *不合作 | I/ H | 1 | 2 | 3 | 4 | 5 | 6 | 7 | |
| G9 | *异常思维内容 | I | 1 | 2 | 3 | 4 | 5 | 6 | 7 | |
| G10 | *定向障碍 | I | 1 | 2 | 3 | 4 | 5 | 6 | 7 | |
| G11 | 注意障碍 | I | 1 | 2 | 3 | 4 | 5 | 6 | 7 | |
| G12 | 自知力缺乏 | I | 1 | 2 | 3 | 4 | 5 | 6 | 7 | |
| G13 | 意志障碍 | I | 1 | 2 | 3 | 4 | 5 | 6 | 7 | |
| G14 | 冲动控制障碍 | I/ H | 1 | 2 | 3 | 4 | 5 | 6 | 7 | |
| G15 | 先占观念 | I | 1 | 2 | 3 | 4 | 5 | 6 | 7 | |
| G16 | 主动社交回避 | H | 1 | 2 | 3 | 4 | 5 | 6 | 7 | |

## E.药物不良反应量表（TESS）

| 编号 | | 时间 / 项目 | 评定日期（　　年）（严重度/处理） | | | | | | | |
|---|---|---|---|---|---|---|---|---|---|---|
| | | | | | | | | | | |
| 1 | 行为毒性 | 中毒性意识模糊 | | | | | | | | |
| 2 | | 兴奋或激越 | | | | | | | | |
| 3 | | 情感忧郁 | | | | | | | | |
| 4 | | 活动增加 | | | | | | | | |
| 5 | | 活动减退 | | | | | | | | |
| 6 | | 失眠 | | | | | | | | |
| 7 | | 嗜睡 | | | | | | | | |
| 8 | 实验室异常 | 血象异常 | | | | | | | | |
| 9 | | 肝功能异常 | | | | | | | | |
| 10 | | 尿液异常 | | | | | | | | |
| 11 | 神经系统 | 肌强直 | | | | | | | | |
| 12 | | 震颤 | | | | | | | | |
| 13 | | 扭转性痉挛 | | | | | | | | |
| 14 | | 静坐不能 | | | | | | | | |
| 15 | 植物神经系统 | 口干 | | | | | | | | |
| 16 | | 鼻塞 | | | | | | | | |
| 17 | | 视力模糊 | | | | | | | | |
| 18 | | 便秘 | | | | | | | | |
| 19 | | 唾液增多 | | | | | | | | |
| 20 | | 出汗 | | | | | | | | |
| 21 | | 恶心呕吐 | | | | | | | | |
| 22 | | 腹泻 | | | | | | | | |
| 23 | 心血管系统 | 血压降低 | | | | | | | | |
| 24 | | 头昏和昏厥 | | | | | | | | |
| 25 | | 心动过速 | | | | | | | | |
| 26 | | 高血压 | | | | | | | | |
| 27 | | EKG异常 | | | | | | | | |
| 28 | 其他 | 皮肤症状 | | | | | | | | |
| 29 | | 体重增加 | | | | | | | | |
| 30 | | 体重减轻 | | | | | | | | |
| 31 | | 食欲减退或厌食 | | | | | | | | |
| 32 | | 头痛 | | | | | | | | |
| 33 | | 迟发性运动障碍 | | | | | | | | |
| 34 | 其他 | | | | | | | | | |
| 35 | 其他 | | | | | | | | | |
| 总评(与治疗前比较) | | | | | | | | | | |
| 评定者 | | | | | | | | | | |

评分：严重度：0无，1可疑或较轻，2轻度，3中度，4重度。

处理：0无，1加强观察，2给拮抗药，3减量，4减量加拮抗药，5暂停治疗，6终止治疗。

总评（与治疗前比较）：A．总的严重度 0-无，1-轻，2-中，3-重，4-不肯定。

B.不良反应引起的痛苦 0-无，1-轻，2-中，3-重，4-不肯定。

## F.日常生活能力量表(ADL)

评分：1=完全可以自理，2=有些困难，3=需要帮助，4=根本无法做。

| | | | | | |
|---|---|---|---|---|---|
| 1．乘公交车 | 1 | 2 | 3 | 4 | □ |
| 2．行走 | 1 | 2 | 3 | 4 | □ |
| 3．做饭做菜 | 1 | 2 | 3 | 4 | □ |
| 4．做家务 | 1 | 2 | 3 | 4 | □ |
| 5．服药 | 1 | 2 | 3 | 4 | □ |
| 6．吃饭 | 1 | 2 | 3 | 4 | □ |
| 7．穿衣 | 1 | 2 | 3 | 4 | □ |
| 8．梳头、刷牙等 | 1 | 2 | 3 | 4 | □ |
| 9．洗衣服 | 1 | 2 | 3 | 4 | □ |
| 10．洗澡 | 1 | 2 | 3 | 4 | □ |
| 11．购物 | 1 | 2 | 3 | 4 | □ |
| 12．上厕所 | 1 | 2 | 3 | 4 | □ |
| 13．打电话 | 1 | 2 | 3 | 4 | □ |
| 14．管理钱财 | 1 | 2 | 3 | 4 | □ |

注：请填入最合适的情况。

备注：如躯体疾病等因素影响评估结果，请予注明（例如：偏瘫、耳聋、视力下降、失明、抑郁、从未做过等）。

ADL总分

| | |
|---|---|
| | |

## G.住院患者护士观察量表

| 编号 | 时间<br>项目 | 评定日期（　　年） | | | | | | | |
|---|---|---|---|---|---|---|---|---|---|
| | | | | | | | | | |
| 1 | 肮脏 | | | | | | | | |
| 2 | 不耐烦 | | | | | | | | |
| 3 | 哭泣 | | | | | | | | |
| 4 | 对周围活动感兴趣 | | | | | | | | |
| 5 | 不督促就一直坐着 | | | | | | | | |
| 6 | 容易生气 | | | | | | | | |
| 7 | 听到不存在的声音 | | | | | | | | |
| 8 | 衣着保持整洁 | | | | | | | | |
| 9 | 对人友好 | | | | | | | | |
| 10 | 不如意便心烦 | | | | | | | | |
| 11 | 拒绝做日常事务 | | | | | | | | |
| 12 | 易激动发牢骚 | | | | | | | | |
| 13 | 忘记事情 | | | | | | | | |
| 14 | 问而不答 | | | | | | | | |
| 15 | 对好笑的事发笑 | | | | | | | | |
| 16 | 进食狼藉 | | | | | | | | |
| 17 | 与人攀谈 | | | | | | | | |
| 18 | 自觉抑郁沮丧 | | | | | | | | |
| 19 | 谈论个人爱好 | | | | | | | | |
| 20 | 看到不存在的东西 | | | | | | | | |
| 21 | 提醒后才做事 | | | | | | | | |
| 22 | 不督促便一直醒 | | | | | | | | |
| 23 | 自觉一无是处 | | | | | | | | |
| 24 | 不太遵守医院规则 | | | | | | | | |
| 25 | 难以完成简单任务 | | | | | | | | |
| 26 | 自言自语 | | | | | | | | |
| 27 | 行动缓慢 | | | | | | | | |
| 28 | 无故发笑 | | | | | | | | |
| 29 | 容易冒火 | | | | | | | | |
| 30 | 保持自身整洁 | | | | | | | | |
| 病情总估计 | | | | | | | | | |
| 评定者 | | | | | | | | | |

评分：0 无，1 有时有，2 常常，3 经常，4—直是。

## H.自杀危险因素评估表

| 时间 | | | 评定日期（　　年） | | | | | | | |
|---|---|---|---|---|---|---|---|---|---|---|
| | | | | | | | | | | |
| 一类危险因素 | 抑郁症 | | | | | | | | | |
| | 自杀观念 | 有无 | | | | | | | | |
| | | 频度 | | | | | | | | |
| | | 程度 | | | | | | | | |
| | | 时程 | | | | | | | | |
| | 自杀企图 | 频度 | | | | | | | | |
| | | 计划性 | | | | | | | | |
| | | 坚定性 | | | | | | | | |
| | 自我评价 | | | | | | | | | |
| | 自杀方式 | 有　无 | | | | | | | | |
| | | 可救治性 | | | | | | | | |
| | 无望 | | | | | | | | | |
| | 无助 | | | | | | | | | |
| | 酒药滥用 | | | | | | | | | |
| 二类危险因素 | 年龄 | | | | | | | | | |
| | 性别 | | | | | | | | | |
| | 婚姻状况 | | | | | | | | | |
| | 职业情况 | | | | | | | | | |
| | 健康状况 | | | | | | | | | |
| 三类危险因素 | 人际关系不良 | | | | | | | | | |
| | 性格特征 | | | | | | | | | |
| | 家庭支持 | | | | | | | | | |
| | 事业成就 | | | | | | | | | |
| | 人际交往 | | | | | | | | | |
| | 应激事件 | | | | | | | | | |
| | 自知力 | | | | | | | | | |
| 总　分 | | | | | | | | | | |
| 评定者 | | | | | | | | | | |

注：总体评价：31～43分为极度危险。　　21～30分为很危险。

11～20分为危险。　　10分以下为较安全。

（本章由北京大学第六医院　王向群　审）

第十四章

# 第七节　适用的病种名称与ICD-10四位亚目代码（第一诊断）

引自：卫生部办公厅关于印发《疾病分类与代码（修订版）》的通知，卫办综发〔2011〕166号，2012-02-02。

| 四位亚目 | 疾病名称 |
|---|---|
| F00.0* | 早发性阿尔茨海默病性痴呆(G30.0+) |
| F00.1* | 晚发性阿尔茨海默病性痴呆(G30.1+) |
| F00.2* | 阿尔茨海默病性痴呆，非典型或混合型(G30.8+) |
| F00.9* | 未特指的阿尔茨海默病性痴呆(G30.9+) |
| F01.0 | 急性发作的血管性痴呆 |
| F01.1 | 多发脑梗死性痴呆 |
| F01.2 | 皮层下血管性痴呆 |
| F01.3 | 混合型皮层和皮层下血管性痴呆 |
| F01.8 | 其他血管性痴呆 |
| F01.9 | 未特指的血管性痴呆 |
| F02.0* | 皮克病性痴呆(G31.0+) |
| F02.1* | 克罗伊茨费尔特-雅各布病性痴呆(A81.0+) |
| F02.2* | 亨廷顿病性痴呆(G10+) |
| F02.3* | 帕金森病性痴呆(G20+) |
| F02.4* | 人类免疫缺陷病毒[HIV]病性痴呆(B22.0+) |
| F02.8* | 分类于他处的其他特指疾病引起的痴呆 |
| F03.x0 | 未特指的痴呆 |
| F04.x0 | 器质性遗忘综合征，非由酒精和其他精神活性物质所致 |
| F05.0 | 谵妄，描述为并非附加于痴呆的 |
| F05.1 | 谵妄，附加于痴呆的 |
| F05.8 | 其他谵妄 |
| F05.9 | 未特指的谵妄 |
| F06.0 | 器质性幻觉症 |
| F06.1 | 器质性紧张性障碍 |
| F06.2 | 器质性妄想性[精神分裂症样]障碍 |
| F06.3 | 器质性心境[情感]障碍 |
| F06.4 | 器质性焦虑障碍 |
| F06.5 | 器质性分离性障碍 |
| F06.6 | 器质性情绪不稳定[衰弱]障碍 |

续表

| 四位亚目 | 疾病名称 |
|---|---|
| F06.7 | 轻度认知障碍 |
| F06.8 | 脑损害和功能障碍及躯体疾病引起的其他特指的精神障碍 |
| F06.9 | 脑损害和功能障碍及躯体疾病引起的未特指的精神障碍 |
| F07.0 | 器质性人格障碍 |
| F07.1 | 脑炎后综合征 |
| F07.2 | 脑震荡后综合征 |
| F07.8 | 脑部疾病、损害和功能障碍引起的其他器质性人格和行为障碍 |
| F07.9 | 脑部疾病、损害和功能障碍引起的未特指的器质性人格和行为障碍 |
| F09.x0 | 未特指的器质性或症状性精神障碍 |
| F10.0 | 酒精急性中毒 |
| F10.1 | 酒精损害 |
| F10.2 | 酒精依赖综合征 |
| F10.3 | 酒精戒断状态 |
| F10.4 | 酒精戒断状态伴谵妄 |
| F10.5 | 酒精精神病性障碍 |
| F10.6 | 酒精遗忘综合征 |
| F10.7 | 酒精残留性和迟发性精神病性障碍 |
| F10.8 | 酒精其他精神和行为障碍 |
| F10.9 | 酒精未特指的精神和行为障碍 |
| F11.0 | 阿片样物质急性中毒 |
| F11.1 | 阿片样物质损害 |
| F11.2 | 阿片样物质依赖综合征 |
| F11.3 | 阿片样物质戒断状态 |
| F11.4 | 阿片样物质戒断状态伴谵妄 |
| F11.5 | 阿片样物质精神病性障碍 |
| F11.6 | 阿片样物质遗忘综合征 |
| F11.7 | 阿片样物质残留性和迟发性精神病性障碍 |
| F11.8 | 阿片样物质其他精神和行为障碍 |
| F11.9 | 阿片样物质未特指的精神和行为障碍 |
| F12.0 | 大麻类物质急性中毒 |
| F12.1 | 大麻类物质损害 |
| F12.2 | 大麻类物质依赖综合征 |
| F12.3 | 大麻类物质戒断状态 |
| F12.4 | 大麻类物质戒断状态伴谵妄 |
| F12.5 | 大麻类物质精神病性障碍 |
| F12.6 | 大麻类物质遗忘综合征 |
| F12.7 | 大麻类物质残留性和迟发性精神病性障碍 |
| F12.8 | 大麻类物质其他精神和行为障碍 |

续表

| 四位亚目 | 疾病名称 |
|---|---|
| F12.9 | 大麻类物质未特指的精神和行为障碍 |
| F13.0 | 镇静剂或催眠剂急性中毒 |
| F13.1 | 镇静剂或催眠剂损害 |
| F13.2 | 镇静剂或催眠剂依赖综合征 |
| F13.3 | 镇静剂或催眠剂戒断状态 |
| F13.4 | 镇静剂或催眠剂戒断状态伴谵妄 |
| F13.5 | 镇静剂或催眠剂精神病性障碍 |
| F13.6 | 镇静剂或催眠剂遗忘综合征 |
| F13.7 | 镇静剂或催眠剂残留性和迟发性精神病性障碍 |
| F13.8 | 镇静剂或催眠剂其他精神和行为障碍 |
| F13.9 | 镇静剂或催眠剂未特指的精神和行为障碍 |
| F14.0 | 可卡因急性中毒 |
| F14.1 | 可卡因损害 |
| F14.2 | 可卡因依赖综合征 |
| F14.3 | 可卡因戒断状态 |
| F14.4 | 可卡因戒断状态伴谵妄 |
| F14.5 | 可卡因精神病性障碍 |
| F14.6 | 可卡因遗忘综合征 |
| F14.7 | 可卡因残留性和迟发性精神病性障碍 |
| F14.8 | 可卡因其他精神和行为障碍 |
| F14.9 | 可卡因未特指的精神和行为障碍 |
| F15.0 | 其他兴奋剂(包括咖啡因)急性中毒 |
| F15.1 | 其他兴奋剂(包括咖啡因)损害 |
| F15.2 | 其他兴奋剂(包括咖啡因)依赖综合征 |
| F15.3 | 其他兴奋剂(包括咖啡因)戒断状态 |
| F15.4 | 其他兴奋剂(包括咖啡因)戒断状态伴谵妄 |
| F15.5 | 其他兴奋剂(包括咖啡因)精神病性障碍 |
| F15.6 | 其他兴奋剂(包括咖啡因)遗忘综合征 |
| F15.7 | 其他兴奋剂(包括咖啡因)残留性和迟发性精神病性障碍 |
| F15.8 | 其他兴奋剂(包括咖啡因)其他精神和行为障碍 |
| F15.9 | 其他兴奋剂(包括咖啡因)未特指的精神和行为障碍 |
| F16.0 | 致幻剂急性中毒 |
| F16.1 | 致幻剂损害 |
| F16.2 | 致幻剂依赖综合征 |
| F16.3 | 致幻剂戒断状态 |
| F16.4 | 致幻剂戒断状态伴谵妄状态 |
| F16.5 | 致幻剂精神病性障碍 |
| F16.6 | 致幻剂遗忘综合征 |

续表

| 四位亚目 | 疾病名称 |
|---|---|
| F16.7 | 致幻剂残留性和迟发性精神病性障碍 |
| F16.8 | 致幻剂其他精神和行为障碍 |
| F16.9 | 致幻剂未特指的精神和行为障碍 |
| F17.0 | 烟草急性中毒 |
| F17.1 | 烟草损害 |
| F17.2 | 烟草依赖综合征 |
| F17.3 | 烟草戒断状态 |
| F17.4 | 烟草戒断状态伴谵妄状态 |
| F17.5 | 烟草精神病性障碍 |
| F17.6 | 烟草遗忘综合征 |
| F17.7 | 烟草残留性和迟发性精神病性障碍 |
| F17.8 | 烟草其他精神和行为障碍 |
| F17.9 | 烟草未特指的精神和行为障碍 |
| F18.0 | 挥发性溶剂急性中毒 |
| F18.1 | 挥发性溶剂损害 |
| F18.2 | 挥发性溶剂依赖综合征 |
| F18.3 | 挥发性溶剂戒断状态 |
| F18.4 | 挥发性溶剂戒断状态伴谵妄状态 |
| F18.5 | 挥发性溶剂精神病性障碍 |
| F18.6 | 挥发性溶剂遗忘综合征 |
| F18.7 | 挥发性溶剂残留性和迟发性精神病性障碍 |
| F18.8 | 挥发性溶剂其他精神和行为障碍 |
| F18.9 | 挥发性溶剂未特指的精神和行为障碍 |
| F19.0 | 多种药物和其他精神活性物质急性中毒 |
| F19.1 | 多种药物和其他精神活性物质损害 |
| F19.2 | 多种药物和其他精神活性物质依赖综合征 |
| F19.3 | 多种药物和其他精神活性物质戒断状态 |
| F19.4 | 多种药物和其他精神活性物质戒断状态伴谵妄状态 |
| F19.5 | 多种药物和其他精神活性物质精神病性障碍 |
| F19.6 | 多种药物和其他精神活性物质遗忘综合征 |
| F19.7 | 多种药物和其他精神活性物质残留性和迟发性精神病性障碍 |
| F19.8 | 多种药物和其他精神活性物质其他精神和行为障碍 |
| F19.9 | 多种药物和其他精神活性物质未特指的精神和行为障碍 |
| F20.0 | 偏执型精神分裂症 |
| F20.1 | 青春型精神分裂症 |
| F20.2 | 紧张型精神分裂症 |
| F20.3 | 未分化型精神分裂症 |
| F20.4 | 精神分裂症后抑郁 |

续表

| 四位亚目 | 疾病名称 |
| --- | --- |
| F20.5 | 残留型精神分裂症 |
| F20.6 | 单纯型精神分裂症 |
| F20.8 | 其他精神分裂症 |
| F20.9 | 未特指的精神分裂症 |
| F21.x0 | 分裂型障碍 |
| F22.0 | 妄想性障碍 |
| F22.8 | 其他持久的妄想性障碍 |
| F22.9 | 未特指的持久的妄想性障碍 |
| F23.0 | 不伴有精神分裂症症状的急性多形性精神病性障碍 |
| F23.1 | 伴有精神分裂症症状的急性多形性精神病性障碍 |
| F23.2 | 急性精神分裂症样精神病性障碍 |
| F23.3 | 其他以妄想为主的急性精神病性障碍 |
| F23.8 | 其他急性而短暂的精神病性障碍 |
| F23.9 | 未特指的急性而短暂的精神病性障碍 |
| F24.x0 | 感应性妄想性障碍 |
| F25.0 | 分裂情感性障碍，躁狂型 |
| F25.1 | 分裂情感性障碍，抑郁型 |
| F25.2 | 分裂情感性障碍，混合型 |
| F25.8 | 其他的分裂情感性障碍 |
| F25.9 | 未特指的分裂情感性障碍 |
| F28.x0 | 其他非器质性精神病性障碍 |
| F29.x0 | 未特指的非器质性精神病 |
| F30.0 | 轻躁狂 |
| F30.1 | 不伴有精神病性症状的躁狂 |
| F30.2 | 伴有精神病性症状的躁狂 |
| F30.8 | 其他躁狂发作 |
| F30.9 | 未特指的躁狂发作 |
| F31.0 | 双相情感障碍，目前为轻躁狂发作 |
| F31.1 | 双相情感障碍，目前为不伴有精神病性症状的躁狂发作 |
| F31.2 | 双相情感障碍，目前为伴有精神病性症状的躁狂发作 |
| F31.3 | 双相情感障碍，目前为轻度或中度抑郁发作 |
| F31.4 | 双相情感障碍，目前为不伴有精神病性症状的重度抑郁发作 |
| F31.5 | 双相情感障碍，目前为伴有精神病性症状的重度抑郁发作 |
| F31.6 | 双相情感障碍，目前为混合性发作 |
| F31.7 | 双相情感障碍，目前为缓解状态 |
| F31.8 | 其他双相情感障碍 |
| F31.9 | 未特指的双相情感障碍 |
| F32.0 | 轻度抑郁发作 |

续表

| 四位亚目 | 疾病名称 |
|---|---|
| F32.1 | 中度抑郁发作 |
| F32.2 | 不伴有精神病性症状的重度抑郁发作 |
| F32.3 | 伴有精神病性症状的重度抑郁发作 |
| F32.8 | 其他抑郁发作 |
| F32.9 | 未特指的抑郁发作 |
| F33.0 | 复发性抑郁障碍，目前为轻度发作 |
| F33.1 | 复发性抑郁障碍，目前为中度发作 |
| F33.2 | 复发性抑郁障碍，目前为不伴有精神病性症状的重度发作 |
| F33.3 | 复发性抑郁障碍，目前为伴有精神病性症状的重度发作 |
| F33.4 | 复发性抑郁障碍，目前为缓解状态 |
| F33.8 | 其他复发性抑郁障碍 |
| F33.9 | 未特指的复发性抑郁障碍 |
| F34.0 | 环性气质 |
| F34.1 | 恶劣心境 |
| F34.8 | 其他持久的心境[情感]障碍 |
| F34.9 | 未特指的持久的心境[情感]障碍 |
| F38.0 | 其他单次发作的心境[情感]障碍 |
| F38.1 | 其他复发性心境[情感]障碍 |
| F38.8 | 其他特指的心境[情感]障碍 |
| F39.x0 | 未特指的心境[情感]障碍 |
| F40.0 | 广场恐怖 |
| F40.1 | 社交恐怖 |
| F40.2 | 特定的(孤立的)恐怖 |
| F40.8 | 其他恐怖性焦虑障碍 |
| F40.9 | 未特指的恐怖性焦虑障碍 |
| F41.0 | 惊恐障碍[间歇发作性焦虑] |
| F41.1 | 广泛性焦虑障碍 |
| F41.2 | 混合性焦虑和抑郁障碍 |
| F41.3 | 其他混合性焦虑障碍 |
| F41.8 | 其他特指的焦虑障碍 |
| F41.9 | 未特指的焦虑障碍 |
| F42.0 | 以强迫思维或穷思竭虑为主 |
| F42.1 | 以强迫动作[强迫仪式]为主 |
| F42.2 | 混合性强迫思维和动作 |
| F42.8 | 其他强迫性障碍 |
| F42.9 | 未特指的强迫性障碍 |
| F43.0 | 急性应激反应 |
| F43.1 | 创伤后应激障碍 |

续表

| 四位亚目 | 疾病名称 |
|---|---|
| F43.2 | 适应障碍 |
| F43.8 | 其他严重应激反应 |
| F43.9 | 未特指的严重应激反应 |
| F44.0 | 分离性遗忘 |
| F44.1 | 分离性神游 |
| F44.2 | 分离性木僵 |
| F44.3 | 昼游和附体障碍 |
| F44.4 | 分离性运动障碍 |
| F44.5 | 分离性抽搐 |
| F44.6 | 分离性感觉麻木和感觉丧失 |
| F44.7 | 混合性分离[转换]性障碍 |
| F44.8 | 其他分离[转换]性障碍 |
| F44.9 | 未特指的分离[转换]性障碍 |
| F45.0 | 躯体化障碍 |
| F45.1 | 未分化的躯体形式障碍 |
| F45.2 | 疑病障碍 |
| F45.3 | 躯体形式的自主神经功能紊乱 |
| F45.4 | 持久的躯体形式的疼痛障碍 |
| F45.8 | 其他躯体形式障碍 |
| F45.9 | 未特指的躯体形式障碍 |
| F48.0 | 神经衰弱 |
| F48.1 | 人格解体-现实解体综合征 |
| F48.8 | 其他特指的神经症性障碍 |
| F48.9 | 未特指的神经症性障碍 |
| F50.0 | 神经性厌食 |
| F50.1 | 非典型神经性厌食 |
| F50.2 | 神经性贪食 |
| F50.3 | 非典型神经性贪食 |
| F50.4 | 与其他心理紊乱有关的暴食 |
| F50.5 | 与其他心理紊乱有关的呕吐 |
| F50.8 | 其他进食障碍 |
| F50.9 | 未特指的进食障碍 |
| F51.0 | 非器质性失眠症 |
| F51.1 | 非器质性睡眠过度 |
| F51.2 | 非器质性睡眠-觉醒节律障碍 |
| F51.3 | 睡行症[夜游症] |
| F51.4 | 睡惊症[夜惊症] |
| F51.5 | 梦魇 |

续表

| 四位亚目 | 疾病名称 |
|---|---|
| F51.8 | 其他非器质性睡眠障碍 |
| F51.9 | 未特指的非器质性睡眠障碍 |
| F52.0 | 性欲减退或缺失 |
| F52.1 | 性厌恶和性乐缺乏 |
| F52.2 | 生殖器反应丧失 |
| F52.3 | 性高潮功能障碍 |
| F52.4 | 早泄 |
| F52.5 | 非器质性阴道痉挛 |
| F52.6 | 非器质性性交疼痛 |
| F52.7 | 性欲亢进 |
| F52.8 | 其他性功能障碍，非由器质性障碍或疾病引起 |
| F52.9 | 未特指的性功能障碍，非由器质性障碍或疾病引起 |
| F53.0 | 与产褥期有关的轻度精神和行为障碍，不可归类在他处者 |
| F53.1 | 与产褥期有关的重度精神和行为障碍，不可归类在他处者 |
| F53.8 | 其他与产褥期有关的精神和行为障碍，不可归类在他处者 |
| F53.9 | 未特指的产褥期精神障碍 |
| F54.x0 | 与归类在他处的障碍或疾病有关的心理和行为因素 |
| F55.x0 | 非致依赖性物质滥用 |
| F59.x0 | 与生理紊乱和躯体因素有关的未特指的行为综合征 |
| F60.0 | 偏执型人格障碍 |
| F60.1 | 分裂样人格障碍 |
| F60.2 | 社交紊乱型人格障碍 |
| F60.3 | 情绪不稳型人格障碍 |
| F60.4 | 表演型人格障碍 |
| F60.5 | 强迫型人格障碍 |
| F60.6 | 焦虑[回避]型人格障碍 |
| F60.7 | 依赖型人格障碍 |
| F60.8 | 其他特指的人格障碍 |
| F60.9 | 未特指的人格障碍 |
| F61.x0 | 混合型和其他人格障碍 |
| F62.0 | 灾难性经历后的持久性人格改变 |
| F62.1 | 精神科疾病后持久性人格改变 |
| F62.8 | 其他持久性人格改变 |
| F62.9 | 未特指的持久性人格改变 |
| F63.0 | 病理性赌博 |
| F63.1 | 病理性纵火[纵火狂] |
| F63.2 | 病理性偷窃[偷窃狂] |
| F63.3 | 拔毛狂 |

续表

| 四位亚目 | 疾病名称 |
|---|---|
| F63.8 | 其他习惯和冲动障碍 |
| F63.9 | 未特指的习惯和冲动障碍 |
| F64.0 | 易性症 |
| F64.1 | 双重异装症 |
| F64.2 | 童年期性身份障碍 |
| F64.8 | 其他性身份障碍 |
| F64.9 | 未特指的性身份障碍 |
| F65.0 | 恋物症 |
| F65.1 | 恋物性异装症 |
| F65.2 | 露阴症 |
| F65.3 | 窥淫症 |
| F65.4 | 恋童症 |
| F65.5 | 施虐受虐症 |
| F65.6 | 性偏好多相障碍 |
| F65.8 | 其他性偏好障碍 |
| F65.9 | 未特指的性偏好障碍 |
| F66.0 | 性成熟障碍 |
| F66.1 | 自我不和谐的性取向 |
| F66.2 | 性关系障碍 |
| F66.8 | 其他性心理发育障碍 |
| F66.9 | 未特指的性心理发育障碍 |
| F68.0 | 由于心理原因渲染的躯体症状 |
| F68.1 | 有意制造或伪装的躯体或心理性的症状或残疾[做作性障碍] |
| F68.8 | 其他特指的成人人格和行为障碍 |
| F69.x0 | 未特指的成人人格和行为障碍 |
| F70.x0 | 轻度精神发育迟缓，无或轻微的行为缺陷 |
| F70.x1 | 轻度精神发育迟缓，显著的行为缺陷，需要加以关注或治疗 |
| F70.x8 | 轻度精神发育迟缓，伴其他行为缺陷 |
| F70.x9 | 轻度精神发育迟缓，未提及行为缺陷 |
| F71.x0 | 中度精神发育迟缓，无或轻微的行为缺陷 |
| F71.x1 | 中度精神发育迟缓，显著的行为缺陷，需要加以关注或治疗 |
| F71.x8 | 中度精神发育迟缓，伴其他行为缺陷 |
| F71.x9 | 中度精神发育迟缓，未提及行为缺陷 |
| F72.x0 | 重度精神发育迟缓，无或轻微的行为缺陷 |
| F72.x1 | 重度精神发育迟缓，显著的行为缺陷，需要加以关注或治疗 |
| F72.x8 | 重度精神发育迟缓，伴其他行为缺陷 |
| F72.x9 | 重度精神发育迟缓，未提及行为缺陷 |
| F73.x0 | 极重度精神发育迟缓，无或轻微的行为缺陷 |

续表

| 四位亚目 | 疾病名称 |
|---|---|
| F73.x1 | 极重度精神发育迟缓，显著的行为缺陷，需要加以关注或治疗 |
| F73.x8 | 极重度精神发育迟缓，伴其他行为缺陷 |
| F73.x9 | 极重度精神发育迟缓，未提及行为缺陷 |
| F78.x0 | 其他精神发育迟缓，无或轻微的行为缺陷 |
| F78.x1 | 其他精神发育迟缓，显著的行为缺陷，需要加以关注或治疗 |
| F78.x8 | 其他精神发育迟缓，伴其他行为缺陷 |
| F78.x9 | 其他精神发育迟缓，未提及行为缺陷 |
| F79.x0 | 其他精神发育迟缓，无或轻微的行为缺陷 |
| F79.x1 | 其他精神发育迟缓，显著的行为缺陷，需要加以关注或治疗 |
| F79.x8 | 其他精神发育迟缓，伴其他行为缺陷 |
| F79.x9 | 其他精神发育迟缓，未提及行为缺陷 |
| F80.0 | 特定性言语构音障碍 |
| F80.1 | 表达性语言障碍 |
| F80.2 | 感受性语言障碍 |
| F80.3 | 伴有癫痫的后天性失语[兰道-克勒夫纳综合征] |
| F80.8 | 其他言语和语言发育障碍 |
| F80.9 | 未特指的言语和语言发育障碍 |
| F81.0 | 特定性阅读障碍 |
| F81.1 | 特定性拼写障碍 |
| F81.2 | 特定性计算技能障碍 |
| F81.3 | 混合性学习技能障碍 |
| F81.8 | 其他学习技能发育障碍 |
| F81.9 | 未特指的学习技能发育障碍 |
| F82.x0 | 特定性运动功能发育障碍 |
| F83.x0 | 混合性特定性发育障碍 |
| F84.0 | 童年孤独症 |
| F84.1 | 不典型孤独症 |
| F84.2 | 雷特综合征 |
| F84.3 | 其他童年瓦解性障碍 |
| F84.4 | 与精神发育迟缓和刻板动作有关的多动障碍 |
| F84.5 | 阿斯伯格综合征 |
| F84.8 | 其他弥漫性[综合性]发育障碍 |
| F84.9 | 未特指的弥漫性[综合性]发育障碍 |
| F88.x0 | 其他心理发育障碍 |
| F89.x0 | 未特指的心理发育障碍 |
| F90.0 | 活动与注意失调 |
| F90.1 | 多动性品行障碍 |
| F90.8 | 其他多动性障碍 |

续表

| 四位亚目 | 疾病名称 |
|---|---|
| F90.9 | 未特指的多动性障碍 |
| F91.0 | 局限于家庭的品行障碍 |
| F91.1 | 非社会化的品行障碍 |
| F91.2 | 社会化的品行障碍 |
| F91.3 | 对立违抗性障碍 |
| F91.8 | 其他品行障碍 |
| F91.9 | 未特指的品行障碍 |
| F92.0 | 抑郁性品行障碍 |
| F92.8 | 其他品行和情绪混合性障碍 |
| F92.9 | 未特指的品行和情绪混合性障碍 |
| F93.0 | 童年离别焦虑障碍 |
| F93.1 | 童年恐怖性焦虑障碍 |
| F93.2 | 童年社交性焦虑障碍 |
| F93.3 | 同胞竞争障碍 |
| F93.8 | 其他童年情绪障碍 |
| F93.9 | 未特指的童年情绪障碍 |
| F94.0 | 选择性缄默症 |
| F94.1 | 童年反应性依恋障碍 |
| F94.2 | 童年脱抑制性依恋障碍 |
| F94.8 | 童年其他社会功能障碍 |
| F94.9 | 未特指的童年社会功能障碍 |
| F95.0 | 一过性抽动障碍 |
| F95.1 | 慢性运动或发声抽动障碍 |
| F95.2 | 发声和多种运动联合抽动障碍[德拉图雷特综合征] |
| F95.8 | 其他抽动障碍 |
| F95.9 | 未特指的抽动障碍 |
| F98.0 | 非器质性遗尿症 |
| F98.1 | 非器质性遗粪症 |
| F98.2 | 婴儿和儿童期的喂养障碍 |
| F98.3 | 婴幼儿和童年异食癖 |
| F98.4 | 刻板性运动障碍 |
| F98.5 | 口吃[结巴] |
| F98.6 | 言语急促杂乱 |
| F98.8 | 通常在童年和青少年期发病的其他特指的行为和情绪障碍 |
| F98.9 | 通常在童年和青少年期发病的未特指的行为和情绪障碍 |
| F99.x0 | 未特指的精神障碍 |
| R45.0 | 神经质 |
| R45.1 | 不安和激动 |

续表

| 四位亚目 | 疾病名称 |
|---|---|
| R45.2 | 不愉快 |
| R45.3 | 沮丧和情感淡漠 |
| R45.4 | 急躁和愤怒 |
| R45.5 | 敌视 |
| R45.6 | 凶暴 |
| R45.7 | 未特指的情绪冲动和紧张状态 |
| R45.8 | 累及情绪状态的其他症状和体征 |
| H93.2 | 其他听觉异常 |
| G44.2 | 紧张型头痛 |
| Z87.8 | 其他特指情况个人史 |

# 第十五章　临床服务质量管理评价标准与追踪评价路径

在原卫生部卫医管评价便涵〔2013〕56号“关于征求《临床服务质量管理评价标准》（征求意见稿）”全国各省市卫生行政部门反馈的意见的基础上，再组织参加过同类评审活动的医院评审专家进一步完善修改后的送审稿，现推荐《临床服务质量管理评价标准》，以支持医院开展特定（单）病种质量控制活动，用PDCA持续改进的理念，促进医院临床服务质量的持续提升。

## 第一节　临床服务质量管理评价标准

### 基于特定（单）病种质量控制（送审稿）

特定（单）病种质量控制与评价是医院评审的重要组成部分。对于已通过医院评审的医院，应对医院在特定（单）病种诊疗服务的团队能力、质量、安全、协作方面整体成效进行评估，充分体现全院“以病人为中心”的医疗服务理念，实现对医院“团队”临床服务的核心质量管理的评价，树立质量标杆，将优质服务真正落实到患者。

#### 一、领导与组织

（一）建立医院临床服务质量管理决策机制，明确医院领导在特定（单）病种质量管理中的职责。

（二）按照《医疗机构执业许可证》规定和卫生行政部门核定的诊疗科目执业。在国家医疗卫生法律、法规、规章、诊疗护理规范的框架内开展特定（单）病种诊疗活动。

（三）设置特定（单）病种诊疗质量管理组织，职责明确，同时建立跨领域团队合作与协调机制。

（四）制定特定（单）病种诊疗团队的岗位职责和决策程序，依法开展资质授权，对诊疗规范进行教育培训。

（五）特定（单）病种诊疗管理组织的应急管理。

（六）医院应提供相关技术支持与保障服务，提供安全的设备和设施环境。

## 二、医学伦理与知情同意

（一）特定（单）病种诊疗服务符合医学伦理学要求。

（二）履行告知，尊重患者的知情同意权。

（三）落实投诉管理相关规定。

## 三、制定特定（单）病种诊疗管理方案/手册

医院发布的特定（单）病种诊疗管理方案/手册至少应当包括以下内容：

（一）恰当的诊疗目的与适应证范围。

（二）明确的患者纳入标准与排除标准。

（三）有规范的诊疗流程与诊治方法。

（四）有最新的循证依据支持。

（五）符合患病人群的医疗需求。

（六）有制定和发布管理方案/手册的规定、流程。

（七）有相关统计指标[综合、专科医院评审标准及实施细则第七章第三节特定（单）病种质量监测指标]。

## 四、实施临床诊疗服务

（一）制定“特定（单）病种诊疗管理方案/手册”实施计划与监管流程。

（二）培训与教育诊疗团队成员，定期对每位临床人员进行质量与安全水平的评估，确保工作人员均符合资质和能力要求。

（三）按照“特定（单）病种诊疗管理方案/手册”要求，制定特定（单）病种临床路径，并组织实施，开展定期评价。

（四）制定特定（单）病种并发症管理流程与应急处理预案。

（五）重视临床护理与患者健康教育。

## 五、患者安全目标

（一）确立查对制度，有效识别患者身份。

（二）确立在特殊情况下医务人员之间有效沟通的制度与流程。

（三）确立手术/介入安全核查的制度与流程，防止手术/介入患者、手术/介入部位及术式发生错误。

（四）确立特殊与高危药品管理的制度与流程。

（五）确立临床“危急值”报告的制度与流程。

（六）执行手卫生规范，提高依从性。

（七）防范与减少患者跌倒、坠床等意外事件发生。

### 六、临床诊疗信息管理

（一）按照医院评审标准要求设置特定（单）病种质量管理指标。

（二）规范填写病案首页和ICD.10与ICD.9.CM.3编码。

（三）为每一位患者书写与保存完整的病历。病历书写人员有权限管理。

（四）有特定（单）病种质量管理信息平台，能够对特定（单）病种质量数据管理实时监测。

（五）有特定（单）病种质量管理数据收集、复核和使用的制度与流程，保证数据的质量和完整性。

（六）按规定通过“特定（单）病种质量监测系统”上报相关诊疗数据，逐步实现自动数据对接报送。

（七）建立特定（单）病种质量管理的信息安全保障机制。

### 七、支持患者自我管理

（一）鼓励患者及家属（适宜时）参与疾病诊疗决策过程。

（二）为患者及家属（适宜时）提供有针对性的健康教育服务，应与临床指南相一致，与服务人群相一致。

（三）支持患者的自我管理，强调改变患者的不良生活习惯，降低疾病危险因素。

### 八、质量监测与持续改进

（一）质量管理组织应用质量管理工具，对特定（单）病种的质量管理绩效与持续改进成效进行评价。

（二）明确医疗安全信息（缺陷、差错和不良事件等）管理的定义、报告、追踪的制度与流程。

（三）收集和分析与临床诊疗指南存在差异的数据，来改进标准操作流程。

（四）评估患者及家属对服务质量的感受。

## 第二节　《特定（单）病种质量报告系统》网络报送操作流程

第一步，打开浏览器，在地址栏输入网址：www.ncis.cn并回车进入国家医疗质量管理与控制信息网官方网站。需要注意的是，请使用系统推荐的谷歌浏览器，以达到最佳浏览效果，见图1。

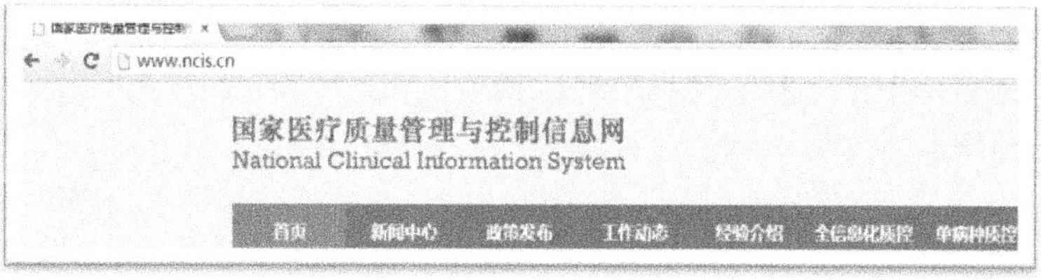


图1

第二步，在网站右侧，找到“特定（单）病种质量监测系统”链接，单击链接，进入到“特定（单）病种质量监测系统”页面。这时建议您将上报系统的地址添加到浏览器的收藏夹中，以便再次上报时，直接在收藏夹中找到并单击，就可以打开了，见图2。

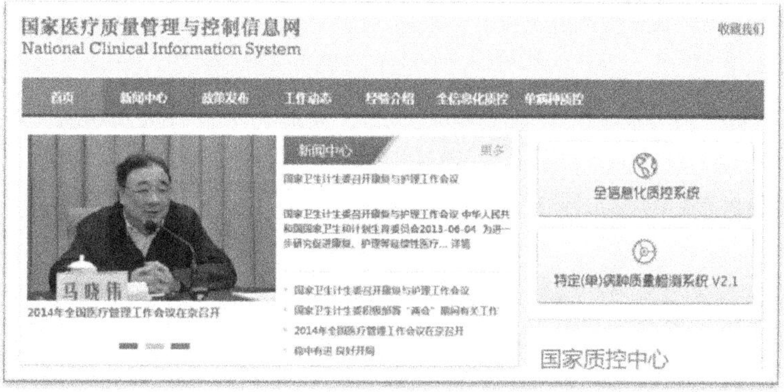


图2

第三步，登录特定（单）病种质量监测系统，见图3。

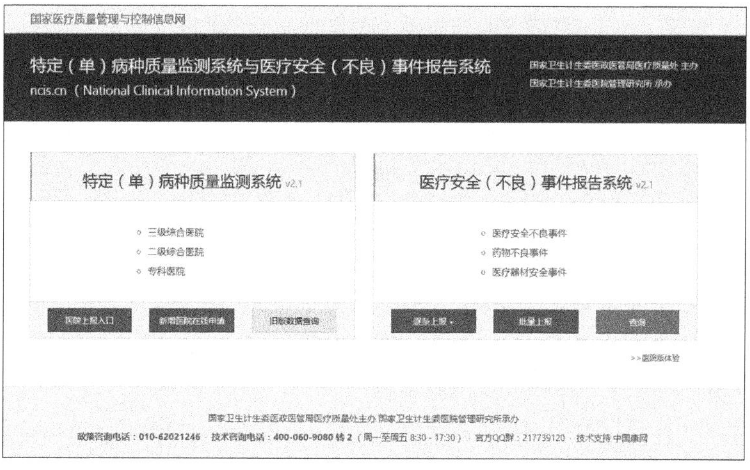


图3

请管理员仔细阅读系统公告中关于新系统升级后的变动及要求，如已阅读，点击“不再显示”按钮，下次打开时将不再显示公告。

第四步，新增医院在线申请（已上报用户省略此步）。

新增医院需填写医院相关信息，管理员审核通过后，系统会分配一组用户名及密码，并发至您填写的邮箱，建议准确填写。具体操作流程：

1.点击“新增医院在线申请”按钮。

2.医院管理员在线填写医院相关信息并上传医院机构代码证扫描件，点击“提交”按钮，等待机构管理员审核通过后，7个工作日内到注册时填写的邮箱查询管理员账号及密码。

第五步，医院管理员创建本院的上报用户并分配病种。

1.核实信息并修改密码。

注意：新注册的医院管理员的用户名是系统直接分配的，医院管理员登录后可建立本院单病种填报员用户，已上报用户直接用已有账号登录系统。

（1）用户登录后首先要核实填报的单病种名称，以及用户信息。如果发现信息错误，请立即停止上报，和我们联系，核实情况。如若用户信息有错误，如医院名称错误，就相当于将自己医院病例信息上报到其他医院。

（2）自行修改登录密码。因为所有医院预设的密码均为弱密码，为了信息安全，请及时修改密码。点击菜单中“修改密码”，填入系统配置的当前密码，及新设的密码，填写完毕后点击“更改密码”按钮即可，见图4。

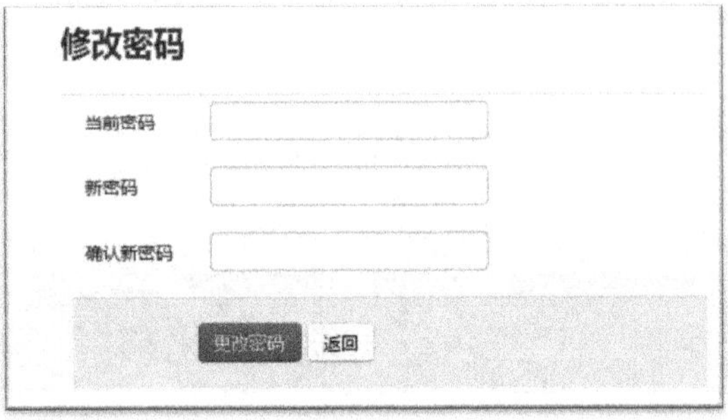


图4

2.建立本院的上报用户并分配病种。

注意：系统升级时增加的新病种，均需医院管理员自行建立新病种的上报用户。每一个上报用户只能负责一个病种的上报，医院管理员本身也可同时兼顾上报用户的角色完成病种的上报。

（1）进入“用户管理”界面，点击“新建上报用户”，填写上报用户信息。

（2）分配所负责的病种，见图5

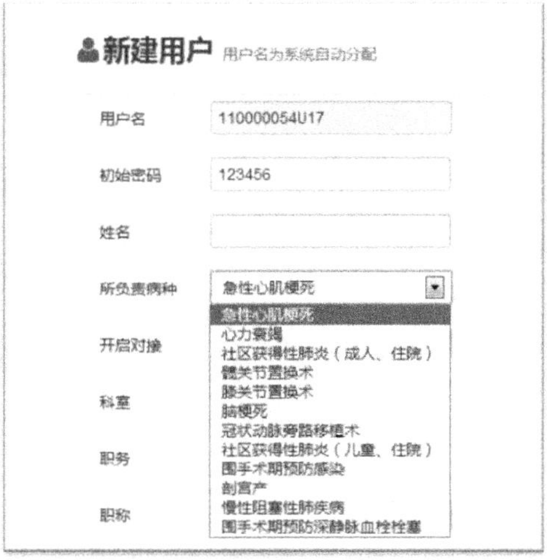


图5

第六步，上报信息。上报用户用自己的用户名及密码登录系统，进行单病种上报。

1.点击“医院上报入口”按钮。

2.输入用户名、密码和验证数字点击“登录”按钮。

3.点击“数据填报”进入上报界面，逐条填写数据，上报期间可随时点击“保存”按钮暂存数据，填写完成后点击“上报”按钮，系统自动校验数据是否填写完整并填报正确，验证通过后完成本次上报，状态为“审核中”。

注意事项如下：

（1）上报前请仔细阅读上报说明，了解上报内容及无需上报内容，见图6。

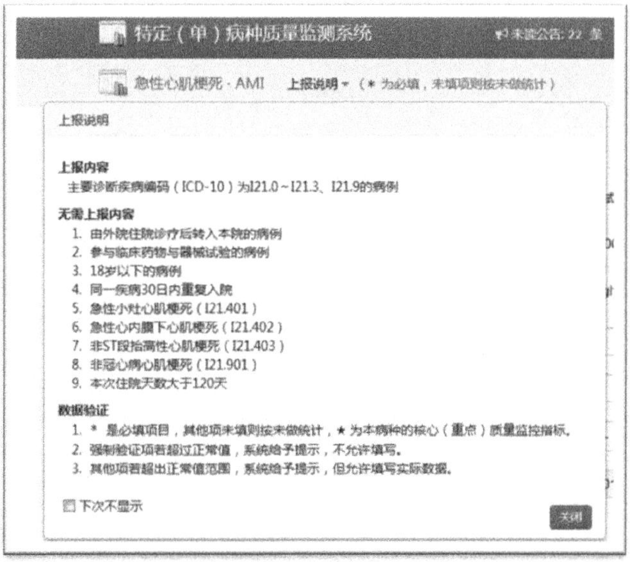


图6

（2）上报内容后面标“*”号的是必填的基本信息，填报时请注意填写完整，如果未填写，将无法正常提交信息，加红色“★”号的上报项目为本病种的核心（重点）质量监测指标，见图7。

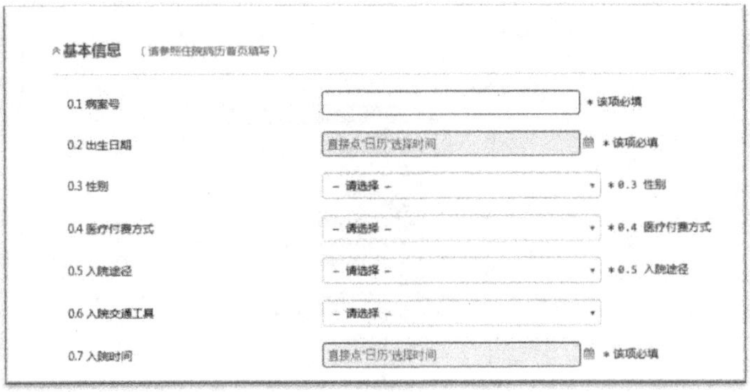


图7

（3）强制验证项若超过正常值，系统给予提示，不允许填写。

（4）其他项若超出正常值范围，系统给予提示，请仔细核对，允许填写实际数据，见图8。

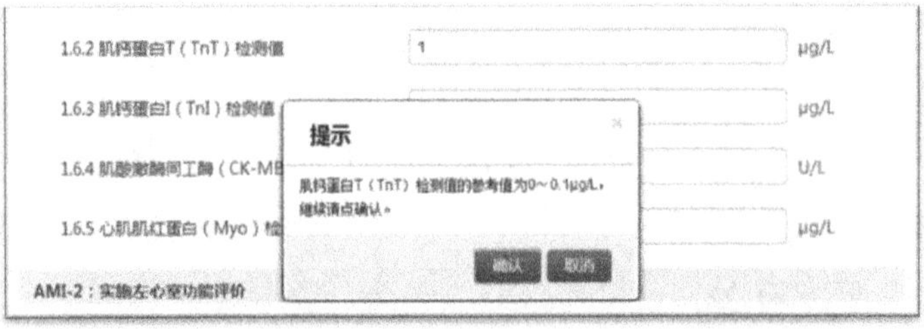


图8

（5）填写时间时，点击右侧的日期图标，弹出日历及时间表，直接选择年、月、日、时、分，然后点确认按钮，见图9。

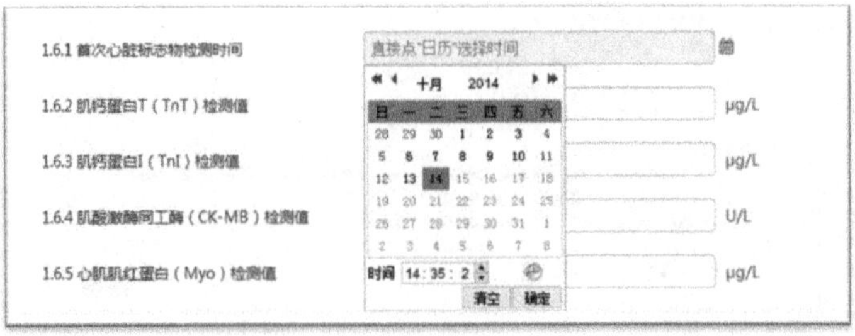


图9

（6）评分项目能够自动计算总分数，不需要填报者人工计算，可直接填写分值或使用评分工具计算，见图10。

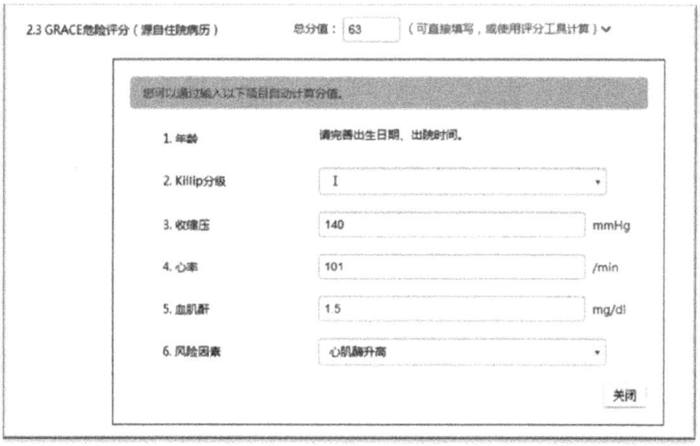


图10

（7）部分填报内容说明较多，默认是收缩状态，填写时点击右侧“i”图标，展开具体内容，再进行查看，见图11。

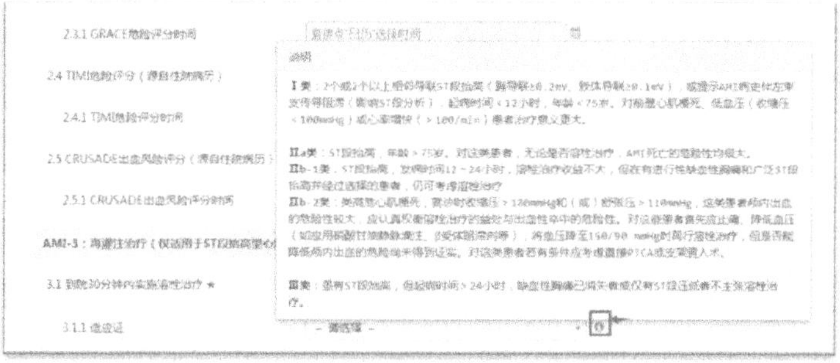

图11

（8）上报内容填写完成后点击“上报”按钮，会出现“上报成功”提示。

（9）点击“查阅填报记录”按钮可对上报数据再次编辑，数据状态为“暂存”状态时可以编辑和删除，状态为“审核中”时，上报用户不能编辑和删除，只能浏览。

（10）对已上报数据，发现上报数据有误，且状态为“审核中”的数据，数据上报用户可点击“我要退回”按钮，申请退回数据，申请退回成功后数据状态为“退回”，已审核通过的数据不能申请退回。

第七步，医院管理员管理数据。医院管理员登录后点击“管理数据”按钮，可查看上报数据，管理员可通过筛选条件对上报数据进行查看。

系统设有公共信息功能，方便管理员及上报用户了解相关信息及使用帮助。

1.系统公告和学习园地：查看相关信息及资料。我们会把最新的文件和相关资料，发布到系统公告和学习园地中。

2.留言：如果您在使用过程中发现问题，可以在留言区写下自己的问题，请一定要留下联系方式，电话不方便请留下邮箱。我们的工作人员会定期查看留言，回答您的问题。

3.系统帮助和介绍：系统帮助和介绍，帮助您更好地使用系统。

## 第三节　特定（单）病种质量2013年度报告

### 摘　要

特定（单）病种质量控制是国际公认的有效提高医疗质量的工具之一。运用精细化管理和信息化平台，实现特定（单）病种的质量控制，以质量监测指标数据来指导监管与促进医疗服务水平的提升，对政府管理规范医院临床诊疗行为，提升患者诊疗质量安全具有重大意义。

原卫生部为加强医疗质量管理，早就将特定（单）病种质量控制工作纳入2006、2007、2008年度卫生部《医院管理年活动方案》的重点工作中；此后2009年5月7日印发了《卫生部办公厅关于印发第一批单病种质量控制指标的通知》（卫办医政函〔2009〕425号），公布了6个单病种（急性心肌梗死，心力衰竭，肺炎，脑梗死，髋、膝关节置换术，冠状动脉旁路移植术）的质量控制指标以来，分别于2010年发布了第二批2个单病种[手术期预防感染和肺炎（儿童、住院）]的质量控制指标和2012年发布了第三批3个单病种[剖宫产、慢性阻塞性肺疾病（急性加重期）住院、围手术期预防深静脉血栓]的质量控制指标，至此原卫生部共计发布了三批11个单病种的质量控制指标。

自2009年至2013年第一、第二批共八个病种，全国有600所三级医院通过网络共上报了167万份病历数据信息；上报医院2013年度达600所，相比2009年度280所，增加了320所医院，增加一倍以上，已覆盖全国80%以上三甲综合医院。第一批从网上直报采集的六个特定（单）病种质控监测病种共设59项质量指标，其达标率均值分别为2009年50.38%、2010年59.05%、2011年63.43%、2012年60.50%、2013年63.46%；2013年与2009年相比提升13.08个百分点，总体呈上升趋势，表达了各三级医院对临床质量安全管理的日益重视。

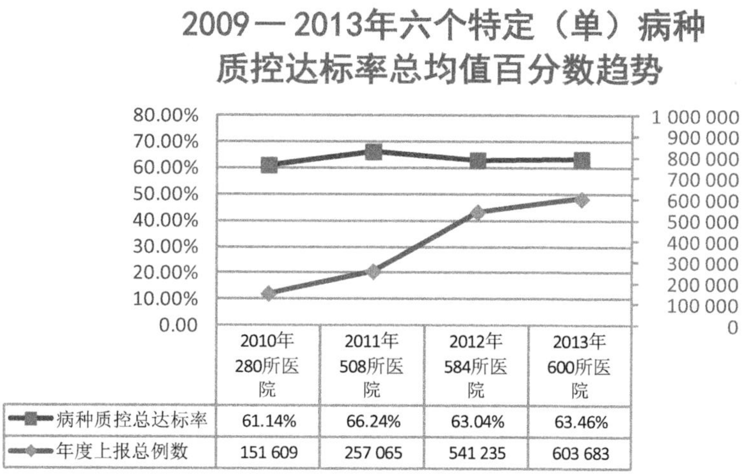


| | 2010年280所医院 | 2011年508所医院 | 2012年584所医院 | 2013年600所医院 |
|---|---|---|---|---|
| 病种质控总达标率 | 61.14% | 66.24% | 63.04% | 63.46% |
| 年度上报总例数 | 151 609 | 257 065 | 541 235 | 603 683 |

2009—2013年第一、第二批共八个病种，质量监控指标完成情况见下文图示。

## 一、急性心肌梗死（AMI）

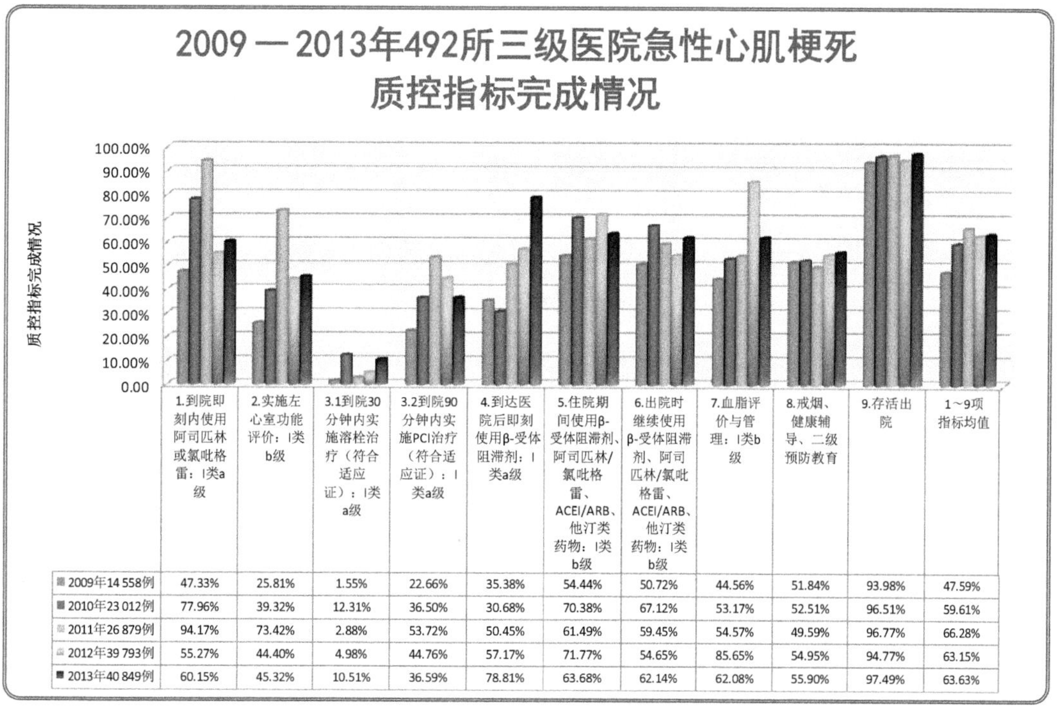


| | 1.到院即刻内使用阿司匹林或氯吡格雷：Ⅰ类a级 | 2.实施左心室功能评价：Ⅰ类b级 | 3.1到院30分钟内实施溶栓治疗（符合适应证）：Ⅰ类a级 | 3.2到院90分钟内实施PCI治疗（符合适应证）：Ⅰ类a级 | 4.到达医院后即刻使用β-受体阻滞剂：Ⅰ类a级 | 5.住院期间使用β-受体阻滞剂、阿司匹林/氯吡格雷、ACEI/ARB、他汀类药物：Ⅰ类b级 | 6.出院时继续使用β-受体阻滞剂、阿司匹林/氯吡格雷、ACEI/ARB、他汀类药物：Ⅰ类b级 | 7.血脂评价与管理：Ⅰ类b级 | 8.戒烟、健康辅导、二级预防教育 | 9.存活出院 | 1～9项指标均值 |
|---|---|---|---|---|---|---|---|---|---|---|---|
| 2009年14 558例 | 47.33% | 25.81% | 1.55% | 22.66% | 35.38% | 54.44% | 50.72% | 44.56% | 51.84% | 93.98% | 47.59% |
| 2010年23 012例 | 77.96% | 39.32% | 12.31% | 36.50% | 30.68% | 70.38% | 67.12% | 53.17% | 52.51% | 96.51% | 59.61% |
| 2011年26 879例 | 94.17% | 73.42% | 2.88% | 53.72% | 50.45% | 61.49% | 59.45% | 54.57% | 49.59% | 96.77% | 66.28% |
| 2012年39 793例 | 55.27% | 44.40% | 4.98% | 44.76% | 57.17% | 71.77% | 54.65% | 85.65% | 54.95% | 94.77% | 63.15% |
| 2013年40 849例 | 60.15% | 45.32% | 10.51% | 36.59% | 78.81% | 63.68% | 62.14% | 62.08% | 55.90% | 97.49% | 63.63% |

## 二、心力衰竭（HF）

**2009—2013年422所三级医院心力衰竭（HF）质控指标完成情况**

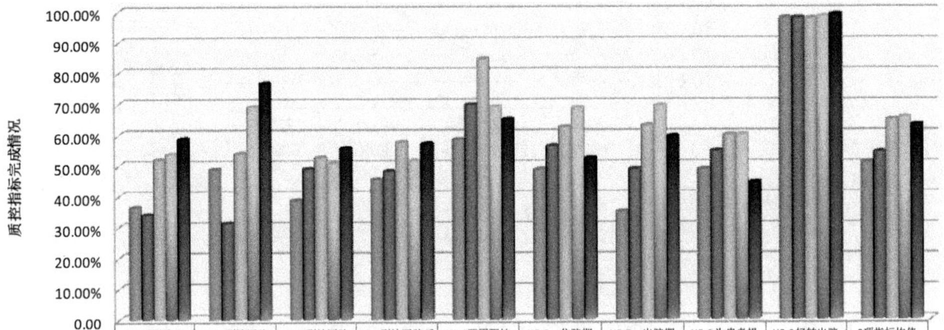


| | HF-1实施左心室功能评价★ | HF-2到达医院后尽早使用利尿剂+钾剂 | HF-3到达医院后即刻使用血管紧张素转换酶抑制剂(ACEI)或血管紧张素Ⅱ受体拮抗剂（ARB）★ | HF-4到达医院后尽早使用β-受体阻滞剂（有适应证，无禁忌证） | HF-5醛固酮拮抗剂（重度心力衰竭，有适应证，无禁忌证） | HF-6．住院期间维持使用利尿剂、钾剂、ACEI/ARBs、β-受体阻滞剂和醛固酮拮抗剂（有适应证，无禁忌证）有明示★ | HF-7．出院期后继续使用利尿剂、钾剂、ACEI/ARBs、β-受体阻滞剂和醛固酮拮抗剂（有适应证，无禁忌证）有明示★ | HF-8为患者提供心力衰竭（HF）健康教育 | HF-9好转出院 | 9项指标均值 |
|---|---|---|---|---|---|---|---|---|---|---|
| 2009年12 218例 | 36.41% | 48.74% | 38.59% | 45.42% | 58.52% | 48.66% | 34.90% | 48.76% | 97.92% | 50.88% |
| 2010年16 597例 | 33.94% | 31.17% | 48.87% | 48.12% | 69.66% | 56.25% | 48.78% | 54.71% | 97.89% | 54.38% |
| 2011年17522 例 | 51.97% | 53.90% | 52.62% | 57.52% | 84.50% | 62.41% | 62.99% | 59.91% | 97.79% | 64.85% |
| 2012年30 788 例 | 53.68% | 68.99% | 50.71% | 51.58% | 69.01% | 68.65% | 69.41% | 60.07% | 98.42% | 65.61% |
| 2013年37 979 例 | 58.62% | 76.60% | 55.60% | 57.03% | 65.01% | 52.38% | 59.38% | 44.48% | 99.04% | 63.13% |

## 三、急性脑梗死（STK）

**2009—2013年498所三级医院急性脑梗死（STK）质控指标完成情况**

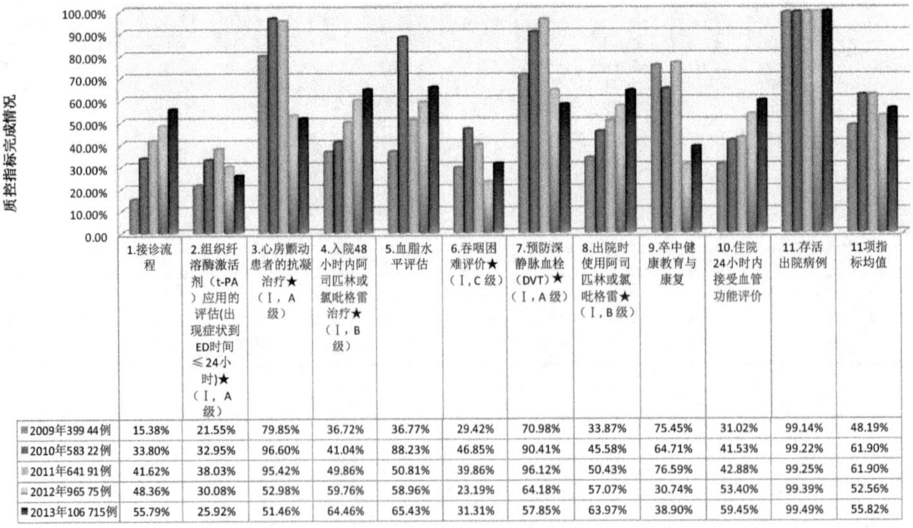


| | 1.接诊流程 | 2.组织纤溶酶激活剂（t-PA）应用的评估(出现症状到ED时间≤24小时)★（Ⅰ，A级） | 3.心房颤动患者的抗凝治疗★（Ⅰ，A级） | 4.入院48小时内阿司匹林或氯吡格雷治疗★（Ⅰ，B级） | 5.血脂水平评估 | 6.吞咽困难评价★（Ⅰ,C级） | 7.预防深静脉血栓（DVT）★（Ⅰ,A级） | 8.出院时使用阿司匹林或氯吡格雷★（Ⅰ,B级） | 9.卒中健康教育与康复 | 10.住院24小时内接受血管功能评价 | 11.存活出院病例 | 11项指标均值 |
|---|---|---|---|---|---|---|---|---|---|---|---|---|
| 2009年399 44例 | 15.38% | 21.55% | 79.85% | 36.72% | 36.77% | 29.42% | 70.98% | 33.87% | 75.45% | 31.02% | 99.14% | 48.19% |
| 2010年583 22例 | 33.80% | 32.95% | 96.60% | 41.04% | 88.23% | 46.85% | 90.41% | 45.58% | 64.71% | 41.53% | 99.22% | 61.90% |
| 2011年641 91例 | 41.62% | 38.03% | 95.42% | 49.86% | 50.81% | 39.86% | 96.12% | 50.43% | 76.59% | 42.88% | 99.25% | 61.90% |
| 2012年965 75例 | 48.36% | 30.08% | 52.98% | 59.76% | 58.96% | 23.19% | 64.18% | 57.07% | 30.74% | 53.40% | 99.39% | 52.56% |
| 2013年106 715例 | 55.79% | 25.92% | 51.46% | 64.46% | 65.43% | 31.31% | 57.85% | 63.97% | 38.90% | 59.45% | 99.49% | 55.82% |

## 四、社区获得性肺炎（成人、住院）（CAP）

**2009—2013年全国484所三级医院社区获得性肺炎质控指标完成情况**

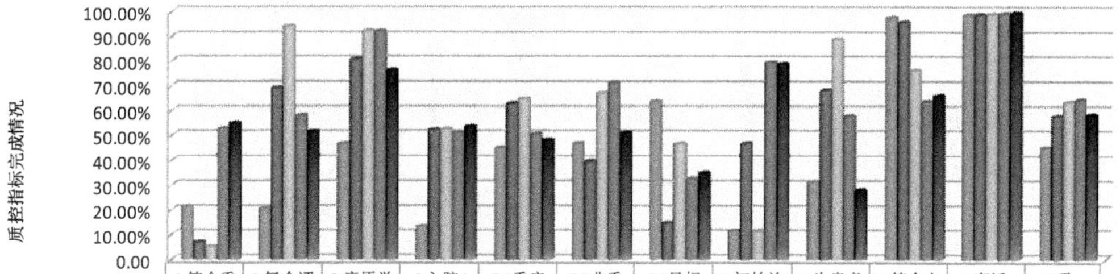


| | 1.符合重症肺炎住院治疗标准，实施病情严重程度评估 | 2.氧合评估（重症肺炎）★ | 3.病原学诊断（重症肺炎）★ | 4.入院4小时内接受抗菌药物治疗★ | 5.1重症患者起始抗菌药物选择（重症肺炎）★ | 5.2非重症患者起始抗菌药物选择★ | 5.3目标抗感染药物的治疗选择（重症肺炎）★ | 6.初始治疗无效评价与处理（重症肺炎） | 7.为患者提供戒烟咨询与肺炎的健康教育 | 8.符合出院标准及时出院 | 9.存活出院 | 11项均值 |
|---|---|---|---|---|---|---|---|---|---|---|---|---|
| 2009年24 062例 | 21.36% | 20.56% | 46.65% | 13.12% | 45.04% | 46.93% | 63.74% | 11.58% | 31.37% | 97.48% | 98.58% | 45.13% |
| 2010年30 436例 | 6.91% | 68.93% | 80.72% | 52.27% | 62.82% | 39.64% | 14.72% | 46.69% | 68.16% | 95.66% | 98.76% | 57.75% |
| 2011年30 328例 | 5.07% | 94.13% | 92.22% | 52.58% | 64.81% | 67.14% | 46.68% | 11.44% | 88.87% | 76.24% | 98.93% | 63.46% |
| 2012年41 552例 | 52.78% | 57.88% | 91.97% | 50.99% | 50.52% | 71.22% | 32.62% | 79.34% | 57.77% | 63.68% | 99.16% | 64.36% |
| 2013年47 810例 | 54.79% | 51.41% | 76.22% | 53.53% | 48.11% | 51.01% | 35.03% | 78.81% | 27.98% | 65.92% | 99.48% | 58.39% |

## 五、髋关节置换术（Hip）、膝关节置换术（Knee）

**2009—2013年457所三级医院髋、膝关节置换术质控指标完成情况**

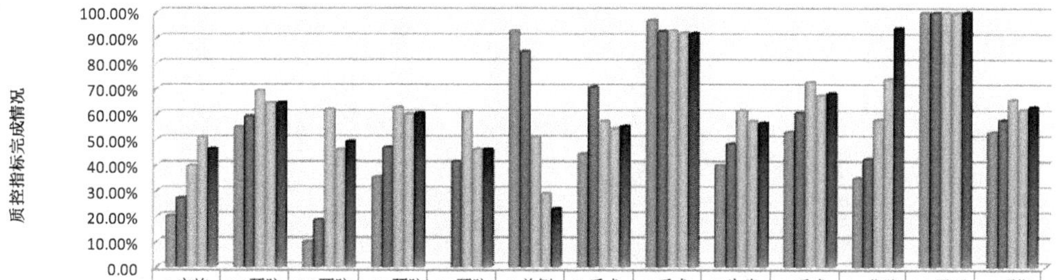


| | 1.实施手术前功能评估 | 2.1预防性抗菌药物选择符合规范★ | 2.2预防性抗菌药物72小时内停用★ | 3.1预防性抗凝药物选择符合规范★ | 3.2预防性抗凝药物24小时应用★ | 4.单侧手术输血量小于400 ml★ | 5.手术后康复治疗 | 6.手术后未出现并发症 | 7.为患者提供髋与膝关节置换术的健康教育 | 8.手术切口Ⅰ甲 | 9. 住院30天内出院 | 10.无死亡(试用) | 12项指标均值 |
|---|---|---|---|---|---|---|---|---|---|---|---|---|---|
| 2009年8 782例 | 20.09% | 54.91% | 9.80% | 35.27% | | 92.76% | 44.28% | 96.85% | 39.94% | 52.89% | 34.92% | 99.84% | 52.87% |
| 2010年18 282例 | 27.02% | 59.09% | 18.45% | 46.87% | 41.45% | 84.57% | 70.44% | 92.51% | 48.15% | 60.38% | 42.45% | 99.85% | 57.60% |
| 2011年21 206例 | 39.60% | 69.11% | 61.91% | 62.55% | 60.91% | 50.94% | 57.16% | 92.80% | 61.35% | 72.57% | 57.67% | 99.91% | 65.54% |
| 2012年33 610例 | 51.11% | 64.37% | 46.09% | 59.92% | 46.27% | 28.80% | 54.25% | 91.80% | 57.18% | 67.24% | 73.68% | 99.88% | 61.72% |
| 2013年41 986例 | 46.38% | 64.27% | 49.10% | 60.25% | 46.23% | 22.85% | 55.13% | 91.55% | 56.53% | 68.00% | 93.82% | 99.92% | 62.84% |

## 六、冠状动脉旁路移植术（CABG）

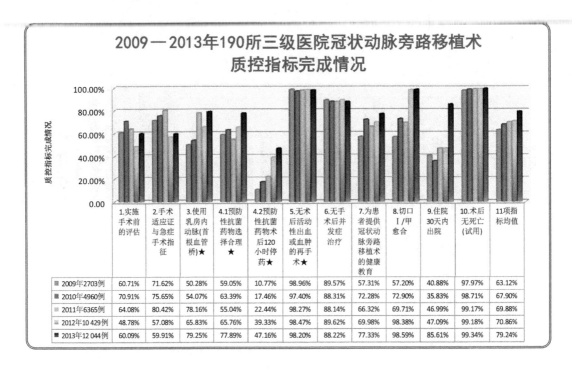

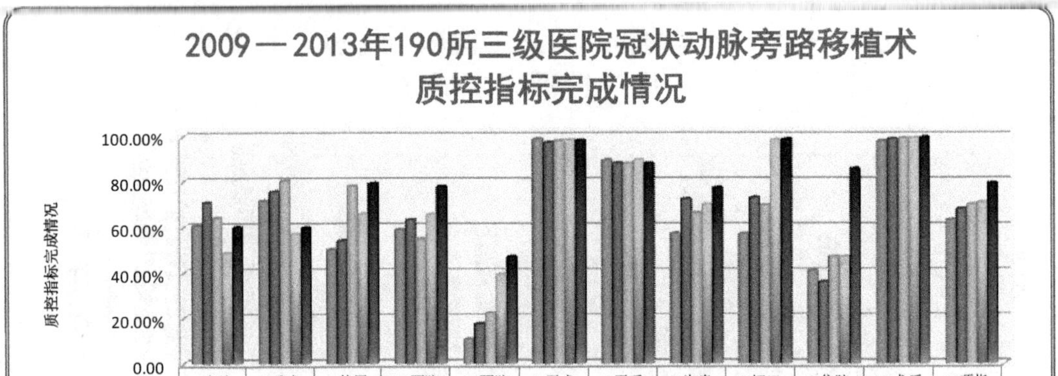


| | 1.实施手术前的评估 | 2.手术适应证与急症手术指征 | 3.使用乳房内动脉(首根血管桥)★ | 4.1预防性抗菌药物选择合理★ | 4.2预防性抗菌药物术后120小时停药★ | 5.无术后活动性出血或血肿的再手术★ | 6.无手术后并发症治疗 | 7.为患者提供冠状动脉旁路移植术的健康教育 | 8.切口Ⅰ/甲愈合 | 9.住院30天内出院 | 10.术后无死亡(试用) | 11项指标均值 |
|---|---|---|---|---|---|---|---|---|---|---|---|---|
| 2009年2703例 | 60.71% | 71.62% | 50.28% | 59.05% | 10.77% | 98.96% | 89.57% | 57.31% | 57.20% | 40.88% | 97.97% | 63.12% |
| 2010年4960例 | 70.91% | 75.65% | 54.07% | 63.39% | 17.46% | 97.40% | 88.31% | 72.28% | 72.90% | 35.83% | 98.71% | 67.90% |
| 2011年6365例 | 64.08% | 80.42% | 78.16% | 55.04% | 22.44% | 98.27% | 88.14% | 66.32% | 69.71% | 46.99% | 99.17% | 69.88% |
| 2012年10 429例 | 48.78% | 57.08% | 65.83% | 65.76% | 39.33% | 98.47% | 89.62% | 69.98% | 98.38% | 47.09% | 99.18% | 70.86% |
| 2013年12 044例 | 60.09% | 59.91% | 79.25% | 77.89% | 47.16% | 98.20% | 88.22% | 77.33% | 98.59% | 85.61% | 99.34% | 79.24% |

## 七、社区获得性肺炎（儿童、住院）（CAP）

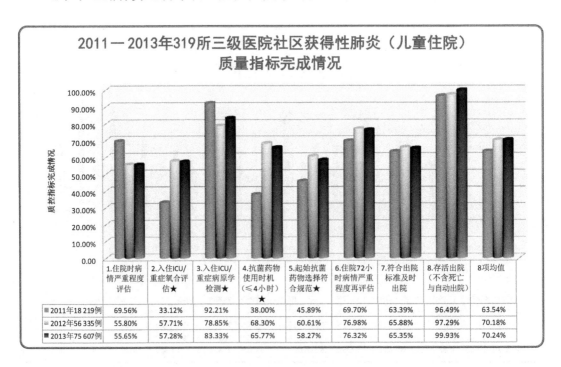

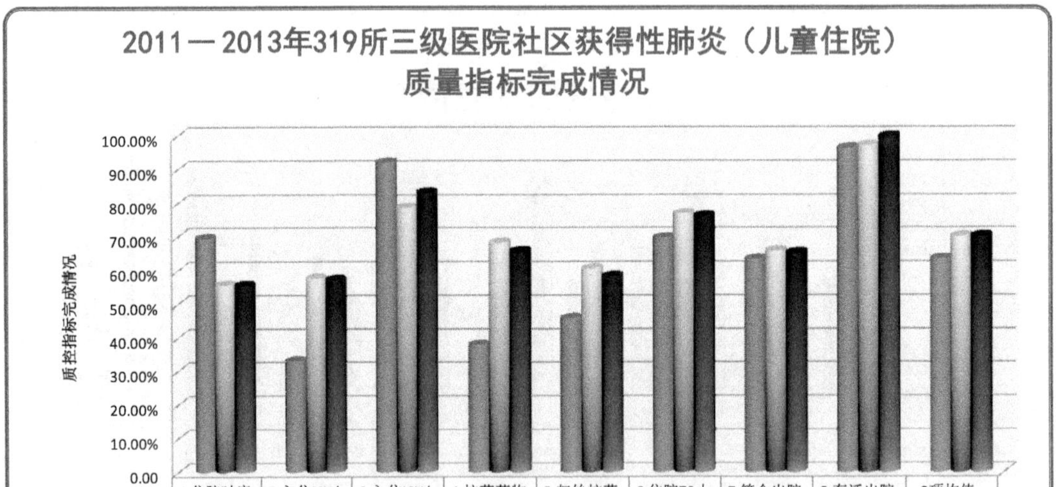


| | 1.住院时病情严重程度评估 | 2.入住ICU/重症氧合评估★ | 3.入住ICU/重症病原学检测★ | 4.抗菌药物使用时机（≤4小时）★ | 5.起始抗菌药物选择符合规范★ | 6.住院72小时病情严重程度再评估 | 7.符合出院标准及时出院 | 8.存活出院（不含死亡与自动出院） | 8项均值 |
|---|---|---|---|---|---|---|---|---|---|
| 2011年18 219例 | 69.56% | 33.12% | 92.21% | 38.00% | 45.89% | 69.70% | 63.39% | 96.49% | 63.54% |
| 2012年56 335例 | 55.80% | 57.71% | 78.85% | 68.30% | 60.61% | 76.98% | 65.88% | 97.29% | 70.18% |
| 2013年75 607例 | 55.65% | 57.28% | 83.33% | 65.77% | 58.27% | 76.32% | 65.35% | 99.93% | 70.24% |

## 八、围手术期预防感染（INF）

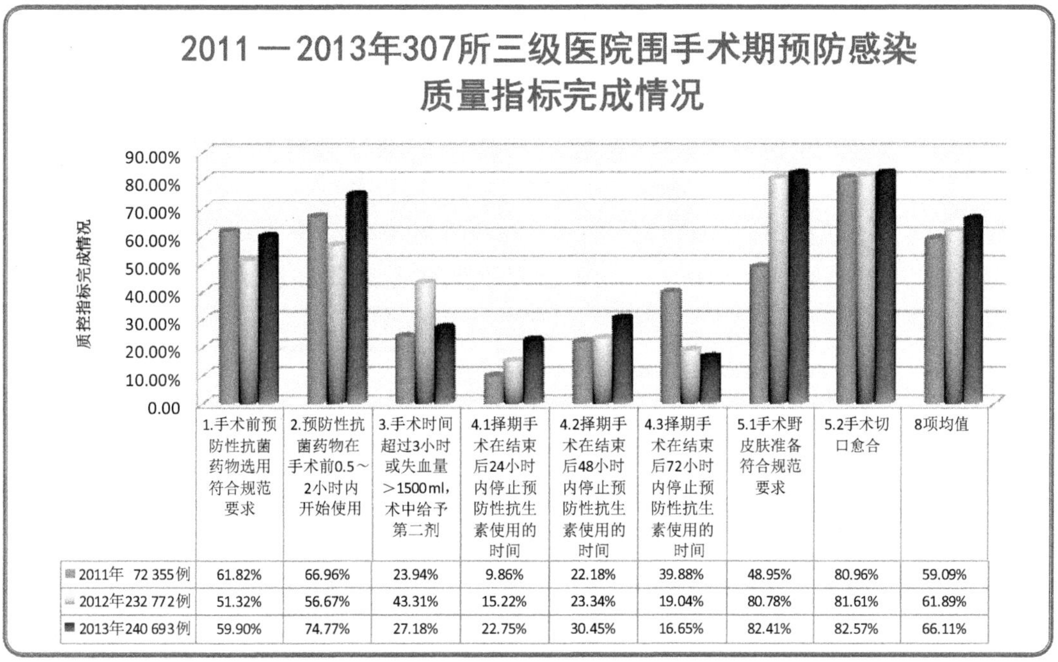


| | 1.手术前预防性抗菌药物选用符合规范要求 | 2.预防性抗菌药物在手术前0.5～2小时内开始使用 | 3.手术时间超过3小时或失血量>1500ml，术中给予第二剂 | 4.1择期手术在结束后24小时内停止预防性抗生素使用的时间 | 4.2择期手术在结束后48小时内停止预防性抗生素使用的时间 | 4.3择期手术在结束后72小时内停止预防性抗生素使用的时间 | 5.1手术野皮肤准备符合规范要求 | 5.2手术切口愈合 | 8项均值 |
|---|---|---|---|---|---|---|---|---|---|
| 2011年 72 355例 | 61.82% | 66.96% | 23.94% | 9.86% | 22.18% | 39.88% | 48.95% | 80.96% | 59.09% |
| 2012年232 772例 | 51.32% | 56.67% | 43.31% | 15.22% | 23.34% | 19.04% | 80.78% | 81.61% | 61.89% |
| 2013年240 693例 | 59.90% | 74.77% | 27.18% | 22.75% | 30.45% | 16.65% | 82.41% | 82.57% | 66.11% |

但是从与全国三甲医院所处地位与功能任务相比升幅不大，有着较大的持续改进空间。与国际先进水平数据相比，可以看出存在明显的差距，有着更大的持续改进空间。

以下将本系统所采集的2011—2013年七个病种的26项核心质量指标完成情况与JCA公布的2013年数据进行比较。

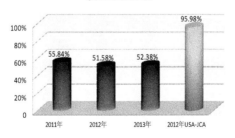

建议，卫生计生委提出相关要求，充分利用已有的八个病种质量控制指标，对全国三级医院持续地实施“特定（单）病种质量控制”，作为监管医院规范临床诊疗行为与管理优质服务的重要抓手之一，对于医疗机构规范临床诊疗行为，保障医疗质量和医疗安全，树立服务质量标杆，起到了重要的指导作用。医院在“以患者为中心”的服务

理念指导下，将医院“质量安全管理”业绩的红利，分享到每一位患者，这是患者的福祉。

医院院长要用系统工程的路径，以制度与程序来保障，确保上报的数据正确、可靠。

**2011—2013年度26项质控核心指标执行力（%）与JCA-2013年度公布值比较**

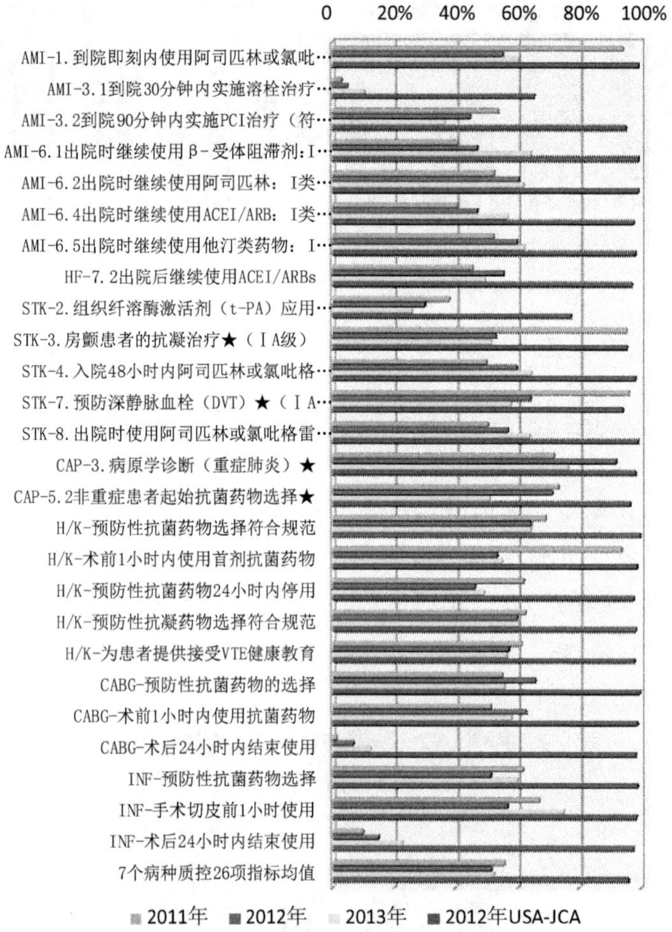

# 附　录

## 附录一　国家卫生计生委办公厅关于提升急性心脑血管疾病医疗救治能力的通知

国卫办医函〔2015〕189号

各省、自治区、直辖市卫生计生委，新疆生产建设兵团卫生局：

为建立科学的急性心脑血管疾病区域协同医疗救治体系，最大限度地缩短早期救治时间，提高急性心脑血管疾病救治成功率，降低病死率、致残率，有效降低疾病负担，现就提升急性心脑血管疾病医疗救治能力有关工作通知如下：

### 一、加强急诊急救体系建设

地方各级卫生计生行政部门要按照《院前医疗急救管理办法》（国家卫生计生委令第3号）有关要求，合理设置规划院前医疗急救网络，加强院前医疗急救体系建设，使急救中心（站）辐射半径合理、出车及时。急救中心与医疗急救网络医院（以下简称网络医院）要建立信息衔接共享机制，逐步实现救护车车载信息及时传输至要送达的网络医院，形成科学的院前医疗急救和网络医院间转诊、接诊流程。网络医院要按照《急诊科建设与管理指南（试行）》，加强急诊科建设，提高急诊救治能力，为急性心脑血管疾病患者开通急诊绿色通道。

### 二、提升急性心脑血管疾病医疗救治相关专业医疗服务能力

地方各级卫生计生行政部门和网络医院要加强心血管内科、心脏大血管外科、神经内科、神经外科、介入放射学专业等临床专科建设，提升心脑血管疾病医疗技术水平和医疗救治能力。网络医院要建立急性心脑血管疾病绿色通道，按照心脑血管疾病诊疗指南规范开展早期再灌注治疗，须进行心血管、脑血管介入及手术治疗的患者，在规定时间内尽快转运至具备相应诊疗资质的医院。网络医院要逐步完善并形成胸痛中心、卒中中心诊疗模式，缩短再灌注治疗时间，进一步提高急性心脑血管疾病医疗救治水平。

### 三、提高急性心脑血管疾病医疗救治质量

省级卫生计生行政部门要充分发挥国家级、省级行业组织、质控中心等专业作用，

加强对急救中心、网络医院开展急性心脑血管疾病医疗救治工作的指导和考核，确保急救中心、网络医院具备医疗救治资质、条件和技术能力，逐步形成规范的胸痛中心、卒中中心诊疗模式。要将符合医疗救治条件的急救中心、网络医院名单以多种形式及时向社会公布。

地方各级卫生计生行政部门要按照我委组织制订的急性ST段抬高心肌梗死患者医疗救治技术方案（附件1）和急性脑卒中患者医疗救治技术方案（附件2），定期组织对急性心脑血管疾病医疗救治质量进行评估，根据评估结果持续改进，不断完善急性心脑血管疾病区域协同的医疗救治体系，保障急性心脑血管疾病患者能够得到及时、有效救治。

## 四、加强专业人员培训和公众健康教育

地方各级卫生计生行政部门要按照急性ST段抬高心肌梗死患者医疗救治技术方案和急性脑卒中患者医疗救治技术方案，加强对急救中心、网络医院及其他医疗机构相关专业人员的培训，重点加强急性心脑血管疾病的诊断、鉴别诊断和规范化治疗的培训，提高急性心脑血管疾病早期识别、早期再灌注治疗的意识和能力，确保各流程无缝隙衔接，医务人员熟练掌握专业技术规范。要加强面向社会的健康知识和急救知识宣传教育，倡导健康生活方式，控制急性心脑血管疾病的高危因素，降低急性心脑血管疾病的发病率，提高患者及时就诊意识。

国家卫生计生委办公厅

2015年3月11日

# 急性ST段抬高心肌梗死（STEMI）患者医疗救治技术方案

## 一、救护车转运流程

（一）目标

1.在患者知情同意下，快速、准确地将患者转送至医院，首选转运至可以开展急诊冠状动脉介入治疗（PCI）的医院。

2.进行院前急救处理。

3.传递院前信息（包括心电图）给目标医院。

（二）技术要点

1.根据症状描述，就近派出符合急性ST段抬高心肌梗死（STEMI）急救要求的救护车。

2.指导患者自救，救护车尽快到达。

3.评估生命体征，施行现场急救。

4.到达后10分钟内完成心电图检查。

5.维持生命体征稳定，包括吸氧、心电监护、开放静脉、硝酸甘油等。

6.对持续胸痛＞15分钟和心电图ST段抬高无禁忌证的患者，即刻给予阿司匹林300mg顿服，如可能加服氯吡格雷300mg。

7.优先转运至最近的、有急诊PCI资质的医院。

8.利用车载信息系统、微信、彩信等多种形式传输心电图等院前信息至目标医院。

9.拨打医院专用电话，联系进行确认，转运患者至急诊科。

10.如条件允许，将患者直接送至导管室，续接流程五（救护车转运直达导管室流程）。

11.完成患者及资料的交接手续，并签字确认。

（三）考核要点

1.患者呼叫至急救系统接听电话的时间。

2.急救系统接听呼叫电话至派出救护车辆的时间。

3.救护车组收到出车指令至出发的时间。

4.患者呼叫至救护车到达时间。

5.院前心电图完成的比例，10分钟内完成心电图的比例。

6.传送心电图等资料到目标医院的比例。

7.送至可行急诊PCI治疗医院的比例。

## 二、可行PCI医院急诊科处理流程

（一）目标

1.建立院内胸痛中心/绿色通道。

2.确认/排除急性ST段抬高心肌梗死（STEMI）诊断。

3.及早启动早期再灌注治疗和完善前期准备。

（二）技术要点

1.完成交接，妥善记录保管救护车送诊患者的院前急救信息。

2.10分钟内完成首份心电图，尽快采血进行心肌损伤标志物及其他血液检查，不必等待结果可以启动心内科会诊、再灌注治疗。

3.核对患者发病后至今抗血小板药物、抗凝药物等用药情况，避免用药过量及重复。无禁忌STEMI确诊患者，补充给予负荷量的双联抗血小板药物至阿司匹林300mg、氯吡格雷75～600mg或替格瑞洛180mg，具体剂量根据早期再灌注治疗方式确定。

4.吸氧、心电监护、药物等其他对症急救处理，维持生命体征稳定。

5.迅速评估早期再灌注治疗的适应证和禁忌证，心内科会诊确定再灌注治疗方案。

6.签署知情同意书，一键启动导管室，按照转运预案转运患者至导管室行急诊PCI治疗，或送至重症监护室溶栓治疗。

7.避免在家属谈话和知情同意书签署、办理住院手续方面延误手术时机，手术及住院手续同时办理。

8.保守治疗患者送至重症监护室。

（三）考核要点

1.STEMI患者就诊途径及比例。

2.入院到首份心电图时间，及首份心电图小于10分钟的比例。

3.无禁忌STEMI确诊患者早期给予合理抗血小板/抗凝治疗比例。

4.心血管内科会诊到达时间。

5.急诊科救治时间。

6.平均启动再灌注治疗的时间。

## 三、不可行PCI医院急诊科处理流程

（一）目标

1.建立院内胸痛中心/绿色通道。

2.确认/排除STEMI诊断。

3.及早启动转运PCI、院内溶栓加转运PCI的早期再灌注治疗，并完善前期准备。

（二）技术要点

1.完成交接，妥善记录保管救护车送诊患者的院前急救信息。

2.10分钟内完成首份心电图，尽快采血进行心肌损伤标志物及其他血液检查，不必等待结果可启动心内科会诊、再灌注治疗。

3.核对患者发病后至今抗血小板药物、抗凝药物等用药情况，避免用药过量及重复。无禁忌STEMI确诊患者，补充给予负荷量的双联抗血小板药物至阿司匹林300mg、氯吡格雷75～600mg或替格瑞洛180mg，具体剂量根据早期再灌注治疗方式确定。

4.吸氧、心电监护、药物等其他对症急救处理，维持生命体征稳定。

5.根据患者病情，择机转运患者至可行PCI医院：

（1）如预计首次医疗接触时间（FMC）至PCI靶血管开通的时间延迟≤120分钟时，应将患者转运至可行急诊PCI的医院。

（2）如预计FMC至PCI靶血管开通的时间延迟大于120分钟，迅速评估溶栓治疗的适应证和禁忌证：有指征的患者签署知情同意书，在急诊或按照转运预案转运患者至重症医学科溶栓治疗后，将患者转运至可行急诊PCI的医院；有溶栓禁忌的患者应立即转运至可行急诊PCI的医院。

（3）合并心源性休克或严重心力衰竭的患者、无论时间延误，尽早转运PCI。

（三）考核要点

1.STEMI患者就诊途径及比例。

2.入院到首份心电图时间，及首份心电图＜10分钟的比例。

3.有适应证患者溶栓治疗的比例。

4.将患者转运到可行急诊PCI医院的比例。

5.到医院就诊至转出时间（DI-DO）＜30分钟的比例。

## 四、急诊PCI流程

（一）目标

1.为导管室提供各型急诊PCI治疗的规范、技术指导。

2.改善再灌注治疗效果。

（二）急诊PCI类型及适应证：急诊PCI包括直接PCI，转运PCI，及溶栓后PCI，包括补救PCI和溶栓3～24小时造影后的PCI等

1.直接PCI适用于：发病12小时内(包括正后壁心肌梗死)的STEMI患者，包含伴有新出现左束支传导阻滞的患者；伴心源性休克或严重的急性心力衰竭的患者，不用考虑时间延误；发病12～24小时具有临床和（或）心电图进行性缺血证据的患者。

2.转运PCI。STEMI患者首诊于不可行PCI医院，需将患者尽快转至可行PCI医院接受进一步血运重建治疗：如预计FMC至PCI靶血管开通的时间延迟≤120分钟时，应将患者转运至可行急诊PCI的医院；如预计FMC至PCI靶血管开通的时间延迟＞120分钟，则应于溶栓治疗后，将患者转运至可行急诊PCI的医院；合并心源性休克或严重心力衰竭的患者应立即转运至可行急诊PCI的医院，无需考虑时间延误；溶栓禁忌的患者应立即转运至可行急诊PCI的医院，无需考虑时间延误。

3.溶栓后PCI。STEMI患者溶栓后尽快准备冠脉造影和PCI，根据溶栓是否成功，决定溶栓后PCI的类型：

（1）血管再通的间接判断标准：符合下述任意2项（①+③除外）支持溶栓成功，包括：①开始溶栓后60～90分钟，抬高的ST段至少回落50%；②cTn峰值提前至发病12小时内，CK-MB酶峰提前到14小时内；③开始溶栓后2小时内，胸痛症状明显缓解；④开始溶栓后2～3小时，出现再灌注心律失常。

（2）可行PCI医院可以采用冠状动脉造影判断标准：心肌梗死溶栓（TIMI）2级或3级血流表示再通，TIMI3级为完全性再通，溶栓失败则梗死相关血管持续闭塞

（TIMI0～1级）。

（3）处理原则。对溶栓失败者尽早实施补救性PCI；对溶栓成功者于3～24小时进行冠状动脉造影和必要时行PCI治疗。

（三）考核指标

1.急诊PCI占全部STEMI患者的比例，各类型急诊PCI比例。

2.到达医院至球囊扩张时间（D2B）<90分钟的患者比例。

3.首次医疗接触时间至器械时间（FMC2D）<120分钟的患者比例。

4.患者总缺血时间。

## 五、救护车转运直达导管室流程

（一）目标：在具备条件的情况下，由救护车直接送达可行PCI医院的导管室，以最大限度缩短患者总缺血时间

（二）技术要点

1.救护车具备较完善的STEMI转运救治条件。

2.到达目标医院前，已初步确认STEMI诊断：持续胸痛≥15分钟，相邻两个或两个以上导联心电图ST段抬高≥0.1mV。

3.院前信息（包括心电图）可传至目标医院。

4.与目标医院确认可收治患者。

5.目标医院已安排人员、设备和地点接收患者。

6.如可能，完成急诊PCI知情同意。

7.如可能，提前给予抗血小板药物或确认至：阿司匹林300mg，氯吡格雷300mg。

8.转运过程中，维持患者生命体征稳定。

（三）考核指标

1.院前心电图传输比例。

2.直达导管室患者的比例。

3.直达导管室患者中确诊STEMI患者比例。

## 六、静脉溶栓适应证和禁忌证确认流程

（一）目标：确认STEMI患者是否具有静脉溶栓的时机和指征

1.在可行PCI医院中，确认预计FMC2D延误>120分钟的STEMI患者是否适宜溶栓治疗。

2.在不可行PCI医院中，确认预计FMC2D延误>120分钟及DIDO时间>30分钟的STEMI患者是否适宜溶栓治疗。

（二）技术要点

1.根据适应证与禁忌证设计溶栓治疗筛查表。

2.通过询问病史及体格检查的信息，填写溶栓治疗筛查表，确认患者是否具备溶栓指征。

3.根据时间延误，确定适宜患者是否即刻行溶栓治疗。

4.溶栓适应证，包括：发病≤3小时的STEMI患者，在不能行PCI医院，优先考虑溶栓；发病12小时以内，预期FMC至PCI时间延迟>120分钟的STEMI患者，可考虑溶栓；无急诊PCI条件，发病12～24 小时仍有进行性缺血性胸痛和至少2个胸导联或肢体导联ST段抬高>0.1mV，或血流动力学不稳定的患者，仍可考虑溶栓。

5.溶栓禁忌证，包括：

（1）绝对禁忌证：既往任何时间的脑出血史或不明原因的卒中；脑血管结构异常（如动静脉畸形）；颅内恶性肿瘤（原发或转移）；6个月内缺血性卒中或短暂性脑缺血发作（TIA）史（不包括4.5～5小时 急性缺血性卒中）；可疑或确诊主动脉夹层；活动性出血或者出血素质（不包括月经来潮）；3个月内的严重头部闭合性创伤或面部创伤；2个月内颅内或脊柱内外科手术。

（2）相对禁忌证：高龄≥75岁；慢性、严重、没有得到良好控制的高血压（收缩压≥180mmHg或者舒张压≥110mmHg），需在控制了血压的基础上（收缩压<160mmHg）开始溶栓治疗；心肺复苏胸外按压持续时间>10分钟或有创性心肺复苏操作（肋骨骨折、心包积血）；痴呆或已知其他颅内病变；3周内创伤或进行过大手术；4周内发生过内脏出血；2周内不能压迫止血部位的大血管穿刺；感染性心内膜炎；妊娠；活动性消化性溃疡；正在应用抗凝剂 [国际标准化比值（INR）水平越高，出血风险越大]；终末期肿瘤或严重肝肾疾病；2年内应用链激酶或既往有此类药物过敏史者，不能重复使用链激酶。

（三）考核指标：正确判断静脉溶栓适应证和禁忌证的比例

## 七、静脉溶栓流程

（一）目标：规范静脉溶栓及辅助抗栓治疗的流程

（二）技术要点

1.确定STEMI患者具有溶栓治疗的指征后，签署知情同意书。

2.选择适宜的静脉溶栓药物治疗，尽快启动溶栓治疗。

（1）首选特异性纤溶酶原激活剂。阿替普酶（rt-PA）：全量90分钟加速给药法：首先静脉推注15mg，随后0.75mg/kg在30 分钟内持续静脉滴注（最大剂量不超过50mg），继之0.5mg/kg于60分钟持续静脉滴注（最大剂量不超过35mg），总剂量不超过100mg；半量给药法：对低体重、有高危出血风险的老年患者，可采用50mg溶于50ml专用溶剂，首先静脉推注8mg，之后42mg于90 分钟内静脉滴注完毕。

（2）尿激酶原：一次用量50mg，先将20mg用10ml生理盐水溶解后，3分钟内静脉推注完毕，其余30mg溶于90ml生理盐水，30分钟内静脉滴注完毕。

（3）没有特异性纤溶酶原激活剂，可以选用非特异性纤溶酶原激活剂，代表药物用量用法：尿激酶（UK）：150万U溶于100ml生理盐水，30分钟内静脉滴注；链激酶（SK）：150万U，60 分钟内静脉滴注。

（4）根据溶栓药物选择不同的抗凝治疗：溶栓治疗必须在有效的抗凝/抗栓基础上

进行，应至少接受48小时抗凝治疗，最多8天或至血运重建。使用肝素期间应检测血小板计数，及时发现肝素诱导的血小板减少症。具体用法：

①根据年龄、体重、肌酐清除率给予依诺肝素：如果＜75岁，则静脉推注30mg，继以每12小时皮下注射1mg/kg（前2次剂量最大100 mg）；如果≥75岁，则无首剂静脉推注，仅需每12小时皮下注射0.75mg/kg （前2次剂量最大75mg）；如肌酐清除率＜30ml/分钟，则不论年龄，每24小时皮下注射1mg/kg。

②静脉推注普通肝素4000U，继以12U/（kg·h）（最大1000U/h）滴注，维持APTT在正常的1.5～2.0倍。

（5）辅助抗血小板治疗：核对患者发病后至今抗血小板药物用药情况，避免用药过量及重复。阿司匹林：无禁忌证，STEMI患者口服水溶性阿司匹林或嚼服肠溶阿司匹林300mg；P2Y12受体抑制剂：年龄≤75岁，则用氯吡格雷300mg负荷量。年龄＞75岁，则用氯吡格雷75mg。

3.判断溶栓是否成功，参见“溶栓后PCI流程”。

4.监测出血风险等情况。溶栓治疗的主要不良反应是出血，尤其是颅内出血，积极对症处理；再灌注心律失常等其他对症处理。

5.溶栓后处理：参见“溶栓后PCI流程”。

（三）考核指标。可行PCI医院和不可行PCI医院，分别考核

1.溶栓治疗占全部STEMI患者的比例。

2.溶栓药物种类及使用比例。

3.到达医院至溶栓时间（D2N）＜30分钟的比例。

## 八、溶栓后PCI流程

（一）目标

1.对溶栓后的患者评估是否需要急诊PCI治疗。

2.进一步提高溶栓患者的再灌注治疗成功率。

（二）技术要点

1.就诊于不可行PCI医院的患者，溶栓后尽早转运到可行PCI医院：60分钟内溶栓效果初步判断，尽早启动溶栓后转运；根据交通情况、地理位置、PCI资质医院分级列表并结合患者意愿，优先选择距离最近、有急诊PCI资质的医院进行转运；人工拨打目标医院STEMI急救专用电话联系确认；利用STEMI微信公众平台，Internet等多种形式传输心电图及必要资料至目标医院；联系院前急救系统或使用医院具备抢救条件的救护车转运患者；根据目标医院准备情况及患者病情，转运患者至急诊/胸痛中心或直接送至导管室/重症监护室；转运途中维持患者生命体征稳定，对症处理；完成患者及相关资料交接手续，并签字确认。

2.就诊于可行PCI医院的患者，因PCI延误行溶栓治疗后，如导管室完成术前准备留院处理。如果导管室仍不能就位，转运至其他可行PCI医院，转运流程见上。

（三）考核指标

1.不可行PCI医院溶栓后将患者转运到可行PCI医院的比例。

2.溶栓成功者于3～24小时进行冠状动脉造影后和立即PCI的比例。

3.溶栓失败实施挽救性PCI的比例。

## 九、从不可行PCI医院转至可行PCI医院流程

（一）目标

1.将患者尽快从不可行PCI医院转至可行PCI医院。

2.建立院间转运的规范。

3.进一步提高早期再灌注治疗率及成功率。

（二）技术要点

1.确认首诊医院的诊断、治疗和转运至可行PCI医院的指征，尤其对症状发作大于3小时患者尽可能转运。

2.根据交通情况、地理位置、PCI资质医院分级列表并结合患者意愿，优先选择距离最近、有急诊PCI资质的医院进行转运。

3.人工拨打目标医院STEMI急救专用电话联系确认。

4.利用车载信息系统、微信、彩信等多种形式传输心电图及必要资料至目标医院。

5.联系院前急救系统或使用医院具备抢救条件的救护车转运患者。

6.根据目标医院准备情况及患者病情，转运患者至急诊、胸痛中心或直接送至导管室、重症监护室。

7.转运途中维持患者生命体征稳定，对症处理。

8.完成患者及相关资料交接手续，并签字确认。

（三）考核指标

1.就诊于不可行PCI医院的患者向可行PCI医院的转运比例。

2.DI-DO时间＜30分钟的比例。

## 十、确认未行早期再灌注治疗/转运患者原因

（一）目标

1.分析未行早期再灌注治疗的原因。

2.不可行PCI医院未行转运的原因。

3.改进流程以提高早期再灌注治疗率。

（二）技术要点

1.可行PCI医院填报数据库，确认患者发病，就诊时间和未行早期再灌注治疗的原因。

2.不可行PCI医院填报数据库：确认患者发病，就诊时间和未行的溶栓和或未行转运至可行PCI医院的原因。

3.统计分析，发现问题，针对性改进。

（三）考核指标

1.可行PCI医院未行早期再灌注治疗的比例及原因。

2.不可行PCI医院未行早期再灌注治疗的比例及原因。

3.不可行PCI医院未行转运患者的比例及原因。

## 十一、出院前评估、二级预防及随访

（一）目标

1.积极控制心血管危险因素。

2.规范冠心病二级预防。

3.改善患者预后及生活质量。

（二）技术要点

1.出院前病情评估：患者出院前评估冠状动脉病变严重性、心肌缺血、存活心肌、左心室功能和心律失常等情况制定个体化的治疗方案。

2.非药物干预：患者教育；戒烟；控制饮食与增加运动方式控制体重；规律运动：病情稳定患者，建议每日进行30～60分钟中等强度有氧运动，每周至少5天。

3.药物治疗

（1）抗血小板药物：双联抗血小板药物（阿司匹林75～150mg qd+氯吡格雷75mg qd或阿司匹林75～150mg qd+替格瑞洛90mg bid）使用1年，1年后酌情停用氯吡格雷或替格瑞洛，阿司匹林长期口服75～150mg qd。有禁忌证者，可改用氯吡格雷75mg/d替代。

（2）β-受体阻滞剂无禁忌证时，应于发病后24小时内使用，剂量个体化并长期服用。

（3）如无禁忌证，所有患者均应给予个体化的ACEI长期治疗。如不能耐受咳嗽不良反应，可以换用ARB类药物。

（4）长期使用他汀类药物。

（5）对症治疗。

4.定期随访：制订个体化随访计划，定期评估心血管危险因素、心功能及心肌缺血情况。

（三）考核指标

1.抗血小板药物、β-受体阻滞剂、ACEI/ARB、他汀类药物的使用比例及未用原因。

2.血压、血脂、血糖、吸烟等心血管危险因素达标率。

3.死亡、非致死性心肌梗死、卒中、再次血运重建、心力衰竭等心血管事件发生率。

上述11项流程如下图。

## 急性ST段抬高心肌梗死患者医疗救治流程图

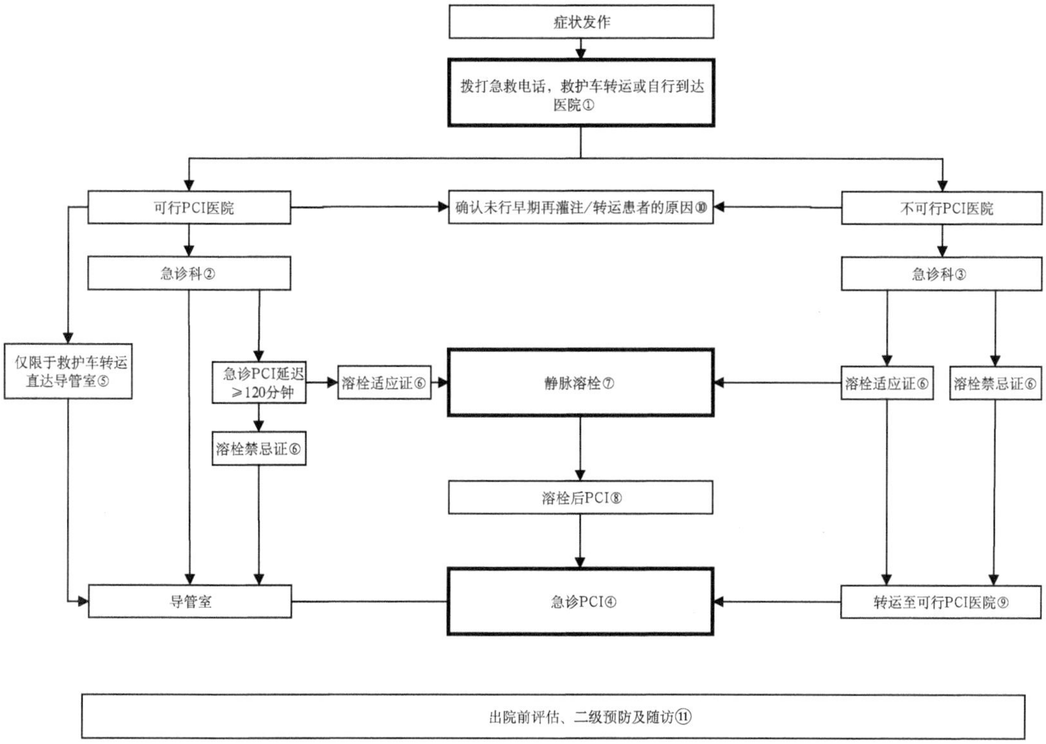


流程图注释：

①救护车转运流程

②可行PCI医院急诊科处理流程

③不可行PCI医院急诊科处理流程

④急诊PCI流程（直接PCI、溶栓后PCI）

⑤救护车转运绕行急诊科流程

⑥静脉溶栓适应证和禁忌证确认流程

⑦静脉溶栓流程

⑧溶栓后PCI流程（3～24小时紧急PCI、补救PCI）

⑨从不可行PCI医院转至可行PCI医院流程

⑩确认未行早期再灌注治疗/转运患者原因

⑪出院前评估、二级预防及随访

英文注释：

FMC：首次医疗接触时间，对于救护车转运患者，是指院前急救人员到达患者身边的时间；对于直接就诊患者，是指患者到达医院分诊或挂号的时间（时间较早者）。

FMC2D：首次医疗接触时间至器械时间，对于PCI治疗，器械时间是指球囊扩张或抽吸导管抽吸开通靶管时间（时间较早者）；对于溶栓治疗，器械时间是指开始溶栓时间。

D2B：到达医院至球囊扩张时间，是指患者到达医院分诊或挂号的时间（时间较早者）到球囊扩张或抽吸导管抽吸开通血管时间（时间较早者）。

D2N：到达医院至溶栓时间，是指患者到达医院分诊或挂号的时间（时间较早者）到开始溶栓时间。

DI-DO：到医院就诊至转出时间，是指患者到达初诊医院分诊或挂号的时间（时间较早者）到转诊离开医院的时间。

# 急性脑卒中患者医疗救治技术方案

## 一、救护车转运流程

（一）目标

1.在患者或家属知情同意下，快速、准确地将患者转送至可行急诊静脉溶栓的医院。

2.进行院前急救处理。

3.预先电话通知院前信息（包括院前卒中评分，比如辛辛那提院前卒中评分或洛杉矶院前卒中评估）给目标医院。

（二）技术要点

1.对怀疑卒中的患者急救调度指挥中心应尽可能在最短时间内派出配有合适的装备和人员的救护车。

2.指导患者自救，救护车尽快到达。

3.评估生命体征，施行现场急救。

4.到达后10分钟内完成院前卒中评分。

5.维持生命体征稳定，监测血压，测血糖，做心电图，记录最后目测评估正常时间，必要时可给予吸氧、心电监护、保持呼吸道通畅、开放静脉通道给予生理盐水等。

6.优先转运至最近的、有急诊静脉溶栓资助的医院。

7.预先通知转运医院急诊，利用相关的微信公众平台，车载系统、彩信等多种形式传输院前卒中评分等院前信息至目标医院。

8.拨打医院专用电话，联系进行确认，通知其估计到达时间及患者基本信息，为预约CT、溶栓药物及卒中小组会诊做前期准备，转运患者至急诊。

9.完成患者及资料的交接手续，并签字确认。

（三）考核要点

1.患者呼叫至急救系统接听电话的时间。

2.急救系统接听呼叫电话至派出救护车辆的时间。

3.救护车组收到出车指令至出发的时间。

4.患者呼叫至救护车到达时间。

5.院前卒中评分、最后看起来正常时间记录完成的比例，10分钟内完成。

6.送至可行急诊静脉溶栓治疗医院的比例。

## 二、具备静脉溶栓医院急诊科处理流程

（一）目标

1.建立院内静脉溶栓的绿色通道。

2.确认/排除卒中诊断。

3.及早启动早期静脉溶栓治疗和完善前期准备。

（二）技术要点

1.完成交接，妥善记录保管救护车送诊患者的院前急救信息。

2.到院后急诊接诊医师10分钟内立即一般评估：生命体征；采集病史和精要查体，包括最后看起来正常时间；血标本查血常规、血型、凝血功能、血糖、电解质、肾功能；心电图；开立急诊头颅CT；立即通知卒中小组；保证静脉通道开通，给予生理盐水。

3.其他对症急救处理，维持生命体征稳定，必要时转入急诊抢救室。

（三）考核要点

1.疑似卒中患者就诊途径及比例。

2.急诊接诊到头颅CT报告时间，及头颅CT＜25分钟的比例。

3.急诊接诊到化验报告时间＜35分钟的比例。

4.卒中小组到达时间，及卒中小组到达时间＜10分钟的比例。

5.平均启动静脉药物溶栓的时间。

6.急诊室救治时间。

## 三、不可行静脉溶栓医院急诊科处理流程

（一）目标

1.确认/排除卒中诊断。

2.及早启动转运需要静脉溶栓患者的，完善转运流程。

（二）技术要点

1.完成交接，妥善记录保管救护车送诊患者的院前急救信息。

2.到院后急诊接诊医师10分钟内立即一般评估：生命体征；采集病史和精要查体，包括最后看起来正常时间；血标本查血常规、血型、凝血功能、血糖、电解质、肾功能；心电图；开立急诊头颅CT；保证静脉通道开通，给予生理盐水。

3.结合头颅结果：CT及病史提示非卒中，停止血管神经病学评价；CT提示颅内出血，进入出血性卒中流程；头颅CT等影像结合病史、症状提示急性缺血性卒中，评估患者静脉溶栓的禁忌证和适应证，若适合静脉溶栓，结合转运时间转运至最近的具备静脉溶栓的医院。

4.其他对症急救处理，维持生命体征稳定，必要时转入急诊抢救室。

（三）考核要点

1.疑似卒中患者就诊途径及比例。

2.急诊接诊到头颅CT报告时间，及头颅CT＜25分钟的比例。

3.医院就诊至转出时间（DI-DO）。

4.适合静脉溶栓，转运至最近的具备静脉溶栓的医院患者比例。

5.与具备静脉溶栓的医院合作的规范书面流程。

## 四、卒中小组评估流程

（一）目标

1.建立院内静脉溶栓的绿色通道。

2.确认/排除卒中诊断。

3.及早启动早期静脉溶栓治疗。

（二）技术要点

1.卒中小组到达，立即神经功能评估：回顾病史；确定发病时间；一般神经功能评估；神经系统检查：确定昏迷程度（Glasgow昏迷量表）；确定卒中严重程度（NIHSS评分）；急诊CT（Door-CT完成：＜25分钟）。

2.根据CT及症状、病史明确卒中亚型：CT及病史提示非卒中，停止血管神经病学评价；CT提示颅内出血，进入出血性卒中流程；头颅CT等影像结合病史、症状提示急性缺血性卒中。

3.迅速评估静脉溶栓治疗的适应证和禁忌证。

4.签署知情同意书，一键启动静脉溶栓的绿色通道。

5.缩短在家属谈话和知情同意书签署、办理住院手续方面延误静脉溶栓的时间，可在急诊专用床位开展就地静脉溶栓，可住院手续同时办理。

6.收入卒中单元或普通病房或重症监护室等。

（三）考核要点

1.卒中小组接到急诊电话到接触患者的时间。

2.卒中小组接触患者到给予静脉溶栓的比例。

3.平均启动静脉药物溶栓的时间，接诊到静脉溶栓＜60分钟的比例。

## 五、出血性卒中处理流程

在急诊对出血性卒中进行初步评价，并根据后续体格检查、病史和检查检验结果判断出血性卒中的病因（具体见下图）。

出血性卒中急诊初步评价

| 1.临床评价是否存在全身或神经系统的急性并发症 | 2.评价CT检查是否存在下列情况 | 3.评价是否需要神经外科急行血肿清除术 |
|---|---|---|
| 气道受阻或呼吸困难<br>心律失常<br>急性心肌缺血<br>高血压<br>痫性发作 | 急性颅内压增高<br>脑组织移位（中线结构疝）<br>脑干变形<br>血肿的占位效应和体积 | 小脑出血>3cm者，伴神经功能继续恶化或脑干受压和（或）脑室梗阻引起脑积水<br>脑叶血块距离脑表面1cm<br>年轻患者（中-大的脑叶出血和神经功能恶化） |

**出血性卒中的病因评价**

| | |
|---|---|
| 1.寻找病史中未述及的外伤证据，尤其是意识状态欠佳患者 | ✧ Battle征，熊猫眼，眶部出血<br>✧ 面部、颅骨或颈椎骨折<br>✧ CT示额极、枕极或颞部多灶性出血 |
| 2.寻找潜在出血素质的证据 | ✧ 既往服用溶栓药物、抗凝药物、抗血小板聚集药物史<br>✧ 既往出血性疾病病史或家族史<br>✧ 身体其他部位出血证据 |
| 3.寻找颅内动脉瘤的证据 | ✧ 动脉瘤家族史<br>✧ 临床表现为严重头痛而无其他症状<br>✧ 神经功能缺失症状：一侧动眼神经麻痹、下肢轻瘫、轻偏瘫或失语<br>✧ CT示出血：出血仅限于蛛网膜下腔或蛛网膜下腔内的局部血肿<br>✧ 蛛网膜下腔出血局限于中脑环池可能并非动脉瘤破裂所致<br>✧ MRI或增强CT可发现大动脉瘤<br>✧ 考虑行DSA、MRA或CTA<br>✧ 行TCD监测血管痉挛继发的血流速度改变 |
| 4. 寻找血管畸形的证据 | ✧ 头痛或痫性发作史<br>✧ 颅内或颈部血管杂音听诊，尤其是年轻患者<br>✧ 出血可位于任何部位，但尤以脑叶白质多见<br>✧ MRI以及增强CT可见供血/引流血管<br>✧ 无需立即动脉造影，除非计划行外科血肿清除 |
| 5. 寻找高血压的证据 | ✧ 高血压可为颅内出血的重要原因，但血压升高可继发于出血性卒中<br>✧ 寻找高血压性视网膜病变、肾功能障碍或左心室肥厚的证据<br>✧ 寻找急性重症高血压的医疗原因<br>✧ 对于年轻女性考虑子痫或妊娠，行妊娠试验 |
| 6. 寻找其他病因 | ✧ 老年患者 CT见多发脑叶出血提示淀粉样血管病<br>✧ 既往阿尔茨海默病史的老年患者脑出血病因通常为淀粉样血管病<br>✧ CT显示矢状窦旁多发出血提示静脉窦血栓<br>✧ 出血周围大量水肿提示肿瘤 |

## 六、静脉溶栓适应证和禁忌证确认流程

（一）目标

1.确认急性缺血性卒中患者是否具有静脉溶栓的时机和指征。

2.在可行静脉溶栓医院中，确认最后看起来正常时间到接诊时间<3.5小时的患者是否适宜溶栓治疗并在到院后1小时内给予静脉溶栓药物治疗。

3.在不可行静脉溶栓医院中，确认适宜溶栓治疗，并按流程转运至具备溶栓医院。

（二）技术要点

1.根据适应证与禁忌证设计溶栓治疗筛查表。

2.通过询问病史及体格检查的信息，填写溶栓治疗筛查表，确认患者是否具备溶栓指征。

3.根据时间延误，确定适宜患者是否即刻行溶栓治疗。

4.溶栓适应证：年龄18～80岁；发病4.5 小时以内(rt-PA)；脑功能损害的体征持续存在超过1小时，且比较严重；脑CT已排除颅内出血，且无早期大面积脑梗死影像学改变；患者或家属签署知情同意书。

5.禁忌证：既往有颅内出血，包括可疑蛛网膜下腔出血，近3个月有头颅外伤史，近3周内有胃肠或泌尿系统出血，近2周内进行过大的外科手术，近1周内有在不易压迫止血部位的动脉穿刺；近3个月内有脑梗死或心肌梗死史，但不包括陈旧小腔隙梗死而未遗留神经功能体征；严重心、肝、肾功能不全或严重糖尿病患者；体检发现有活动性出血或外伤(如骨折)的证据；已口服抗凝药，且INR＞1.5；48小时内接受过肝素治疗(AFIT超出正常范围)；血小板计数低于$100 \times 10^9$／L，血糖＜2.7mmol／L；收缩压＞180mmHg，或舒张压＞100mmHg；妊娠；不合作。

（三）考核指标

静脉溶栓适应证和禁忌证确认的比例。

## 七、静脉溶栓流程

（一）目标：规范静脉溶栓的流程

（二）技术要点

1.确定急性缺血性卒中患者具有溶栓治疗的指征后，签署知情同意书。

（1）选择特异性纤溶酶原激活剂。代表药物，阿替普酶（rt-PA）的静脉溶栓药物治疗，用法和用量。

（2）rt-PA使用剂量为0.9mg/kg，最大剂量为90mg。根据剂量计算表计算总剂量。将总剂量的10%在注射器内混匀，1分钟内推注。将剩余的90%混匀后静脉点滴，持续1小时以上。记录输注开始及结束时间。输注结束后以0.9%生理盐水冲管。

2.监测生命体征、神经功能变化。

（1）测血压q15分钟×2小时，其后q60分钟×22小时 （或q30分钟×6小时，其后q60分钟×16小时）。

（2）测脉搏和呼吸q1小时×12小时，其后q2小时×12小时。

（3）神经功能评分q1小时×6小时，其后q3小时×18小时。

（4）24小时后每天神经系统检查。

（5）溶栓前将血压控制至185/110mmHg以下，静脉给予rt-PA之后至少最初24小时内维持血压低于185/100mmHg。

①如果发现2次或持续性收缩压＞185mmHg或舒张压＞110mmHg（血压检查间隔至少10分钟），则给予拉贝洛尔10mg静脉注射，持续1～2分钟以上（注意：如果患者有哮喘、大于Ⅰ度心脏传导阻滞、明显的心力衰竭或心率＜50次/分，则应避免使用拉贝洛尔）。如果血压仍＞185/110mmHg，可每10～15分钟重复给药（同样剂量或剂量加倍），最大总剂量不超过150mg。也可给予乌拉地尔25mg缓慢静脉注射（注意：孕妇及哺乳期妇女禁用；主动脉峡部狭窄或动静脉分流的患者禁用静脉注射）。如果血压仍＞

185/110mmHg，可重复给药（间隔至少为5分钟），最大总剂量不超过50mg。在静脉注射后，为维持其降压效果，可持续静脉点滴。液体按下列方法配制，通常将250mg乌拉地尔加入静脉输液中，如生理盐水、5%或10%的葡萄糖、5%的果糖或含0.9%的氯化钠的右旋糖苷40；如用输液泵，将20ml注射液（=100mg乌拉地尔）加入输液泵中，再稀释至50ml。静脉输液的最大药物浓度为4mg/ml乌拉地尔。输液速度根据患者的血压酌情调整。初始输液速度可达2mg/min，维持给药速度为9mg/h。

②如果初始血压＞230/120mmHg并且拉贝洛尔或乌拉地尔疗效不佳，或初始舒张压＞140mmHg，则：以0.5μg/（kg·min）开始静脉点滴硝普钠，根据治疗反应逐渐调整剂量，最大剂量可达10μg/（kg·min），以控制血压＜185/110mmHg，并考虑持续性血压监测。

③任何静脉降压治疗后，均要检查血压q15分钟×2小时，避免血压过低。

3.溶栓后最初24小时尽量避免中心静脉穿刺和动脉穿刺；溶栓时或结束至少30分钟内尽量避免留置导尿管；最初24小时尽量避免下鼻饲管；溶栓患者尽量开放两条静脉通道。

4.溶栓后最初24小时不使用抗血小板或抗凝制剂，rt-PA输注结束24小时后复查头颅CT/MR，指导抗血小板或抗凝制剂使用。

5.用药后45分钟时检查舌和唇判定有无血管源性水肿，如果发现血管源性水肿应立即停药，并给予抗组胺药物和糖皮质激素治疗。

6.在卒中后最初24小时内持续高血糖（＞7.8mmol/L）与卒中结局不良相关，溶栓后应注意治疗高血糖，控制血糖水平在7.8～10.3mmol/L，并密切监测以避免低血糖。血糖超过11.1mmol/L时推荐给予胰岛素治疗。

7.不可合并的药物：24小时内不使用静脉肝素和抗血小板药物，24小时后重复CT/MRI没有发现出血，可以开始使用低分子肝素和（或）抗血小板药物；禁用普通肝素、降纤及其他溶栓药物。

8.溶栓后病情加重处理：溶栓后24小时内症状加重，应首先通过影像学确定有无症状性颅内出血（sICH），影像学发现的无症状性或出血性梗死，无需特殊干预，应遵循指南在溶栓后24小时常规启动并维持抗血小板治疗，对于sICH或脑实质血肿形成，应暂缓使用或停用抗血小板治疗，并积极控制血压，必要时手术清除血肿。对于溶栓后非出血原因导致的症状恶化，或好转后再加重，应通过临床、实验室及神经影像学检查尽可能明确其原因，采取针对性的干预，对于大动脉闭塞或静脉溶栓失败的患者，可以考虑进行补救性动脉内溶栓或血管内治疗。

9.急性缺血性卒中rt-PA静脉溶栓治疗剂量（见下表）。

急性缺血性脑卒中rt-PA静脉溶栓治疗剂量表

| 体重(kg) | 用量(0.9mg/kg) | 先10%静脉推注(mg=ml) | 后90%静脉注射(mg=ml) |
|---|---|---|---|
| 40 | 36.00 | 3.60 | 32.40 |
| 41 | 36.90 | 3.69 | 33.21 |
| 42 | 37.80 | 3.78 | 34.02 |
| 43 | 38.70 | 3.87 | 34.83 |
| 44 | 39.60 | 3.96 | 35.64 |
| 45 | 40.50 | 4.05 | 36.45 |
| 46 | 41.40 | 4.14 | 37.26 |
| 47 | 42.30 | 4.23 | 38.07 |
| 48 | 43.20 | 4.32 | 38.88 |
| 49 | 44.10 | 4.41 | 39.69 |
| 50 | 45.00 | 4.50 | 40.50 |
| 51 | 45.90 | 4.59 | 41.31 |
| 52 | 46.80 | 4.68 | 42.12 |
| 53 | 47.70 | 4.77 | 42.93 |
| 54 | 48.60 | 4.86 | 43.74 |
| 55 | 49.50 | 4.95 | 44.55 |
| 56 | 50.40 | 5.04 | 45.36 |
| 57 | 51.30 | 5.13 | 46.17 |
| 58 | 52.20 | 5.22 | 46.98 |
| 59 | 53.10 | 5.31 | 47.79 |
| 60 | 54.00 | 5.40 | 48.60 |
| 61 | 54.90 | 5.49 | 49.41 |
| 62 | 55.80 | 5.58 | 50.22 |
| 63 | 56.70 | 5.67 | 51.03 |
| 64 | 57.60 | 5.76 | 51.84 |
| 65 | 58.50 | 5.85 | 52.65 |
| 66 | 59.40 | 5.94 | 53.46 |
| 67 | 60.30 | 6.03 | 54.27 |
| 68 | 61.20 | 6.12 | 55.08 |
| 69 | 62.10 | 6.21 | 55.89 |
| 70 | 63.00 | 6.30 | 56.70 |
| 71 | 63.90 | 6.39 | 57.51 |

续表

| 体重(kg) | 用量(0.9mg/kg) | 先10%静脉推注(mg=ml) | 后90%静脉注射(mg=ml) |
|---|---|---|---|
| 72 | 64.80 | 6.48 | 58.32 |
| 73 | 65.70 | 6.57 | 59.13 |
| 74 | 66.60 | 6.66 | 59.94 |
| 75 | 67.50 | 6.75 | 60.75 |
| 76 | 68.40 | 6.84 | 61.56 |
| 77 | 69.30 | 6.93 | 62.37 |
| 78 | 70.20 | 7.02 | 63.18 |
| 79 | 71.10 | 7.11 | 63.99 |
| 80 | 72.00 | 7.20 | 64.80 |
| 81 | 72.90 | 7.29 | 65.61 |
| 82 | 73.80 | 7.38 | 66.42 |
| 83 | 74.70 | 7.47 | 67.23 |
| 84 | 75.60 | 7.56 | 68.04 |
| 85 | 76.50 | 7.65 | 68.85 |
| 86 | 77.40 | 7.74 | 69.66 |
| 87 | 78.30 | 7.83 | 70.47 |
| 88 | 79.20 | 7.92 | 71.28 |
| 89 | 80.10 | 8.01 | 72.09 |
| 90 | 81.00 | 8.10 | 72.90 |
| 91 | 81.90 | 8.19 | 73.71 |
| 92 | 82.80 | 8.28 | 74.52 |
| 93 | 83.70 | 8.37 | 75.33 |
| 94 | 84.60 | 8.46 | 76.14 |
| 95 | 85.50 | 8.55 | 76.95 |
| 96 | 86.40 | 8.64 | 77.76 |
| 97 | 87.30 | 8.73 | 78.57 |
| 98 | 88.20 | 8.82 | 79.38 |
| 99 | 89.10 | 8.91 | 80.19 |
| 100 | 90.00 | 9.00 | 81.00 |

10.急性缺血性卒中rt-PA溶栓箱清单。

| 普通设备 | 药物 | 文件 |
|---|---|---|
| ◆ 输液泵<br>◆ 输液针<br>◆ 采血针<br>◆ 注射器<br>◆ 酒精棉球<br>◆ 止血带<br>◆ 试管<br>◆ 血培养载玻片<br>◆ 尿妊娠试剂盒<br>◆ 血压计<br>◆ 手电筒<br>◆ 叩诊锤<br>◆ 听诊器<br>◆ 计算器 | ◆ rt-PA 50mg（2～8℃冰箱）<br>◆ rt-PA 20mg（2～8℃冰箱）<br>◆ 降压药（拉贝洛尔、乌拉地尔、硝普钠、尼膜同等）<br>◆ 扩容药（低分子右旋糖酐等）<br>◆ 肝素<br>◆ 波立维/阿司匹林 | ◆ 溶栓治疗路径<br>◆ 溶栓治疗流程图<br>◆ 溶栓知情同意书<br>◆ 溶栓操作规程<br>◆ NIHSS/BI/mRS等量表<br>◆ 症状性出血后配血申请单<br>◆ 溶栓化验单组套<br>◆ rt-PA溶栓剂量表<br>◆ 卒中小组/影像等相关科室电话号码本 |

11.急性缺血性卒中rt-PA溶栓治疗目标时间。

| 项　目 | 时　间 |
|---|---|
| 门-急诊医生接诊 | 10分钟 |
| 门-急诊CT扫描 | 25分钟 |
| 门-读CT | 45分钟 |
| 门-rt-PA溶栓治疗开始 | 60分钟 |

（三）考核指标

1.溶栓治疗占全部急性缺血性卒中患者的比例。

2.D2N时间，D2N＜60分钟的比例。

3.溶栓后不同类型颅内出血和全身其他系统出血的比例。

## 八、分析未行早期再灌注治疗和转运患者原因

（一）目标

1.分析未行早期静脉溶栓治疗的原因。

2.分析不可行静脉溶栓医院未行转运的原因。

3.改进流程以提高早期静脉溶栓治疗率。

（二）技术要点

1.可行静脉溶栓的医院填报数据库，确认患者发病，就诊时间和未行早期静脉溶栓治疗的原因。

2.不可行静脉溶栓的医院填报数据库：确认患者发病，就诊时间和未行转运至可行静脉溶栓医院的原因。

3.统计分析，发现问题，针对性改进。

（三）考核指标

1.可行静脉溶栓医院未行早期静脉溶栓治疗的比例及原因。

2.不可行静脉溶栓医院未行转运患者的比例及原因。

上述8项流程如下图：

**急性脑卒中患者医疗救治流程图**

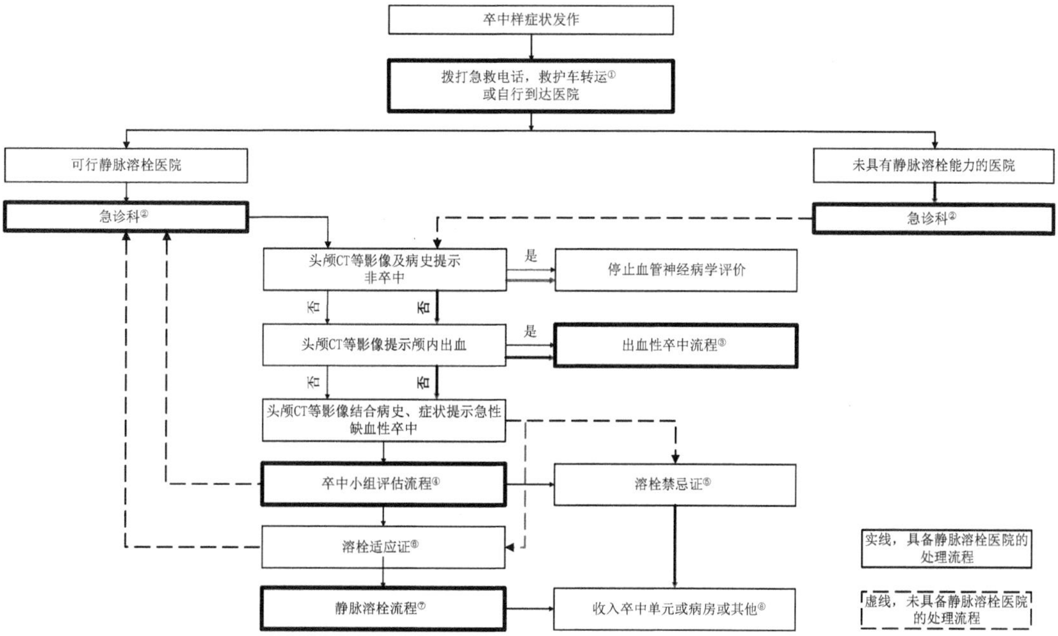


流程图注释：

①救护车转运流程

②具备静脉溶栓医院急诊科处理流程

③不具备静脉溶栓医院急诊科处理流程

④卒中小组评估流程

⑤出血性卒中处理流程

⑥静脉溶栓适应证和禁忌证确认流程

⑦静脉溶栓流程

⑧分析未行早期再灌注治疗和转运患者原因

英文注释：

rt-PA：重组组织型纤溶酶原激活剂，是目前治疗急性缺血性卒中最有效的药物，时间窗内静脉rt-PA溶栓是唯一被证实可以减少急性缺血性卒中患者致残率的治疗方法。

CT：计算机断层扫描，可及性、快速性，成为疑似卒中患者急诊首选的头颅成像方式之一。

D2N：入门到溶栓时间，是指患者到达医院分诊或挂号的时间（时间较早者）到开始静脉给药溶栓时间。

DI-DO：医院就诊至转出时间，是指患者到达初诊医院分诊或挂号的时间（时间较早者）到转诊离开医院的时间。

Glasgow：格拉斯哥昏迷评分量表，用于评价卒中患者的意识状态情况。

MR：核磁共振。

NIHSS：美国国立卫生院卒中量表，用于评价卒中患者的神经功能缺损程度。

HI，出血转化。

PH：脑实质出血。

PHr：脑梗死远隔部位脑实质出血。

sICH：症状性脑实质内出血。

# 附录二　单病种专家组成员介绍

为了促进本项工作的有序开展，加强相互交流学习，现将经原卫生部医政司同意组建的单病种专家组（卫医疗便函〔2008〕139号）成员介绍如下：

单病种“冠状动脉旁路移植术”专家组

| | 医院 | 专家 | 职称 | 职务 |
|---|---|---|---|---|
| 组长 | 中国医学科学院阜外心血管病医院 | 胡盛寿 | 主任医师 | 院长 |
| 成员 | 中国医学科学院阜外心血管病医院 | 孙寒松 | 主任医师 | 副主任 |
| 成员 | 中国医学科学院阜外心血管病医院 | 宋云虎 | 主任医师 | 副主任 |
| 成员 | 首都医科大学附属北京安贞医院 | 黄方炯 | 主任医师 | 科主任 |
| 成员 | 中国医学科学院北京协和医院 | 苗　齐 | 主任医师 | 科主任 |
| 成员 | 首都医科大学附属北京朝阳医院 | 苏丕雄 | 主任医师 | 科主任 |
| 成员 | 中国人民解放军总医院 | 高长青 | 教授 | 科主任 |
| 成员 | 北京大学第三医院 | 孙凌波 | 副教授 | 科主任 |
| 成员 | 河北医科大学第二医院 | 刘　苏 | 主任医师 | 科主任 |
| 成员 | 中国医科大学附属第一医院 | 谷天祥 | 教授 | 科主任 |
| 成员 | 第四军医大学第一附属医院（西京医院） | 易定华 | 教授 | 科主任 |
| 成员 | 上海市第一人民医院 | 肖明第 | 主任医师 | 科主任 |
| 成员 | 复旦大学附属中山医院 | 赵　强 | 教授 | 科主任 |
| 成员 | 南京医科大学附属南京医院（南京市第一医院） | 陈　鑫 | 主任医师 | 副院长 |
| 成员 | 武汉亚洲心脏病医院 | 陶　凉 | 主任医师 | 主任 |

单病种“急性心肌梗死”与“心力衰竭”专家组

| | 医院 | 专家 | 职称 | 职务 |
|---|---|---|---|---|
| 组长 | 中国医学科学院阜外心血管病医院 | 杨跃进 | 主任医师 | 副院长 |
| 成员 | 中国医学科学院阜外心血管病医院 | 袁晋青 | 主任医师 | 主任 |
| 成员 | 中国医学科学院北京协和医院 | 朱文玲 | 主任医师 | 原主任 |
| 成员 | 中国医学科学院北京协和医院 | 张抒扬 | 主任医师 | 主任 |

| | | | | |
|---|---|---|---|---|
| 成员 | 北京大学第三医院 | 郭静萱 | 教授 | 原主任 |
| 成员 | 首都医科大学附属北京友谊医院 | 沈璐华 | 主任医师 | 主任 |
| 成员 | 首都医科大学附属北京安贞医院 | 吴学思 | 主任医师 | 主任 |
| 成员 | 中国人民解放军总医院 | 陈韵岱 | 教授 | |
| 成员 | 江苏省人民医院 | 黄　峻 | 教授 | 博导 |
| 成员 | 西安交通大学附属第一医院 | 马爱群 | 教授 | 院长 |
| 成员 | 华中科技大学同济医学院附属协和医院 | 廖玉华 | 教授 | 科主任 |
| 成员 | 中南大学湘雅医院 | 杨天伦 | 教授 | 主任 |
| 成员 | 上海交通大学医学院附属瑞金医院 | 沈卫峰 | 教授 | 主任 |
| 成员 | 哈尔滨医科大学附属第一医院 | 李为民 | 主任医师 | 主任 |
| 成员 | 中国医科大学附属第一医院 | 曾定尹 | 教授 | 主任 |

单病种“髋、膝关节置换术”专家组

| | 医院 | 专家 | 职称 | 职务 |
|---|---|---|---|---|
| 组长 | 北京积水潭医院 | 贺　良 | 主任医师 | 副院长 |
| 成员 | 北京积水潭医院 | 周一新 | 副主任医师 | 副主任 |
| 成员 | 北京大学人民医院 | 寇伯龙 | 主任医师 | 主任 |
| 成员 | 首都医科大学附属北京友谊医院 | 王志义 | 主任医师 | 主任 |
| 成员 | 首都医科大学宣武医院 | 沈惠良 | 主任医师 | 主任 |
| 成员 | 首都医科大学附属北京同仁医院 | 赵尔弘 | 主任医师 | 主任 |
| 成员 | 中国医学科学院北京协和医院 | 翁习生 | 教授 | 副主任 |
| 成员 | 北京医院 | 薛庆云 | 主任医师 | 科主任 |
| 成员 | 北京大学第三医院 | 张　克 | 主任医师 | 副主任 |
| 成员 | 上海市第六人民医院 | 蒋　垚 | 教授 | 科主任 |
| 成员 | 中山大学附属第一医院 | 廖威明 | 教授 | 科主任 |
| 成员 | 四川大学华西医院 | 裴福兴 | 教授 | 科主任 |
| 成员 | 新疆医科大学第一附属医院 | 曹　力 | 主任医师 | 科主任 |
| 成员 | 河南省人民医院 | 郑　稼 | 主任医师 | 科主任 |
| 成员 | 中南大学湘雅二医院 | 王万春 | 教授 | 科主任 |

单病种“缺血性脑卒中/脑梗死”专家组

| | 医院 | 专家 | 职称 | 职务 |
|---|---|---|---|---|
| 组长 | 首都医科大学附属北京天坛医院 | 王拥军 | 教授 | 副院长 |
| 成员 | 北京大学第三医院 | 樊东升 | 教授 | 副院长 |
| 成员 | 中国医学科学院北京协和医院 | 崔丽英 | 教授 | 科主任 |
| 成员 | 首都医科大学附属北京安贞医院 | 毕　齐 | 教授 | 科主任 |
| 成员 | 首都医科大学附属北京朝阳医院 | 胡文立 | 教授 | 科主任 |
| 成员 | 首都医科大学宣武医院 | 马　欣 | 教授 | 科主任 |
| 成员 | 北京大学人民医院 | 高旭光 | 教授 | 科主任 |

| | | | | |
|---|---|---|---|---|
| 成员 | 北京大学第一医院 | 黄一宁 | 教授 | 科主任 |
| 成员 | 北京军区总医院 | 张薇薇 | 教授 | 科主任 |
| 成员 | 复旦大学附属华山医院 | 董　强 | 主任医师 | 科主任 |
| 成员 | 上海交通大学医学院附属仁济医院 | 李焰生 | 教授 | 科主任 |
| 成员 | 华中科技大学同济医院 | 王　伟 | 教授 | 副院长 |
| 成员 | 吉林大学第一医院 | 吴　江 | 教授 | 科主任 |
| 成员 | 暨南大学附属第一医院 | 徐安定 | 教授 | 科主任 |
| 成员 | 青海省人民医院 | 吴世政 | 教授 | 副院长 |

单病种“社区获得性肺炎”专家组

| | 医院 | 专家 | 职称 | 职务 |
|---|---|---|---|---|
| 组长 | 北京大学第三医院 | 贺　蓓 | 教授 | 副院长 |
| 组长 | 北京大学人民医院 | 高占成 | 教授 | 科主任 |
| 成员 | 中国医学科学院北京协和医院 | 马小军 | 副教授 | 科主任 |
| 成员 | 北京大学第三医院 | 贺　蓓 | 教授 | 副院长 |
| 成员 | 首都医科大学附属北京儿童医院 | 胡英惠 | 主任医师 | 科主任 |
| 成员 | 首都医科大学附属北京安贞医院 | 刘　双 | 主任医师 | 科主任 |
| 成员 | 北京大学第一医院 | 王广发 | 教授 | 科主任 |
| 成员 | 首都医科大学附属北京朝阳医院 | 曹　彬 | 主任医师 | 科主任 |
| 成员 | 首都医科大学宣武医院 | 聂秀红 | 教授 | 科主任 |
| 成员 | 首都医科大学附属北京友谊医院 | 王浩彦 | 主任医师 | 科主任 |
| 成员 | 北京大学人民医院 | 曹照龙 | 主任医师 | 副处长 |
| 成员 | 复旦大学附属华山医院 | 陈小东 | 副主任医师 | 副主任 |
| 成员 | 四川大学华西医院 | 梁宗安 | 主任医师 | 科主任 |
| 成员 | 中南大学湘雅医院 | 胡成平 | 主任医师 | 科主任 |
| 成员 | 天津中医药大学第一附属医院 | 刘贵颖 | 主任医师 | 科主任 |
| 成员 | 中国医科大学附属第一医院 | 康　健 | 教授 | 科主任 |

# 附录三　中英文缩写对照一览

急性心肌梗死（AMI）

ST段抬高型心肌梗死（STEMI）

经皮冠状动脉介入（PCI）

血管紧张素转换酶抑制剂（ACEI）

血管紧张素Ⅱ受体拮抗剂（ARB）

经皮冠脉腔内成形术（PTCA）
美国心脏病学会（ACC）
美国心脏学会（AHA）
美国医院联合评审委员会（JCAHO）
心电图（ECG）
左心室射血分数(LVEF)
左束支阻滞(LBBB)
心力衰竭（HF）
纽约心脏协会[NYHA]
左心室收缩（LVS）
心肌梗死（MI）
慢性心力衰竭（CHF）
心脏再同步化治疗（CRT）
埋藏式心律转复除颤器（ICD）
二维超声心动图（2DE）
社区获得性肺炎(CAP)
中华医学会（CMA）
医院获得性肺炎（HAP）
美国感染性疾病学会（IDSA）
美国胸科委员会（ATS）
氧饱和度（$SaO_2$）
吸入氧浓度（$FiO_2$）
动脉血氧分压（$PaO_2$）
动脉血二氧化碳分压（$PaCO_2$）
氧合指数（$PaO_2/FiO_2$）
缺血性卒中（Ischemic Stroke）
绿色通道（Door-to-needle）
国立卫生研究院卒中量表(NIHSS)
格拉斯哥昏迷量表 （Glasgow Coma Scale）
欧洲卒中组织（ESO）
重组组织型纤溶酶原激活物（rt-PA）
髋Hip/膝Knee
亚洲骨科大手术深静脉血栓发生流行病学研究（AIDA研究）
深静脉血栓（DVT）
国际标准化比值（INR）
冠状动脉旁路移植术(CABG)

# 致　谢

“特定（单）病种质量管理”项目在形成与实践验证过程中，得到了中国医学科学院北京协和医院、中国医学科学院阜外心血管病医院、北京大学第一医院、北京大学人民医院、北京大学第三医院、卫生部中日友好医院、首都医科大学附属北京天坛医院、首都医科大学附属北京同仁医院、北京积水潭医院、首都医科大学附属北京朝阳医院、首都医科大学附属北京安贞医院、首都医科大学附属北京友谊医院、首都医科大学宣武医院、北京儿童医院14所三级甲等医院领导和相关临床科室主任的全力支持和帮助，尤其是各医院医务处和护理部主任自2006年以来一直积极参与了《特定（单）病种质量管理手册》1.0、2.0、3.0、4.0版文件的修订与试行，并提出了很多宝贵的意见，起到了良好的示范作用，付出了辛勤的劳动，在此特表示衷心的感谢！